JN197136

できる!! 小鳥の臨床

—Complete Mission—

小嶋 篤史 著

EDUWARD Press

できる!! 小鳥の臨床－Complete Mission－

鳥の医療現場は，動物医療のなかでは最も苛烈な部類に入るだろう。

なにせ一日に返す遺体の数が極端に多い。流された涙の量が他院の比でない。たかが鳥と言われることもある。しかし，セキセイインコですら20年近い寿命をもち，TPOに応じてしゃべる彼らは家族として大きな存在感を放つ。飼育者にとっては20年来の家族であり，我々はその命を背負わなければならない。

しかも，その戦いの勝率は圧倒的に低い。守るべき鳥は，繊細でとてつもなく弱い。触っただけで死ぬ，見ただけで死ぬとも言われる。生半可な知識と技術はかえって鳥を殺してしまうだろう。いや，熟達した筆者と言えども死なせてしまうことがある。それが鳥である。それでも誰かが彼らを助けなければならない。この戦いに挑まなければならない。

本書はとにかく勝率を上げるための指南書だ。鳥を生き残らせる確率を上げることを第一義に考えている。

臨床の本というと，血液検査や画像診断，外科などの派手な分野に人気が集中するが，本書はひたすら地味だ。観察や保定，看護などの基礎をしつこく深く掘り下げている。

なぜなら，鳥が死ぬのはだいたいこの部分だからだ。ここでミスが出ようものなら高度医療にたどり着くことすらできない。そもそも鳥の疾患は適切な見立てと経験的治療でほとんどが治ってしまう。高度医療の出番はそこまで多くない。

本書は，鳥の観察に始まり，保定，一般検査，看護，投薬，消毒，教育と，実際の臨床現場の流れに沿って，そのエッセンスを余すことなく記載した。付録では，本邦に多い疾病の概要と治療について紙幅を大幅に割いている。

この一冊を読み込み，その真意を理解し，十全に実践すれば，８割以上の診療鳥が助けられるよう設計した。

鳥類医療はほかの獣医療に比べて圧倒的に技術職寄りであり，どんなにすばらしい知識と経験をもっていたとしても，それを実践できる技術がなければ鳥を助けることはできない。地道なプラクティスにこそ，鳥を助ける道があると信じ，ぜひ鍛錬してほしい。

それではミッションスタート!!!

令和元年 初夏　小嶋篤史

CONTENTS

小鳥の臨床

第1章 鳥の観察

小鳥を保定した途端，突然死に見舞われてしまったことはないでしょうか？　鳥は保定に対してとても弱い生き物です。鳥にとって保定は非常に大きなストレッサーで，保定が必要な検査はすべて「侵襲性検査」なのです。もちろん，鳥の健康状態がよく，適切な保定を行えば亡くなってしまうことはありません。不幸にも亡くなってしまった場合，それは保定に問題があったか，保定に耐えらないことを見抜けなかったかになります。適切な保定法は第３章で解説するとして，本章では触らずに鳥から最大限情報を得る術について解説していきます。

mission 0 全身状態を把握せよ！

1. まずは膨羽(ぼうう)に注意しよう！

立毛筋により正羽を立たせ，正羽下の綿羽を膨らませた状態を膨羽といいます（図１）。綿羽内の空気含有量を増加させ外界との絶縁域を広げ，放熱を防ぐことで体温の低下を防いでいます。

（1）膨羽は鳥において最も重要な非特異的疾患徴候

①**体調不良**：鳥は体調不良により高体温（42℃）を維持できなくなると膨羽して熱の放出を防ぎます。

②**ショック**：ショックから低体温となり重度の膨羽と嗜眠を生じます。

③**疼痛・不快感**：疼痛や不快感によっても膨羽が生じます。この場合，保温しても改善しません。

（2）生理的な状況でも膨羽は起きる

①**寒冷**：寒いと膨羽して体温の低下を防ぎます。冬の野生下では普通のことです。

②**睡眠**：睡眠時は消耗を防ぐため膨羽します。頭を背に埋める背眠も併せてみられます。

③**抱卵行動**：抱卵中は消耗を防ぎ，卵に熱を与えるため膨羽します。また，一箇所に座り込み傾眠し，ケージ内へ手を入れると攻撃してきます。採食中や放鳥中は普通に戻ります。産卵していなくても抱卵ホルモンが出ていれば抱卵行動をとるので注意が必要です*1。

2. 高体温徴候にも注意！

高体温となると，正羽を寝かせ綿羽を縮ませ（縮羽）断熱域を縮小します。さらに無羽域（顔面や脚）の発赤や，無羽域を外気にさらす行為（開翼，開脚，伸首姿勢），開口，パンティングなどがみられます（図２）。

①**酷暑**：高体温徴候は主に熱いときにみられます。日本の飼鳥はほとんどが熱帯原産ですが，本邦で育った鳥は熱さに弱く，熱中症になる個体もめずらしくありません。とくに放熱は呼吸器からの蒸散によるところも大きいので，水分摂取が十分にできないと脱水してしまいます。

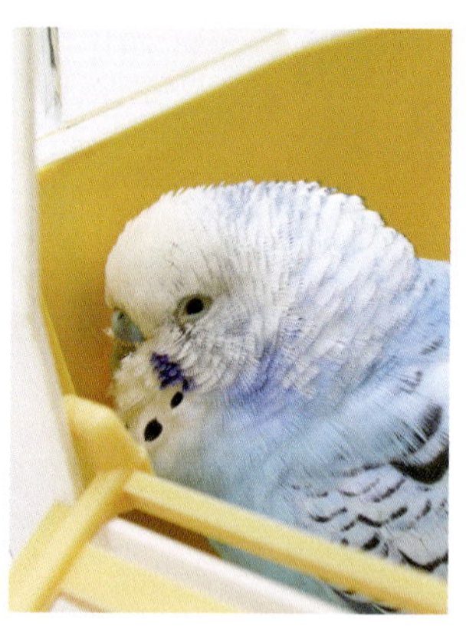

図1　膨羽（低体温徴候）

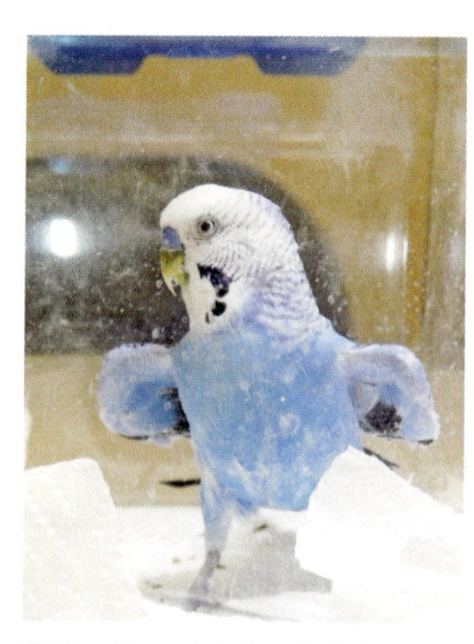

図2　縮羽（高体温徴候）

*1 卵がないと抱卵行動だとわからず，病気だと思って来院する方がかなり多くいます。

*2 トヤ（小屋，鳥屋）は鳥類飼育学用語。昔の鷹匠たちは換羽中の鳥を小屋に入れてそっとしておくことを「小屋入り」といったそうな。それが訛って「トヤ」になったとか，鳥小屋だから鳥屋で「トヤ」とかいわれています。

②**緊張・興奮**：緊張や興奮により体温が上昇します。とくに保定時は致死的な発熱を起こすことがあるので注意が必要です。

③**術後**：原因不明の発熱が起きることがあります。予後はあまりよくありません。

④**感染**：小鳥は感染による明瞭な発熱を起こしません（むしろ一時的に低体温となります）。

3. 活動量はあまりあてにならない!?

活動量の低下や傾眠，嗜眠は哺乳類の一般的な疾病徴候です。ところが，鳥は見た目の元気さがあまりあてにならず，騙されることがたびたびあるので注意が必要です。

（1）病気でも活動量が低下しないことがある

①**軽度の感染では元気が低下しない**：感染による発熱がないので，哺乳類では感染時の一般的な徴候である発熱による活動量の低下が認められません。

②**病気になると元気なふりをする**：これは群れから追い落とされないための習性といわれています。みていないときに嗜眠状態となります。

（2）病気でなくても活動量が低下することがある

①**発情が終了しただけ**：ディスプレイ行為（おしゃべりなど）が停止すると，普段より元気がないようにみえます。

②**トヤヅカレ（換羽疲れ）**：羽の抜け換えの時期（トヤ[*2]）の鳥は，発情停止[*3]から元気がないようにみえ，飛翔力低下からケージから出たがらず，保温力低下から膨羽がちになります。また，急激なホルモンバランスの変化や，羽毛形成に伴う栄養要求の増大や代謝増大，肝臓への負担増大など，鳥にとって非常に大きなストレスがかかり，胃障害や免疫低下による易感染性が生じます。

③**抱卵行動**：抱卵行動中はケージの隅で膨らんで嗜眠します。疾病とよく間違われます。

4. 食欲もあてにならない!?

（1）食べる振りをする

鳥は食欲が低下すると，餌箱で一心に餌をつつき，殻も出ているので食べているのかと思いきや，剥いているだけのことがよくあります。

（2）代謝が変わりやすく，消耗性疾患も多い。

実際，たくさん食べていても，鳥の代謝は変動しやすくトヤなど食べていても維持できていないことがあります。また胃[*4]・肝・膵・腸などの障害による消化不良疾患や，癌，糖尿病など消耗性疾患にも頻繁に遭遇します。

（3）食べていても通過していないことがある

鳥には餌を貯める袋「そ嚢」が存在するので，食べていてもそ嚢停滞の可能性があります。

（4）食欲を把握するには･･･

①餌の量を計る，②体重を計る，③体形をチェックする，④便の状態をみる，という4つを行う必要があります。

5. 吐き戻し動作を鑑別する！

（1）病的でない吐き戻しに注意

①**発情性吐出**：雄から発情対象[*5]へのプレゼント。通常，発情対象は雌ですが，ときとして，同種の雄，異種，オモチャ[*6]，鏡に映った自分や自分の体の一部（翼や脚）などを対象として吐出を行います。

②**育雛給餌**：雌が食べた餌を胃で消化，分泌物を添加してヒナへ給餌する行為。雄が行うこともあります。発情性吐出同様，オモチャや自分の体の一部に給餌する個体もいます。

③**ヒナ同士の給餌**：ヒナ同士が餌を与え合うことがあります。

（2）病的な吐き戻しに注意

吐き戻しというとそ嚢炎を想定する人が多いのですが，実は鑑別リストのかなり下位です[*7]。

①**吐き気**：えずいたり，首を上下にしゃくったりする動作。口を開けて前に突き出す動作はあくび（後述）で，吐き気とは異なります。

---

*3 発情ホルモンが減少するのと同期して甲状腺ホルモン分泌が増加します。甲状腺ホルモンはトヤを誘導します。
*4 とくにPDD症（proventricular dilatation disease：前胃拡張症）やマクロラブダス症。
*5 通常は雌ですが，異性に恵まれないと……。
*6 鳥もフィギュアをみて興奮します。鈴，金具，ブランコなどが大好きな個体もいます。小鳥にとって，オモチャは発情対象でしかありません（大型鳥は発情対象としてではなく，暇をもてあまして遊びます）。
*7 当院でも年間数件のレベルです。

②**吐出**：口腔内，食道，そ嚢内からの吐き戻し。そ嚢の場合，吐き気動作の後，一箇所に吐き出す傾向があります。食滞によるそ嚢内の餌滞留，そ嚢障害などが原因となります。

③**嘔吐**：胃からの吐き戻し（図3）。吐き気動作の後，餌あるいは粘液を撒き散らすように吐き出す傾向があります。哺乳類と同様に原因はさまざまですが，胃の疾患，中毒が上位です。

6. 最も騙されにくい徴候，水和状態を必ずチェック！

さすがに脱水症状を装うことができる鳥はいません。脱水により，眼球の落ちくぼみ（図4），脚の枯枝様の変化，ハイヒール歩行（図5），ふらついて止まり木より脱落する様子などがみられます。

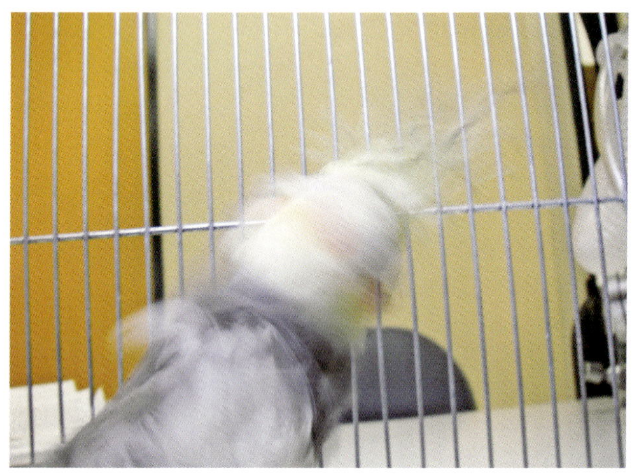

図3　嘔吐動作

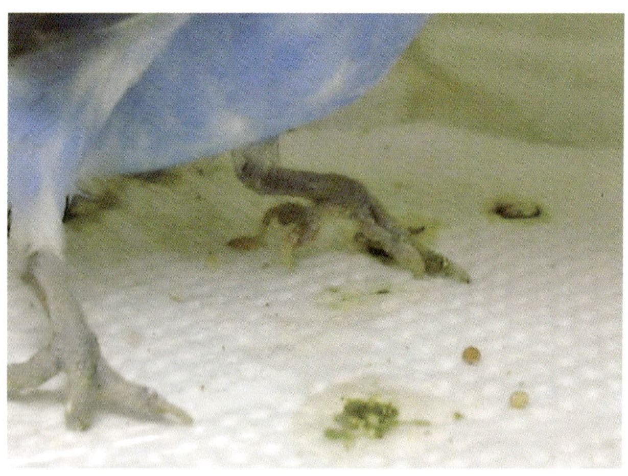

図5　枯れ木様の脚，ハイヒール様歩行

7. 血色はメラニン色素が少ない部位で評価すべし！

メラニン色素の少ない体表部位の色調は，そのまま血色を示しています。嘴や爪，脚，顔色，アイリングの色調に注意！

（1）白い

①**貧血**（図6）：再生不良性貧血では，慢性炎症，PBFDによる骨髄抑制などが多く，再生性貧血では，外傷による出血や胃出血，鉛中毒による溶血などが多いです。

②**血圧の低下**：換羽最盛期の羽毛への血液の集中，心疾患などでみられます（とくにブンチョウ）。

（2）青黒い

①**チアノーゼ**（図7）：低酸素状態で，きわめて危険な状態です。呼吸器疾患，甲状腺腫あるいは心疾患など。

②**ロックジョウ**（後述）：血行不良によって嘴が青黒くみえます。

（3）赤い

高体温や感染症の徴候です。ヨウムやコンゴウインコなど顔に羽がない種類で明瞭です。オカメインコのヒナでは，脱水により赤ら顔になることがあります。

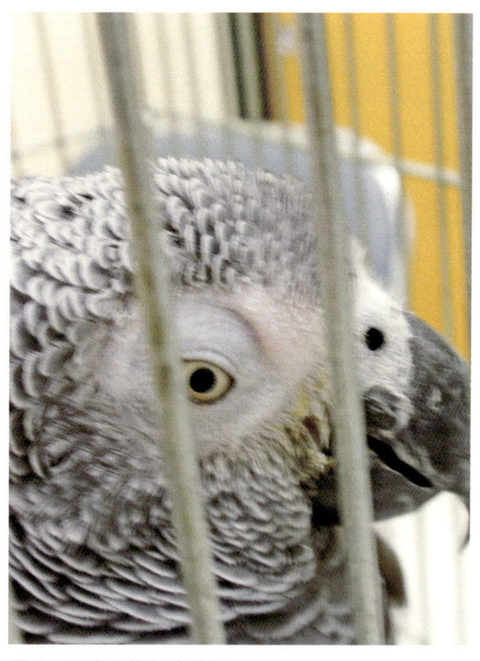

図4　眼球の落ちくぼみ

8. 発作やCNS徴候に気をつけろ！

小鳥は神経症状を起こして来院することが非常に多いです。よくわからずに触ってしまうと，悪化させて死んでしまうことも多々あるので注意が必要です。

(1) 1～5分以内に治まり，繰り返すことがある発作

①**てんかん**（図8）：局所性あるいは全身性に発作（麻痺～痙攣）が起きますが，短時間で回復します[*8]。発作後はしばらくおとなしくなります。とくに高齢のコザクラインコに一般的です。抗てんかん薬が奏功します。

②**パニック**：地震，突発的な騒音や動作，あるいは何ら刺激もなく（睡眠中など），暴動を起こすことがあります。とくに夜間，神経質なルチノウのオカメインコで頻発します[*9]。

③**ブンチョウの過緊張性発作**：過緊張により開口，不随意発声，全身性の痙攣，意識消失がみられて驚きますが，自然に治まります。とくに白ブンチョウの神経質な雄に多く，シナモンの雌に少ない傾向があります。

(2) 短時間で治まりをみせない中枢神経症状

①**前庭障害**：斜頸（図9），旋回がみられますが，眼振はまれです。幼鳥期は感染性や栄養性を強く疑いますが，高齢では特発性が多いです。ラブバード（とくにコザクラインコ）で頻発します。動脈硬化症，脳血管障害との関連が疑われます。

②**痙攣**：間代性痙攣や強直間代性痙攣がしばしばみられます[*10]。強直性痙攣として，鳥では後弓反張[*11]が一般的です。間代性痙攣に併せて不随意的な発声が認められることも多いですが，原因はさまざまです[*12]。

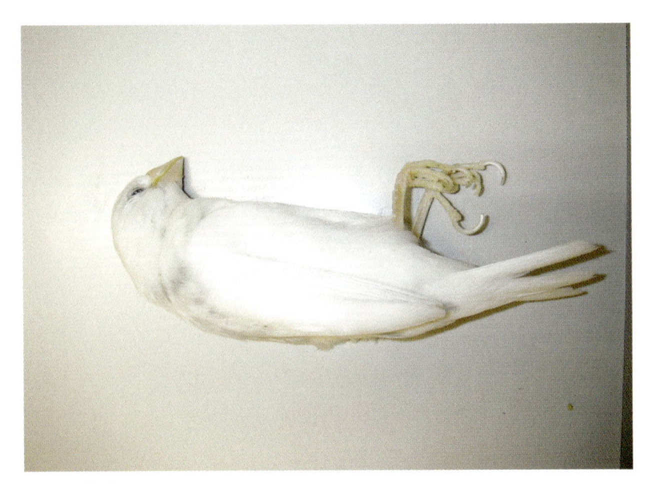

図6　貧血

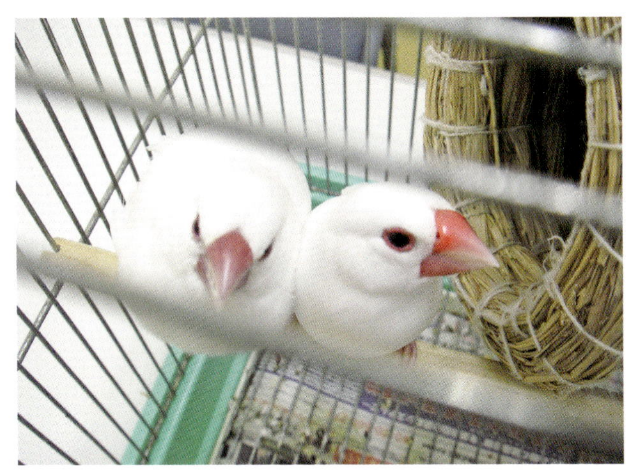

図7　チアノーゼ（左）

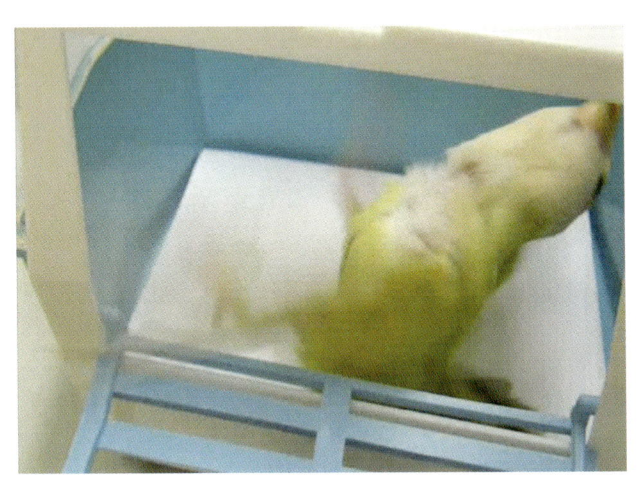

図8　コザクラインコのてんかん

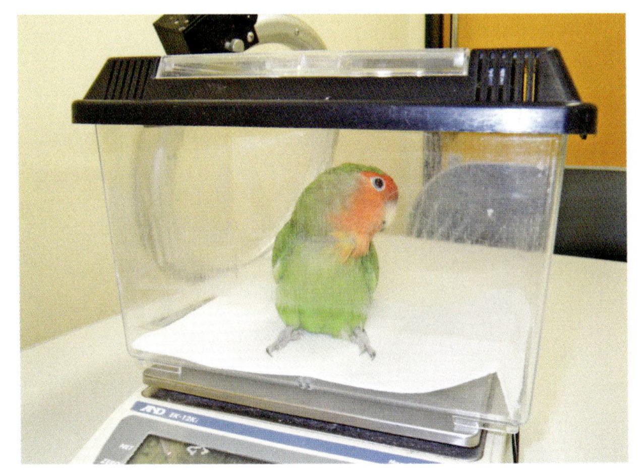

図9　斜頸

*8 発作中はいたずらにあれこれしないのが鉄則ですが，重積が起きたときは抗痙攣薬を使用しなければなりません。

*9 オカメパニック，Night Frightsと呼ばれています。夜間点灯や，抗てんかん薬，抗不安薬などが試されます。

③**麻痺**：中枢神経障害による麻痺にはあまり遭遇しません。多いものは幼鳥期のビタミンB_1欠乏と，その他にある種の脳障害（小型フクロウに特発）や，低Ca血症，イベルメクチン中毒などです。

9. 触るな危険！ 呼吸困難は死に最も近い症状！

（1）鳥の呼吸困難の症状

開口呼吸（図10），スターゲイジング（首を反張させ上を向く。星見様姿勢），肩呼吸，ボビング（尾を呼吸とともに上下させる），頻呼吸，運動不耐性，チアノーゼなどが挙げられます。

（2）呼吸困難鳥への対処

鳥は低酸素状態に非常に弱く，呼吸困難を起こしている鳥を無理に触れば死を招きます。保定は原則禁忌。まずは酸素化を行い，落ち着かなければ検査はあきらめ，ほかの症状から予測し，飲水投与やネブライザーで治療を試みましょう。

mission 1 呼吸器症状を把握せよ！

1. 鳥の呼吸異常音は独特です！

鳥は哺乳類と呼吸器の構造が大きく異なり，異常音も独特です。しっかり覚え，鑑別しましょう。

（1）鳴き声の異常

鳥にとって鳴き声の変化は重大な問題を示しています。

①**無声**：声を出そうとしているのに出ない症状です。

②**声がれ・変声**：声がかれている，高い声が擦れて出ない，声の質が変わったなどの症状です。

（2）咳とくしゃみの鑑別

鳥の咳とくしゃみはよく似ているので間違えないように注意しましょう。

①**咳**：口を開け，舌を突き出すようにします（図11）。乾性咳は「ケッケッケッ」，「キャン」と乾いた音で，湿性咳は，「ゲチャッゲチャッ」と湿った音になります。

②**くしゃみ**：頭を横に小さく振るように口を閉じてします（図12）。「クシュン」，「プシッ」，「チュッ，チュン」と聞こえます。

（3）その他の異常音

①**発声呼吸**：鳴管の異常により呼吸と同時に勝手に発声してしまいます。キューキュー，ギューギューと聞こえます。とくに保定時に悪化します。

②**ラ音**：乾性ラ音は，気管の狭窄異常によってつくられ，「ヒューヒュー」，「スースー」と聞こえます。湿性のラ音は，気管内あるいは気嚢，肺での水泡破裂によってつくられプチプチと聞こえます（とくにブンチョウ）。

③**鼻音**：鼻道の狭窄により「プスープスー」，「ズーズー」と聞こえます。

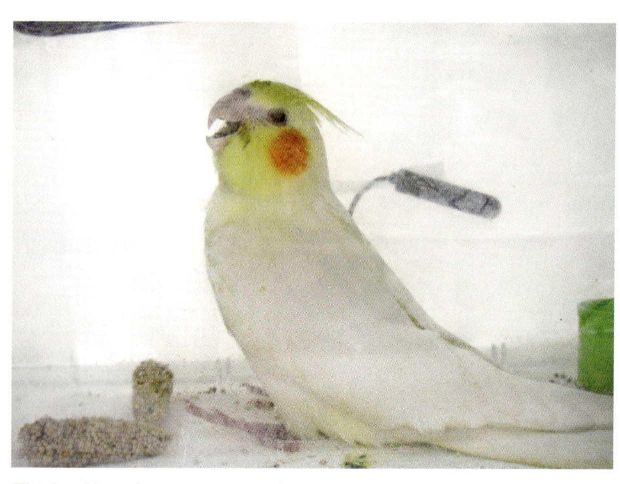

図10　開口呼吸，チアノーゼ，受け口，スターゲイジング

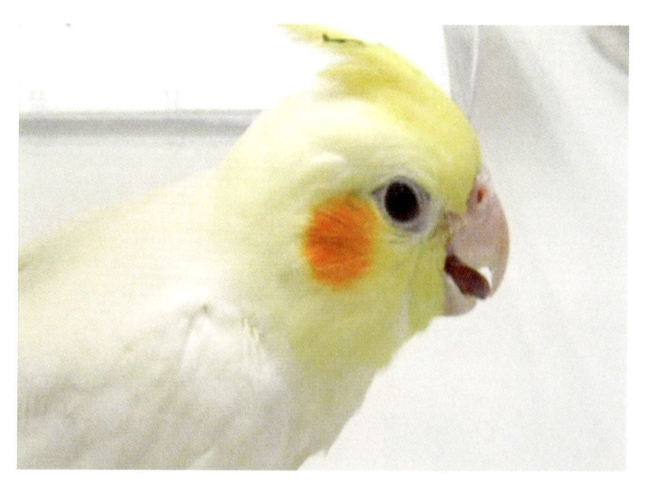

図11　咳

＊10 痙攣がみられたら，まずはジアゼパム（0.5～1mg/kg，IM），症状の改善がみられなければフェノバルビタール（1～7mg/kg，bid～tid，PO）。沈静できたら血液検査＋X線検査で原因を追究しましょう。

＊11 ストリキニーネでも破傷風でもありません。

＊12 代謝性（高NH_3，低Ca，低GLU），中毒性（鉛，マイコトキシン），感染性（ウイルス，敗血症），栄養性（ビタミンB_1欠乏），外傷性，腫瘍性，血管障害性，特発性など。

2. 上部気道症状は黄色信号！

上部気道症状は，物理的な刺激によっても生じますが，主に上部気道疾患（upper respiratory tract disease：URTD）によって生じます*13。URTDは続発症を伴うことがよくあります。URTDは悪化して慢性化すると長引きますし，下部呼吸器へ移行すると危険です。早期発見，早期治療を心がけましょう！

（1）URTDの症状

①**鼻炎**：くしゃみ，鼻汁，鼻の上の汚れ，鼻音などがみられます。

②**副鼻腔炎**：症状に乏しく，通常，そ嚢検査や続発症で気づかれます。首振りや顔擦りがみられることもあります。重篤例では副鼻腔領域の膨隆や眼球の突出が認められます。

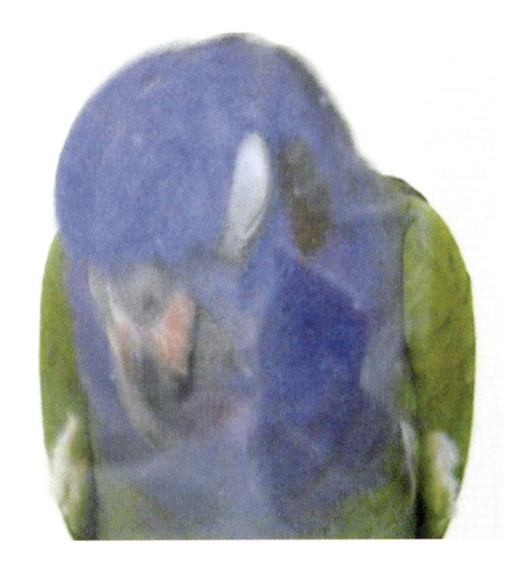

図12 くしゃみ

（2）URTDの続発症

①**結膜炎**：鳥の結膜炎は通常URTDの続発症です。結膜発赤（図13），腫脹，閉眼，膿性眼脂などがみられます。角膜炎や眼瞼炎へ進行することがあります。

②**鼻涙管炎**：鼻涙管が閉塞すると，流涙により羽毛が濡れて眼周囲の皮膚が露出します。

③**咽頭炎**：あくび（開口し，首を伸ばすような動作：図14），首振りなどは咽頭炎*14を疑います。単発であれば後鼻孔への餌の誤入が疑われます。

④**ロックジョー**（図15）：副鼻腔炎から顎組織へ炎症が波及し顎が動かなくなります。オカメインコのヒナにのみに生じます（*Bordetella avium*が原因？）。

3. 下部気道症状は赤信号！

下部気道症状は，通常，下部気道疾患（lower respiratory tract disease：LRTD）によって生じますが，甲状腺腫や腹腔内腫瘤，腹水のような下部気道を圧迫する疾患によっても生じます。下部気道症状はいずれの場合も危険な状態を示しています。強くて早い治療が必要となります。

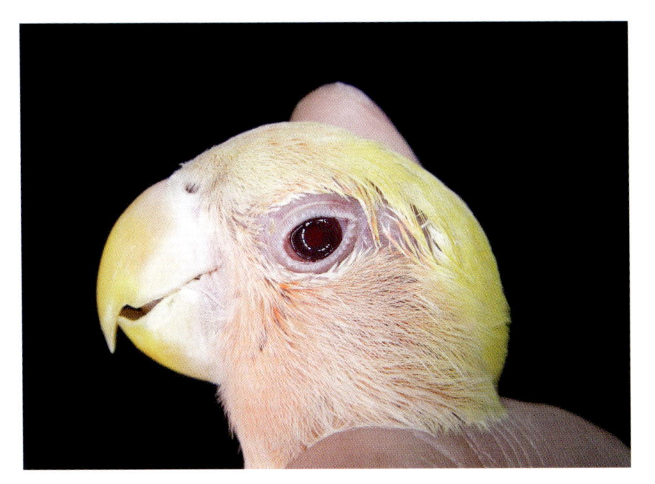

図13 結膜発赤，流涙

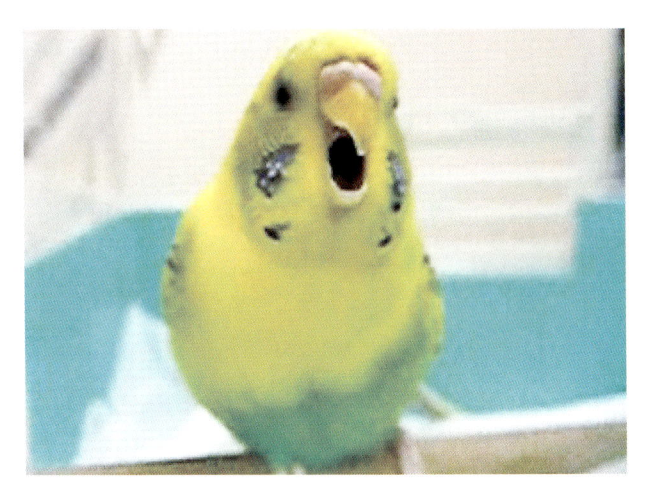

図14 あくび

*13 URTDは主にグラム陰性菌，マイコプラズマ，クラミジアの感染によって生じ，まれにグラム陽性菌，真菌（アスペルギルス，カンジダなど），ウイルスなどが関与します。

*14 オカメインコでは*Helicobacter*感染が疑われます。そ嚢検査でよくみられる螺旋状の菌が*Helicobacter* sp.で，そ嚢に棲んでいるわけではなく咽頭から流れ落ちて溜まっているだけです。

(1) LRTDの症状

LRTDは通常，URTDと同様の原因によって生じますが，アスペルギルス症の比率が高まります*15。

①**気管（鳴管）炎**：無声，声がれ・変声，咳，ラ音などがあった場合に強く疑われます。ほとんどの場合，肺炎・気嚢炎を伴います。これら症状がみられたら重篤な状態と捉え*16，治療を急ぎましょう。

②**気嚢炎**：明確な症状を伴わないことが多く，症状があったとしても運動不耐性程度です。重篤になると接触臓器の炎症による症状（下痢，腎不全，肝不全など）がみられることがあります。

③**肺炎**：限局性の場合，症状はあまり認められません。咳やラ音は必発ではありません。安静時の呼吸困難は，肺が半分障害されても生じません。

(2) 甲状腺腫

通常，ヨウ素の欠乏によって生じます。発声呼吸や開口，食餌中の咳，チアノーゼは強く疑われる症状です。とくに夜間に悪化する傾向があります。甲状腺炎へ進行している場合，喀血，突然死する危険があります。

(3) 腹腔内

腹腔内腫瘤（腫瘍，肥満，卵塞，卵墜*17，卵蓄*18，卵巣嚢胞性疾患）や腹水によって気嚢が圧迫され，呼吸困難（とくにボビング，肩呼吸，頻呼吸）が生じます。腹水が呼吸器へ浸水した場合，肺湿性ラ音，咳などが認められます*19。

mission 2 羽の異常を見極めろ！

1. 脱羽を鑑別する！

(1) ウイルス性脱羽

①**Psittacine beak and feather disease (PBFD)**：サーコウイルスが原因。異常羽の存在，筆羽の脱落がある点でほかの脱羽と異なります（図16）。大型鳥では短羽が脱落（図17），セキセイインコでは長羽が脱落（図18），ラブバードでは長羽と顔羽が脱落する傾向があります。

②**Budgerigar fledgling disease (BFD)**：ポリオーマウイルスが原因。セキセイインコでは長羽が脱落しますが，ほかの鳥では脱羽はまれで（ラブバードでしばしば），出血傾向と突然死を起こします。

(2) 換羽性脱羽

換羽は発情期の後に甲状腺ホルモンが誘導します。新生する筆羽が正常であることで鑑別可能です。

(3) 真菌性脱羽

脱羽後の皮膚が黄色肥厚する点で鑑別可能です（図19）。ただし，真菌が分離されないことも多く，疾病の再分類が必要です。

(4) ホルモン性脱羽

ブンチョウ，カナリアなどスズメ目の鳥で頭部に脱羽がみられます（ハゲ病：図20）。性ホルモン，甲状腺ホルモンなどが原因として疑われますが，無治療でも問題を起こすことがありません。

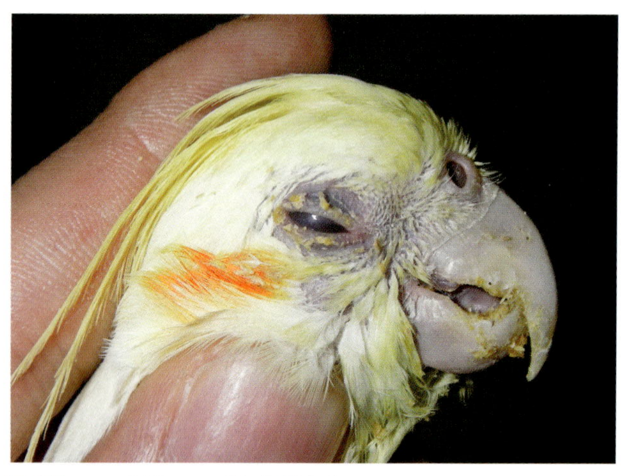

図15　ロックジョー，嘴の青黒色化

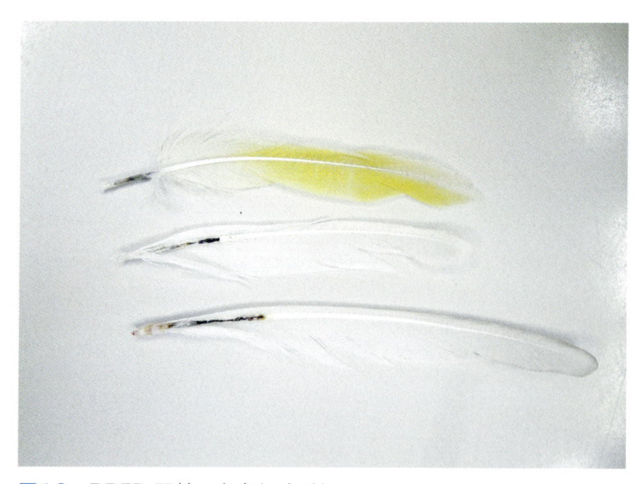

図16　PBFD 羽軸の血斑とくびれ

＊15 感染性以外では，肺胞タンパク症，テフロン中毒，腫瘍（まれ）なども報告されます。
＊16 哺乳類の場合は，大したことのない症状ですが，鳥では死亡率が高い症状です。元気にみえても警戒が必要で，飼育者に危機的状態であることをしっかり伝えましょう。
＊17 卵黄が卵管外へ落ちる，卵が卵管内を逆行して体腔内に落ちることなどから生じます。
＊18 卵管蓄卵材症：卵管内に卵の材料が蓄積する疾患です。
＊19 キュウカンチョウのヘモクロマトーシスでは，上部気道への浸水によりくしゃみ，喀水がみられ，これをURTDと間違えることがあります。

(5) 毛引き[20]

頭部羽毛の残存（例外あり）や，羽包の出血痕，羽毛形成異常が存在しない点で，ほかと鑑別が可能です。種類によってある程度，毛引く場所が決まっています。

2. 羽色の変化を鑑別する！

(1) 脱色

①**青→白，緑→黄（全身）**：PBFD，甲状腺機能低下症などによる羽毛の構造障害あるいはメラニン色素が抜けて，青[21]だったら白に，緑（青＋黄）だったら黄に脱色します（図21）。

②**青→白，緑→黄（一部）**：1～数枚であれば白髪（図22）やPBFDが疑われ，増加するならPBFDの疑いが強くなり，さらに甲状腺機能低下の疑いもでてきます。

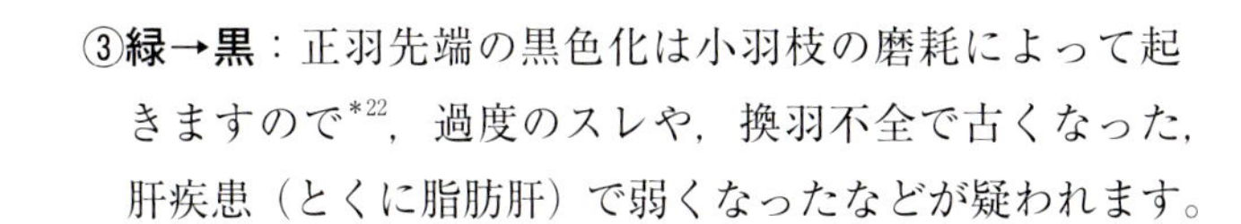

③**緑→黒**：正羽先端の黒色化は小羽枝の磨耗によって起きますので[22]，過度のスレや，換羽不全で古くなった，肝疾患（とくに脂肪肝）で弱くなったなどが疑われます。

(2) 着色

①**赤色羽**：コザクラインコでは肝不全や甲状腺機能低下症，脂質異常症などが疑われます[23]。ヨウムではPBFDが疑われます（図23，24）[24]。

②**黄色羽**：オカメインコ（とくにルチノウ）の白色羽の黄色化[25]は胆汁色素の沈着によるものと考えられていましたが，シッタコフラビンの過剰沈着の疑いが高まっています。強肝剤に反応します（図25）[26]。

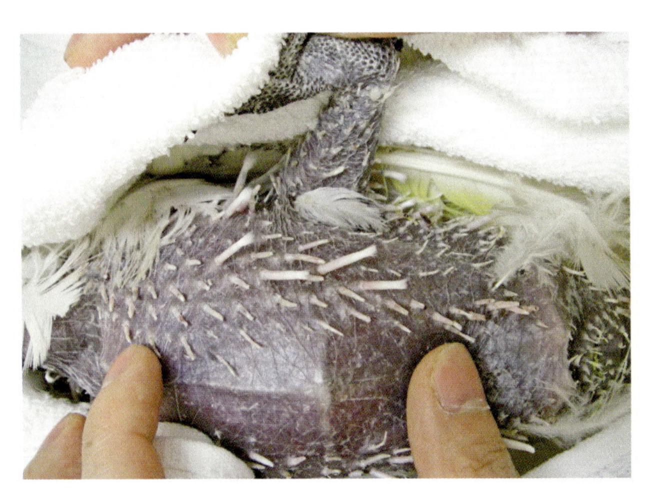

図17　PBFD 短羽脱落型

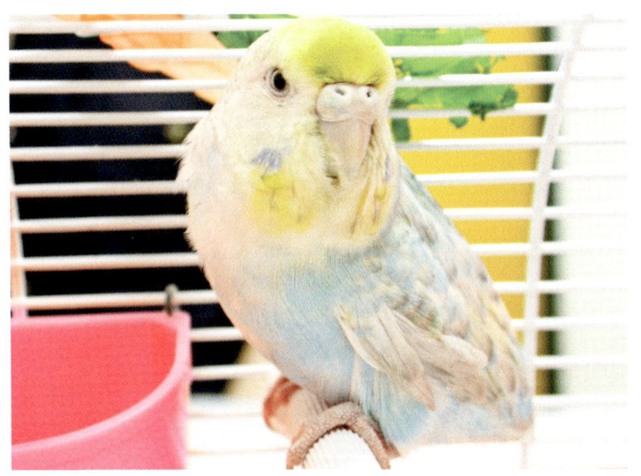

図18　PBFD 長羽脱落型

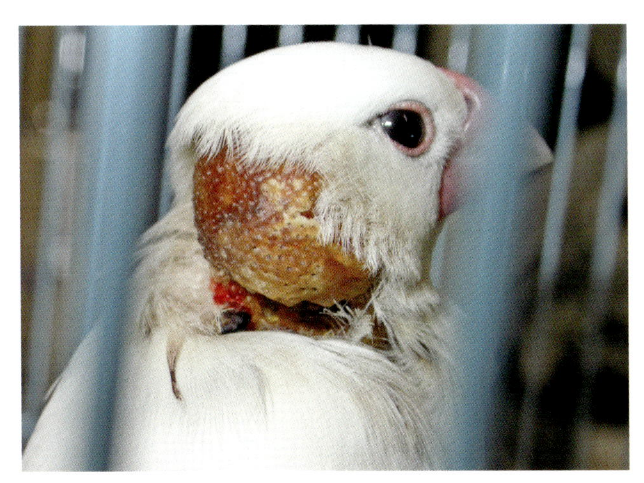

図19　真菌性脱羽を疑う皮膚の黄色肥厚

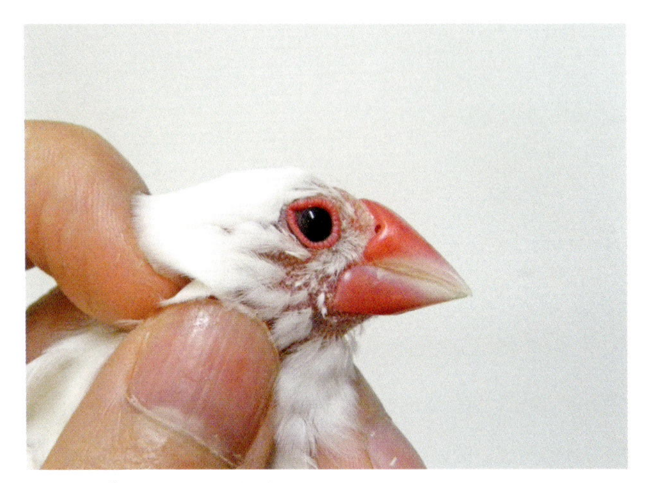

図20　ブンチョウのハゲ病

＊20 健康を害さない問題行動なので，「毛引き症」とせず，「毛引き」としています。悪趣味ではありますが，鳥も喜んでやっている行為なわけだし，誰にも迷惑かけていないので，コジマは治療をしません。
＊21 鳥の青色は（ロウ膜を含め），色素色でなく構造色です。小羽枝の微細な構造に入った光はレイリー散乱を起こし，青い波長の光を放ちます。これは空が青いのと同じ原理です。メラニンによる裏打ちがなくなると，レイリー散乱が生じなくなり，ミー散乱を起こし白色となります。
＊22 外側のカロテノイド系色素（黄色）が剥げ，空細胞が磨耗し，中心のメラニン色素がむき出しになって黒くみえます。
＊23 過剰な沈着の原因はよくわかっていませんが，強肝剤やダイエット，甲状腺製剤に反応します。
＊24 なかにはPBFDでなくても赤色の羽が出る個体がいます。
＊25 Yellow feather syndrome（YFS）と呼ばれます。
＊26 血液検査をすると，高脂血症やTBA，GGT，BILの上昇が認められることがありますが，異常値が出ないこともあります。強肝剤によく反応します。YFSと同時に甲状腺機能低下症，糖尿病，脂肪腫が併発する例にしばしば遭遇します。

③**黒色羽**：セキセイインコの頭部の黒色羽毛の増加も強肝剤に反応します。

(3) 羽毛の形成異常

①**ストレスライン**：羽枝の欠損ラインが羽軸に対して垂直にみられます（図26）。換羽期にPBFDや栄養不良，肝障害，全身性疾患など，羽毛形成阻害を起こす何かがあったことを示しています。

②**綿羽症**：綿羽が過伸張します（図27）。甲状腺機能低下症が疑われます。長羽が細長くなることもあります。

③**ぼそぼその羽**：PBFD，スレ，栄養不良，換羽不全，チューイング，甲状腺機能低下症などによる小羽枝の損耗が疑われます。

④**羽軸折れ**：パニックなどによる物理的損傷，PBFD，BFDによる構造異常，チューイングなどが疑われます。

⑤**粉綿羽（ふんめんう）の消失**：羽包での粉綿羽形成不全が生じた状態です。体調不良で生じますが，PBFDでも生じます。

⑥**羽包嚢腫**：打撲，毛引きなどで羽包が出口を失って羽毛が皮内で伸張し腫瘤状となった状態です。

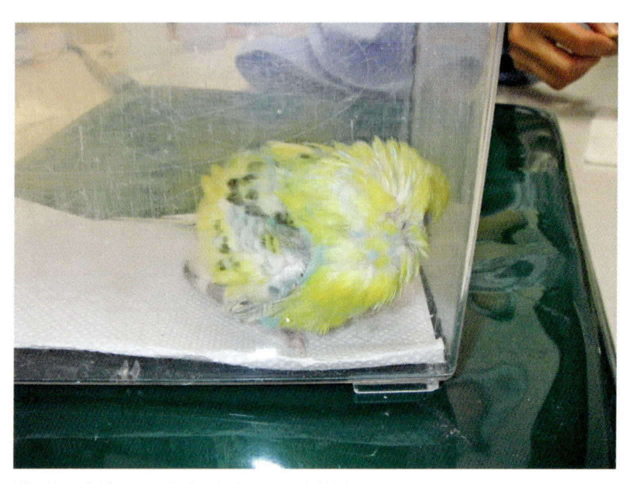

図21　緑色のセキセイインコの黄色化

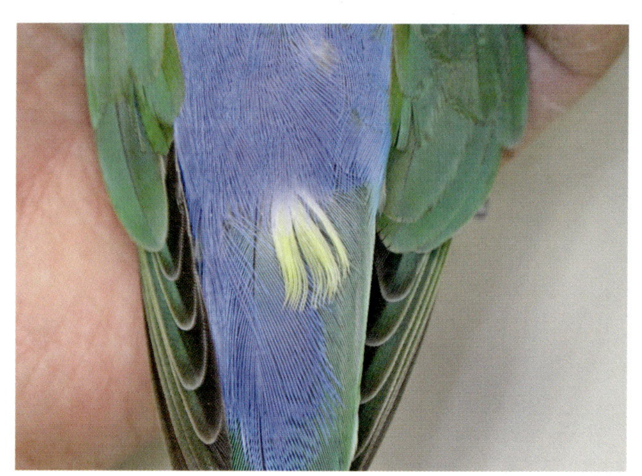

図22　緑色の羽の黄色化（白髪）

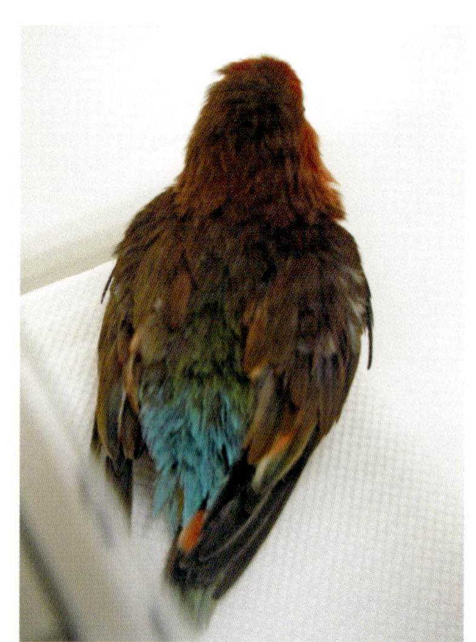

図23　緑色のコザクラインコの赤色化

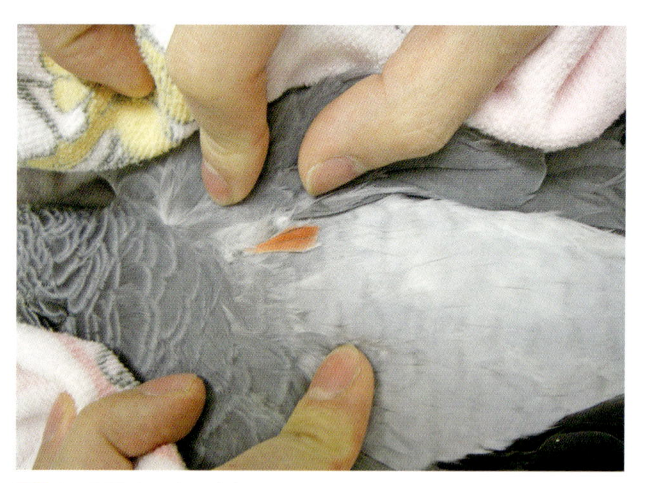

図24　PBFDによる赤色羽

mission 3 嘴と爪をチェックせよ！

1.嘴をみる！

(1) 嘴の色

①**白色化**（図28）：貧血や血圧の低下が疑われます。再生不良性貧血は慢性炎症，PBFD（オウム類嘴－羽病）による骨髄抑制など，再生性貧血は外傷出血や胃出血，鉛中毒による溶血などが多いです。血圧の低下は，換羽最盛期の羽毛への血液の集中により起こったり，心疾患などでみられます（とくにブンチョウ）。

②**青黒化**（図29）：チアノーゼやロックジョウが疑われます。チアノーゼは低酸素状態であり，きわめて危険です。呼吸器疾患，甲状腺腫あるいは心疾患などでみられます。ロックジョウは顎が動かなくなり，血行不良によって嘴が青黒くみえますが脚の血色は良好です。

④**黒色斑点**（図30）：血液凝固障害（肝不全やビタミンK 不足，BFDなど），あるいは嘴の軟化（肝不全）による血管の易損傷化による出血斑，一過性のものは打撲による内出血を疑います。

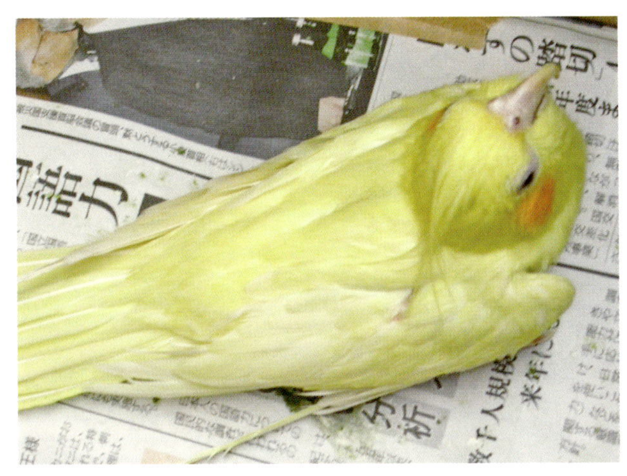

図25　Yellow feather syndrome

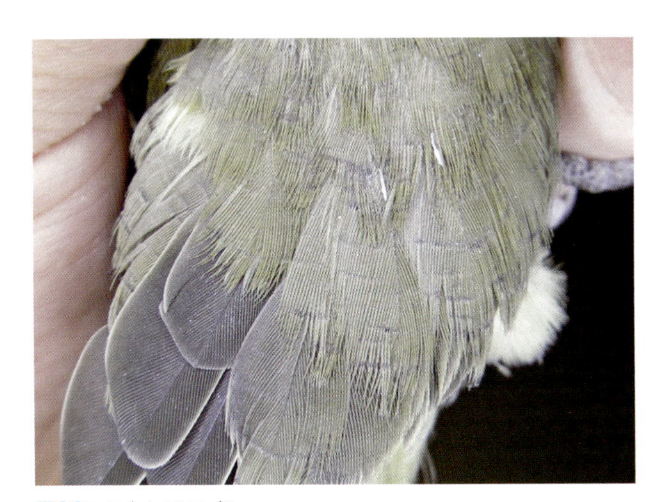

図26　ストレスライン

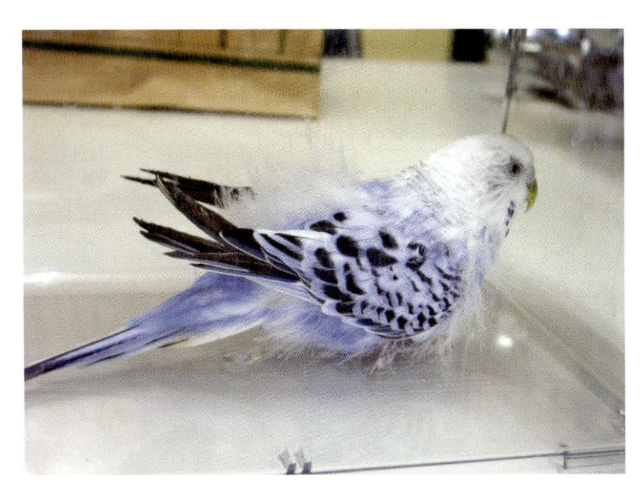

図27　綿羽症

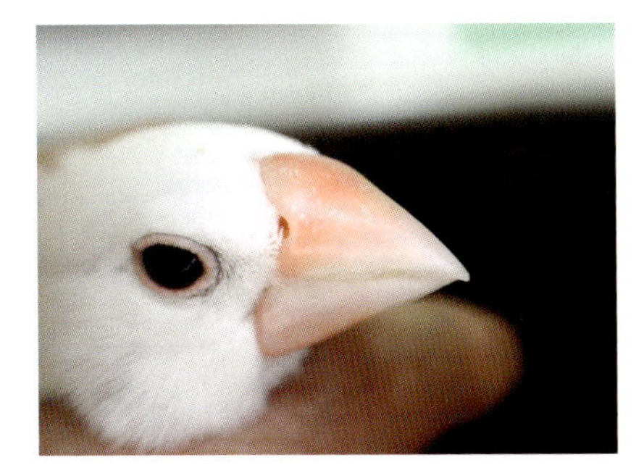

図28　貧血による嘴の白色化

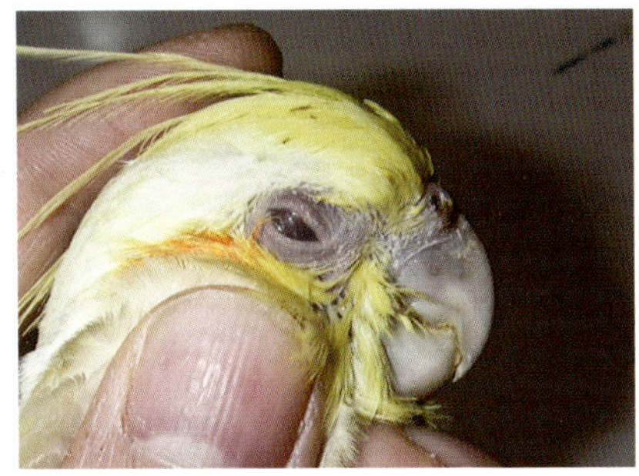

図29　ロックジョーによる嘴の青黒化

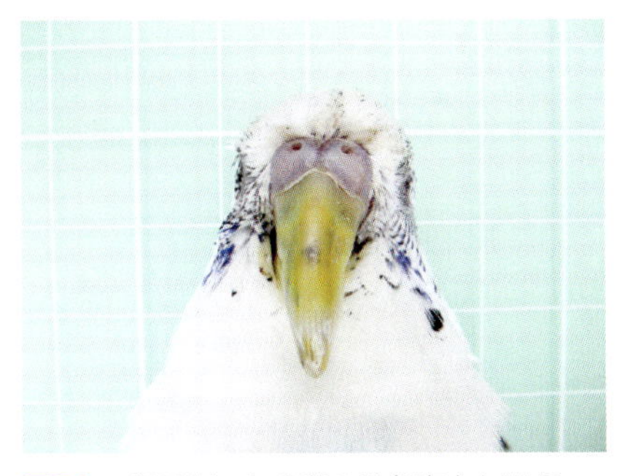

図30　肝不全による嘴の黒色斑点と過長

＊27 もともと，黒いのだけれど紛綿羽が付着することで灰色にみえています。

④**黒光り**：ヨウム，バタンなどの嘴[*27]はPBFDによる粉綿羽の消失によって黒光りします（図31）。

（2）嘴の過長

①**タンパク合成異常**：主に肝不全（あるいはアミノ酸欠乏）によって過長します（図32）。

②**成長板の異常**：PBFD，疥癬など成長板障害によって過長します。

③**咬耗不全**：顎関節障害（事故，ロックジョーなど），成長板障害（副鼻腔炎，PBFD，疥癬，事故など）による咬合不全から咬耗が正常に行われなくなって過長します（図33）。

④**磨耗不足**：オウム類では生じません[*28]。

（3）その他の嘴の異常

①**嘴の軽石様変化**：疥癬が原因です。

②**嘴の脱落**[*29]：事故（鳥同士のけんか）により起こります（図34）[*30]。

③**短小化**：卵内あるいは巣内雛期の栄養不良が原因です（図35）。成熟すると正常化します。

2. 爪をみる！

（1）爪の過長

①**形成不全**（図36）：肝不全，栄養不良，疥癬などによって軟化・過長します。

②**磨耗不足**（図37）：止まり木の不適合，藁巣（わらす）の使用，握力の低下など，磨耗不足によって過長します。

（2）爪の血斑（図38）

嘴の黒色斑点と同様です。

mission 4 顔と脚をチェックせよ！

1. 顔をみる！

（1）ロウ膜，鼻孔の色，形

①**セキセイインコのロウ膜の生理的変化**：セキセイインコの成熟雄は青（ロウ膜のメラニン色素欠損種[*31]ではピンク），成熟雌は白，発情すると茶色く肥厚します。

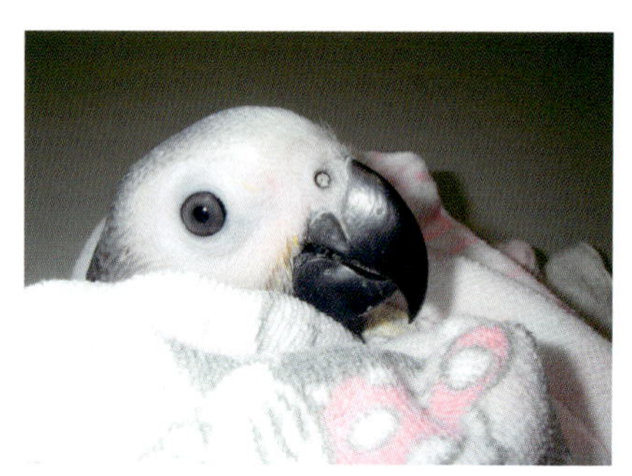
図31　PBFDによる嘴の黒色化

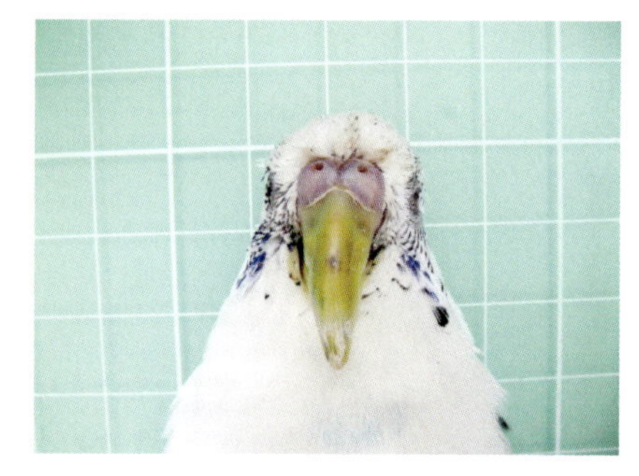
図32　肝不全による嘴の過長と血斑

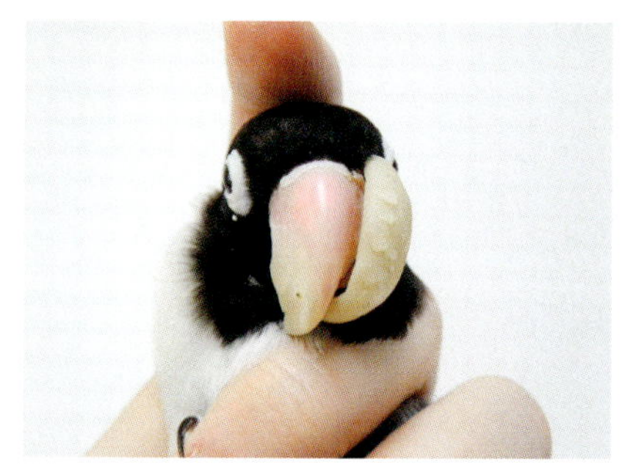
図33　顎関節障害による咬合不全からの嘴過長

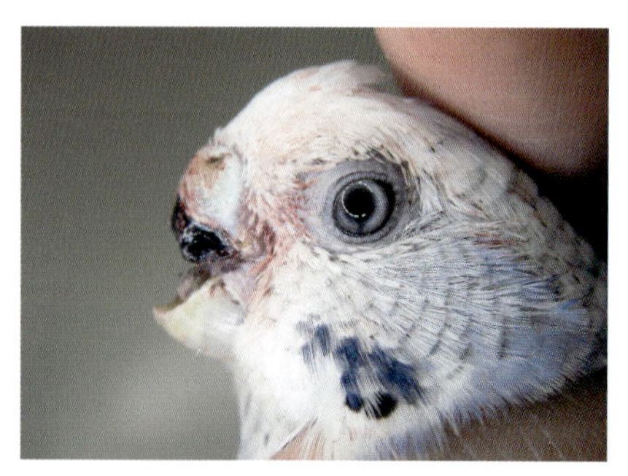
図34　けんかによる嘴の脱落

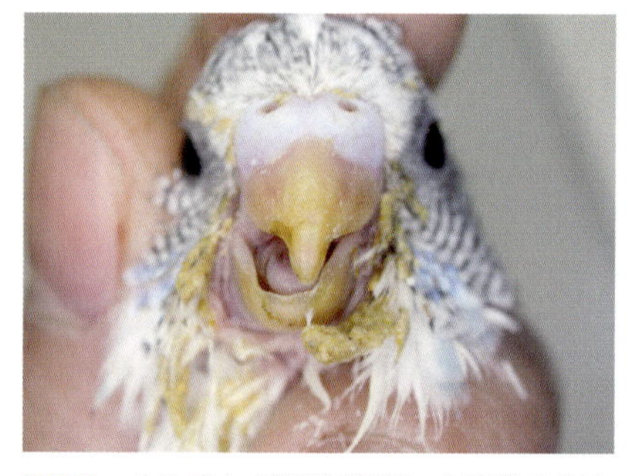
図35　くる病など栄養障害による嘴の短小化

＊28 オウム類は硬いものをかじって短くしているわけではありません。猛禽類では生じます。
＊29 上嘴欠損は自力採食が可能となりますが，下嘴欠損では生涯にわたる強制給餌が必要となることが多いです。
＊30 中～大型の鳥ではPBFDによっても生じます。
＊31 ルチノウ，アルビノ，ハルクイン，一部のパイド（ロウ膜もパイドのことがあります）。

②**セキセイインコの雄のロウ膜の褐色化**：エストロゲン分泌腫瘍（精巣腫瘍）を強く疑います（図39）。

③**鼻孔の拡大・縮小**：鼻炎（図40）あるいは外傷によります。

④**鼻孔・ロウ膜の発赤**（図41）：鼻炎あるいは高体温徴候（とくに興奮）によります。

(2) URTD（上部気道疾患）の徴候

濡れた眼周囲，結膜の発赤・腫脹，眼瞼の痂皮，副鼻腔領域の膨隆，眼球突出などがあればURTD を疑います（図41）。

(3) 汚れ

鼻孔上の場合，鼻汁（図42）や鼻出血を示唆します。外耳孔周囲（図43）では外耳炎を疑います。口角ではカンジダ，トリコモナス，細菌などによる口角炎を疑います（図44）。眼の周りでは，眼病を疑います。顔側面の場合，嘔吐による吐き散らしが疑われます（図45）。

(4) 皮膚の異常

軽石様の場合は疥癬（図46）を，黄色痂皮の場合は皮膚真菌症（図47）やポックスウイルス感染症を疑います。

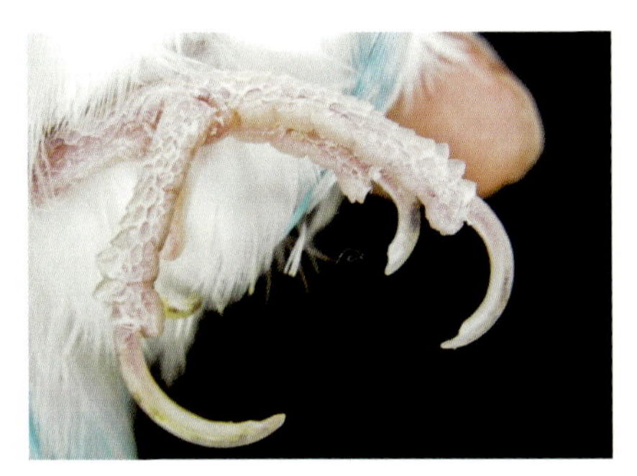

図36　肝不全による爪の形成不全（過長と黒色斑点）

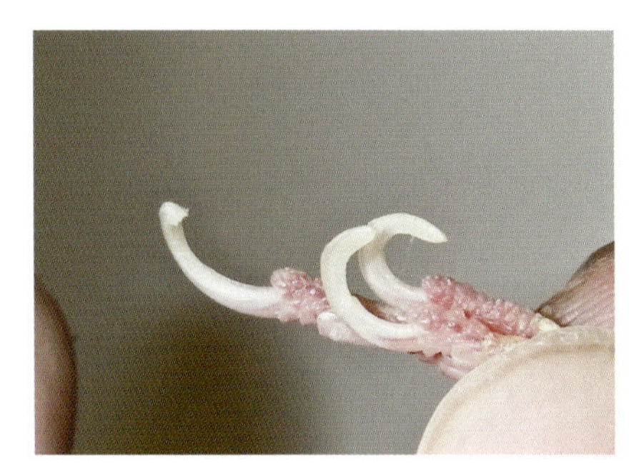

図37　爪の磨耗不足による過長

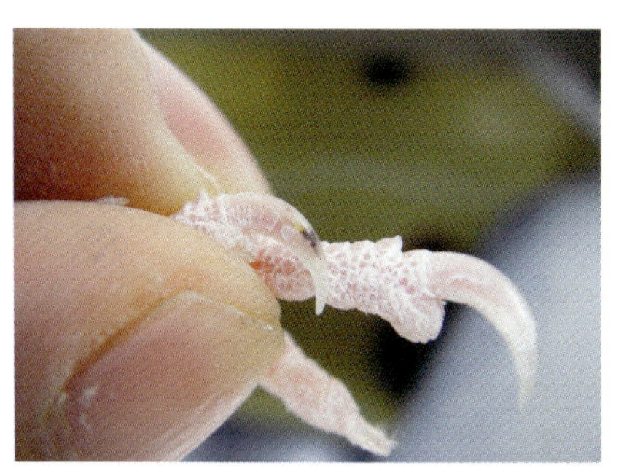

図38　肝不全による爪の血斑

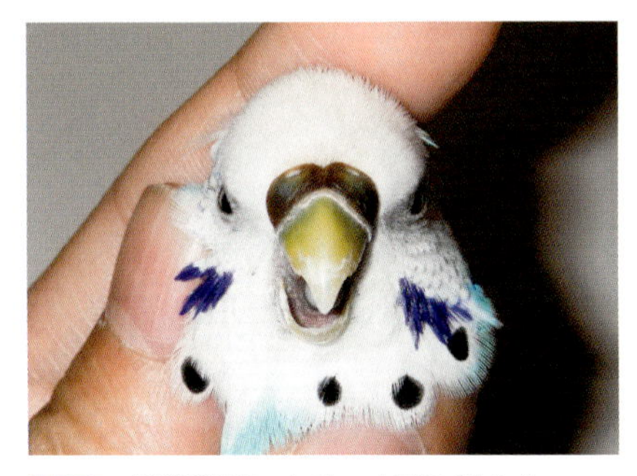

図39　精巣腫瘍によるロウ膜の褐色化

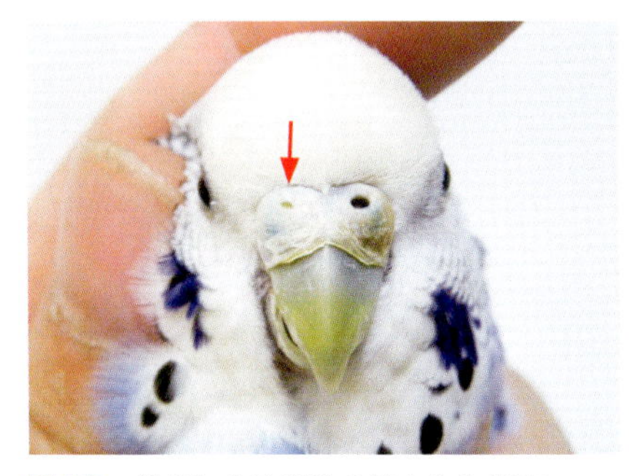

図40　鼻炎による鼻孔の縮小化と閉塞

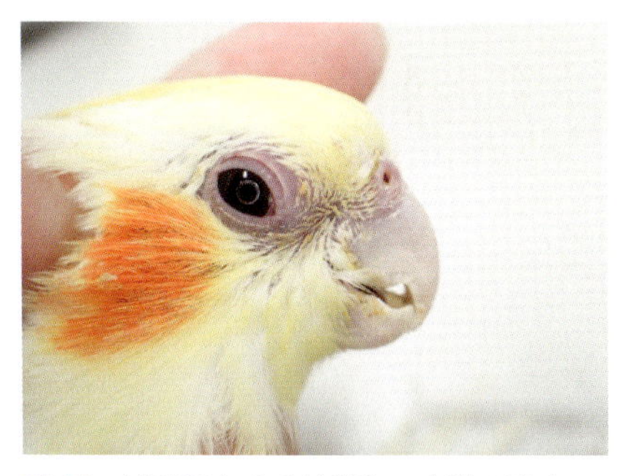

図41　URTDによる粘膜とロウ膜の発赤

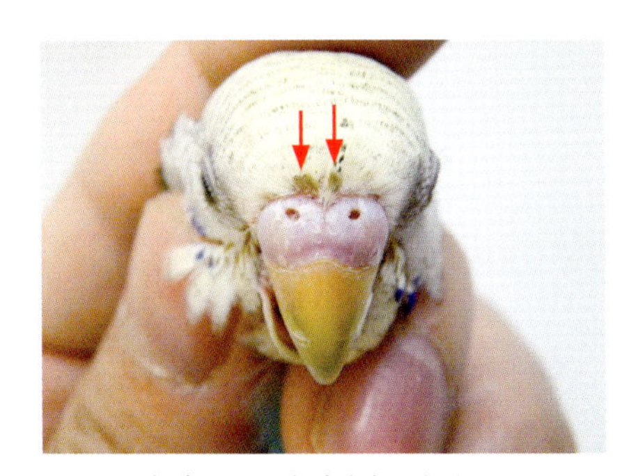

図42　鼻汁による鼻孔上部の汚れ

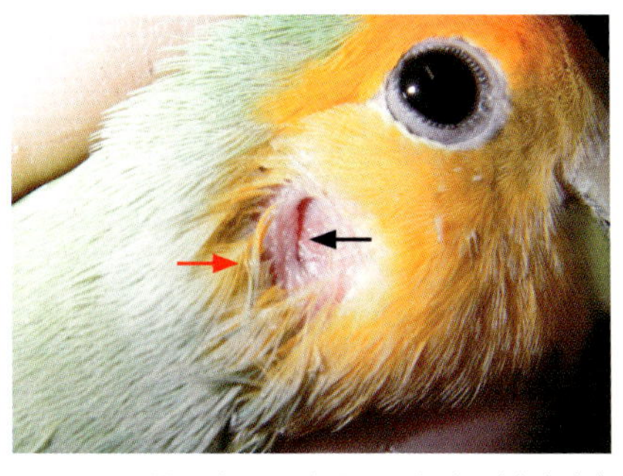

図43　耳漏による耳孔周囲の汚れ（赤矢印）と耳孔の露出（黒矢印）

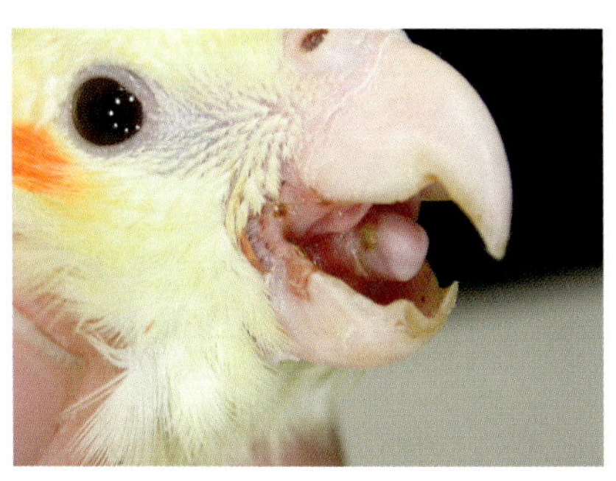

図44　口内炎・口角炎による口角の汚れ

（5）腫瘤

膿瘍（図48），腫瘍（図49）などいろいろと疑われます。

2. 脚をみる！

（1）皮膚の異常

「枯れ木様変化」は脱水症状，「軽石様変化」は疥癬，「ハバキ」*32 はビタミンA 欠乏，「黄色痂皮」は黄癬やポックスウイルス感染症，「白色結節」は関節痛風*33，「腫瘤」は腫瘍*34 や膿瘍，肉芽腫などを疑います（図50～54）。

（2）脚の外傷

①**自咬傷**（図55）：ほかの外傷と異なって，嘴に血が付着します。主として精神性疾患，まれに皮膚病や腫瘍によっても生じます。

②**絞扼腫脹**：紐，繊維，足環，あるいは自咬によってできた痂皮によって絞扼・腫脹します（図56）。

④**趾端壊死症**（図57）：絞扼や血栓症，あるいは原因不明の趾端壊死がしばしばみられます*35。

⑤**バンブルフット**（趾瘤症）：足底部に痂皮を伴う腫瘤が形成されます（図58）。原因は体重過多，握力低下，不適切な止まり木，足底部への荷重増大，細菌感染（とくにブドウ球菌），ビタミンA 欠乏などです。低温火傷との鑑別が必要となります（図59）。

（3）脚の変形

①**ペローシス**：早期の矯正により起立可能です（図60）。

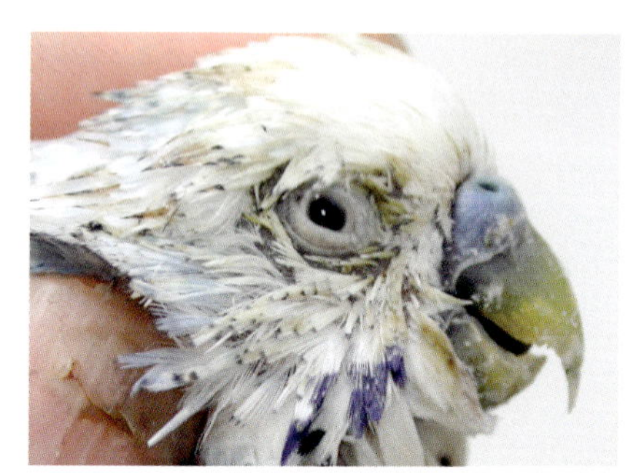

図45　嘔吐による顔の汚れ

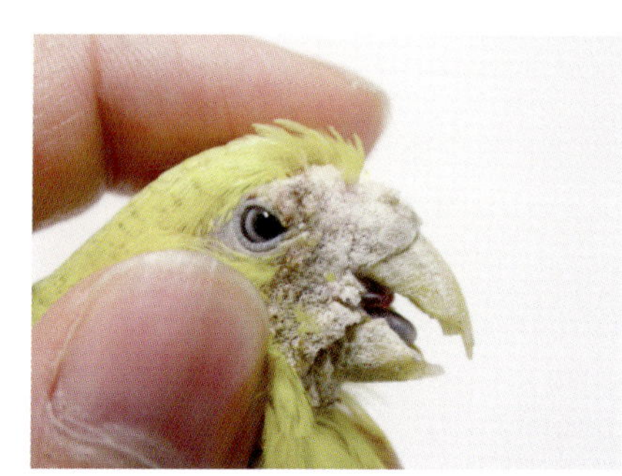

図46　疥癬

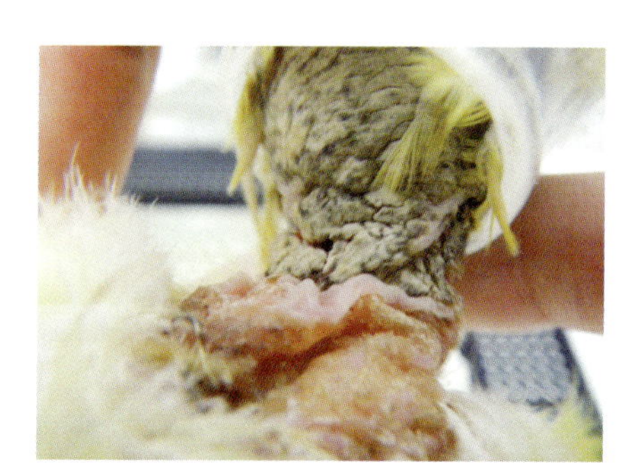

図47　皮膚真菌症

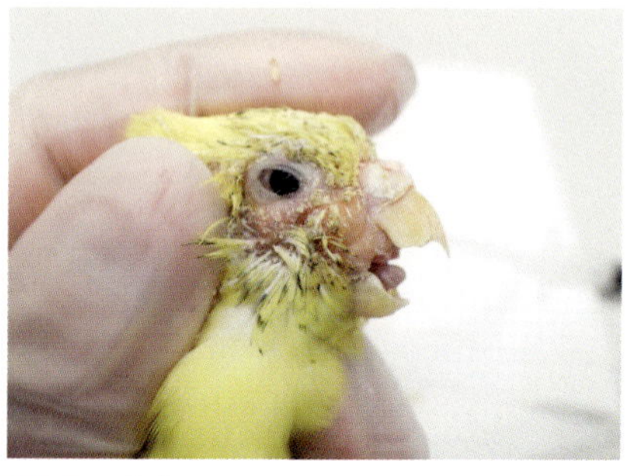

図48　膿瘍

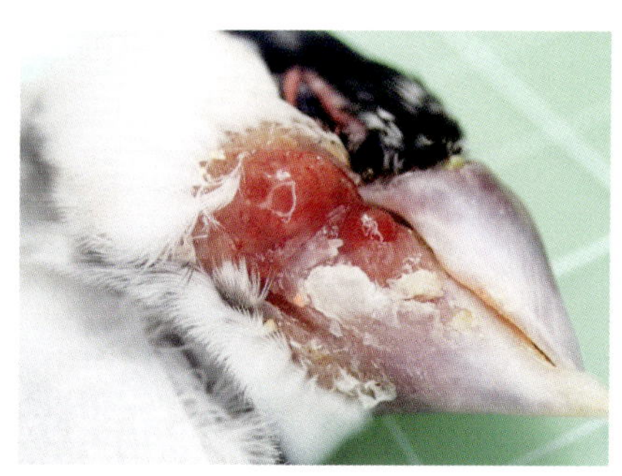

図49　腫瘍

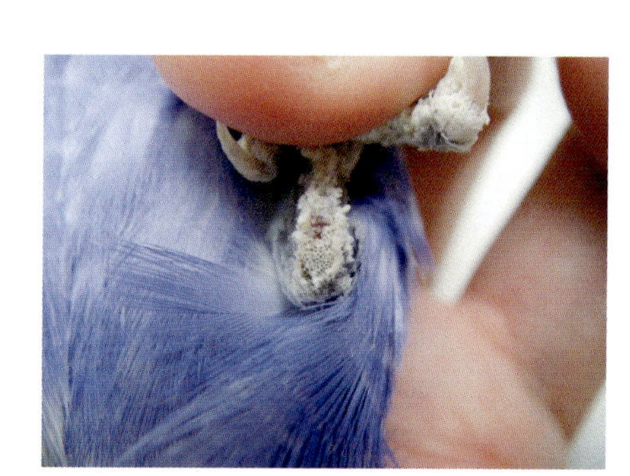

図50　疥癬

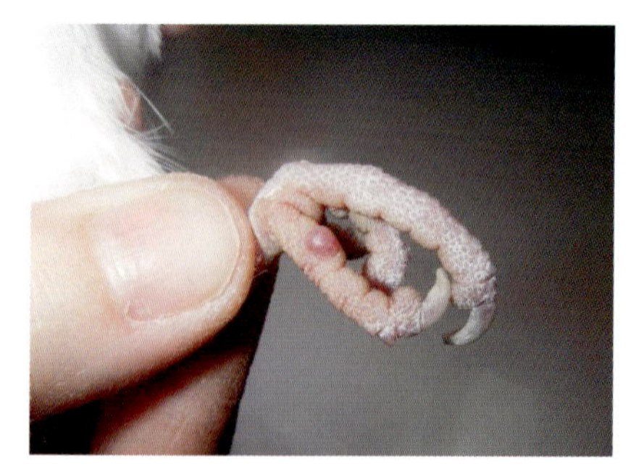

図51　血管肉腫

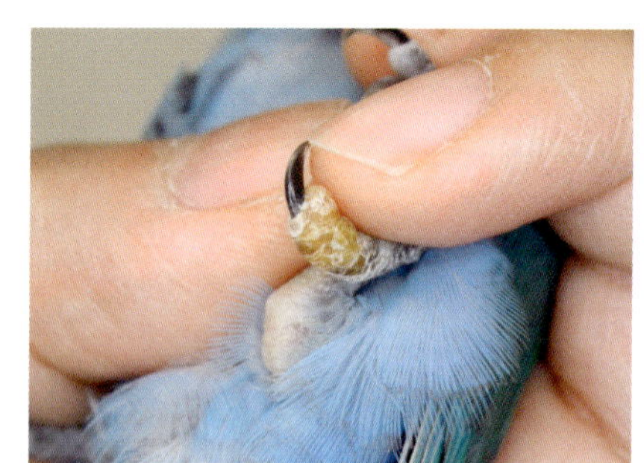

図52　カンジダ性皮膚炎

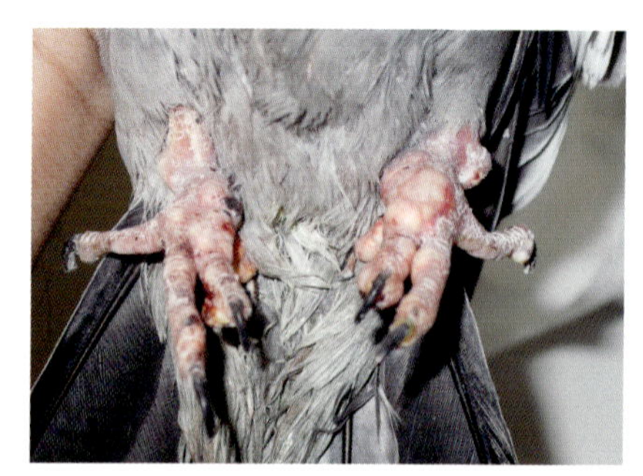

図53　関節痛風

*32 脚鱗の角化亢進による肥厚。高齢の個体で発生しやすく，神経や血行を圧迫することもあります。
*33 腎不全による尿酸排泄障害が原因です。治療は原因療法，補液，アロプリノール（10～20 mg/kg，bid，PO），腎不全用処方食（AK，Roudybush 社），食餌量の制限の5 セットが原則。
*34 鳥の脚の腫瘍は，悪性腫瘍が多く，断脚が必要となることが少なくないので，早期の生検・組織診断が推奨されます。
*35 ラブバードやボウシインコでしばしばみられます。

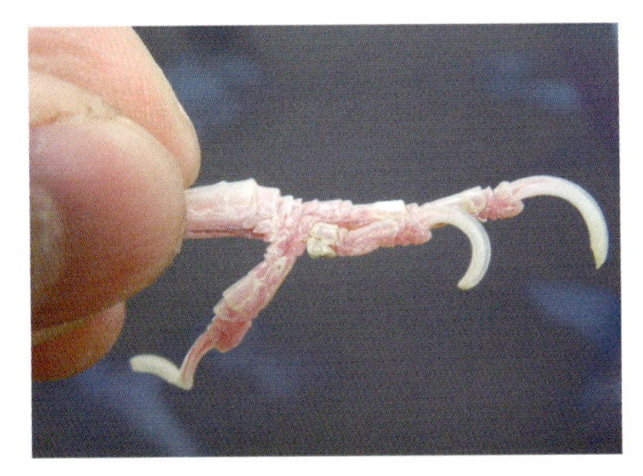

図54 ハバキ

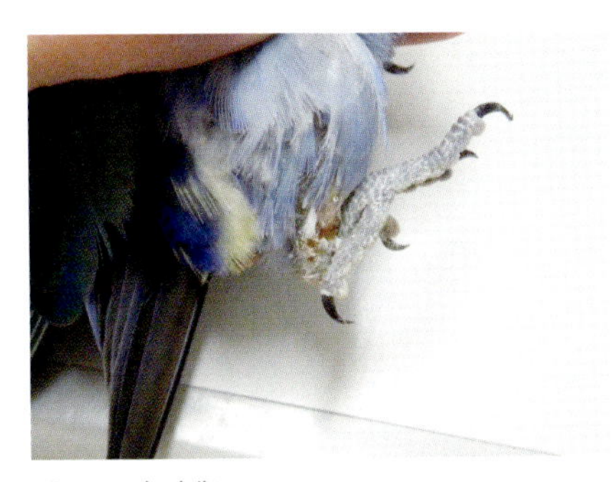

図55 自咬傷

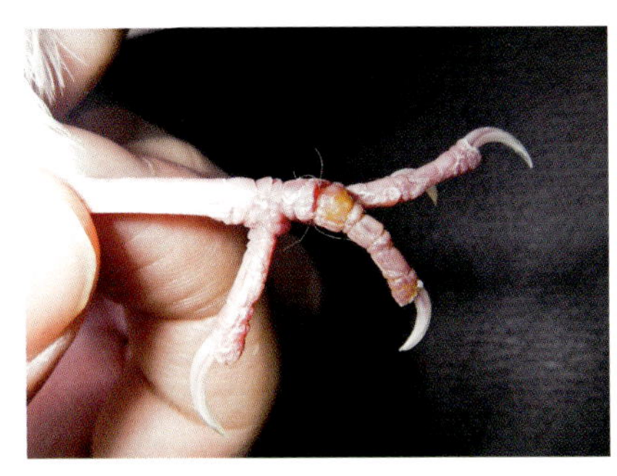

図56 糸による絞扼

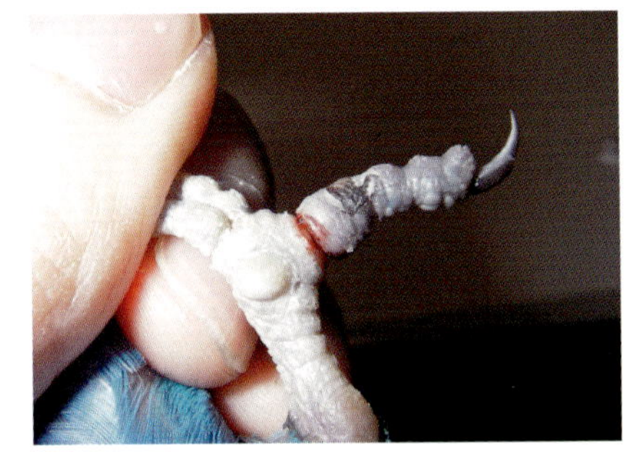

図57 趾端壊死症
すでに壊死しているため断趾が必要。

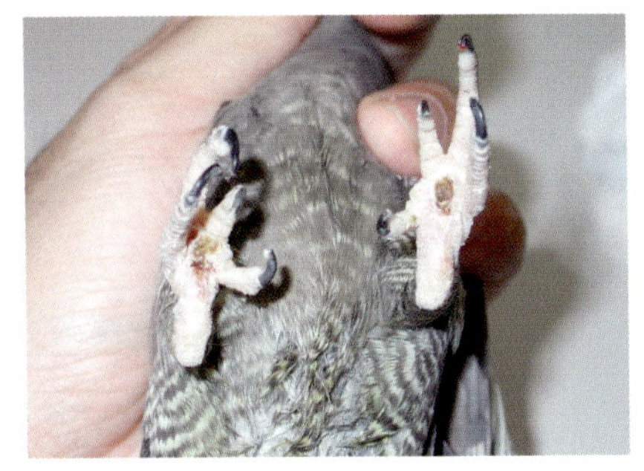

図58 バンブルフット
止まり木が太すぎた。

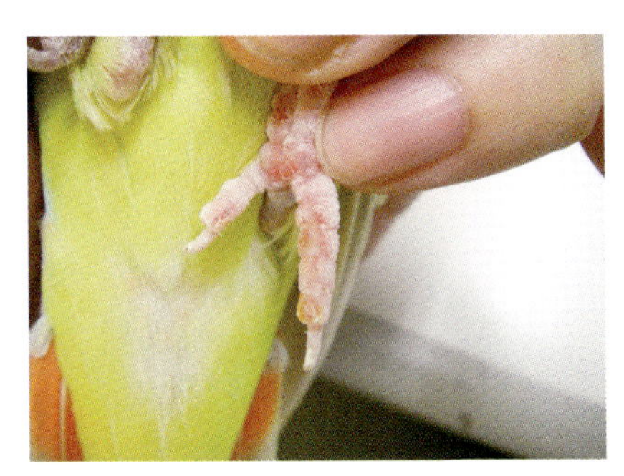

図59 バンブルフットではなく，低温火傷

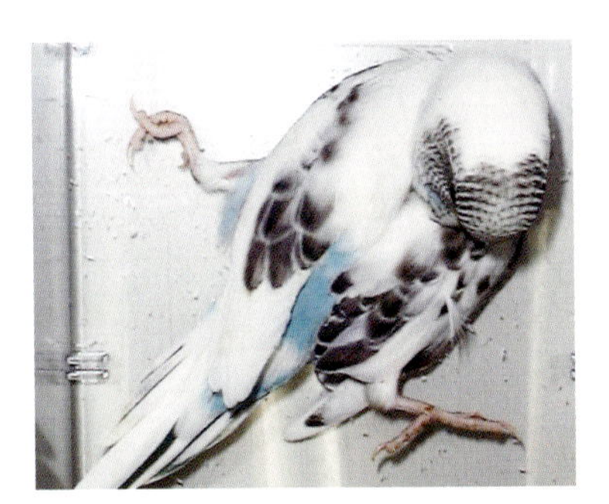

図60 ペローシス
栄養障害や遺伝性といわれる。

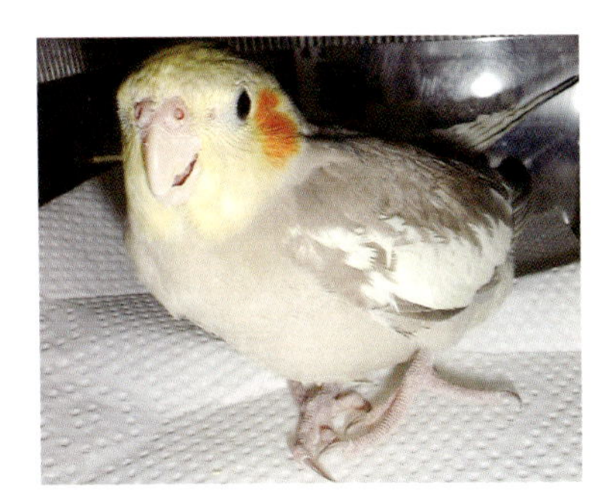

図61 左脚の挙上
骨折で痛くて負重できない。

(4) 脚の動きをみる

①**脚挙上**：痛風，骨折，外傷などの疼痛を起こすさまざまな疾患で挙上します（図61）。ブラブラしていれば骨折を強く疑うことになります。

②**両脚麻痺**：起立不能となり座り込みます。腰椎の骨折や腫瘍，産褥麻痺などが疑われます。鑑別にはX線検査と血液検査が必要です[*36]。

③**片脚麻痺**：開趾不全（ナックリング）[*37]，握力低下，止まり木からの落下などの症状がみられます。末梢神経の圧迫[*38]，てんかんや鉛中毒などによる神経障害，巣立ち期の脚気（ビタミンB 欠乏）などさまざまな原因によって麻痺は生じます。外観からの靭帯の損傷，関節障害との鑑別は難しいです。鑑別にはX線検査が必要です。

MISSION COMPLETE!!

＊36 第5章 鳥の触診参照（pp.64~66）。
＊37 第5章 鳥の触診 図37 参照（p.66）。
＊38 精巣や卵巣，腎臓の肥大による坐骨神経の圧迫や，骨関節症，ハバキ，腫瘍，骨折痕など。

第2章 排泄物の観察

鳥の排泄機構は哺乳類とは大きく異なり，排泄物の観察には生理学・解剖学的な知識が必要となります。哺乳類の診察において排泄物の検査はさまざまな検査の一部でしかありませんが，侵襲に弱く非特異的症状しか示さないことの多い鳥にとって，唯一無二の検査となることが少なくありません。しかし，正確な知識をもって観察すれば，鳥の排泄物は哺乳類のそれよりも多大な情報をもたらします。排泄物の観察・検査により，食餌量，食餌の質，消化器疾患の有無やその部位，程度などがわかるだけでなく，肝疾患や腎疾患，溶血性疾患などの存在も看破することが可能なのです！

mission 0 鳥の排泄物を観察せよ！

1. 正常な排泄物の構成

鳥の消化管，尿路，生殖路の末端はすべて1つの袋状の器官である排泄腔につながっています。膀胱は存在しません。排泄腔は，尿管，生殖器が接続する尿生殖道，直腸が接続する糞道，そしてこれらが接続する肛門道で構成されています。

そのため，鳥の排泄物といった場合には便，尿，尿酸のすべてを含みます。便および尿は肛門道で混ざり合い貯留され，逆蠕動によって直腸へと戻り，水分などの再吸収が行われます（図1）。再吸収された排泄物は再び肛門道を経て排泄口より排泄されます*1。この逆蠕動による水分のリサイクルは，水分の少ない砂漠地域で生息する鳥種（セキセイインコ，オカメインコ，ラブバード）でとくに重要あり，そのため排泄物は水分の少ないコロコロとした形になるのです。

mission 1 便の状態を把握し，異常を見極めろ！

1. 便の形態

（1）水分の多い排泄物（水便）

便と尿を同時に排泄する鳥の場合，水分の多い排泄物は，水分の由来が消化管である「下痢」と，泌尿器由来である「多尿」*2に分かれます。実際のところ，下痢あるいは水便との訴えがあった場合，多尿であることがほとんどです。

そもそも下痢の生理的な役割は，病原を水分で強制的に排泄する防御機構です。しかし，鳥は再吸収してまで水分を大切にする生物なので，下痢自体がかえって命取りとなるため，下痢を起こしにくい生理学的特徴をもつと考えられます。とくに砂漠種の成鳥では下痢はめったにみられませんが，水分が豊富に供給されるヒナや熱帯雨林性の鳥ではしばしばみられます。

通常，便形が崩れない場合は多尿（図2）で，便形が崩れる場合は下痢（図3）と考えられます。下痢の場合，粘液や臭気を含み，しぶりがみられることも多いです。また，下痢の原因の多くが感染性で，食餌の不適合などによっても起こります。絶食性の便も軟便となりますが，これは真の下痢でありません（後述）。

（2）巨大な便（巨大便）

①**雌発情性巨大便**：発情中の雌は巣を汚さないよう，排泄物を溜めて外に巨大な便（図4）を排泄する性質をもっています。発情中の雌あるいは，雄のエストロゲン分泌性精巣腫瘍によってみられます。ケージ内で排泄せずに外で排泄し，その他の発情徴候も伴うことで鑑別できます。治療の必要はありません。

②**きれい好き性巨大便**：ケージの中を汚したくないため便を溜め，ケージの外で排泄する鳥がしばしばいます。その場合，発情徴候を伴いません。治療の必要はありませんが，定期的にケージから出して排泄させるとよいでしょう。

*1 Reece, W.O.(2006): 消化と吸収: 哺乳類と鳥類の生理学. 鈴木勝士，徳力幹彦監訳，309-364 学窓社，東京.
*2 多尿の場合，生理的多尿（換羽，発情，産卵，酷暑，塩分や果物の過多など）と病的多尿（糖尿，腎不全，尿崩症，肝不全，医原性，上皮小体機能亢進症，クッシング，カルシウム代謝障害など）に分かれます。また，心因性多飲症から多尿となることも多いです。1日の飲水量が体重の20%以内の場合は生理的なことが多いですが，20%を超える場合，血液検査が推奨されます。血液検査で異常が認められない場合，脱水試験で多飲症を否定すべきですが，十分注意して行う必要があります。

③**メガクロアカ性巨大便**：排泄腔（クロアカ）の麻痺（脊椎損傷など），ヘルニア，鎖肛（自咬など）などで，排泄腔が伸展することで生じます（図5）。その場合，ケージの外でも排泄しません。原因治療を行い，滞留便内での細菌増殖が問題となる場合は，抗菌薬，善玉菌の投与を行います。定期的な圧迫排便が必要となることも多いです。

④**消化不良性巨大便**：膵外分泌不全などによる未消化物の排泄量増加と過食により生じます。便の白色化を伴います。

⑤**糖尿病性巨大便（大量便）**：糖の漏出による過食から排泄量の増加が生じます。多尿を伴い，尿検査で尿糖が認められることが特徴です。糖尿病に対する治療が必要です。

(3) 粒が混じった便（粒便）

穀食鳥は，種子をまるごと飲み込み，砂嚢（筋胃，砂肝）ですり潰しを行っています。この砂嚢に障害がみられると，粒便が生じます（図6）。胃炎や胃癌でしばしばみられる症状です。粒便の鑑別は，症状からでは困難で，X線検査などの侵襲性検査が必要となります[*3]。

2. 便の色

(1) 正常な便の色

正常な便の色は，鳥の種類や食餌の種類によってやや異なりますが，おおむね緑褐色です。これは，古い赤血球が溶血し，溶出したヘモグロビン（赤）が細網内皮系（RES）細胞によってビリベルジン（緑）へと代謝され，肝・胆管を経て腸管へ直接に排泄され，食渣（褐色）と混ざるためです（図7）。哺乳類と異なり，鳥はビリベルジンリダクターゼをもたないため，主な胆汁色素はビリルビン（黄）ではなくビリベルジン（緑）なのです[*4]（図8）。

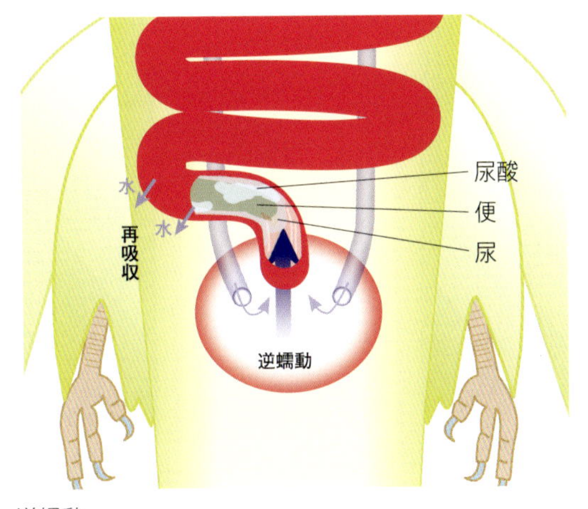

図1　逆蠕動
便および尿は肛門道で混ざり合い貯留され，逆蠕動によって直腸へと戻り，水分などの再吸収が行われます。

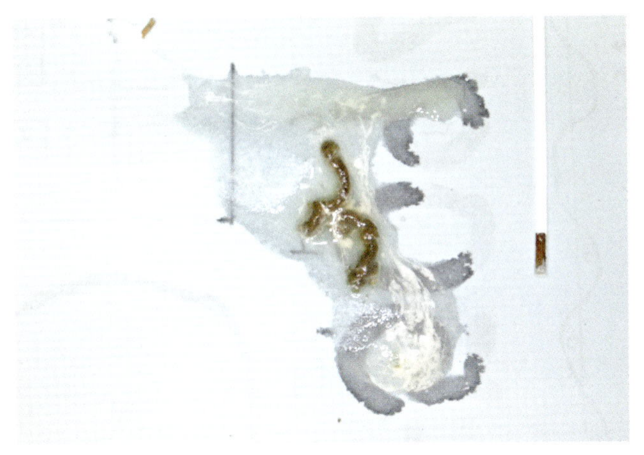

図2　多尿
便形は崩れていない。グルコスティックは陽性。糖尿病が疑われます。

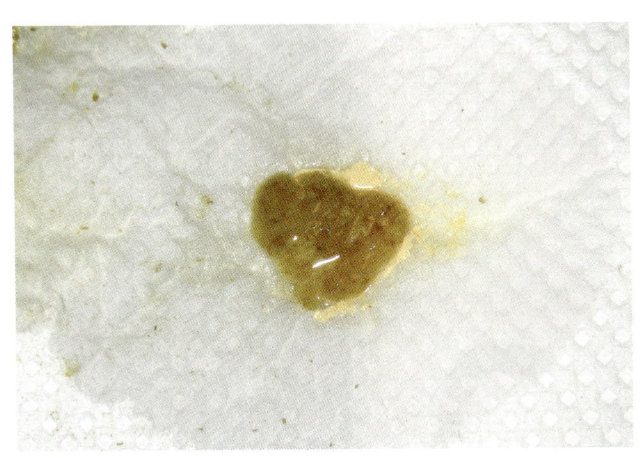

図3　下痢
便形が崩れて異臭を発し，多尿も併発しています。

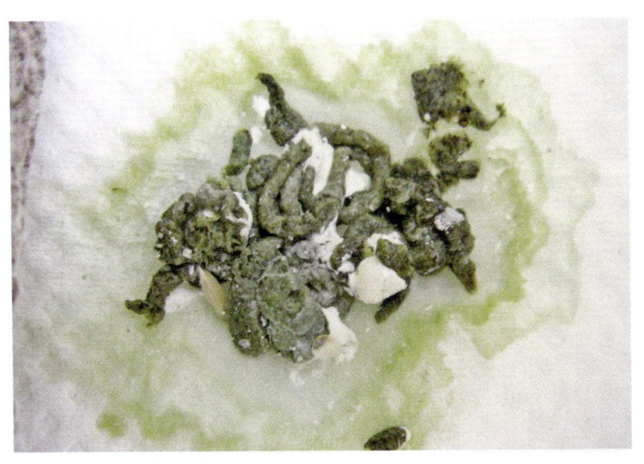

図4　巨大便（雌の発情性）
丸1日分の便が一度に排泄されています。

*3 砂嚢不全は，セキセイインコではマクロラブダス（AGY），胃癌，慢性胃炎によることが多く，コンゴウインコ，ヨウム，バタンインコ，コニュアインコ，オカメインコなどでは腺胃拡張症（PDD）も考慮しなければなりません。原因療法を行うとともに，対症療法として粒餌を停止し，流動食，ペレット，オーツ麦，すり潰したムキエサなどに切り替え，胃を休ませましょう。また胃粘膜保護剤を使用します。胃酸を抑える薬はコイリン形成を妨げます。

*4 Lin GL, Himes JA, Cornelius CE.(1974): Bilirubin and biliverdin excretion by the chicken. *Am. J. Phys.*, 226(4):881-885.

（2）濃緑色の便

①**絶食便**：哺乳類では，食餌をとると胆汁の腸管内排泄が行われますが，鳥では，多くの種類が常に胆汁を腸管内に排泄していると考えられます。胆汁の常時排泄は，鳥が高体温，高血糖を維持し続けるため，そ嚢に貯留された餌を休むことなく消化管内に流入し続けていることと関わりがあるのかもしれません。この常時胆汁排泄のため，絶食状態に陥っても胆汁（濃緑色）と腸粘膜の排泄が行われ，見た目には濃緑色，少量，下痢状の便が排泄されます。「緑色下痢便」と称されることもありますが，哺乳類でいうところの下痢とは異なり，生理的軟便です。混乱を避けるため筆者は「**絶食便**」と呼んでいます（図9）。

鳥は食欲を廃絶しても「食べ振り」を行うため問診で「食欲がある」と聴取されることが多いですが，絶食便が出ていれば食べていない，あるいは上部消化管

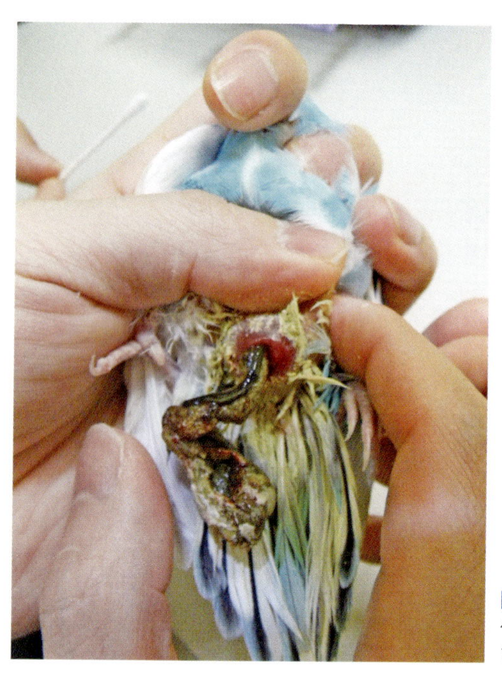

図5　メガクロアカ性巨大便
ヘルニア嚢にクロアカが脱出しメガクロアカとなった症例。圧迫排便により巨大便が排泄され、その後根治手術が行われました。圧迫排便は「卵出し」と同じ手技で行います。

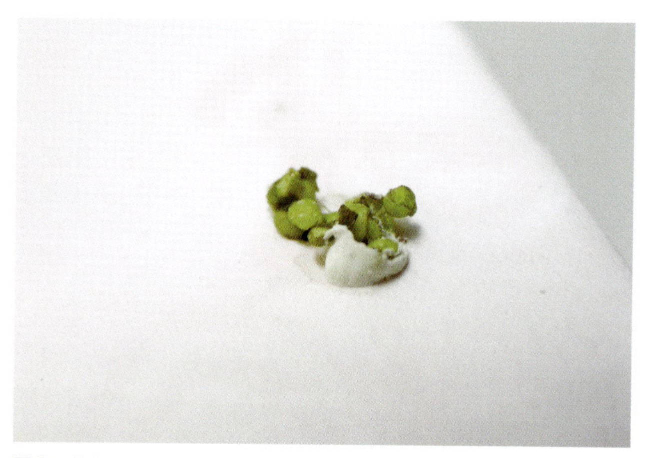

図6　粒便
このように便のすべてが粒便(全粒便，完穀便)となった場合，栄養の吸収はまったく期待できません。

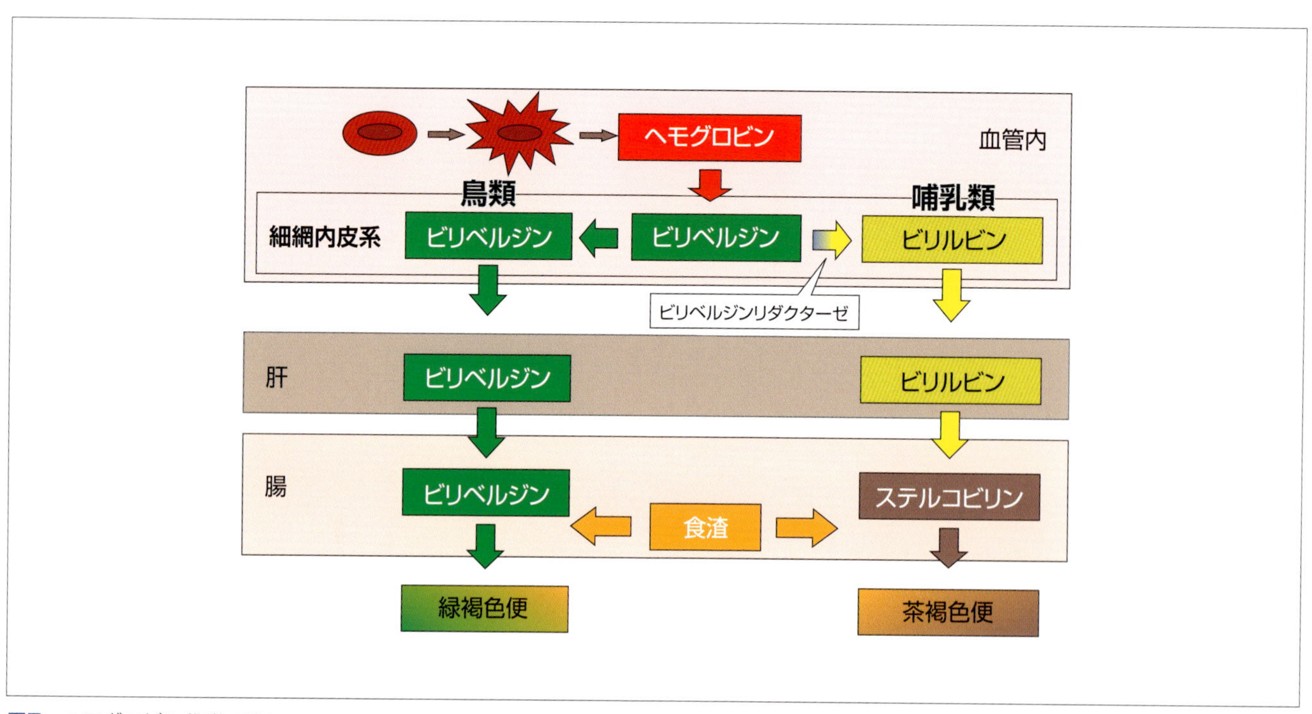

図7　ヘモグロビン代謝の流れ

閉塞の証拠となります。絶食便が出ている状態は，強制給餌が必要であることを示しています。

②溶血便（ビリジアン色の便）：溶血が著しく亢進した場合[*5]，ビリベルジンの排泄量が増加し便は濃緑色となります。絶食が起きていない場合では，ある程度，便量を保ったまま濃緑色となるので，絶食時には，絶食便よりもさらに濃緑色な便となります。これを「**溶血便**」と呼んでいます。また，溶血便では便中のビリベルジンが尿中に溶け出し，尿も濃緑色となります。鉛中毒ではポルフィリンも増加するためか，一種独特の光沢を帯びたビリジアン色となるのが特徴です（**図10**）。

③着色便（緑色）：緑色のペレットやサプリメントなど，着色料の付着した飼料を摂食したことで，便の緑色が濃くなることがしばしばあるので注意しましょう（**図11**）。

④高脂食便：ヒマワリなど高脂食を常時与えていると胆汁が多く分泌されるようになり常時緑色便となります。

（3）黒色便

①タール便：ヘモグロビンが胃酸によって塩酸ヘマチンへと酸化し，便が黒色化します[*6]（**図12**）。これは哺乳類と同じです。通常，黒色便は胃出血によって生じますが[*7]，小腸，食道，そ嚢，口腔内からの出血によっても生じます。また，鼻出血，肺出血の飲血，あるいは外傷出血を経口摂取することでも生じるので注意が必要です。

②着色便（黒色）：炭などの黒色物を摂食した場合や（炭入り塩土が市販されている），鉄剤を投与した場合も黒色便がみられるので問診による鑑別が必要となります。また，黒色系の飼料を摂食した場合も黒色便となります（**図13**）。

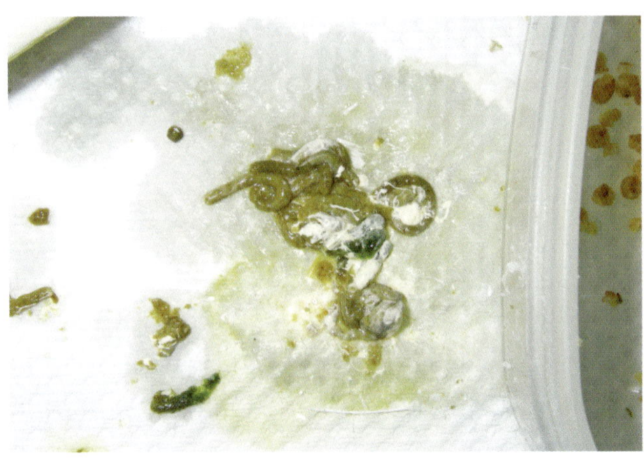

図8 正常便
残渣の量によって排泄物の色は変化します。緑色が濃いのは食餌量が少なかった時間の存在を示唆しています。

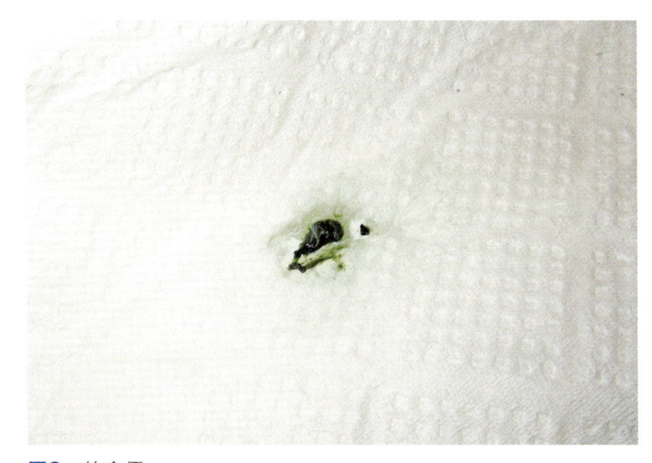

図9 絶食便
絶食状態あるいは上部消化管閉塞を示唆しています。

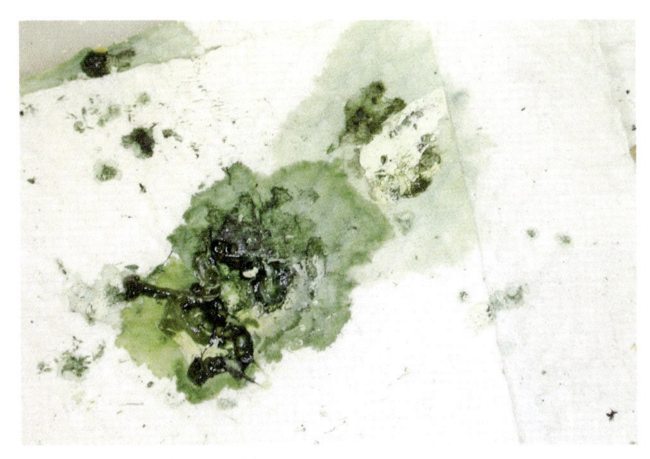

図10 溶血便（鉛中毒性）
ある程度便量を保った著しく濃い緑色（ビリジアン色）となります。

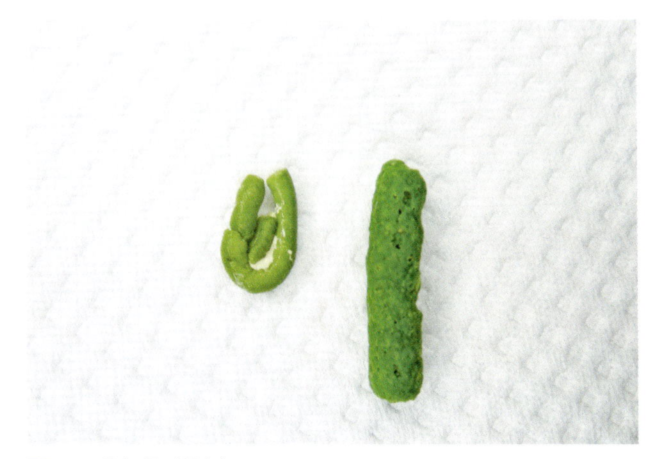

図11 着色便（緑色）
右のペレットの色を反映して濃い緑色となっています。

＊5 溶血の最も頻繁な原因は鉛中毒です。治療は，CaEDTA（10～40 mg/ kg，sid～tid，IM），D-ペニシラミン（55 mg/kg，bid，PO）が著効。
＊6 鳥類では，下部消化管内の通過時間が著しく早く，硫化ヘモグロビン性の黒色便は認められないと考えられています。
＊7 胃出血に対してはシメチジン（5 mg/kg，tid，PO），オメプラゾール（0.1～0.2 mg/kg，sid～qid，SC），スクラルファート（25 mg/kg，tid，PO）などが投与される。

潜血試験紙による便潜血反応検査は，健常鳥でも陽性となることがあり評価が難しいです[*8]。しかしながら，当院の調査では強陽性群と胃障害群の間に相関性が認められています。

(4) 白色便

消化不良によりデンプンや脂肪が便に排泄された場合，便が白色となります（図14）。膵外分泌不全によることが多いです。原因は不明ですが，幼少期のオカメインコで頻繁に認められます[*9]。

(5) 赤色の便

①**着色便（赤色）**：便がまんべんなく赤色で形が正常な場合，血便であることはほとんどありません。ニンジンや赤色ペレット，赤色塩土を食べた後など，食餌由来であることがほとんどです（図15）。

②**血便**：赤色付着物の鏡検により赤血球が証明された場合，排泄孔，排泄腔，下部消化器（下部小腸，直腸，結腸），生殖器，腎臓のいずれかからの出血と考えられます（図16）。排泄孔出血以外の鑑別は小型鳥では難しく，止血剤による対症療法にとどまる[*10]ことが多いです。

・排泄口孔出血

排泄口孔部の擦過傷からの出血によって便に血液が付着します。原因は，排泄口孔の自咬や雄の過剰な自慰行為に伴うことが多いです。自咬に対してはカラー，自慰過剰では対象物（止まり木など）の除去を行います。

・排泄腔出血

この場合，排泄の際にしぶりを伴うことがあります。産卵に伴う裂傷や，排泄腔炎，パピローマ，腫瘍が原因となることが多いです。原因療法とともに止血剤，抗菌薬が第一選択となります。

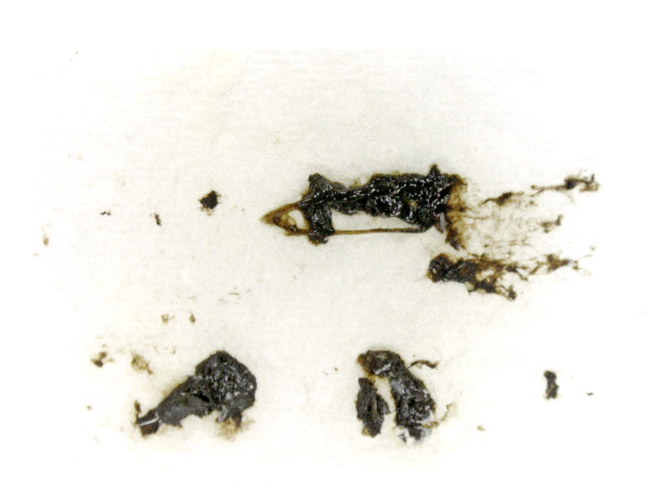

図12　タール便（胃出血）
上部消化管出血（とくに胃）あるいは飲血（気道出血，外傷出血など）を示唆しています。

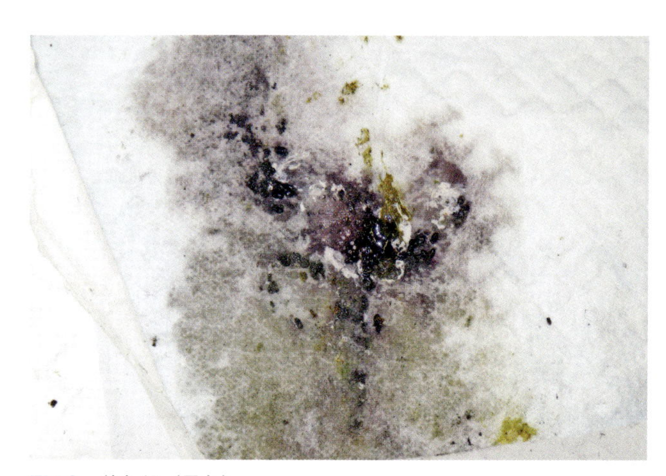

図13　着色便（黒色）
ブルーベリーを食したため黒紫となった便。

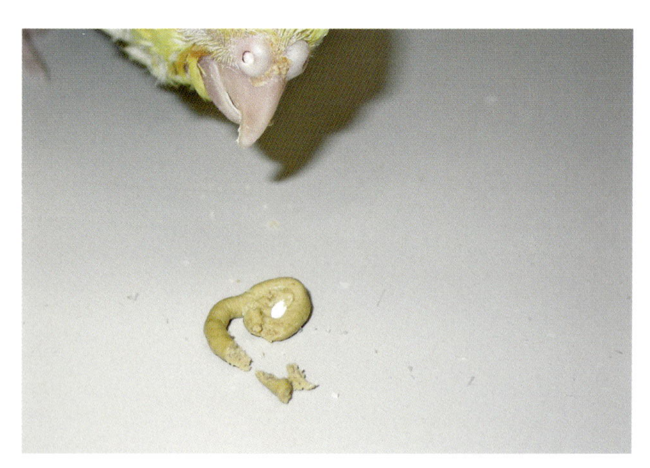

図14　白色便
主にデンプンの消化不良により生じる。写真のように糞食が生じることも多いです。

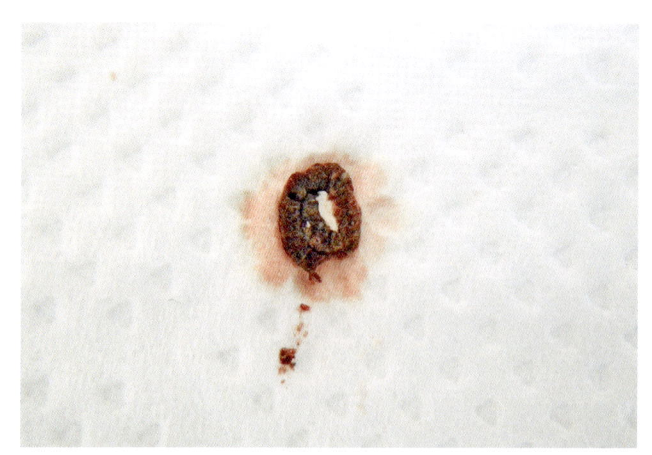

図15　着色便（赤色）
赤いペレットを食したため赤色となった便。

---

*8 Joyner, K.L.(1994): Avian Medicine: Principles and Application(Ritchie, B.W., Harrison, G.J. & Harrison, L.R. eds.), Wingers Publishing, Inc., Florida.

*9 デンプンの質や加水分解不足による場合，適切なヒナ餌（EXACT，KAYTEE社）で解決します。オカメインコのヒナの白色便は成鳥になると自然治癒することが多い。不可逆的な膵外分泌不全では，生涯にわたりパンクレアチン（適量）などの投与が必要となります。未消化デンプンや脂肪は鏡検が可能です。

*10 ビタミンK（0.2～2.5 mg/kg，IM，PO），カルバゾクロムスルホン酸ナトリウム（5 mg/kg，IM，PO），トラネキサム酸（5～25 mg /kg，PO）などが用いられます。

・下部消化器出血

下痢や便臭を伴い，鏡検により白血球や粘膜が観察されれば下部消化器出血の疑いが高まります。重症例では，粘液状の暗赤色物のみが排泄されることもあります。止血剤，抗菌薬，抗真菌薬が第一選択となります。

・生殖器出血

主に産卵に伴う卵管出血，あるいは卵管炎，卵管腫瘍，卵管結石に伴って出血が認められます（図17）。雌で血便が認められた場合，卵管腫瘍は常に考慮する必要があります。雄ではまれで，ピンク色の精液は正常です。止血剤，抗菌薬，発情抑制薬が第一選択となりますが，手術が必要となることも多い厄介な出血です。

・泌尿器出血

鳥は膀胱をもたないため，泌尿器出血は腎臓あるいは尿管由来となります。赤血球円柱がみられることがあります。

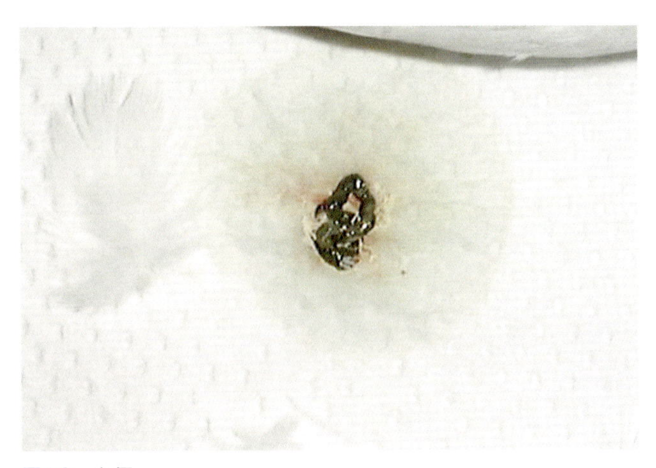

図16 血便
いずれの箇所の出血であっても逆蠕動により便に付着した形で血液が観察されます。

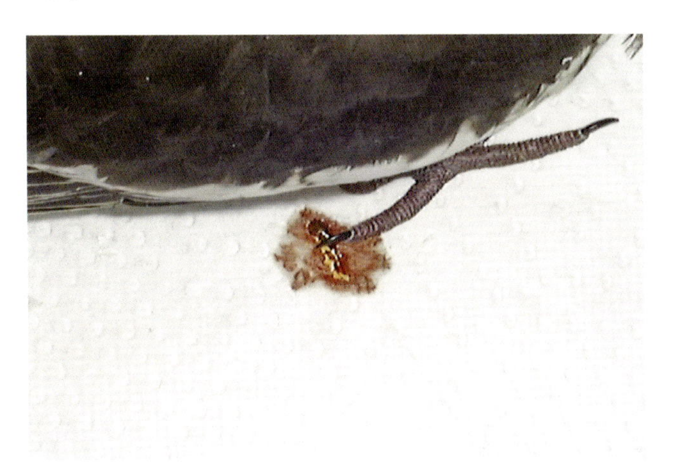

図17 生殖器出血
赤色の便がみられます。

3. 便の臭い

便臭（腐敗臭，魚臭など）を伴って来院した鳥の糞便の培養検査および鏡検を行ったところ，8割の便から芽胞菌（*Clostridium* や *Bacillus*）が検出されていました*11。便臭と芽胞菌の存在は関連性があるものと考えたほうがよいでしょう。また，発酵臭を呈す便からはカンジダが検出されることが多く，カンジダによるアルコール発酵が原因と考えられます。

mission 2 尿（尿酸）の状態を把握し，異常を見極めろ！

1. 尿酸の色

正常な尿酸の色は白色ですが，ある種の疾病状態で尿酸の色に変化をみることがあります。

日常診療で最も気をつけるべきチェックポイントの1つです。

（1）赤色尿酸

溶血が著しく亢進し大量のヘモグロビンが放出され，RES細胞によるビリベルジンへの分解が間に合わず，尿中に排泄されて生じる現象です。実際には朱鷺色やトマトスープ状と表現されます（図18）。

重大な溶血があり，通常は鉛中毒によって起きますが，赤色尿酸がみられるほど重度の鉛中毒は致死的です。ただし，ヨウムやボウシインコはRES細胞の分解能が弱いのか容易に赤色尿が生じるので，治癒する個体も存在します。

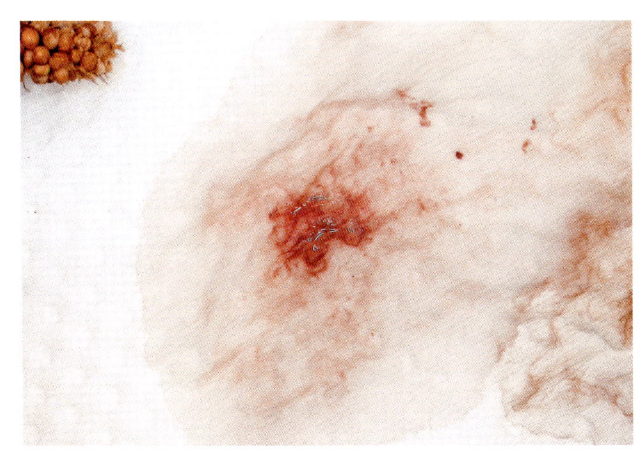

図18 赤色尿酸
重度の鉛中毒によるトマトスープ状の尿と尿酸。

＊11 黒田真美子，小嶋篤史(2008)：臭いうんち：第12回鳥類臨床研究会大会要旨集．鳥類臨床研究会，8.

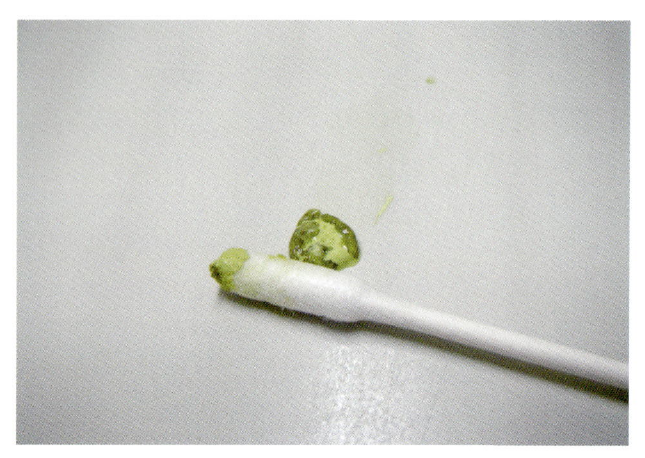

図19　緑色尿酸
肝不全が原因と考えられる尿酸の緑色化。

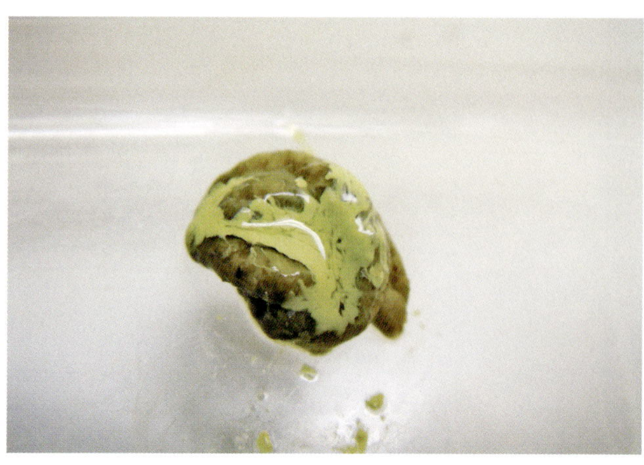

図20　緑黄色尿酸
オウム病による肝性と考えられる緑黄色の尿酸。

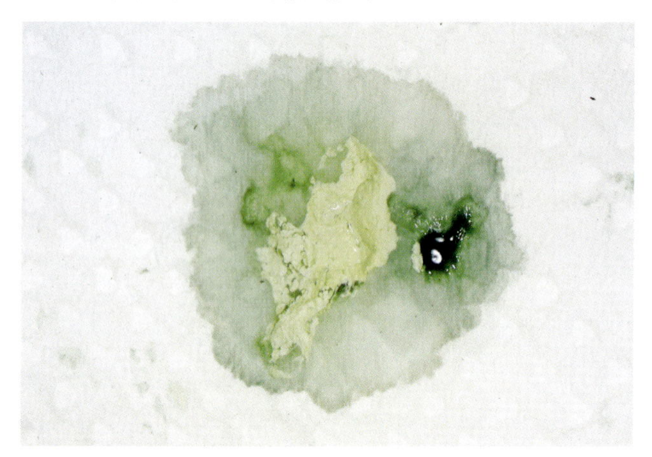

図21　黄色尿酸
鉛中毒による溶血性の黄色尿酸。

(2) 緑色尿酸

溶血が著しく亢進し大量のヘモグロビンが放出され，ビリベルジンの絶対量が増え，糞便中への排泄量の増加とともに，尿中への排泄増加が起こります（哺乳類における肝前性黄疸と同様の機序）。主に，鉛中毒による溶血や，内出血，腹腔内出血などによるヘモグロビン過剰によって生じます。

また，ヘモグロビンの放出量（溶血量）は正常でも，肝障害，胆管障害に伴って，腸への胆汁排泄不全が生じ，血中のビリベルジン濃度が増加することで，尿中への排泄増加が起きます（哺乳類における肝性・肝後性黄疸と同様の機序）。主に，急性，中～重度の肝炎，あるいは胆管閉塞に伴って生じる現象です（図19，20）。

(3) 黄色尿酸

緑色尿酸と同様の機序で発現すると考えられていますが（図21），黄色となる機序は不明です。鳥はビリベルジンリダクターゼが存在しないため，腸内細菌による還元によるものと説明されています[*8]。一方，ビリルビンが形成されるとする記載も存在するので[*4]，これによる可能性も考えられます。いずれにしても，緑色尿酸を排泄する個体の治癒過程で黄色尿酸が認められることから，緑色尿酸よりも軽度な状態で発生すると考えられています。ビタミン剤などによって着色することもありますが，この場合，尿酸よりも尿への着色が強い傾向にあります。

肝前性と肝性・肝後性の鑑別は，通常，非侵襲検査では困難ですが，問診やほかの検査所見から推測できることもあります。確定のためには血液検査が必要となりますが，溶血性，肝性，いずれの場合も採血にはリスクを伴います。肝前性の場合，キレートや止血など原因治療を行い，貧血がみられる場合には輸血が必要となります。肝性・肝後性の場合，肝－胆管障害の原因療法を行うとともに，対症療法として強肝剤の投与を行います。

＊本稿は，「小嶋篤史(2009)：鳥の臨床現場ですぐに役立つ！　非侵襲性検査からの診断と治療（排泄物の観察編），第11 回日本獣医学フォーラム年次大会抄録」に加筆・修正し，図を加え再編集したものである。

MISSION COMPLETE!!

第3章 鳥の保定

第1章の鳥の観察で口すっぱく，お話したとおり，保定は侵襲性検査です。鳥は，保定者の緊張を感じ取ります。保定中に手に汗をかいてしまううちは，まだまだです。保定のストレスが最小限で済むよう，健康な鳥で十分に練習を行いましょう[*1]。

保定は，決まった作法があるわけではなく，鳥に負担がかからないことが第一です。ここでは筆者の保定法を解説しますが[*2]，最終的には保定者がそれぞれやりやすい方法をみつけてください。この本のタイトルは「小鳥の臨床」なのですが，せっかくなので大型鳥の保定についても解説します。

mission 0 戦う前に勝負はついている！

鳥カゴの中をバタバタ逃げ回り，なかなか捕まえられず，いやーな汗が出たことはありませんか[*3]？　診察前に鳥を疲れさせてしまいますし，けがをさせてしまうこともしばしばです。解決方法は簡単です。カゴではなく，狭いキャリーで連れてきてもらえばよいのです。

慣れている家で，慣れている飼育者にケースに移動してもらえば，ストレスはかなり軽減されます。知らない場所で，知らないヒトに追い回されるのは恐怖以外の何物でもありません。また，慣れているカゴだと，空間を熟知していますので相手（鳥）に分があります。狭いキャリー内であれば，逃げ場がないので仕留めるのは簡単です。

鳥を連れてくるときは狭いキャリーケースに入れるよう，飼育者に普段から指導することが重要です[*4]。戦う前から勝敗は決まっているのです。

mission 1 脱出者を捕まえろ！

1. 鳥を診察する部屋

鳥の診察室は個室であるべきです。犬・猫と同じ空間で診察するのは非常に危険です。安全に診察するために，いくつかの準備が必要です。

(1) ドア

まず，ドアがきちんと閉められているか確認しましょう。万が一，逃げ出して犬・猫のいる空間に行ってしまったり[*5]，外に逃げ出してしまったりしたら，目も当てられないことになります[*6]。

(2) 窓

鳥の診察室は，窓ははめ殺しにして，開かないようにしておきましょう[*7]。そして，ガラス窓にはカーテンをしましょう。鳥は明るいほうに飛んでいき，ガラスを認識せずぶつかってしまいます（バードストライクといいます）。また，カーテンは遮光カーテンであるべきです（理由は後述）。

(3) 危険な場所

鳥が突撃したら危険な場所には，防御策を講じておきましょう[*8]。鳥にとって危険な動物[*9]も周囲から除外しましょう。

2. 逃げられたとき

(1) 落ち着こう

不幸にも診察室の中に逃げられてしまったら，まずは落ち着きましょう。追い回したり大きな声を出したりす

*1 当院では，しっかりと毎日仕込んでも，病鳥を触らせられるレベルまで上達するのに1年以上かかることもあります。
*2 用語は筆者が独自につけたものです。
*3 飼い主に「この先生って下手なのかしら？」との印象を与えているのではないかと思うとドキドキしてしまいます。
*4 来院の際の注意点として，当院ではWebサイトに記載，または予約時の電話でお伝えしています。鳥カゴで来院する飼い主は少ないです。
*5 猫舎に飛んでいくと，猫たちがいっせいに扉から手を伸ばします…。
*6 代診時代，偶然が重なって鳥が屋外へ逃げてしまったことがありました。このときはダイビングキャッチで事なきを得ました。いまはもう，飛べません…。
*7 事故は偶然が重なって生じます。知らないうちに誰かが隙間を開けているなんてことがないように注意しましょう。
*8 消毒液，医療器具などが置いてある場所，入ったら困る隙間，換気扇などには，あらかじめ布をかけておくなど。
*9 犬・猫，フェレット，大型鳥，猛禽類，おっちょこちょいな動物看護師など。

ると，鳥は興奮しますので，ますます事故が起きやすくなります[*10]。放っておけばひとしきり飛んで自然にどこかに止まります。

（2）電気を消す

鳥が脱出したら，1人は診察室の明かりのスイッチの前でスタンバイします。（中～大型鳥の場合，捕獲者はタオルを用意し，）鳥がどこかに止まったら，捕獲者は鳥にそろりと近づきます。射程距離に入ったらミッションスタートです。スイッチ係に合図を送って電気を消させましょう！　鳥は，突然暗くなると暗順応が追いつかず動けなくなります[*11]。ほとんどの場合，飛びたてません。

作戦が失敗して，飛びたってしまった場合はすぐに明かりをつけるよう指示しましょう。闇雲に飛んでぶつかってしまうことがあるからです。

網を用意して，振り回す先生もいますが，ちょっと見た目がよくありませんし，事故も多いのでお勧めできません。

mission 2 鳥をトリ出せ！

1. すべての準備を済ませておけ！

鳥を保定する前に考えられるすべての準備を済ませておきましょう。左手がふさがったまま，あれこれやるのは時間の無駄（＝鳥への負担）です。保定の時間は可能な限り短くし，なるべく一発で終わらせましょう。何度も捕まえなおすのも，鳥に大きな負担がかかります[*12]。

2. 飼育者から眼を離すな！

どういうわけか，飼育者は診察室に入ってくると鳥カゴの蓋や扉を開け放ちます。ベテランの通院者でもやりますから，おそらく何らかの強迫観念が関与しているものと考えられます。さっさと入れ物ごと預かりましょう。

3. ケースを体重計にのせろ！

鳥が入ったケースをあらかじめ体重計にのせておき，それから鳥を捕まえて出せば，風袋表示で体重が出ます[*13]。大型鳥をよく診察するなら，1 g単位で10 kgまで量れるはかりを用意しましょう。カゴごと計量できます。

4. 扉の構造を熟知せよ！

さまざまなキャリーやカゴが存在し，扉や蓋の開け方も千差万別です。把握していないとかなり手間がかかってしまいます[*14]。ペットショップで観察しましょう。

5. 手を洗おう！

衛生面についてはもちろんですが（鳥はヒトがもつグラム陰性菌に弱い），鳥は羽毛についた匂いを気にすることがあります。しっかり手を洗いましょう。

6. 脱出を予防せよ！

ここからは利き手が右の場合で説明していきます（左利きの人，ごめんなさい）。

保定は左手で行いますが，捕獲は右手（利き手）で行うほうが有利です。もっとも一般的なギロチン式（スライド式）の扉[*15]で説明します。

鳥は，扉を開ける瞬間を素知らぬ顔で虎視眈々と狙っています[*16]。まず左手をケース（あるいはカゴ）の出入り口にかざします。右手でそっとギロチン戸を上げます（このとき，鳥が出入り口に突撃してきたら左手の親指と人差し指の間で捕まえます）。

次に，左手の親指と人差し指の間に隙間を空け，右手を差し入れます。ほかのキャリーやケージでも同様です。左手でしっかり隙間を埋めて脱出されるのを防止することが大切です（図1）。出入り口の大きいキャリー[*17]では，助手に手伝ってもらって隙間を埋めてもらいましょう。

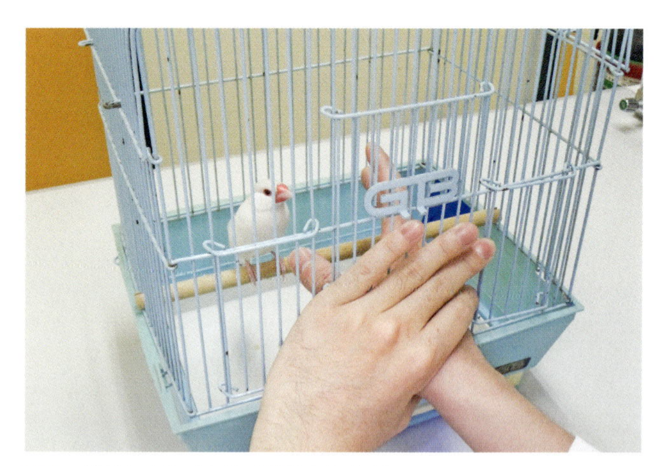

図1　脱出の予防（左手で隙間をなくす）

＊10 慌てる飼い主もなだめてください。
＊11 いわゆる鳥目です。これはフクロウ類でも同様です。この際，部屋は真っ暗にする必要があるので，窓には遮光カーテンが必要になります。
＊12 保定が終わってから，「爪切り」も追加でお願いされることがよくあります。「…（鳥に負担がかかるから何度も捕まえるのは嫌だなぁ）」という顔をしていると，「非良心的な先生だ！」と思われてしまいますので注意しましょう。
＊13 体重計の上に鳥を直にのせて体重を量ろうとすれば，当然，鳥が飛んで逃げてしまう可能性が生じます。
＊14 過去に壊して弁償したことがあります。
＊15 そもそも脱出防止のための扉です。古くから，鳥用のカゴ，枡カゴで使用されています。
＊16 とくに家でも普段から脱出している鳥は，すまし顔でそっぽを向いていますが，隙をみせるといきなり飛び出ます。犬や猫と異なり，鳥は真後ろ近くまで見えていることを忘れずに。
＊17 筆者もドーム型，前開き式はいまだに逃げられることがあります。

7. 鳥を捕まえろ！

(1) 狭いケースの場合

右手の平を上に向け，鳥の下に差し入れます。力を抜くのがコツです。手乗りでなくても，反射で鳥は自然に手の平や指に乗ってきます。あるいは，鳥の脚を指の間に入れて，胸や腹側からそっと鳥を包みましょう（図2-1）。

次に，鳥が「手前」を向いている場合は，首“小指がけ”で鳥を保持します（後述）。「手前」を向いているほうが，鳥の脱出する意欲を削ぐことができます。鳥が反対に「向こう」を向いている場合は，“親指がけ”で鳥を保持します（後述）。

ここで重要なのは，鳥を「つかむ」のでなく，「手でカゴをつくり」，その中に収めるイメージです。鳥を保持したら，鳥ごと手を引き出し，出入り口のところで左手に鳥をパスします。このとき，左手親指を首に添えて受けとることが重要です（図2-2）。そのまま，左手“3点保持”に連絡（移行）します（後述）。

おとなしい鳥や，捕まえやすいプラスチックケース，熟練した捕獲者であれば，最初から左手“親指がけ”で捕まえるほうが連絡の手間が省けます。

(2) 広い鳥カゴの場合

手乗りであれば，カゴの中で手に乗せた後，天井まで持ち上げ逃げ場をなくしたうえで，捕まえます（図3-1）。指の動きは，上記の「狭いケースの場合」と一緒です（図3-2）。

逃げ回る鳥の場合，指を開いた状態で，鳥に手をかざし，手前の隅に鳥を追い込みます。この際，指は開いた状態とします。鳥が金網側を向いていたら背後から手を覆いかぶせ，親指と人差し指で首を挟み捕まえます。指の隙間を狙って鳥が頭から突っ込んできたら，すっと指を閉じて首をロックし捕まえます（図3-3）。

この際，止まり木が入っているとこれを利用してうまく逃げ回ります。止まり木はさっさと外しましょう。

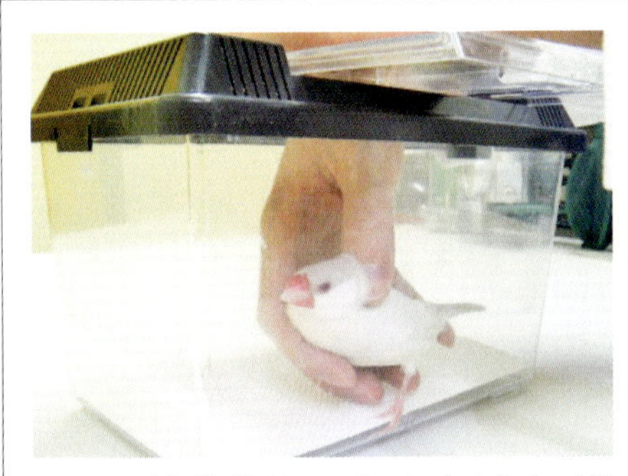

図2-1 “親指がけ”でそっと鳥を包む（親指がポイント）。

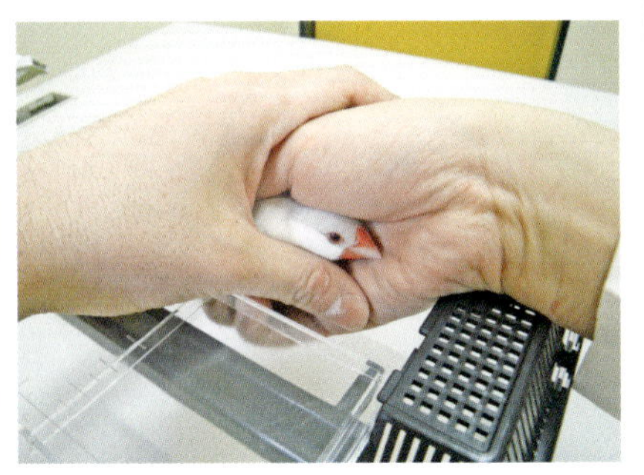

図2-2 右手“小指がけ”から左手“親指がけ”へ。

図2 狭いケースでの捕まえ方

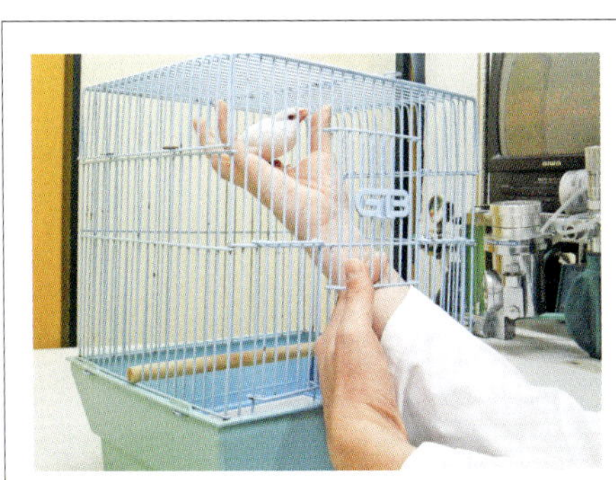

図3-1 天井に追い込む。

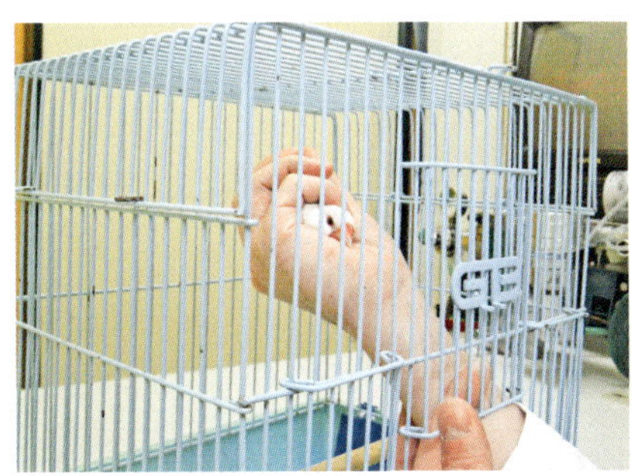

図3-2 「手前」を向いている場合：手の中に収める（“小指がけ”）。

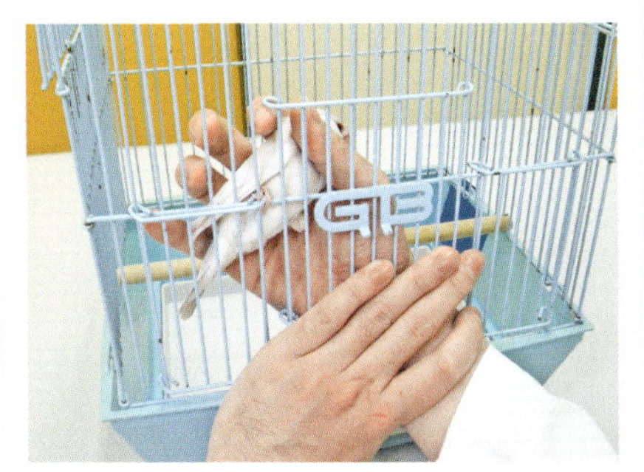

図3-3 「向こう」を向いている場合：親指と人差し指で首を挟み捕まえる（“親指がけ”）。

図3 広い鳥カゴでの捕まえ方

(3) どうしても捕まらない場合

手を鳥の射程距離に据えたまま，明かりを消しましょう[*18]。こうすれば簡単に捕まります。

(4) 興奮して暴れる鳥，咬む鳥[*19]とのファイト

鳥は視界が制限されると鎮静化する傾向があります[*20]。また，手に対して攻撃してきますので[*21]，手が見えないようにすることも重要です。咬まれたときのダメージが少なく，消毒が容易で，しかも安価なタオルが非常に便利です。鳥にとっても捕まえられるという恐怖がかなり軽減されます[*22]。

タオルは，鳥の大きさに合わせたものを用意しておきましょう。

- フィンチ～セキセイインコ：ティッシュペーパー
- セキセイインコ～ラブバード：ハンドタオル
- オカメインコ～中型オウム：フェイスタオル
- 大型鳥：バスタオル
- 凶悪な大型鳥：ビーチタオル（バスタオルよりやや厚手）

捕まえるときは，手が見えないようにタオルを鳥にかざし，そっと上からタオルをかぶせます。このとき，かぶせ方が悪いと保定がうまくいきません。頭一つ分タオルがはみ出るぐらいがちょうどよいです（図4-1）。タオルをかぶせられた鳥は鎮静化しますので，あとは力を抜いてそっと包み込みカゴから外に引き出します（図4-2）。

手袋は大きな手と思われ，鳥に恐怖を与えてしまうので推奨できません。また，確かに咬まれても痛くありませんが，保定は鳥にストレスをかけないことが重要なので，鎮静化が期待できるタオルのほうが推奨されます。

8. 大型鳥とのファイト

大型鳥の場合，嘴が鋭く強いため，タオルを用います。タオルを上からかぶせ，そおっと包み込んで抱き上げます[*23]（図5）。この際，止まり木を利用して巧みに捕まるのを防いだり，寝転んで脚で巧みに捕まるのを阻止しようとする鳥がいます（ガードポジション）。

この状態に入ると，こちらが有利なポジションに移る（パスガード）のは困難です。一度，立ち上がらせ，下か

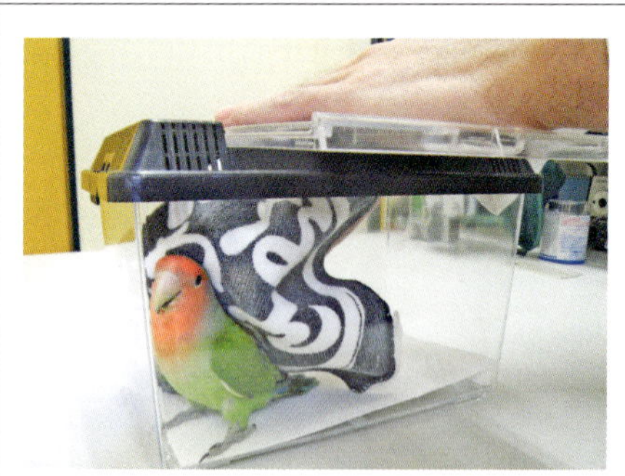

図4-1　タオルをかぶせる。

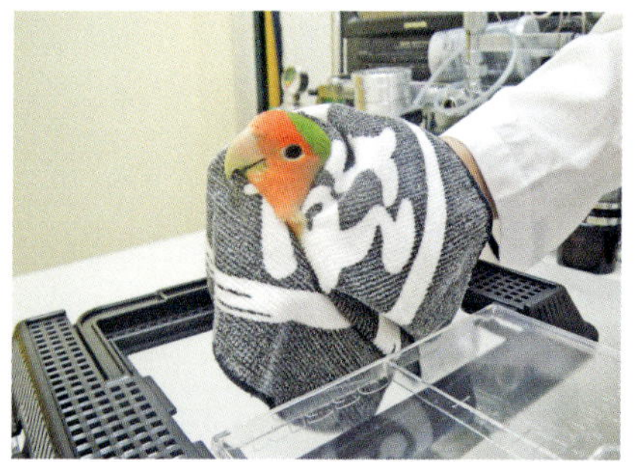

図4-2　“親指がけ”で保定し，包み込み外へ出す。

図4　タオルを用いた捕まえ方

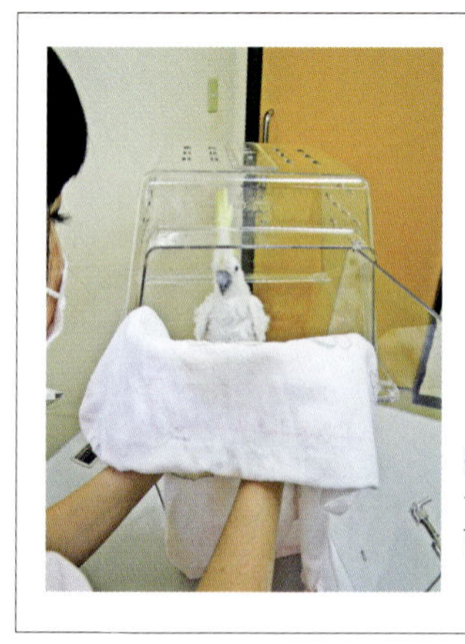

図5-1　これから，タオルをかぶせるところ。トリの頭2つ分，手前にタオルを折り込むのがポイント。

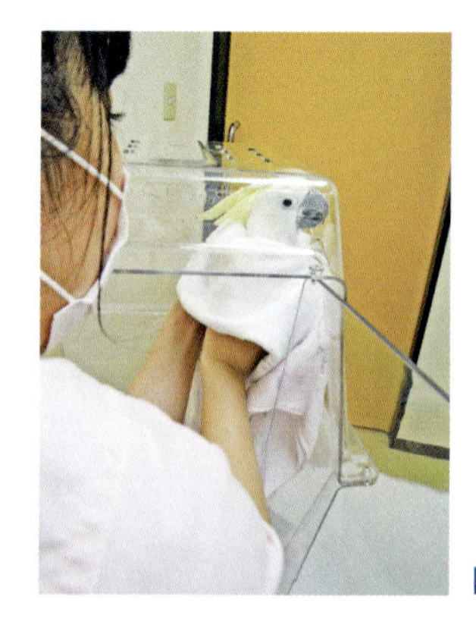

図5-2　包み込んで抱き上げる。

図5　大型鳥のタオルを用いた捕まえ方

*18 こちらは暗闇に目を慣らすため，片目だけ閉じておくのもよい方法です。
*19 とくに発情期の雌はケージを巣だと思っているので激しく防衛します。ケージから出てしまえば，まな板の上の鯉です。
*20 ある種の猛禽はこの習性を利用して頭巾をかぶせます。
*21 とくに軟らかい指の側面や爪の間を狙います。手に咬み傷がある保定者は未熟者の証です。
*22 手が恐怖の対象になってしまうとヒトと鳥との信頼関係が崩れてしまいます。
*23 海外では手に止めて包み込むよう推奨されますが，本邦の大型鳥でおとなしく獣医師の手に止まる個体はまずいません。

ら上へ攻め，よじ登っているところを背中から包み込むのがベストです。それが困難な場合は，タオルごと手をなるべく奥まで入れ，頭上を越してガードをパスし，頭からタオルをかぶせ，全身を包み込み，引き出します*24。

どうしても捕まらない場合には，明かりを消す作戦も併用しましょう。

mission 3 鳥を保定せよ！（基本編）

1. 首を狙え！

鳥は首で保定します。胸を押さえてはいけません。

鳥の呼吸はフイゴ呼吸といって，胸を動かすことで呼吸をしています（図6）。胸を押さえると，小型鳥では呼吸が阻害され，ものの数秒で死に至ることがあります*25。

それに対して，首は非常に丈夫にできていて*26，ちょっとやそっと押さえたぐらいでは問題は起きません*27。このため，鳥をつかむときは，哺乳類と異なり，首を押さえるのが基本です。

2. 首を伸ばせるだけ伸ばせ！

脊椎動物の一様性で，首が伸び，顎が上がっていると体に力が入らない状態になります。鳥はとくにこの性質が顕著です。

3. 小型鳥の保定

(1)“3点保持”

もっとも一般的な保定法です。経口投与，点眼，そ嚢検査，強制給餌，その他さまざまな状況で使用されます。

親指の動きがもっとも重要です。顎を下から押し上げ，咬まれないようにコントロールします。この際，親指の向きは首と水平です。中指は反対側の顎の下にそっと添えます。親指と中指で挟むのではなく，頭が抜けない隙間に保つイメージです。人差し指は後頭部に添えるだけです。

次に，首をしっかり伸ばします。鳥の自重を使って，ぶら下げるようにして伸ばすか，薬指を使って，烏口骨*28を押し下げ，伸ばします*29。これで，体に力が入らなくなります（図7-1，7-2）。薬指は，いったん押し下げたら力を抜きましょう。鳥が動いたら再び押し下げます。ブンチョウなど小さな鳥では，親指の先と腹だけで首を伸ばします（図7-3）。

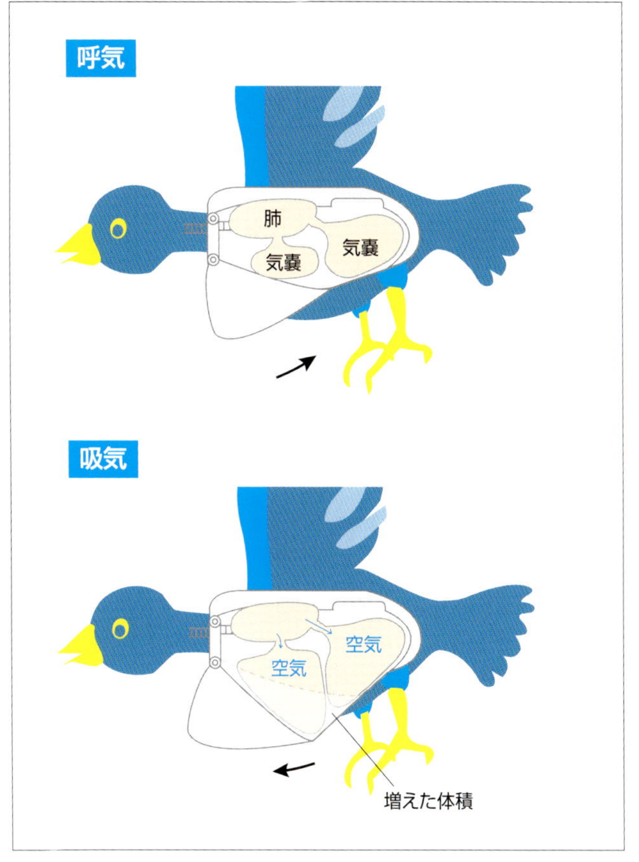

図6 フイゴ呼吸

鳥を手の平にすっぽり収め，右の翼は親指側の手の平（第一中手）で動きを制限し，左の翼は小指で動きを制限します*30。鳥が抜けてしまう場合，この動きの制限がうまくできていません。鳥を手の平の中に嵌め直しましょう。

(2)“首挟み”

頭頸部の保定を人差し指と中指の２本に任せることで，“３点保持”よりも１本フリーの指ができます。爪切り，X 線撮影，採血，卵出しなど，複雑な処置の際に使用されます。

中指で首の左上部を支え，人差し指で下顎の右側を上げるか（図8-1），人差し指で首の右側を支えて，中指で下顎の左側を上げます（図8-2）。鳥が咬みにきたら，さらに顎を跳ね上げコントロールします。鳥の首が深く近位に入っているとコントロールができず，指がガリガリ咬まれますので，中節部で挟むのがコツです。

烏口骨を押し下げ，首を伸ばすのは，親指あるいは薬指の仕事です。

*24 鳥は糞まみれになることがあります。

*25 鳥の呼吸は，哺乳類のように肺胞に溜まった空気から酸素を取り入れているわけではなく，旁気管支を流れる空気から酸素を取り入れています。また，吸っているときも吐いているときも酸素交換が行われる特殊なシステムです。このため，呼吸運動が停止すると，途端に血中酸素濃度が低下し二酸化炭素濃度が上がります。初心者が鳥の保定で死亡させてしまう最大の原因です。

*26 鳥の前脚は翼となってしまったので，首が両腕の代わりをするため丈夫にできています。頸椎は柔軟で脱臼しにくく，鳥の自重ぐらいではびくともしません。鳥の体のなかでもっとも丈夫な関節で，かなり引っ張っても頸椎脱臼を起こしません。

*27 気管も全周硬い軟骨でできています。止まっている鳥を指２本の“チョキ”で狙う先生もいます。

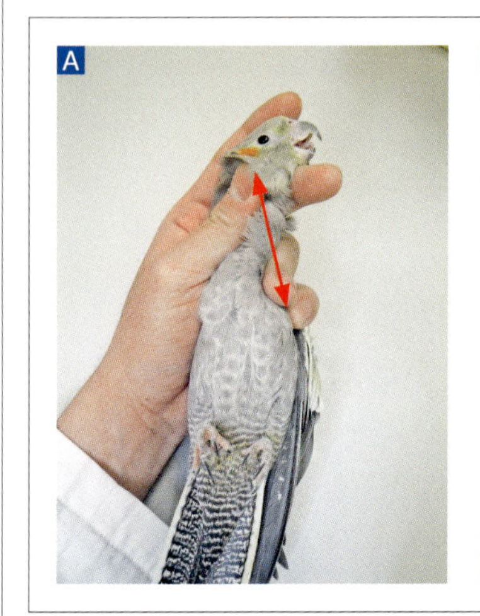
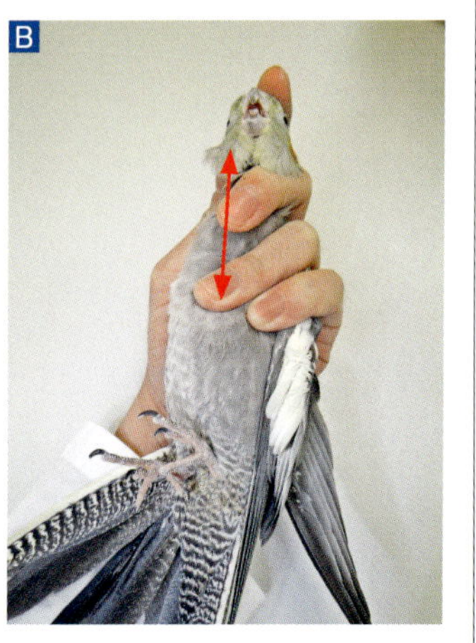

図7-1　オカメインコの側面（A）と正面（B）
首が伸び，顎が上がっている点に注目。

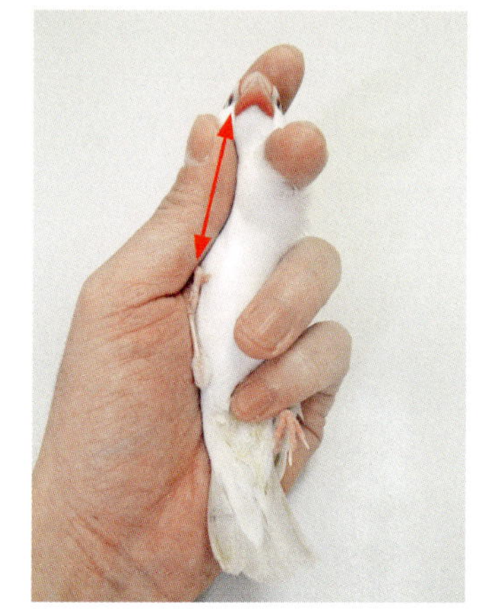

図7-2　ブンチョウの正面
親指の“腹”で首を伸ばしている。

図7　“3点保持”

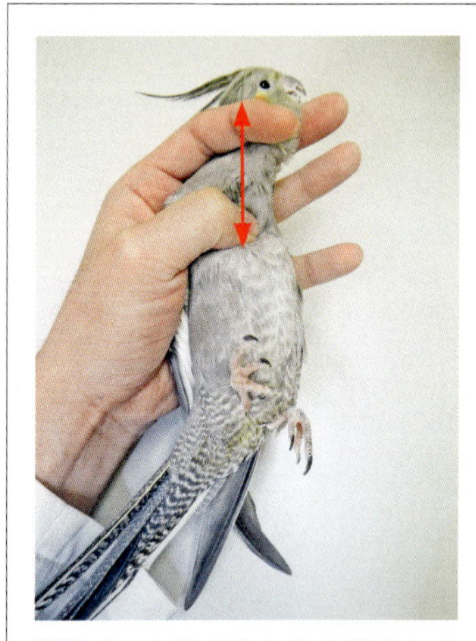

図8-1　中指で首の左上部を支え，人差し指で下顎の右側を上げる。

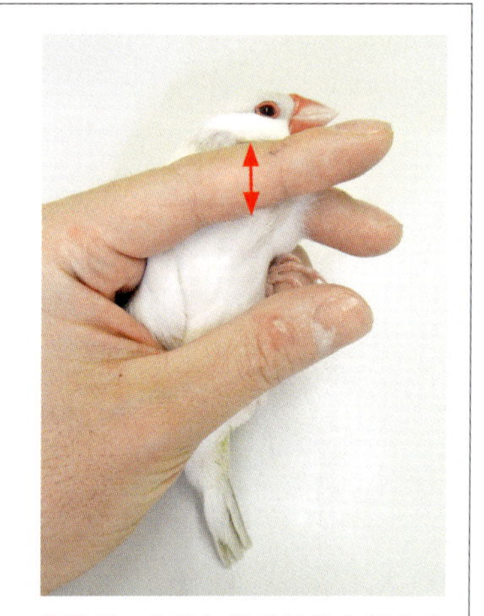

図8-2　人差し指で首の右側を支え，中指で下顎の左側を上げる。

図8　“首挟み”

(3) 簡易保定

ソフトで鳥の負担が少なくすみますが，咬むのを防ぐことがやや困難な保定法です。痛みで保定を緩めて脱出されることがしばしばあります。咬まない鳥やケージの中での一時的な保定に向いています。

“小指がけ”：頭が「手前」を向いているときの簡易保定法です。体全体をそっと指と手の平で包み，進行方向に逃げられないように，小指で「頭は通るけど，体は通らない」輪をつくります。親指はそっと背部あるいは尾部に触れて動きを制限します（図9-1）。

“親指がけ”：頭が「向こう」に向いているときの簡易保定法です。親指と人差し指（あるいは中指）で軽く首の辺りを狭くして，あるいは，親指を肩に引っかけて，鳥が「向こう」に脱出するのを防ぎます（図9-2）。

(4) “脚引っ張り”

脚の保定の際，両脚をまとめてつかむと，関節に無理が生じますので，右脚と左脚の間に指を挟みこむのが基本です。まず，親指と人差し指で，右脚の足根中側部（あるいは脛部遠位）を，趾関節（あるいは足根関節）がすっぽ抜けない程度の幅にそっと挟みます。次に，人差し指と中指（あるいは薬指）で左脚足根中側部（あるいは脛部）

＊28 鳥口骨は非常に丈夫な骨ですし，フイゴ呼吸の支点なので押しても問題はありません。
＊29 鳥の保定者は指がすべて独立して動かなければなりません。まことちゃんの「グワシ！」ぐらいは余裕でできなければなりません。
＊30 押さえるのではなく，あくまでも動きを「制限」します。

を挟みます。

脚を引っ張ることで，親指や中指を使わなくても首を伸ばすことが可能になります。X 線撮影や大型鳥の保定（図10-1）などのときに使用されます。前面方向でなく，真下に，鳥の動きにあわせて力を入れずに引っ張るのがコツです。首が伸びれば鳥は無理に動こうとしません。鳥が脚を引き戻そうとしたら無理せず引っ張る力を緩めます。

4. 大型鳥の保定

（1）“4点保持”

大型鳥の大きな頭を固定する際，3点では足りませんので，親指と薬指で左右から顎を保持し，人差し指と中指で後頭部を保持するか（野球のストレートの握り），親指と人差し指・中指で頭側を挟み，薬指を顎下にかける（カーブの握り）保持が行われます（図10-2）。

当然，烏口骨を薬指で下げることはできませんので，“脚引っ張り”で首を伸ばすか，自重で伸ばします。翼はタオルでくるんで不動化します。

（2）“首挟み”

熟練すれば，大型鳥もこの保定法で不動化が可能です（図10-3）。手の小さい筆者[*31]でもタイハクオウムぐらいなら1人でX 線写真が撮れます。

（3）“とったど～持ち”

首をまるごと握ります[*32]。力は入れず，筒をつくるような感じです。4指分首が伸びます（図10-4）。

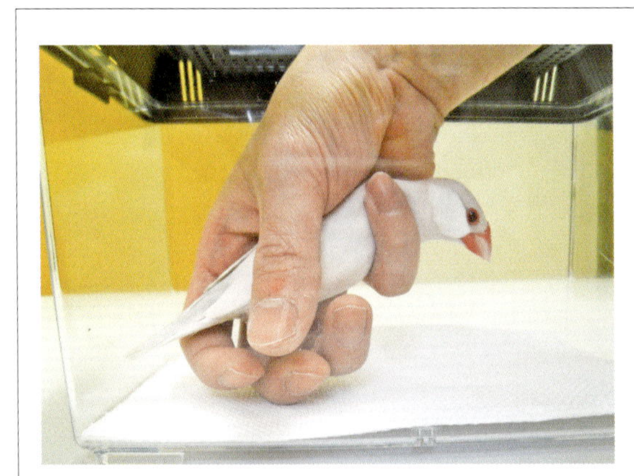

図9-1　“小指がけ”

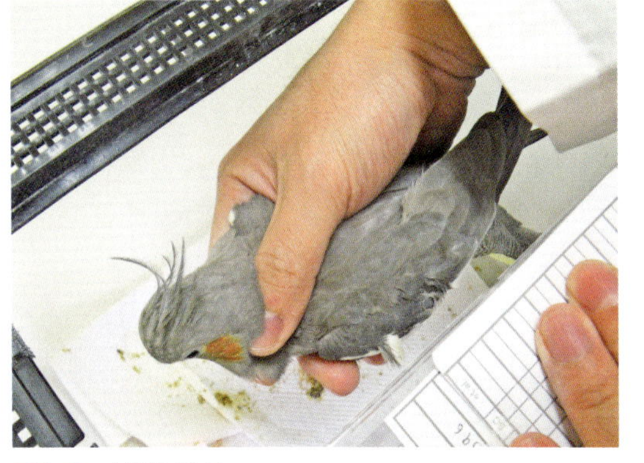

図9-2　“親指がけ”

図9　簡易保定

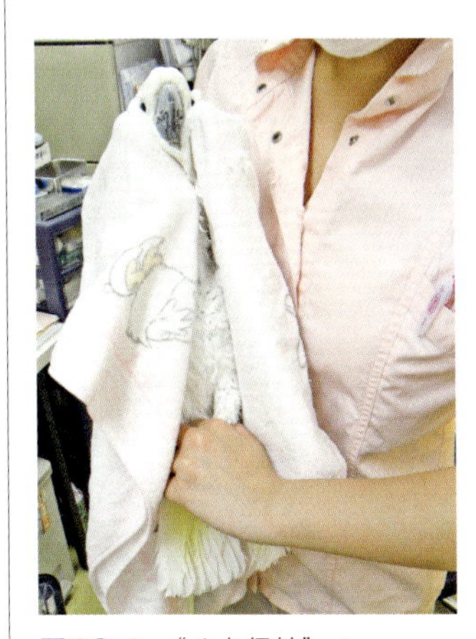

図10-1　“4点保持”＋“脚引っ張り”

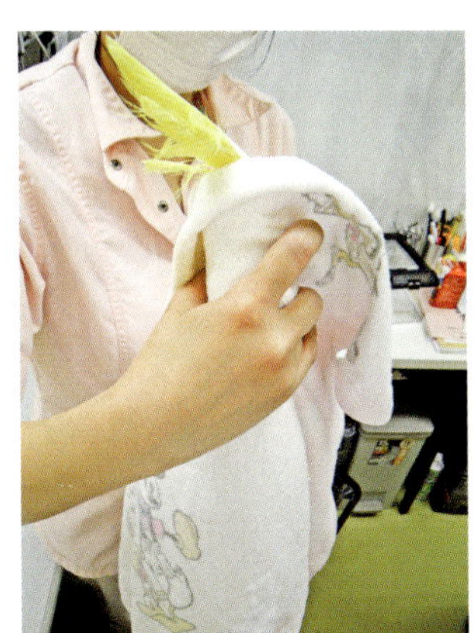

図10-2　カーブの握り

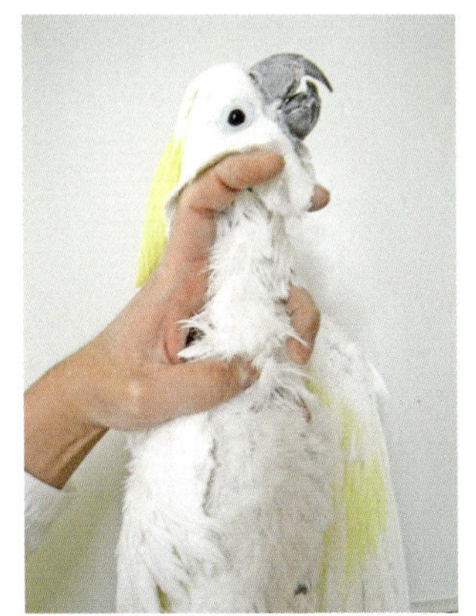

図10-3　“首挟み”

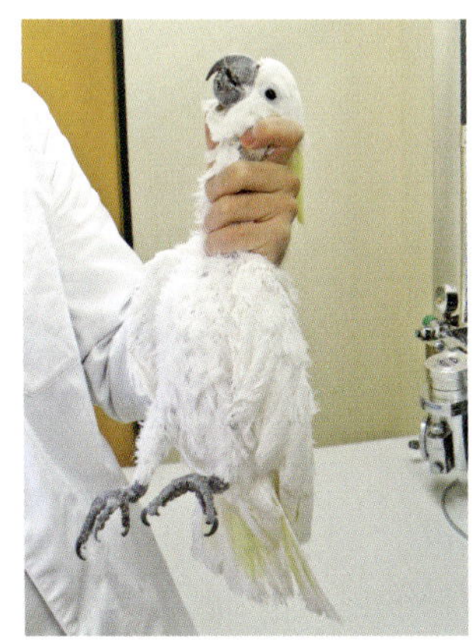

図10-4　“とったど～持ち”

図10　大型鳥の保定

＊31 手袋は6.5でも先が余ります。

＊32 見た目が非常に悪いので，飼い主の前ではできません。

mission 4 鳥を保定せよ！（応用編）

1.「連絡」

1つずつの技ができても，まだ実戦には出られません。実戦では保定方法を状況に応じて瞬時に変えなければならないからです。技から技へスムーズに移行する「連絡技」の練習を充分しておきましょう。右手で捕獲した場合，右手“小指がけ”→左手“3点保持”（あるいは“親指がけ”）→“首挟み”へと「連絡」します。右手が空いている場合，右手で「連絡」を補助してもよいです。

2.「返し」

尾脂腺のチェックや，翼の外側面のチェック，そして背部への皮下注射など，背部からのアプローチが必要な際は，鳥を「裏返す」必要が生じます。右手親指を背中に回して支え，ほかの指に脚を乗せる，あるいは軽く胸腹部を引っかけ，首を軸にくるりと右回りに「返し」ます。回し終えたら左手親指を背中に添えて保持します。表に戻す際は，さらに右回りに「返し」ます。

連絡例：背部皮下注射＋強制給餌

- **右手で捕獲：右手“小指がけ”→左手“3点保持”→“首挟み”→「返し」→「背部皮下注射」→「返し」ながら“3点保持”へ連絡→「強制給餌」**
- **左手で捕獲：左手“親指がけ”→“首挟み”→「背部皮下注射」→「返し」ながら“3点保持”へ連絡→「強制給餌」**

3. 小型鳥の爪切り

小型鳥の爪切りは，首挟み持ちで鳥を保定し，

①そのまま脚を押さえず爪を切り飛ばす（図11-1）。

②指に止めて切る（図11-2）。

③親指と人差し指（あるいは中指，薬指）で指を挟んで切る（図11-3）。

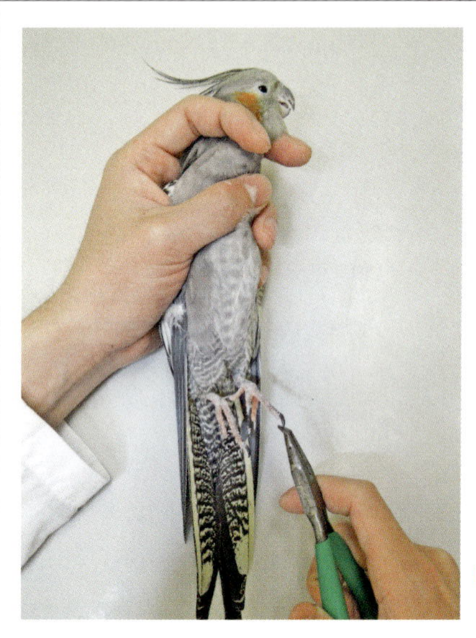

図11-1 脚を押さえず切る。

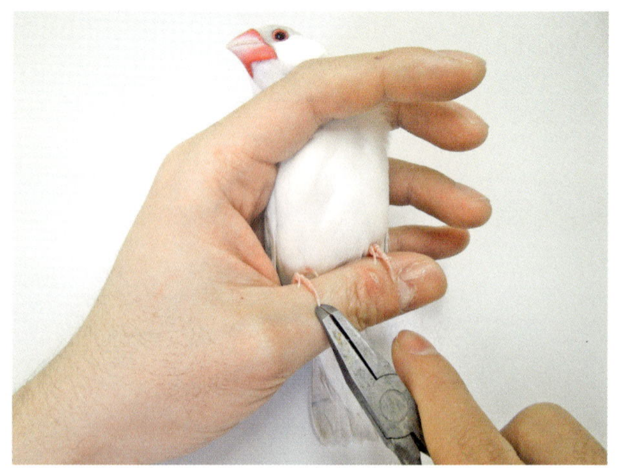

図11-2 指に止めて切る。

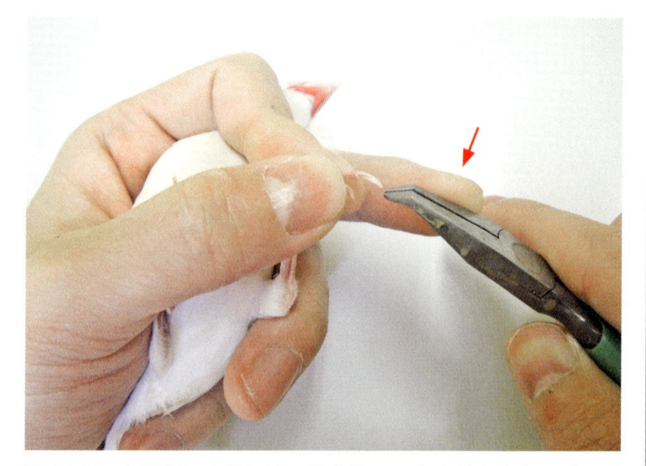

図11-3 左親指と人差し指で趾を挟み，左中指を土台に爪切りをしている。対象物（爪）の延長線上に支点（中指，矢印）をつくり[*34]，ニッパーを安定させている点に注目。

図11 小型鳥の爪切り

のどれかで行います。

②では爪先にニッパーの歯を引っ掛けるようにして切り飛ばします。

②，③では，ニッパー*33あるいはニッパーを持つ手の一部を，保定手に据えて支点とすること（図11-3）がコツです*34。

4. “羽伸ばし”

(1) 表

鳥を“首挟み”で保定します。まず，風切りの根元付近を右手親指と人差し指でつまみ（図12-1），翼を広げていくと同時につまむ場所を風切りの先端へすべらせます（図12-2）。翼が完全に広がったとき，右手は風切の最先端をつまんでいるだけです（図12-3）。これならば鳥が急に羽ばたいても，羽がしなるか，外れるかして力を逃がしてくれます。しっかり持って離すのが遅れると骨折します。

(2) 裏

“首挟み”で保定したまま鳥を「返し」ます（図13）。あとは同様ですが，親指で肘を送り出してあげるとより安全です。

5. 鳥の受け渡し

鳥の受け渡しは，受け渡し側が，“首挟み”から“頭引っ張り”に変形して保定し，受け手は左手“チョキ”で受けとります（図14）。

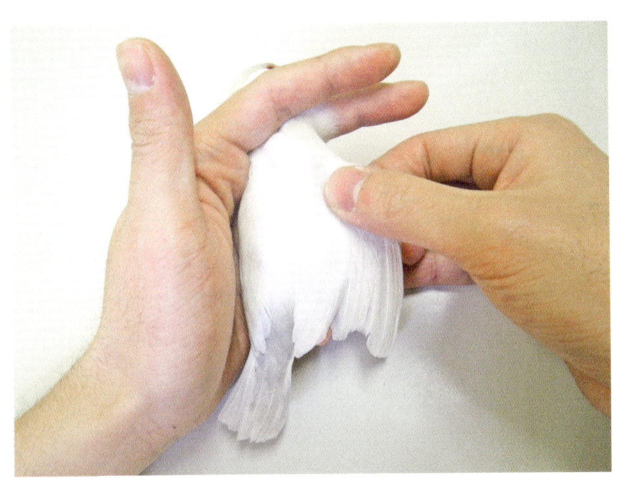
図12-1 風切りの根元付近をつまむ。

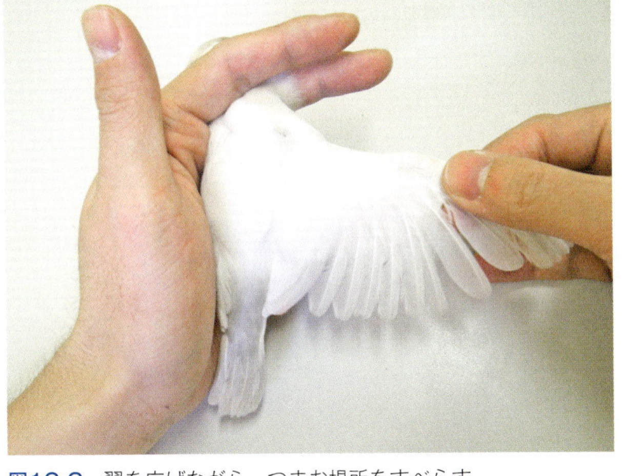
図12-2 翼を広げながら，つまむ場所をすべらせる。

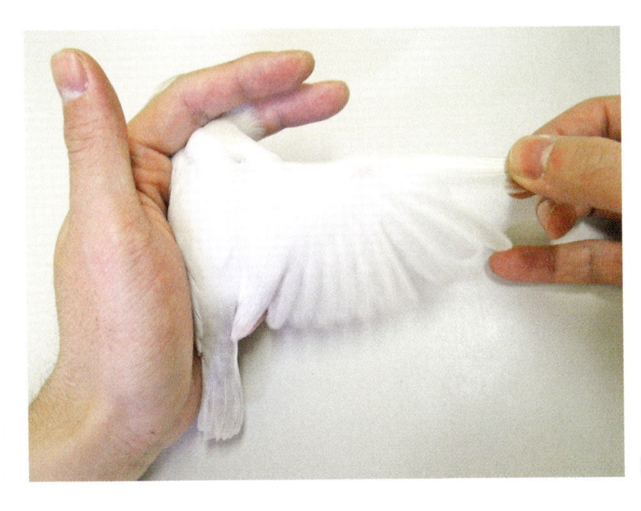
図12-3 翼が広がったとき。風切りの先端をつまんでいるのみ。

図12 “羽伸ばし”表

*33 ニッパーで切るのが鳥医者です。
*34 小鳥の臨床処置の奥義：小鳥は小さく，しかも動きます。このような動物のさらに小さな爪を素早く，寸分違わずカットする最大のコツは，「支点をつくる」ことです。とくに「対象物の延長線上に支点をおく」と，対象物がいきなり動いても，それを支えに保持していた器具も一緒に動いてくれます。

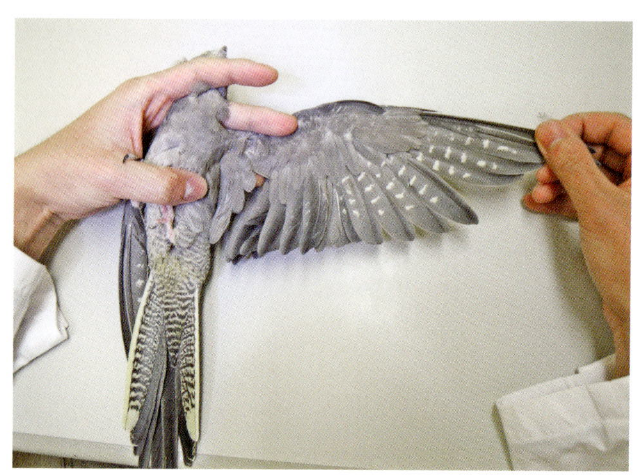

図13　“羽伸ばし”裏

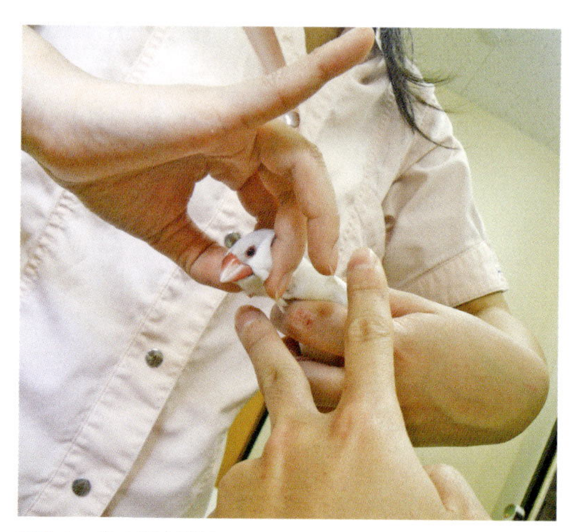

図14　鳥の受け渡し

mission 5 保定の心構え

保定は，鳥の体の構造を熟知し，鳥の力を利用して行うのが秘訣です。うまく力を逃がしながら，力が入りにくい姿勢にもっていければ最高です*35。このため，鳥の保定者は，鳥の解剖学や性質に精通する必要があります*36。

また，上達には経験も必要です。経験も，常に「うまくなろう」，「鳥の負担を減らそう」と意識し続けなければ決して身につきません。鳥の負担を減らすためには，いかに「力を抜くか」が重要です。脱出されないギリギリの柔らかい保定に，常に挑戦し続けましょう*37。

MISSION COMPLETE!!

＊35 柔道や合気道に通じるものがあります（押さば引け，引かば押せ：嘉納治五郎）。
＊36 鳥の種類ごと，個体ごとで異なり，これらに応じて保定法は若干変わってきます。
＊37 筆者もいまだ修行の身です。まだまだ上手くなっている実感があります。

第4章 鳥のトリミング

鳥でいうところのトリミングは，外皮系付属器官である「羽毛」，「爪」，「嘴」を短くすることです。微妙に医療行為から外れる部分ではありますが，ここでは医療面からみたこれら処置の必要性の有無について検討するとともに，実際の方法論についても紹介いたします。

mission 0 風切羽のトリミング*1

図1に翼の，図2に初列風切羽の模式図を示します。

風切羽のトリミングは，主に鳥を飛べなくするための処置です。この風切羽のトリミングには是非があります（筆者は原則勧めていません）。

1．風切羽のトリミングのメリットとデメリット

一度カットした羽はしばらく（次の換羽まで）生えてきませんので，飼育者の希望があっても安易にカットせず，個体の状態に合わせて適応を十分に検討したうえで，実施するかどうかを決定しましょう。

（1）デメリット

①飛行不全による衝突・落下事故

最悪死亡することがあります。これがあるため，筆者は風切羽のトリミングを勧めていません。

②敏捷度低下による踏襲*2・挟み潰す事故

鳥は飛べなくなると，放鳥時に床を歩き回るようになります。このため，飼育者が（あるいは突然入ってきた家族が）踏んでしまったり，扉などで挟んでしまったりする事故が増えてしまいます（とくに“ながら放鳥”している場合）。また，すばやく飛び立つことができませんので，これも事故増加の要因になります。死亡することも多く，かつ頻繁に起きる問題です。

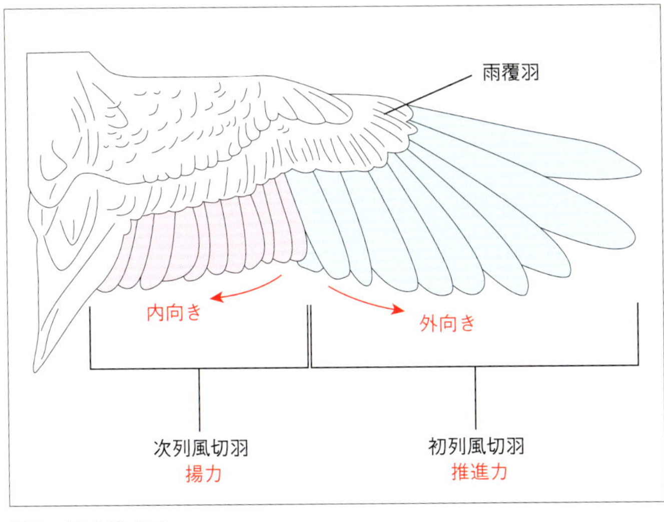

図1　翼の模式図

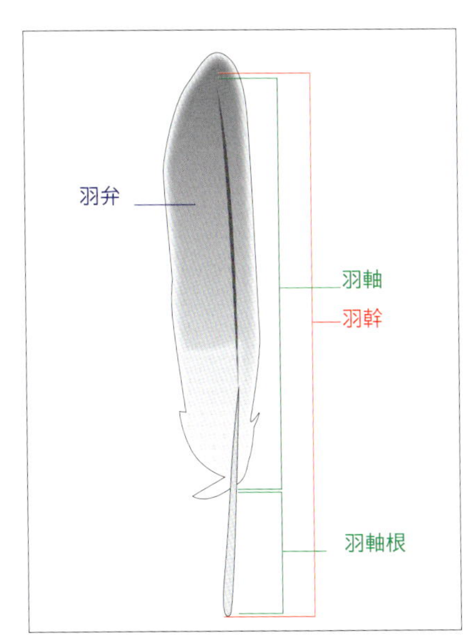

図2　初列風切羽

*1 クリッピングともいいますが，ここではトリミングに統一します。

*2 本来の意味ではなく，文字通りの意味で用いています。

③運動不足による問題

鳥は飛ぶために進化した生き物であり，年々鳥でもメタボが問題になりつつあります。メタボの改善は原則，食餌制限ですが，飛行運動はできれば実施させたいものです。

④油断によるエスケープ[*3]

適切にトリミングしてあっても，換羽によって羽が生え換わったり，筋力がつくことで知らないうちに飛べるようになっていることがあります。トリミングしてあることで，エスケープに対する意識および環境配備など，リスクマネジメントが無意識に低下して，鳥に逃げられやすい状況がつくられてしまいます。また，不完全なトリミング状態で脱出した鳥は飛翔能力が低く，遠くまで逃げられない代わりに，すぐに狩られてしまう危険性が高まります。

⑤筆羽出血の多発

筆羽[*4]が生えてきたとき，周りに支えとなる羽がないため，筆羽の折れ・出血が多発します（図3）。

（2）メリット

①管理が容易

トリミング希望の最も多い理由です。環境の構造上どうしても飛ばせたくない[*5]，鳥に障害や疾病があり誤って飛ばれるのを防ぎたいなど，適切な理由があればともかく，通常は飼育者の都合なので，鳥のことを考えればトリミングを勧めないことが適切かと思います。

②運動制限が必要な際，強制的に実施可能

骨折後，心疾患など，確実な運動制限[*6]が必要な場合に実施することがあります。

③エスケープの可能性の低下

何度か鳥に逃げられている飼育者で，そのことを理由にトリミングを希望される場合があります。ただし，鳥に負担をかけてまで実施せずとも，窓をはめ殺しにするなどして対処が可能ですし，トリミングもエスケープの可能性をゼロにはしてくれません。

④威勢の減弱（心理的去勢）

飛べなくなると群れ内での序列が下がり，権勢が保てなくなります。これを利用して，ほかの鳥をいじめる[*7]などの問題行動を起こす鳥で実施することがあります（とくに大型鳥）。

⑤翼の重さの軽減

前肢・肩の疾患の際，風切羽をトリミングすることで羽の重さによる負担が軽減します。また，片翼を断翼した場合，残った翼の羽をトリミングすることで，重さのバランスを取ることもあります。

⑥翼の手術時の羽毛除去

翼の手術の際（断翼，ピンニングなど），汚染源となる羽毛は除去しますが，この際，抜羽は疼痛や出血などが生じるため，トリミングし，残った羽毛を滅菌フィルムなどでラッピングするほうが安全で時間が短縮できます。

2．飛行制限のためのトリミングの方法論

古来からトリミングはさまざまな方法が紹介されていて，医学的にみて危険な方法が脈々とペットショップ，鳥類愛好家の間で受け継がれています。これら伝統的な方法を否定するのは勇気がいることですが，危険を回避するため獣医師はこれら方法の危険性を勧告する必要があります。ここでは，筆者が勧めているトリミング法を紹介しながら，その理由についても触れていきます。

（1）道具

羽が切れれば事務用のハサミでも何でもかまいませんが，筆者はワイヤー剪刀を好んで用いています。先が丸く安全性が高く，刃にギザギザの歯がついていて，硬い羽軸でも滑らず咬んで，カットしやすいからです。刃が

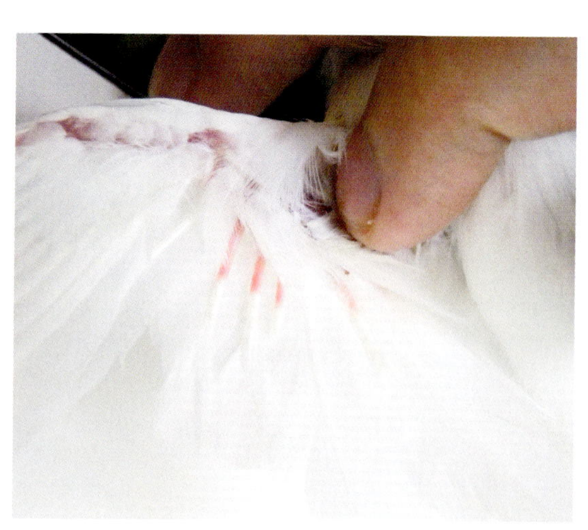

図3　筆羽

*3 エスケープ：鳥が屋外に逃げてしまうこと。カゴ抜け。
*4 新しく生えてきたばかりの鞘に囲まれた血管が豊富な羽。
*5 このような理由の場合も，飛ばれないよう気をつければよいだけの話ですが，飛ばれると即危険なフロア開放型のショップや，危険性の高い構造のある室内などではリスクマネジメント上，致し方ない場合もあります。
*6 これも飼育者がケージから出さなければよいだけの話なので，それこそ絶対飛んだら危険な場合にのみ実施します。
*7 逆にいじめの対象となることも多い諸刃の剣。

短いため誤って余計な部分をカットしにくいといったメリットもあります。

(2) 保定

保定の際は，翼は伸ばしきった状態で保持しないよう注意しましょう（図4）。力が入ったとき[*8]に骨折や関節障害を招いてしまうからです。上腕・下腕は広げずとも，手根中手のみ広げれば十分カットできます。

(3) 切り方（図5）

“両側（①）”の“初列風切羽（②）”の“半分以上を完全に（③）”，“外側から（④）”，“雨覆いの下（⑤）”で，“1枚1枚（⑥）”カット（後述）していきましょう‼

①“両側”を均等にトリミングする理由

片側の翼羽だけトリミングする方法も紹介されていますが勧められません[*9]。この方法では，片側のみの飛行力を奪うことになり，飛び上がることはできても，真っすぐ飛べず衝突事故が多発します。

②“初列風切羽”をトリミングする理由

鳥の風切羽は，初列が「推進力」，次列が「揚力」を生み出しているとされます。このため，次列をカットすると「揚力」がなくなり，トリミングしたばかりで“まだ飛べる”と考えている鳥が高いところから飛び立ち，落下する事故[*10]につながることになります。

正しいトリミングでは，初列をカットすることで推進力のみが削られ，飛んでもふわりと落下し，事故が起きにくく，また遠くへ飛べなくなり，目的を果たすことができます。

また，次列風切羽をトリミングすると羽咬症が発生しやすくなることが経験的にわかっています。

③“半分以上を完全に”トリミングする理由

セキセイインコであれば，初列風切羽は10枚[*11]あります（図1参照）。これを少なくとも半分以上カットしますが，筋肉量の多い鳥ではなるべく多くカットします。本来ならば，1枚カットするごとに飛ばして，ちょうどよいところでやめると，飼育者の求める飛び具合に応じられます。しかし，時間がたつと飛べるようになる鳥も多く，確実に飛ばせたくないのであれば，初列のすべてをカットしてしまうのがよいでしょう（トリミングしてあるという油断によるエスケープを防ぐ意味もあります）。

また，審美面から風切羽の羽弁（図2参照）の内側のみをカットする方法もありますが，飛べるようになってしまうことが多く，また，羽軸の折れや羽咬を招くことがあるので勧めることはできません。

④外側からカットする理由

審美上，初列の最外側を1～2枚残してトリミングされている鳥をよくみかけますが（図6），あまり勧めることはできません[*9]。1～2枚だけでは“折れ”に対する強度が非常に弱いので，簡単に折れてしまいます。折れた羽を気にして羽咬する鳥がいます。また，飛べるようになっ

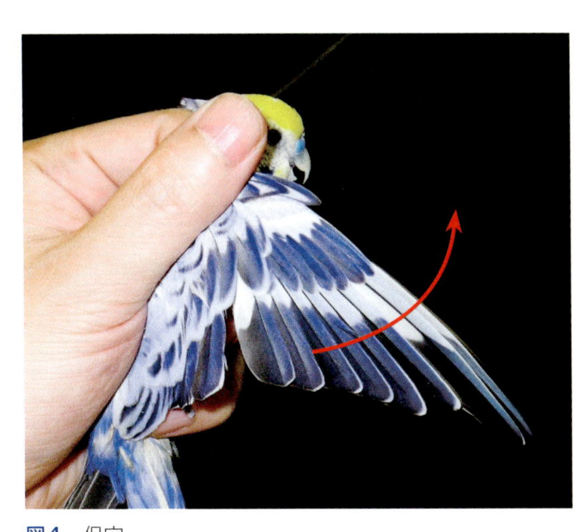

図4 保定
翼を横に広げるのではなく，腕を縮め，初列風切を前方に引き出すようにすると安全です。広げた翼は手根関節を挟み固定します。

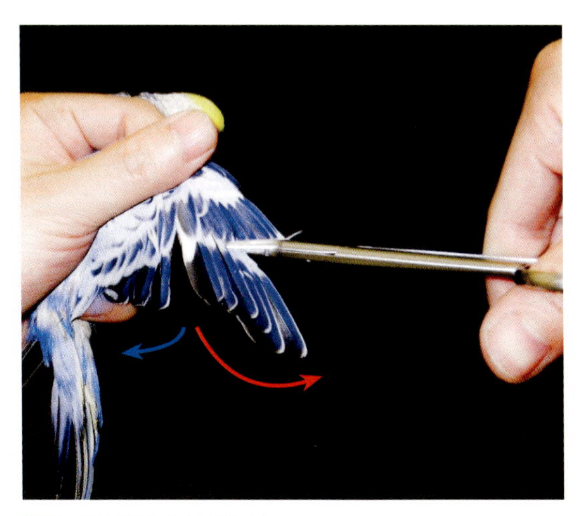

図5 風切羽のトリミング
ワイヤー剪刀で風切羽を1枚1枚外側からカットしている様子。外側に向いている初列風切はすべてカットしてよいが（→），内側に向いている次列風切（←）はカットしてはいけない。

＊8 トリミングは痛みを伴いませんが，抵抗する鳥は多くみられます。
＊9 世界的な鳥類臨床医学会である“AAV”もこれら方法の危険性について勧告しています。http://www.aav.org/technicians/?content=wing
＊10 重たい鳥では胸骨が損傷しやすい。
＊11 風切羽の枚数は種によって異なります（初列9～16枚，次列6～40枚）。

てしまうことも多いです。

⑤雨覆いの下でカットする理由

雨覆いのラインよりも下（遠位）でカットすることが推奨されています。

残った短く硬い羽軸が，鳥の体を擦って皮膚を損傷することを防ぐため，さらに自咬予防のためと説明されています[*9]。

⑥1枚1枚カットしていく理由

隠れている筆羽（図3）[*4]を誤ってカットすると，大量出血を招いてしまうためです。

3．トリミング後の注意点

トリミングしてあっても，完全にエスケープを防止することはできません。環境面でのエスケープ防止策は万全を期しましょう。適切なトリミングでも落下事故が増えます。また，換羽によって，新生羽が生えてくると，周りに支えてくれる風切羽がありませんので，簡単に折れて，筆羽が出血を起こします。十分に注意しましょう[*12]。

mission 1 爪のトリミング[*13]（爪切り）

1．爪切りの適応

爪切りは，過長している場合に実施することを勧めます。

野生下の鳥の爪は常に摩耗し正常な長さに保たれていますが（健康な鳥に限る），人工飼育下では摩耗が足りず過長することが多く[*14]，また，ヒトの生活環境は野生下と異なって布などの格子状の繊維が多く爪が引っかかりやすく[*15]，事故が頻繁にみられるからです。

だからといって，必ず切らなければならないわけではありません。ケースバイケースなのでメリットとデメリットを理解したうえで実施しましょう。

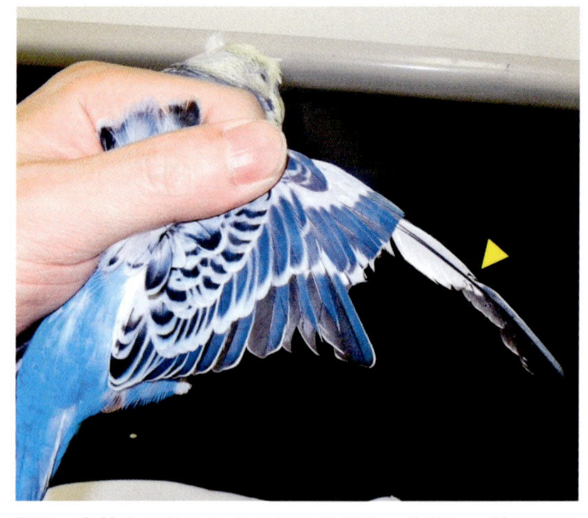

図6 審美を目的とした風切最外端の1枚残し。筆羽の時期に軸折れしたためか，小羽枝の発育不全がある（矢頭）。

（1）メリット

①爪が引っかかることによる事故の予防

爪が過長していると（後述：爪が過長する原因），爪が引っかかり靭帯を損傷する事故が多発します[*16]。このため，正常な爪の長さでも引っかかることが多いようであれば，事故予防のため爪切りが推奨されます。

②鳥の外傷予防

重度の結膜炎の場合，結膜を爪でかきむしってしまうことがよくあります。眼瞼，結膜，眼球に不可逆的な損傷が生じることもありますので，正常の長さでも先を丸めるために忘れず爪を切りましょう。

通常，自咬症は嘴で起きるものですが，脇や顎下では，爪による損傷もみられますので，カラーだけで損傷が防げなかった場合，試しに爪切りもしてみましょう。

腹部膨大性疾患（嚢胞性卵巣，腹水，ヘルニア，黄色腫など）では，“お腹をけって”出血や腹壁損傷が起きることもありますので（最悪，腹壁が薄くなっている場合，内臓が飛び出てしまうことも），爪を短く切っておきます。

幼鳥は爪が鋭い[*17]ため引っかき傷ができることもあります。

③ヒトの外傷予防

おそらく飼育者が爪切りを希望する最大の理由はこれでしょう。鳥の爪は鋭く，手に止めるだけで皮膚に穴が空いてしまうこともあります。小さな傷とはいえ，感染を起こせば飼育者が危険に曝れることもあります。また，診察中の診察者[*18]の手を守るために爪のトリミングが実施されることがあります。

④共通感染症の予防

鳥が共通感染症を保有している場合，爪による傷によって飼育者や診療者が感染することがあります。疾患としては，オウム病や抗酸菌症が代表的です。これら病原菌

＊12 注意していても起こります。やはりトリミングは勧めません。
＊13 以下，爪切りに統一します。
＊14 野生下の生活を反映してか，爪の伸びやすい種類と伸びにくい種類がいます。サザナミインコは前者で，樹皮や岩にへばりつくのに都合がよいのか，先のほうまで太く過長していく傾向にあります。対してセキセイインコやパラキートの仲間は，先に行くにしたがって細く尖って伸びていく傾向です。いかにも風に揺れるイネ科草本に止まりやすそうだ！
＊15 捻挫，靭帯損傷，脱臼，骨折など。
＊16 すでに靭帯損傷や脱臼，骨折を起こした鳥では，深爪をして引っかからないよう処置しておいたほうがよい場合もあります。
＊17 ヒナは巣からずり落ちないよう爪先が鋭くなっている。
＊18 爪によってダメージを受けながらの診察は心が折れます。集中ができませんし，傷が化膿してしまうと翌日からの診察や手術に差し障りがでます。ですので，手に傷がつく前に「切っておきますね！」といいながら，保定したらすぐに切ってしまいます。それからじっくりと触診に入ります（問答無用の場合，費用はいただいておりません）。

は本来非常に感染しにくいのですが，鋭い爪によって皮膚のバリアが突破され，体内に埋め込まれてしまうと（ちょうどワクチンのように），正常な免疫をもっているヒトでも感染することがあります。

鳥の販売店員のように常に感染症保有率の高いヒナたちを扱う業種では，この危険にいつもさらされています。ショップでは，鳥を入荷したらすぐ爪切りをするよう指導しましょう。また，購入者が感染症にならないよう，販売前にも爪切りをし，それからお渡しするよう指導することも忘れずに。

⑤保定の訓練

爪切りはその直接的な効果よりも，飼育者と鳥にとっての保定訓練となり，いざというときに救命率が上がるという点が最大のメリットだと思います。

爪を切ることでもなければ，飼育者が鳥を保定する機会はそうそうありません。いざ疾患になったときのため，元気なうちから保定に慣れておくのがよいでしょう。また，鳥自体も普段から小さな保定ストレスと爪切りストレスを受けることで，ストレス耐性が高くなり，疾病になりにくく，治療に協力的になります[*19]。

⑥定期的な健康チェック

爪を切るときは，当然，体をつかまなければなりません。その際，ボディチェックも併せて行ってもらえれば病気の早期発見につながります。このため，爪切りはぜひ自宅で定期的に実施してもらいたいです。病院で爪切りを頼まれた場合も，単に爪を切るだけでなく，健康診断も併せて実施してください。いずれにせよ爪は短くしておくもの！という意識を植え込み，鳥の体を定期的に触る機会をつくることが大事です。

（2）デメリット

①出血

鳥の爪は切り過ぎていなくても出血することがあります。サービスのつもりがかえって飼育者の心証を悪くしてしまうことがあるので注意しましょう[*20]。また，止血をしっかり行ったとしても，病院からの帰り道に爪先が擦れたり，濡れたりして再出血し，最悪死亡することもあります。止血には相当に注意しなければなりません。

②疼痛

爪切りの痛みによって，脚をかばうことはよくあることです。なかにはその痛みから食欲が廃絶する鳥もいます。

③保定の負担

保定は，どんなに手早く実施しても少なからず負担がかかります。手際が悪い場合や鳥がナーバスな場合，何らかの潜在的な問題[*21]を抱えている場合，痙攣や心停止など致死的な問題を招くことがあります。

④骨折・脱臼・靭帯損傷

通常，誤った処置方法によって生じますが，なかには骨や関節に異常があり，正しい方法で実施したとしても事故が生じることがあります。

⑤落下事故

爪が短くなるため，止まり木やフライト時の着地ポイントから落ちやすくなることがあり，思わぬ事故に遭う可能性が増えます。

⑥鼻塞

鳥は鋭い爪を用いて，鼻孔をほじって掃除することがあります。常に爪を短く維持していると，鼻塞が起きやすくなるかもしれません。また羽づくろいも爪先が鋭くないとできません。羽が長期間残っていたら爪の切りすぎによるものかもしれません。

⑦足の裏への負担

鳥は足の裏で止まり木をつかんでいるというより，爪で刺して挟んで止まっています。このため，爪先を丸めると足裏にダイレクトに負担がかかってしまいます。筆者は近年，不必要な場合や負担になる場合は爪切りを断るようにしています。

2．爪切りの方法論

爪切りにもいろいろな方法論があります。ここでは筆者のやり慣れた方法を解説します。ちなみに筆者の爪切りのコンセプトは“手早く，安全に”です。

（1）道具

①爪切り

爪が切れれば犬・猫用の爪切りでも何でもかまわないのですが，手早く，安全に実施するには道具の選定も重要です。

筆者や，我が一門？の鳥医者が好む爪切り[*22]は，

*19 乱暴な保定がトラウマになり，触れない鳥になってしまうこともあるので注意。
*20 出血するよ！とひと言伝えておくと心証がやや和らぐかもしれません。
*21 高ストレス下の鳥（換羽中など）や，疾病鳥，高齢鳥では飼育者の要望があっても，理由を説明して断る勇気が必要です。
*22 どこの誰がこの情報を伝えたのか，最近では「小鳥，リスなどペットの爪切りとしても」などと宣伝されています。http://item.rakuten.co.jp/i-tools/4962537302803/

KEIBA（プロホビー）アングルニッパー（45°タイプ）120mm KEIBA.HA-D04です。

先が細く使いやすく，45°のアングルであるため爪切り時に脇が開かず，手先が器用に動かせます（後述）。非常に切れ味がよく[*23]，かつ長切れします。それでも使用しているうちに切れ味が落ちてきますが，研ぎ直せば元に戻ります。ステンレス製ではないので[*24]錆びやすいため消毒薬が使えず，柄もゴム製なのでオートクレーブもかけられません。筆者は普段，紫外線殺菌保管庫にしまうか，アルコールで消毒後すぐに外科器具用の防錆び剤を塗布しています。感染症の個体に使用した場合はガス滅菌を用いて消毒しています。

大型鳥に対しては，清水式ウサギ切歯カッター（DL-RSC，林刃物）を使っています。

②サンドパーチ

砂が接着されている紙を止まり木に巻くだけで爪が短くなるという商品が昔からよく売られています。しかし，目が粗く爪は削れず，残念ながら足裏が削れるだけですので爪切りの代わりにはなりません（本当の紙ヤスリだったら効果があるのか？）。

（2）爪を切るライン

基本的には犬・猫と同じ考え方です。血管が透けてみえる場合，その手前で切るとよいとされます。ただし，それでも出血する個体は少なからずいます。

爪が黒い種類では，趾の垂線からはみ出した部分を切るとよいとされます。ただし，それでも出血する個体はいます。

つまり，どこで切っても出血することがあるということを念頭に置きましょう。少なくとも，**骨を切ってしまうことだけは避けましょう。**

爪が正常な長さでも，飼育者は刺さって痛い！と爪切りを希望します（にもかかわらず出血すると怒られてしまうのはなぜ？）。このような場合，先に出血するおそれがあることを警告しつつ，先を丸める程度に切っておくか，勇気をもって断りましょう！

（3）止血の準備

上記のように爪切りに出血はつきものです。先に止血剤を用意しておくか，すぐに使えるようにしておいてください。

（4）保定と爪のカット

保定一般の注意点[*25]はここでは省き，爪切り時の保定独特の注意点について解説します。爪切りにおいて最も重要なことは，骨折や靭帯の損傷を防ぐことです。そのため大事なことは，脚を伸ばさないことです。いくつか方法がありますが，基本の保定は“首挟み持ち”で，1人で行います。2人での爪切りは，よほど保定者との相性が合わないとかえって事故が起きてしまうからです。

①指に止めて爪を切る方法（図7）

筆者が最も勧める安全な爪切り方法です。まったく脚を押さえないので，事故の心配がありません。指に止めて，刺さっている爪を切っていきます。この際，アングルのニッパーの使いやすさに気がつくことでしょう。

脚をなるべく縮めると，鳥は趾を握る習性があるので，爪が指に食い込んで安定します。

爪をカットする際，そのままぱちぱち切ってしまえばよいのですが，細かい作業が苦手な人はニッパーの先端，片側の刃の背を指に押しつけ，爪の下に刃を潜り込ませて挟み切ると，刃先がグラグラしないで切りやすくなります。

②脚をぶらぶらさせたまま爪を切る方法（図8）

これも脚を押さえないので事故は少ないのですが，脚が動くので，目算が狂って指を切り落としてしまわないように注意が必要です。また，爪を切っている最中に脚を引かれると，爪が脱落したり，脱臼したりする事故が起き得ます。

爪を切る際，滑って爪に刃が咬まないことがあります。

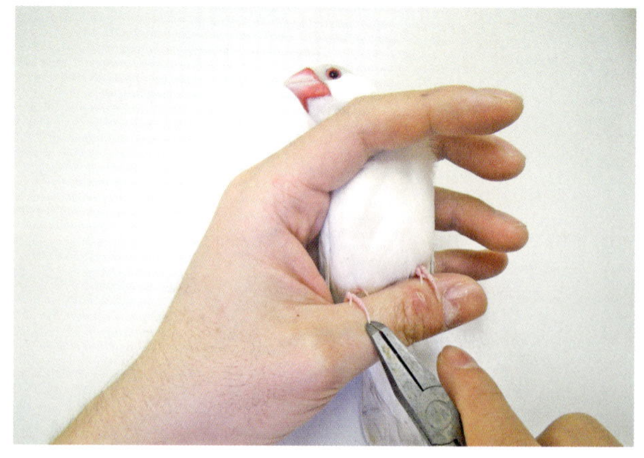

図7　指に止めて切る方法
最も鳥の負担が少ない。ニッパーはKEIBA（プロホビー）アングルニッパー（45°タイプ）120mm KEIBA.HA-D04。

＊23 スパッと切れるというよりも，爪にクッと食い込んで切れるイメージです。
＊24 神戸製鋼所製バナジウム添加特殊合金鋼マルトロイ。
＊25 第3章「鳥の保定」（p.29～38）を参照。

このような場合，爪先にニッパーの歯を引っかけるようにした状態で切り飛ばすとよいでしょう。

この爪切り法では，カットする側の手を支持する場所がありません。脇をしっかりしめましょう‼

③脚を押さえて爪を切る方法（図9，10）

脚を押さえる場合，脚を縮めて保持すると脚を動かそうとしても動かせず，骨折などの事故を防ぐことができます。趾先や跗蹠（ふしょ）を保持するのではなく，趾が開いた状態で，趾の根元を挟みもつのがコツです。

（5）爪切り後

出血がないか確認しましょう。出血があった場合，クイックストップ®で止血するのが最も安全で，かつ確実な方法です（非常にまれですが，どうしても止まらない場合，パクレンを用いて焼烙止血することがあります）。

病院からの帰りに，まれに爪先の表面が擦れて止血剤が剥がれて出血することがあります。表面に塗布するだけでなく，爪の穴の中にねじ込むように何度も擦り込みましょう！

（6）爪が過長していた場合の飼育者指導

爪が過長する原因のいくつかは環境異常によるものであり，またいくつかは鳥の体調不良を示しています。漫然と爪を切るのではなく，その原因を見極め，改善のためのアドバイスをする必要があります。

3．爪の過長の原因

（1）摩耗不足

通常，爪は常に止まり木（図11）などによる摩耗によって長さが保たれますが，これが行われなくなると過長が生じます。

①止まり木のサイズの不適合

止まり木が細すぎる，あるいは太すぎる場合，爪が止まり木に当たらず，摩耗が生じないため，爪の過長がみられます。

②握力の低下

何らかの原因で握力が低下すると，止まり木に当たる

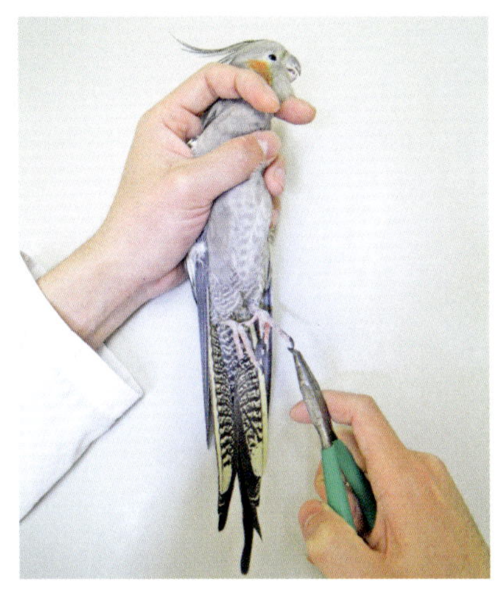

図8　脚をぶらぶらさせたまま切る方法
親指に止めにくい，オカメインコぐらいのサイズの鳥でよく実施する方法です。

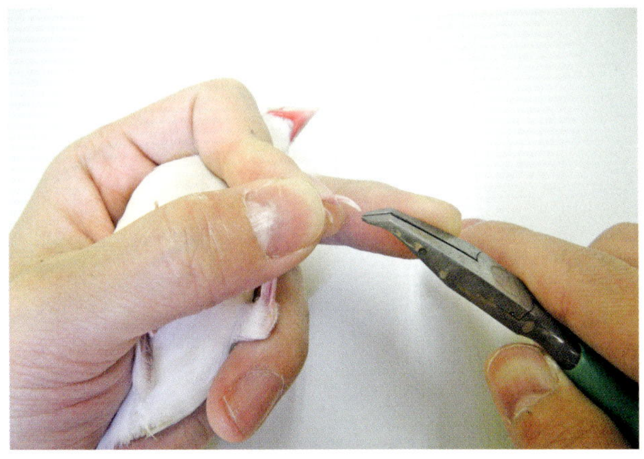

図9　脚を押さえて切る方法
爪を切る際，ニッパーあるいはニッパーをもつ手の一部を，保定手に据えて支点とすると刃先がグラグラしません。写真のように，支持する場所として，中指を前に出しておくとよいでしょう。

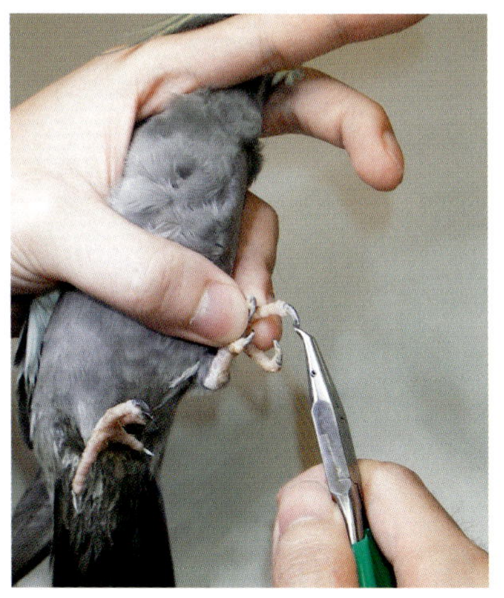

図10　オカメインコの場合
保定に中指を使ってしまっているため支持台にできないので診察台に保定手とニッパーをもつ手双方を当てて安定させるとよいです。

爪の圧力が低下してしまうので，爪の摩耗が減り過長します。

③軟らかいところに常時止まっている

壺巣，藁巣などで主に生活している鳥は，爪が摩耗しないので過長する（図12）。フィンチでよくみられる問題です。巣は繁殖時以外入れてはいけません。

④爪が何らかの原因で曲がってしまっている

たとえば巣箱のような平らな場所で寝ている鳥では，爪が横向きに曲がって生えるようになってしまいます。また，爪の根元を外傷や感染によって損傷した場合，成長板が障害され変形した爪が生えることがあります。

爪が真っすぐ生えていないと，止まり木に当たらず，摩耗することなく伸び続けます。

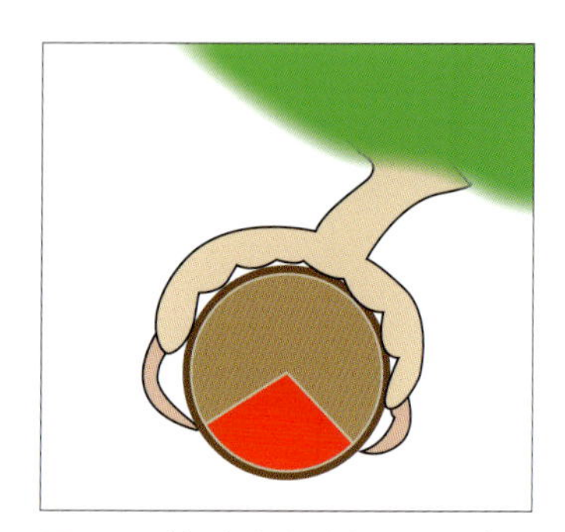

図11　適切な止まり木のサイズ

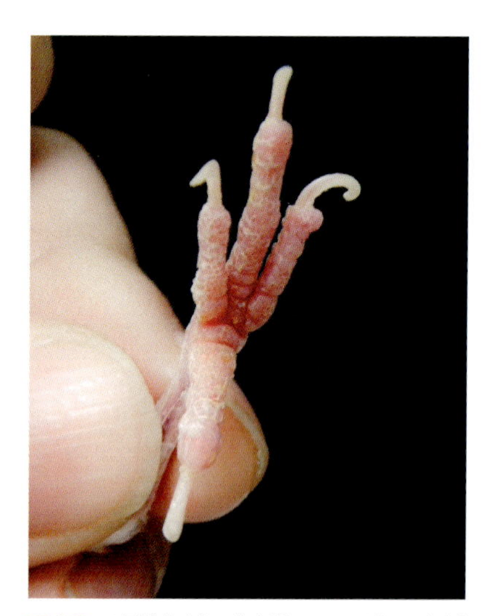

図12　壺巣などで生活していると，摩耗が生じない，あるいは爪の生える向きに異常が生じ，巻き爪となる。

（2）爪質の異常

①肝不全

肝不全になるとメチオニンからシスチン，ケラチンへの合成不良が生じ，爪が軟らかくなり，過長する傾向にあるとされます（図13）。ケラチンの原材料であるメチオニン欠乏によっても生じる可能性があります。これらの原理は不明です。

②疥癬

疥癬は角化亢進をもたらすダニですが，爪の成長板も刺激し，爪の過長ももたらします。

mission 2 嘴のトリミング

1．嘴のトリミングの適応

健康な一般飼鳥（オウム目やスズメ目）の嘴にトリミングの必要はありません*26。一般飼鳥は，咬耗*27によって常に嘴の長さが最適に整えられています。また，嘴先には神経*28や血管がかなり集まっており，これを不用意に損傷してしまうと出血や疼痛が生じます。感染が生じた場合，嘴が脱落することすらあり得ます。

逆に嘴が過長していた場合，トリミングが強く勧められます。餌が食べにくくなってしまったり，折れて出血したり（死亡することもある），不正咬合が進行してしまうことがあるからです。

自咬予防における嘴のトリミングは苦肉の策*29です。正常な長さの嘴を削るわけですから，食欲不振を招くことがあり，危険性*30を十分に理解したうえで実施しましょう。

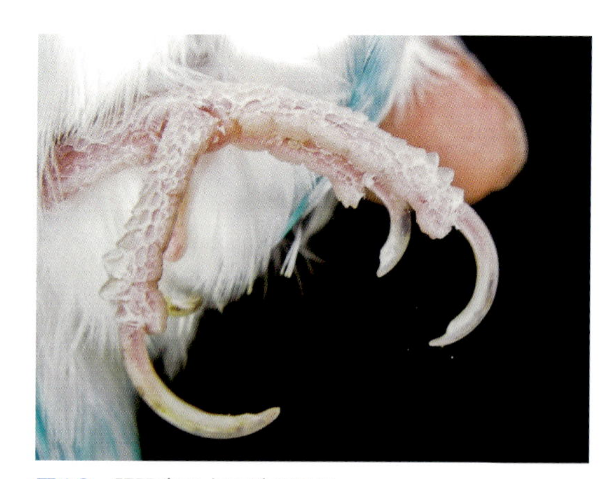

図13　肝不全による爪の過長
出血傾向によると考えられている血斑もみられる。出血した場合，血が止まりづらいのであまり短切しないことを勧めます。

*26 猛禽類は咬耗だけでは短くならず，野生下と異なり食べ物による摩耗も少ないため，定期的なトリミングが必要とされる。
*27 硬いもの（ボレー粉や塩土，カットルボーンなど）を囓って短くしているというのは迷信。
*28 鳥は嘴先で食べ物の食感を得ている。
*29 エリザベスカラーのほうが上策です。
*30 筆者は自咬軽減のための嘴グラインド中，ラブバードで死亡事故を起こしたことがあります。

2．嘴のトリミングの方法論

（1）道具

①グラインダー

筆者は，特別な理由がないかぎり，伸びすぎた嘴はグラインダー*31で削ることにしています。

かつてはニッパーでカットしていましたが，嘴が過長する場合，基本的に“分厚く長くなっていく”ため，ニッパーで先だけをカットしていると上嘴が前方へせり出して行ってしまうことがあります（オウム目だとフィンチのような嘴になることも）。また，バチン！と切った衝撃で縦割れしてしまうこともありますので，時間はかかりますが丁寧にグラインドしたほうがよいと考えています（当然，保定時間が長くなるリスクは考慮しなければなりません）。

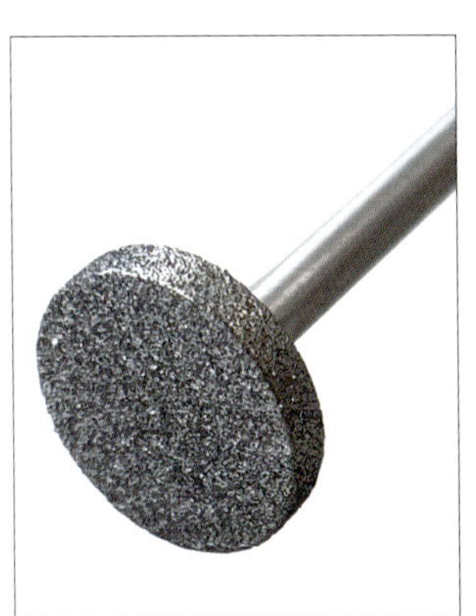

図14 インターナル
最近は，ヤナセダイヤモンドバー平型（3mm軸） φ13×2.5×3 #140 D13H1をよく使用しています。（画像提供：柳瀬株式会社）

マイクロエンジンでもちろんかまいませんが，筆者は，使い勝手のよさから工作用のグラインダー（精密ハンドピースグラインダーHP-200，Mr. Meister，東洋アソシエイツ）を使用しています。ハンドピースは分離してガス滅菌が可能です。

②インターナル

いろいろ試しましたが，現在はダイヤモンド砥粒を電着した平らな円盤がついたインターナルを好んで使用しています（図14）。

円盤が薄く，エッジを使っての“切り削る”作業（図15-1）と，平らな部分を使った“擦り削る”作業（図15-2）がこれ１本でできるからです。

③バキューム（図16）

嘴のグラインドは激しく粉が舞います。これを鳥が吸引すると肺炎や気嚢炎の原因になりかねません。我々施術者の健康被害も気になるところです。これらを予防するため，粉を吸引しながらグラインドすることをお勧めします。本格的な医療用バキュームを使用してもよいですが，模型用の集塵ブースみたいなものでも十分役割は果たします。

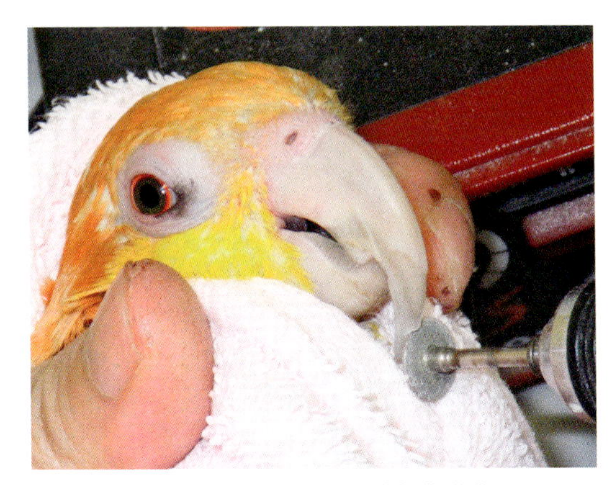

図15-1 エッジを使っての“切り削る”作業。

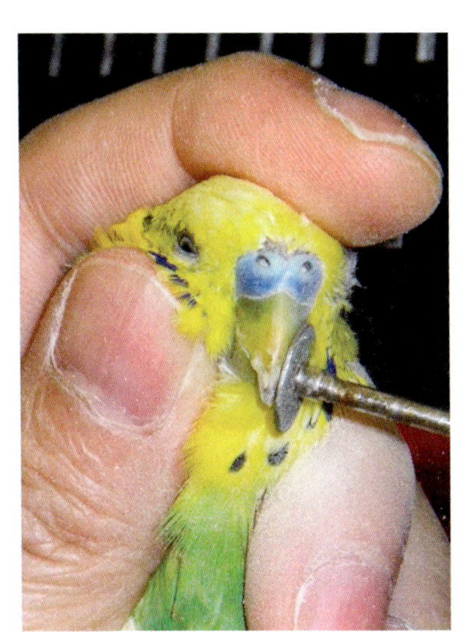

図15-2 平らな部分を使った“擦り削る”作業。

図15 インターナルの使用法

*31 マイクロエンジンでももちろんよい。

④田向式TC臼歯カッター（シンメディコ）

小型ウサギ・モルモット・チンチラ専用とされていますが，ブンチョウの内巻過長例にも使えます（図21-3）。刃が鋭いので舌を切らないように注意しましょう。

⑤綿棒

嘴の口腔内側をトリミングする場合，口腔をこじ開け，かつグラインダーやニッパーから舌を守らなければなりません。この際，綿棒が有用で，咬ませて用います。

（2）嘴をトリミングするライン

過長してしまった嘴を削る際，最も重要なのがトリミングするラインです。これを見誤ると，出血，あるいは神経損傷や咬合異常による食欲廃絶を招いてしまいます。

トリミングの基本は，“正常な嘴に戻す”ことです。そのためには，正常な嘴の形を熟知していなければなりません。

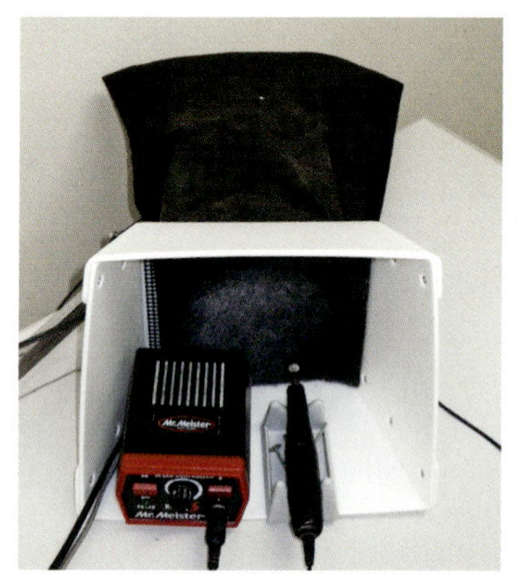

図16　筆者が使用している工作用のバキューム
強力なファンで粉塵を吸い込みます。ダクト式ではなく，粉塵は後部のバッグに集塵される（掃除機みたいなもの）。どこにでも置けて便利。

（3）オウム類の過長した嘴のグラインド

過長し分厚くなった嘴を削るときは，“木から仏像を掘り出すが如く*32，正常な形の嘴を掘り出す”イメージで削っていきます（図17）。

過長した部分はやや白く軟らかく，正常な部分は透明で硬い傾向にありますので，色や感触にも注意しながら削りましょう。

伸びている先だけを削っていると，そのうち嘴が前方に伸びて行ってしまいフィンチのような嘴になってしまうので，上嘴は頭側表面も忘れずグラインドして正常な嘴を掘り出します（図17-2）。

下嘴の伸張方向に異常がある場合，上嘴が内側（口腔側）に分厚くなってきます。この場合，綿棒で口を開け，内側も削る必要があります。しかし，舌でグラインダーをいじろうとする鳥もいて，危険な処置になるので無理せずできる範囲で実施しましょう（図18）。

自咬軽減のために嘴をグラインドする場合，神経や血管を損傷しないよう慎重に上嘴先端の透明な部分だけ削り，丸めるのみとしましょう。

（4）ニッパーでのカット

保定に長時間耐えられないような鳥*33では，ニッパーですばやくカットすることもあります（図19）。とくに方法論があるわけではありませんが，出血しないように，正常なラインでカットします。縦割れしないよう，よく切れるニッパーを使用する必要があります。

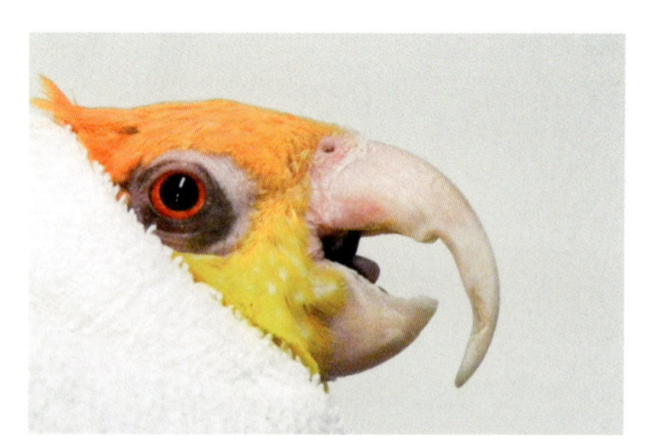

図17-1　グラインド前

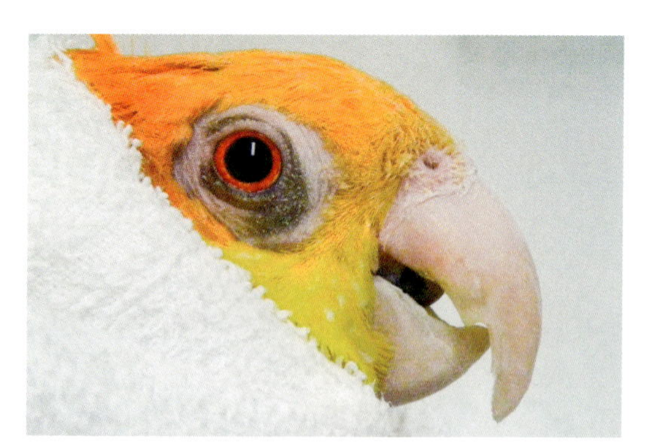

図17-2　グラインド後

図17　オウム類の嘴のグラインド
短切しているだけでなく，白濁した部分のみが削られ，正常なピンク色の嘴が掘り出されているのがわかるだろうか？

*32 夏目漱石の『夢十夜』より。

*33 かつて嘴の過長したオカメインコが触った瞬間に突然死してしまったことがありました。

(5) ブンチョウの嘴のトリミング

ブンチョウの嘴の過長は，上嘴は牙状に，下嘴は内側に巻き込むように過長していくのが一般的です。

上嘴の牙をカットする際は，綿棒を咬ませて開口し，ニッパーで上嘴の垂線に合わせてカットします（図20）。

下嘴の内側に巻き込んだ部分をカットする場合，図21-2，21-3のように，左右の過長した下嘴によってできた溝にニッパーあるいは田向式TC臼歯カッターやロンジュールを滑り込ませ，巻いている部分だけカットします。この際も，綿棒を咬ませ，開口しておきます（図21-1）。

(6) 出血してしまった場合

グラインダーを使っている場合，高速で摩擦すると摩擦熱で出血が止まります（筆者が使用しているインターナルの場合，円盤の中心で摩擦）。

それでも止まらない場合，クイックストップ®を使用します。焼烙止血になりますし（痛みが長引きやすい），舐めとってしまった場合の中毒が心配ですが致し方ありません。よく擦り込んだ後，塗布されたクイックストップ®が舐めとられないよう，余分な部分は擦りとっておきましょう。パクレンなどを用いた焼烙止血は最終手段です。高率に食欲を低下させます。

(7) 嘴が過長していた場合の飼育者指導

嘴が過長する原因のいくつかは過去の問題ですが，いくつかは現在の重大な問題を示しています。嘴の過長をみつけたら，必ずその原因を突き止め，アプローチする必要があります。

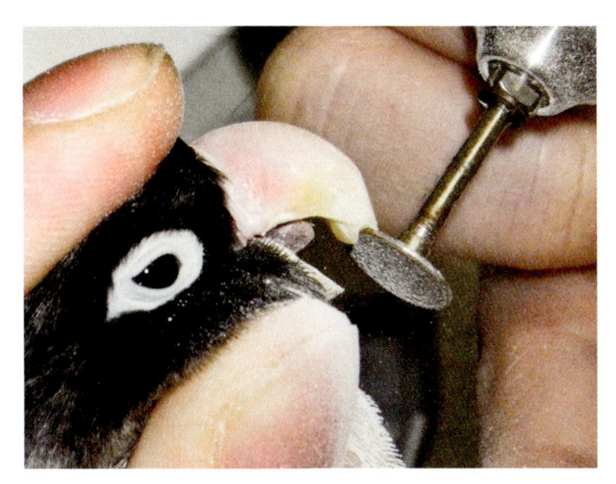

図18　上嘴内側のグラインド

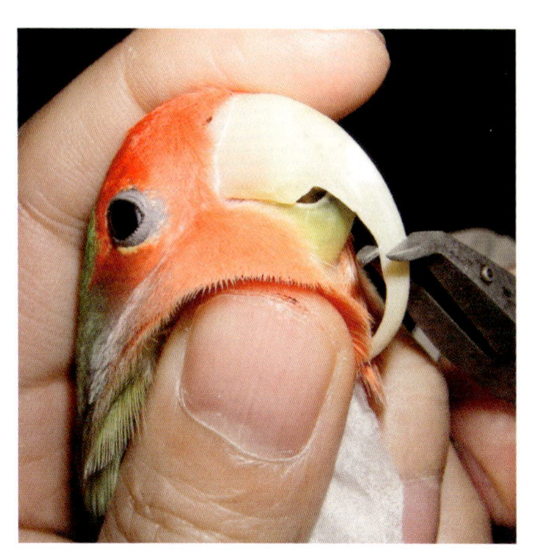

図19　ニッパーでの嘴のカット

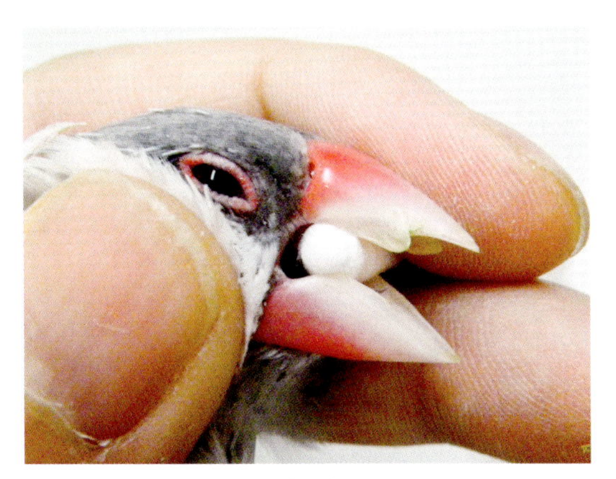

図20-1　綿棒を咬ませる（綿棒は人差し指と中指で保持）。

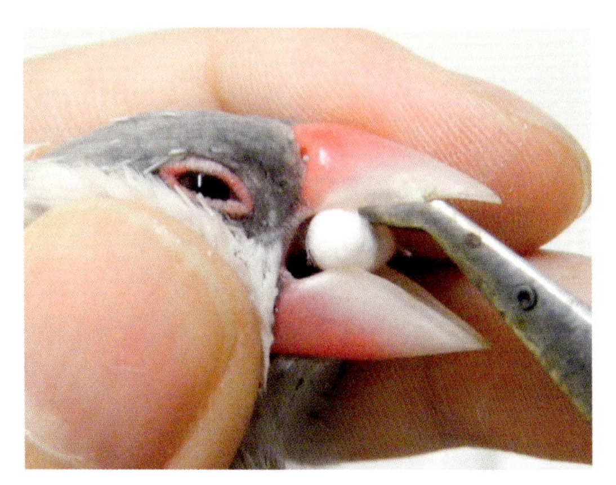

図20-2　ニッパーで切断する。舌を切らないように注意！

図20　ブンチョウの上嘴側部の過長（牙）の切り方

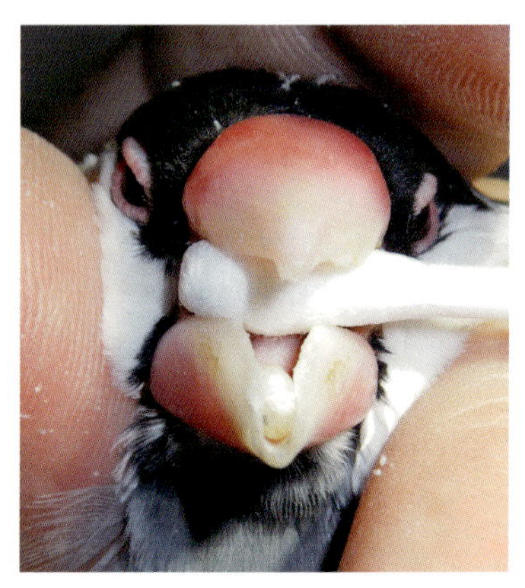

図21-1 綿棒を噛ませ、舌を切らないよう注意しながら内巻過長した嘴をカットする。

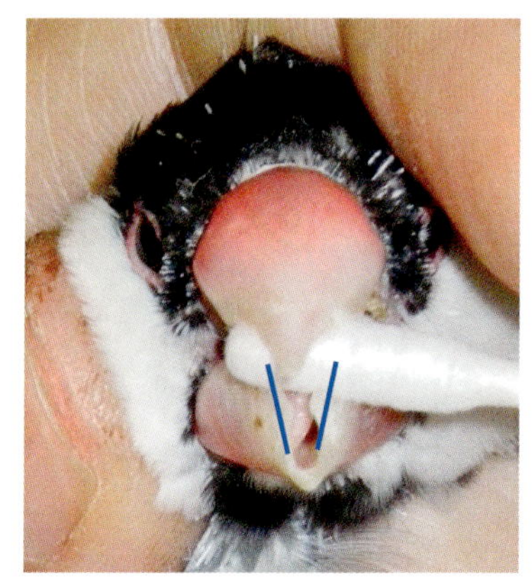

図21-2 ブンチョウの下嘴の内側過長トリミングは難易度が高い。舌を切らないように正常なライン（青線）でカットする。

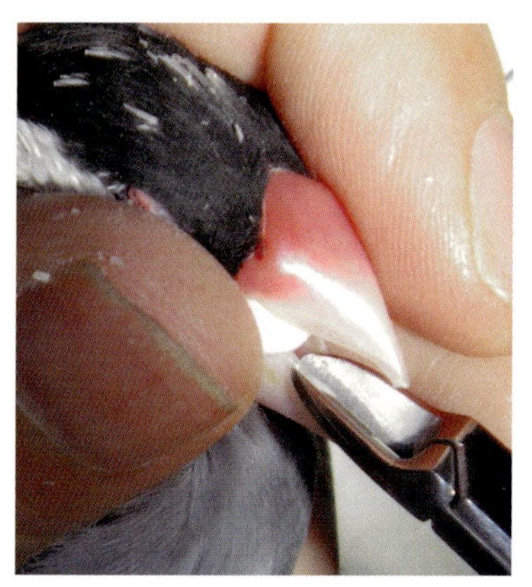

図21-3 田向式TCカッターの使用例

図21 ブンチョウの内巻過長例
内巻過長によって餌やボレー粉が挟まってしまうことがしばしばある。

3．嘴の過長の原因

（1）現在の問題

①肝不全

爪同様，肝不全によって嘴は過長します（図22）。当院に嘴の過長を主訴として訪れた小鳥の九割方がこれによるものです。ただ嘴を削るだけでは，肝臓の調子が戻るはずもありません。必ず肝不全に対するアプローチもしましょう。それどころか，肝不全がある鳥は，出血傾向や高脂血症による動脈硬化があったり，ひどい場合には高アンモニア血症の状態になっていたり，保定すらも危険な状態のことがよくありますので*33，まず強肝剤を投与し，ある程度，肝臓の状態が安定するまで，嘴のトリミングをしないほうがよいかもしれません。

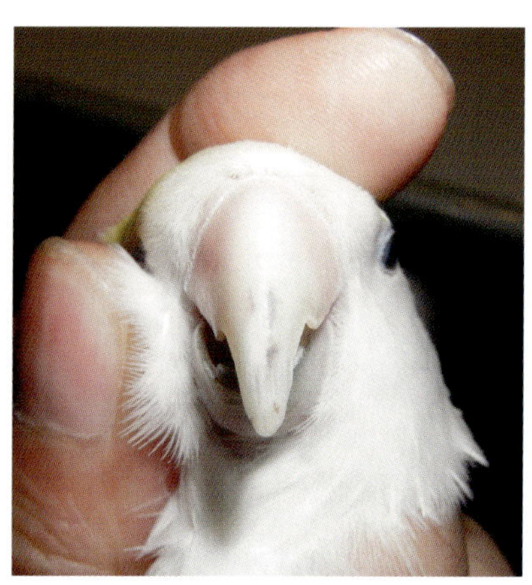

図22 典型的な肝不全の嘴
過長部分は白色で，透明度が低い。血斑は出血傾向を示しているため，注意深くグラインドする。

②PBFD

PBFD（psittacine beak and feather disease）は日本語でいうと「オウム類嘴-羽病」です。羽毛症状が有名ですが，名前の通り嘴にも感染し，成長板を障害することで嘴の質の異常をもたらし過長が生じます。

ただし，小型鳥ではめったに嘴の異常は起きませんので，頭の片隅に入れておく程度にしてください。また，咬耗異常による過長が生じた頃には余命幾許（よめいいくばく）もありません。かえって触らないほうがよいこともあります。

③疥癬

疥癬は角化亢進を起こすダニが原因です。嘴周囲が好発部位であり，成長板に影響を与え，過長をもたらします（図23）。疥癬による嘴過長の特徴は，疥癬が治癒してしばらくすると正常な嘴の形に戻ることです。

（2）過去の問題

過去の問題や何らかの咬合異常によって，咬耗不足から嘴の過長が生じます。その場合，障害は回復することがないので，生涯にわたり嘴のケアが必要となります*34。

＊34 海外では嘴の矯正を行う臨床獣医師もいますが，以前，AAVセミナーでみた感じではかなり侵襲性の高い処置と感じました。餌が食べられるのであれば，命の危険を冒してまで矯正を行う必要はないかもしれません。

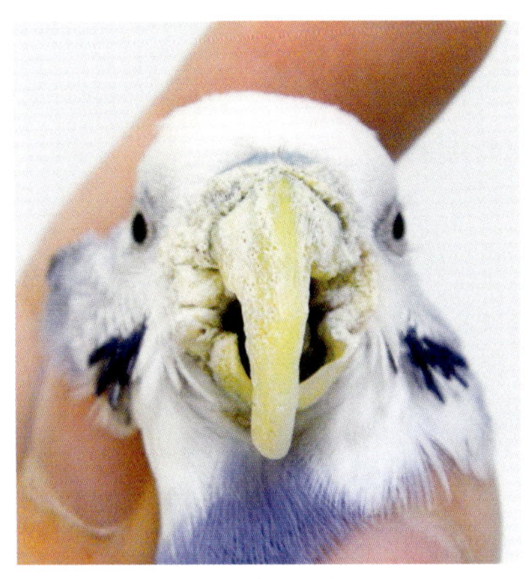

図23 疥癬による嘴の異常
これだけ変形していても，疥癬が治れば完全に元の正しい嘴の形に戻る。

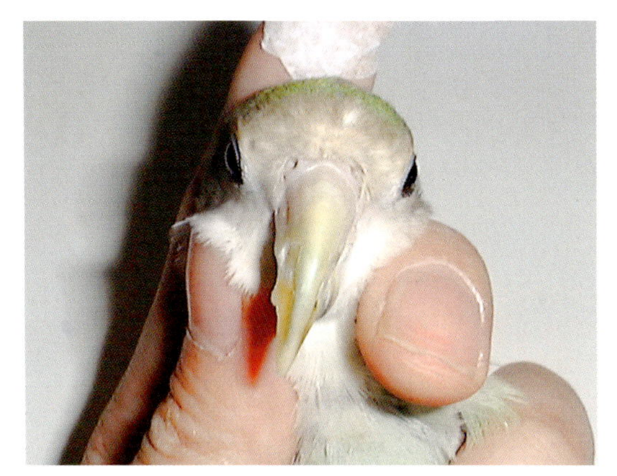

図24 副鼻腔炎による嘴の異常
かつての副鼻腔炎により嘴の左右の成長速度が異なったことで，曲がってしまった上嘴。嘴の色が正常である点に注目。

①副鼻腔炎

副鼻腔炎によって嘴の成長板が障害を受け，嘴の成長に左右のずれや，角度の異常が生じてしまうことがあります（図24）。この咬合異常による過長はラブバードでよくみられますが，幼少期の流行性上気道疾患*35によることがほとんどです。

②外傷

外傷により成長板に障害が生じた，あるいは顎関節や顎骨にゆがみが出た症例でも咬合異常による咬耗不全，嘴の過長が生じます（図25）。この場合，嘴をこまめに削ることで，嘴の角度が矯正され，過長が生じなくなることがまれにあります。

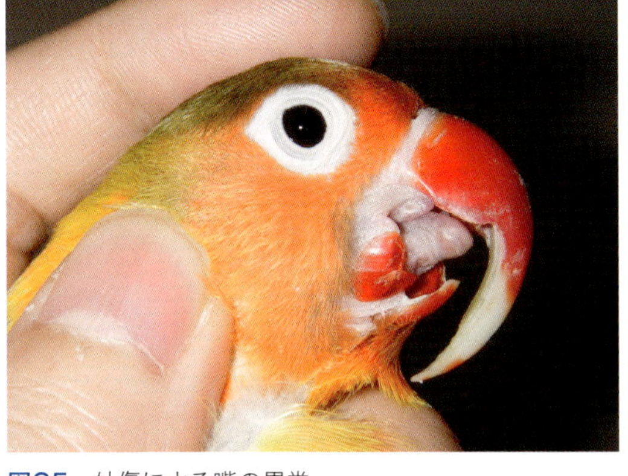

図25 外傷による嘴の異常
下嘴の障害により，上嘴の咬耗が生じず過長してしまった例。

③先天異常・幼少期の栄養不良

嘴の変形は，先天異常のこともしばしばあります。また，幼少期のくる病の影響によることもあります。

④摩耗不足？

小型鳥では摩耗不足による嘴の過長をみたことがありません。しかし，中～大型のオウムでは，まれに摩耗不足によって嘴の過長が起きているのではないかと思われる症例に遭遇します。このような症例では，十分な検査を行い内臓疾患がないことを確かめたうえで，定期的に嘴を削ったり，コンクリートパーチのような嘴を研ぐことができるものを設置してもらったりしています。

おわりに

多くの場合，トリミングは飼育者へのサービスと位置づけられます。にもかかわらず，鳥はその行為（好意）によって，死んでしまうことすらあります。獣医業はサービス業にカテゴライズされる仕事ですが，医療的には必要がない，あるいはリスクがある場合，たとえ飼育者の求めがあったとしても，しっかり断ることができなければなりません。その際，技術的な自信がないと，断るのに躊躇することになります。

「できるけどやらない」を実践するには，揺るぎない自信が必要で，自信をもたらすのは練習と勉強しかありません。

MISSION COMPLETE!!

*35 ラブバードの流行性上気道疾患の原因は明らかになっていません。ただし，咬合異常を起こすほどの障害は二次感染がもたらしますので，予防のための二次感染コントロールが大事です。

第5章 鳥の触診

動物の診療において触診は非常に大事な検査です。鳥では解剖学的構造上，腹腔内臓器の触知が難しいので軽視される傾向にありますが，実はすごく重要な検査です。触診は本来，経験して覚えていくものですが，ここではできる限り，触診時の感触を記載して，少しでもみなさんの経験の足がかりになればと思います。

mission 0 触診はすばやく終わらせろ！

1. 触ってはいけない鳥を見抜け！

第1章から口すっぱく申し上げておりますが，鳥にとって保定は重大な侵襲となりえます。触っただけで息絶えてしまう鳥もいます。触診は，鳥の状態を正確に見抜けるようになってからにしましょう！　以下に触診が危険な鳥を挙げますので参考にしてください。また，触診中に危険を感じた場合はすばやく保定を解除しましょう!!（すごく大事，最も大事，とにかく大事!!）

(1) 呼吸不全

症状：開口，呼吸音，ボビング，スターゲイジング，チアノーゼなど

対処：通常，触診は回避されます。酸素化し，落ち着いたところで腹部[*1]と胸部[*2]をすばやく触診します。X線検査が難しければ症状から判断して治療を開始します（CTがあれば触らずに入れ物ごとCT検査を行います）。

(2) ショック状態

症状：起立困難，嗜眠，保温で改善しない著しい膨羽，7％以上の脱水など

対処：酸素吸入，保温を十分に行った後，状況から必要と思われる注射[*3]を準備したうえで，腹部[*1]と胸部[*2]をすばやく触診，と同時に注射もします。

(3) 神経症状

症状：痙攣，不随意発声，前庭徴候（斜頸，旋回など）

対処：通常，触診は回避されます。症状から抗てんかん薬（バルプロ酸ナトリウム20～80 mg/kg/日）や抗痙攣薬など[*3]を処方していくことになります。

(4) 重度の肝不全徴候

症状：上嘴過長，尿酸緑色化

対処：重度の場合，1回目の診察での触診は回避されます。まずは強肝剤を処方し，数週間後に触ることをお勧めします。

(5) その他

症状：貧血，肥満，高齢，高脂食，神経質など

対処：触診をなるべく短時間で終わらせるか，外貌から判断できるのであればなるべく触らない。とくに動脈硬化が疑われる症例（肥満，高齢，肝不全）は急死することが多い。

(6) ナーバスな飼育者

対処：状況をよく説明して，打ち解けてから触診を開始しましょう。

2. 触診はすばやく終わらせろ！

触診は極力早く終わらせなければなりません。犬や猫では十分に時間をかけて触診をすることが飼い主に対するサービスとなりますが，鳥では危険極まりない行為です。すばやく触ってわからなければ，どれだけ触ってもわかるはずもない！と諦めましょう。

3. 触診中は鳥の様子をよく観察せよ！

触診中に鳥の様子を観察するのもすごく大事なことです。“木を見て森を見ず”では本末転倒です。呼吸数，表情[*4]をみながら触りましょう。危険を感じた場合，すばやく保定を解除しましょう!!（ものすごく大事）

＊1 卵詰まりを含む，腹部膨大症の有無を確認します。
＊2 BCS を確認します（後述）。
＊3 抗痙攣薬（ジアゼパム 0.5～1mg/kg，IM），抗ショック薬（デキサメタゾン10～40 mg/kg），カルシウム（グルコン酸カルシウム 50～100 mg/kg，IM），キレート剤（CaEDTA 10～40 mg/kg，sid～tid，IM），輸液（10 mL/kg，IM）など。
＊4 表情がわからないのは日頃の観察が足りないからです。鳥は犬や猫ほど表情が明確ではありませんが，ウサギに比べればはるかにわかりやすい生き物です。

mission 1 奥義シシアテを極めろ！

1. シシアテとは？

シシアテ（肉色当て）とは，「胸筋の触診」のことです。鷹匠の世界では鷹の状態を把握するための手技として古来から重視されてきました。

現代の飼鳥臨床の世界でも，非常に重要なチェック項目となっています。

2. 胸筋が痩せているけど運動不足？

我々を含め，哺乳類の筋肉は運動しなければすぐに衰えていきます。これは，運動が筋肉の維持・成長を担う生体内物質分泌の鍵となっているからです。筋肉の維持には莫大なエネルギーが必要で，また重量もあるため，必要に見合うだけの筋肉を残すためのシステムと考えられます。

ところが鳥の場合，どれだけ運動不足であっても筋肉が衰えることはありません。カゴに何年も入れっぱなしでも，突然空を飛ぶことができます。野生下でも繁殖期の雌は，飛ぶ機会が激減しますが，それでも飛翔力は衰えません。

鳥にとって飛翔こそが命を守るための最低限の機能であり，多くの鳥は，運動の有無にかかわらず，常に飛翔に必要な筋肉量を維持しつづけるシステム（ホメオスタシス）をもっているのです。

3. 鳥の病状の推移をシシアテで察知せよ！

体重の25％，全筋肉の半分を占める胸筋を維持するのはかなり大変です。このため，ひとたび疾病に陥ると，栄養状況の悪化や消耗によって，胸筋はあっという間に痩せてしまいます。逆に，疾病が改善すればあっという間に元に戻ります。

この胸筋の異化と同化のスピードは著しく速く，感覚の鋭い人ならば，午前と午後で変化を触知できます*5。つまり，病状がよくなっているか悪くなっているか，治療がうまくいっているかどうかが，胸を触るだけでたちどころにわかるのです（図1）。鳥は侵襲に弱く診療がなかなか難しいところも多いのですが，こと病状の推移を把握することに関しては犬や猫よりも簡単なのです。

4. キールスコアをつけてみよう！

鳥の病院のカルテをみると，鳥の体重のほかに必ず，体型を評価するためのスコアが記載されています。シシアテでの主観的評価を数字に落とし，客観的なデータとしているのです。海外ではキールスコア（keel score：KS）（図2）あるいはボディコンディションスコア（body condition score：BCS）として正式な文献にも使用されています。4と5，どちらとも判断がつかない場合などでは，4＋とか，5－など，印象を＋－で記載してもよいでしょう。

といいつつ，当院では長らく独自のスコアを使っており，

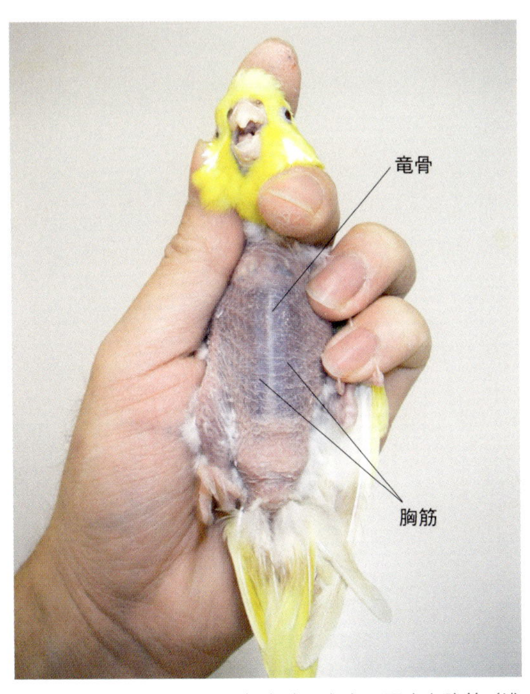

図1　竜骨（キール：keel）を境に左右に巨大な胸筋（浅胸筋）が存在する。シシアテはこの竜骨と左右の胸筋を2本の指で触診する。

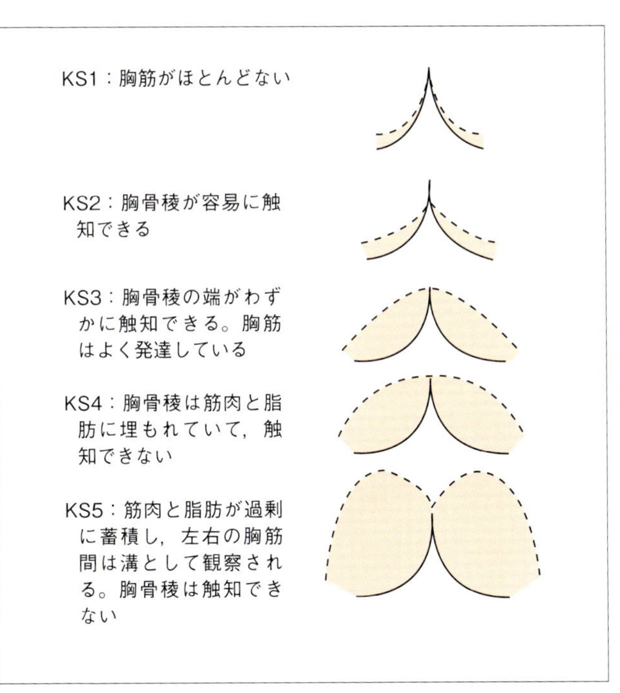

図2　キールスコア（KS）
出典：小嶋篤史・眞田靖幸（2010）：コンパニオンバード疾病ガイドブック，p12，図1，インターズー，東京．より引用・改変

*5 シシアテが鳥の健康管理の奥義といわれる由縁です。

そちらに慣れてしまったので，KSは使っていません。参考のために載せますが（図3），正式な論文では通用しませんのであしからず。

5. キールスコアの評価

このスコアの評価ですが，鳥種によって異なりますので注意しなければなりません。

（1）マッチョ（KS5，BC+1）は不健康の証

マッチョな鳥をよく目にすることがあります。

鳥は必要量以上のカロリーを摂取した場合，代謝を亢進して燃焼により余剰カロリーを消費しようとします。代謝が低い，あるいは代謝亢進では追いつかないぐらいのカロリーを摂取してしまった場合，体表脂肪や内臓脂肪として，あるいは肝臓に「脂肪」として蓄えるか，胸部に「筋肉」として蓄えます*6。

哺乳類の場合，筋肉が発達している状態は「健康」な状態と捉えられますが，鳥における必要以上の胸筋は体重が増え，飛翔能力を低下させる野生下ではハイリスクな状態です。「異常」な（ホメオスタシスを崩している）状態として捉えられます（図4）。多くの場合，高脂血症に伴い，「脂肪肝」や「動脈硬化」を併発していますので，食餌制限によって体重（胸筋）を落とさなければならない「不健康」な状態と評価されます。

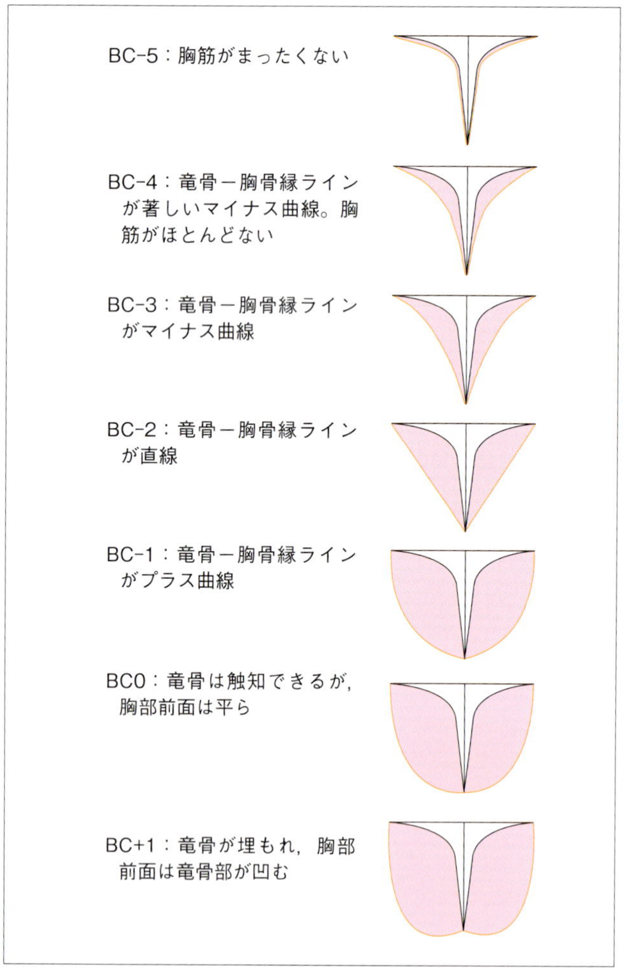

BC-5：胸筋がまったくない

BC-4：竜骨－胸骨縁ラインが著しいマイナス曲線。胸筋がほとんどない

BC-3：竜骨－胸骨縁ラインがマイナス曲線

BC-2：竜骨－胸骨縁ラインが直線

BC-1：竜骨－胸骨縁ラインがプラス曲線

BC0：竜骨は触知できるが，胸部前面は平ら

BC+1：竜骨が埋もれ，胸部前面は竜骨部が凹む

図3　リトルバード版ボディコンディションスコア

（2）正常な筋肉量は基準がない？

正常な筋肉量は鳥種によって異なります。また，臨床獣医師によっても評価が異なるところです。海外では多くの場合，KS4（BC0）を肥満としますが，本邦の獣医師は正常と見なすことが多いです。筆者は経験上，KS4の個体にはKS3またはBC-1を目標とするよう注意喚起しています。もちろん，鳥の年齢，種類，脂肪の量，全身状態*7，場合によっては血中脂質濃度などで評価は変わります。

（3）痩せているけど正常？

KS2（BC－2）以下の場合は，通常，「痩せている」＝「病的な状態」と見なすことができます。つまり何らかの疾病が存在していると考え，原因を探るとともに，栄養補助を行わなければなりません。

ただし，KS2でも健康なことがしばしばあります。また，胸筋が不可逆的に萎縮している*8など，高齢個体など，痩せた状態で恒常性が維持されている個体では，何ら健康上の問題がないこともあります。

（4）ガリガリ

KS1（BC－5）の場合，いかに根本の問題が簡単に解決できたとしても，予後が悪いことが多いです。

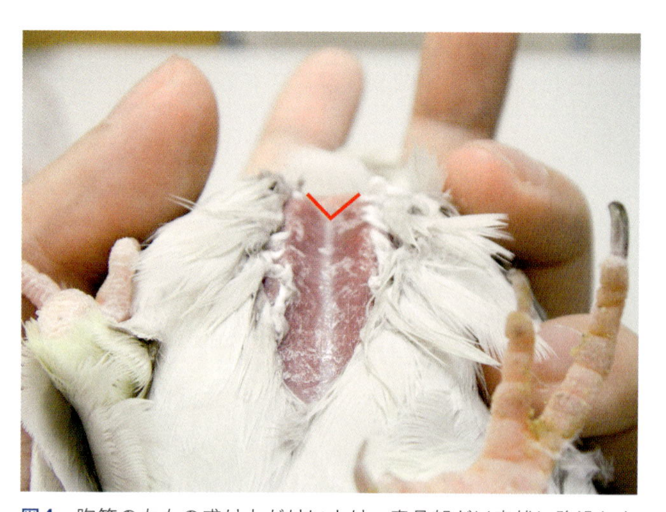

図4　胸筋の左右の盛り上がりにより，竜骨部がV字状に陥没したようにみえる（KS5，BC+1）。

*6 胸筋に蓄えるか，脂肪として蓄えるかは，鳥種やホルモンバランスによって異なります。
*7 たとえば，過栄養が疑われるような問題が症状として出ているときです。過発情，黄色腫，高脂血症，動脈硬化，飛行不全，バンブルフットなどがある場合は，肥満と見なして減量を行います。
*8 胸注による筋肉の損傷・萎縮など，不可逆的な萎縮は非常に多い。不用意に筋注しないこと。

mission 2 雌の発情を見極めろ！

1. 鳥の鬼門は発情

現在，飼鳥の寿命を著しく短くしている最大の原因は，繁殖関連疾患です。繁殖関連疾患は発情により生じることが多いため，発情の抑制が重要です。発情を抑えるため，また繁殖関連疾患の早期発見のためにも，鳥が発情しているか否かを正確に把握する必要があります。

2. 雌の発情

発情期に入った雌の腹部はダイナミックに変化します。これは，巨大な卵（体腔体積の６割以上！）を体腔内に保持しなければならないからです。

発情期の雌の腹部は，女性ホルモンの作用により，腹筋が弛緩するため，腹囲が広がり（図5，⟷），恥骨間も広がります（図5，⟷）。セキセイインコであれば触診する指がすっぽり納まります。腹部の触感は肥大した卵管（正常時の10倍近く）によってボヨボヨとした感じです。また，卵を産出するため，排泄口も弛緩して広がります（図5，⟷）。

この腹囲の膨大と縮小によるダイナミックな変化は，１日で触知可能なぐらい急速に変わります。発情が終了すれば翌日には恥骨間が閉じてきます。発情している雌鳥では，毎朝，腹部のチェックを飼育者にしてもらいましょう（図5）。

発情の様子が正確に把握できるようになると，自宅で発情抑制を行った場合，その効果をダイレクトに体感してもらうことができ，より精度の高い発情抑制が可能となります。

3. 雌をみたら卵塞を疑え！

人医では，「女性をみたら妊娠を疑え」という格言があるそうですが，鳥の場合も「雌をみたら卵塞を疑え」といっても過言ではありません。それだけ頻度が高く，かつ，忘れてはいけない問題です。妙齢の雌鳥では必ず卵塞を疑って，腹部の触診をしましょう。

鳥の卵は，おそろしく短期間でつくられます。ニワトリでは，排卵から産卵まで，21時間以内に終了します[*9]。このため，腹部で卵が触知されて，24時間以内に卵が出てこなければ，卵塞といえる状態です（図6）。

腹部を触知していると，まず，軟らかく弾力のある卵形の物質が触知できます。カルシウムが沈着してくると，ベコベコとした触感に変化していきます。この時点で，あまり強く圧迫すると割れてしまいますので注意が必要です。完全にカルシウムが沈着すると，非常に硬い卵形物質として触知されます。

症状が何ら認められなかったとしても，卵（軟らかい硬いにかかわらず）が触知されてから24時間経過してい

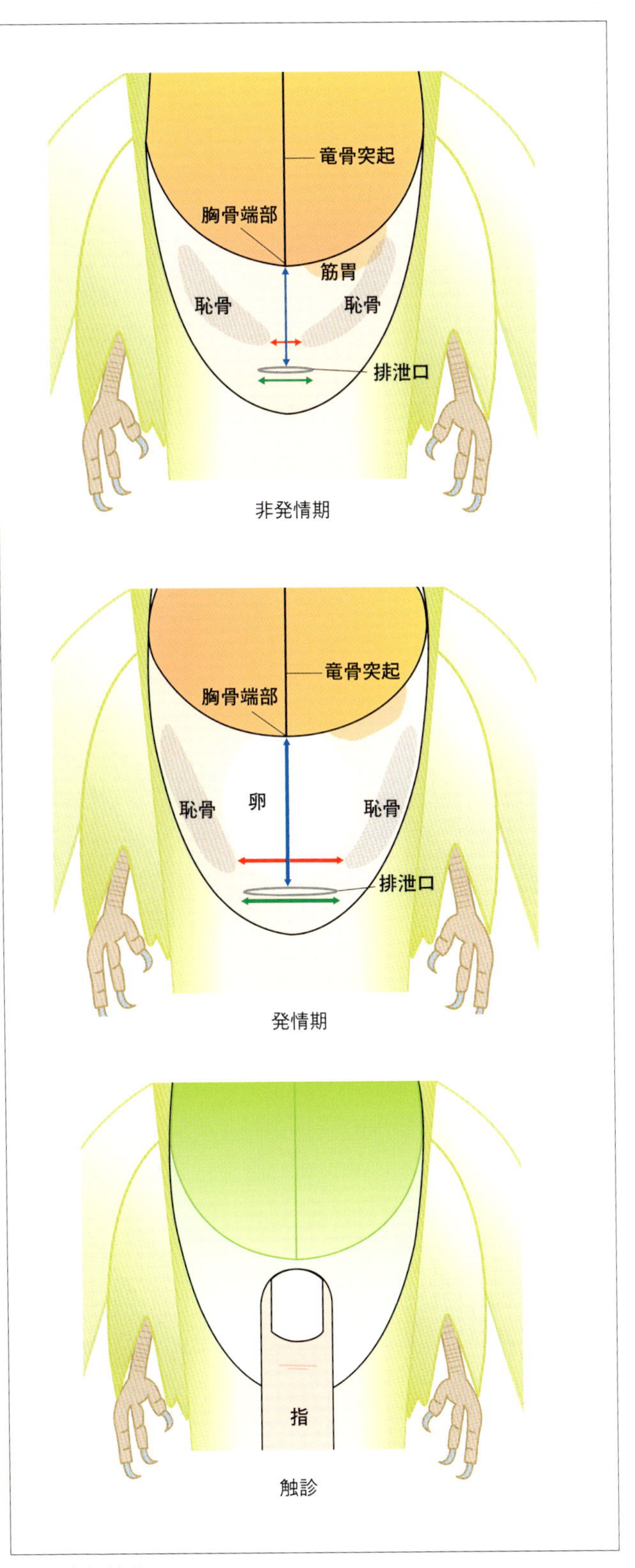

図5 腹部触診

*9 漏斗部15分，膨大部30～120分，峡部75分，子宮部20時間，膣部２～３秒。

る場合は，産卵を促すための何らかの処置を開始しなければなりません。卵塞の鳥は，まったく症状がない状態から突然死することがあるからです。これは，女性ホルモンが消退すると，あっという間に腹囲が縮小し，卵による内臓の圧迫が生じるためです。

逆に，卵が触知されて，まだ24時間以内であり，しかも何ら症状がみられないのであれば，あせる必要はありません。お腹が膨らんだだけで慌てて連れてくる飼育者もいますが，卵がつくられている途中に移動などのストレスを加えると，かえって卵塞を招いてしまう恐れがあります。

このようなことから，飼育者には卵塞を見逃さず，また病院への来院のタイミングを自宅で見極めてもらうためにも，雌が発情期に入ったら必ず毎朝お腹を触診するよう指導する必要があります*10。

mission 3 そ嚢の触診！

触診の際，つい忘れがちなのがそ嚢の触診です。忘れず触診しましょう。

1. 食餌量のチェック

鳥のそ嚢は，餌の貯蓄とふやかしが大きな役割で，胃が空になるとそ嚢内の餌は胃に流れていきます。種餌の場合，そ嚢をもむように触るとツブツブの種が触知できます。

そ嚢内の餌の量は，食餌量をある程度反映します。しかし，空っぽだからといって，食べていないとは判断できません。胃に餌が入っているかもしれないからです。また，餌があっても餌を食べているとはいい切れません。

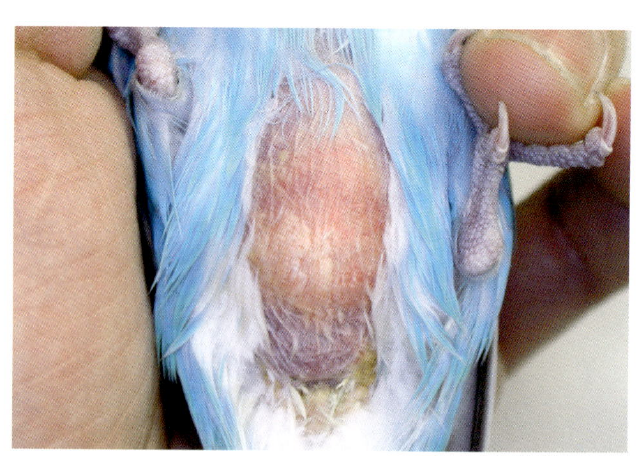

図6　卵塞で膨大した腹部
この症例では発情しているため，腹囲の膨大や排泄口の拡大が認められる。発情がすでに終了してしまった例では，これらの所見は認められない。

食滞の可能性があるからです。摂食の有無は便量（絶食便の有無。第２章，p.25，図9）をみるほうが正確です。

2. 検査や処置の前

とくに，血液検査を行う際は，必ずそ嚢を触診するべきです。餌が大量に入っている，水分が多いなどの場合，最悪誤嚥で死亡します。また，麻酔時も嘔吐による誤嚥が頻発しますのでそ嚢内に餌が入っていないこと（できればX 線検査で胃内にも餌が入ってないことも）を確認してから麻酔をしましょう。

3. ヒナの食餌量

ヒナでは，挿し餌のときに体重を量るとともに，毎回触診するよう指導しましょう。軟らかすぎる場合は，挿し餌の水分が多すぎます。硬い場合は少なすぎ，あるいは脱水症状です。成長期のヒナは空っぽになったらすぐに挿し餌をしなければなりません。逆にまだ溜まっているときは与えてはいけません。

4. そ嚢内異物

まったく症状を示さない，あるいは軽度の吐き気ぐらいしかみられないにもかかわらず，そ嚢内に巨大な異物が存在することがあり，触診を怠ると見落とします。異物は，尿酸系の結石であったり，毛玉や，大きな種子，ビーズ，金属などさまざまです（図7）。

5. そ嚢拡張

そ嚢が拡張して，餌が大量に貯留してしまうことがあります（図8）。そ嚢は餌の重さによって徐々に伸びて胸部まで広がります。そ嚢内の餌は古くなりやすく，細菌数は著しく増加します。原因は，そ嚢を支配する神経や筋肉の障害と考えられています。セキセイインコで多く発生します。通常，拡張に対する治療は行われませんが，そ嚢を支えるための「そ嚢ブラ」や，そ嚢圧迫帯の装着を行わなければならない場合もあります。

mission 4 腹部膨大を鑑別せよ！

飼鳥は腹部が膨大して来院することが非常に多いです。腹部膨大症はさまざまな疾患を含みますが，触診である程度の鑑別が可能です。鳥に余計な負担をかけないために，触診で得られるすべての情報をしっかりと活かしましょう！

*10 一般に発情を見抜くため発情行動を監視する飼育者も多いのですが，発情していなくてもこれらの行動は起きます。また，発情しているのに起きないこともあります。

1. 腹壁の問題

雌の発情性腹壁弛緩：腹囲は全体に膨らみますが，軽度にとどまります。腹部の触感は肥大した卵管によって軟らかく，異物感はありません。皮膚は抱卵斑により充血し，ほんの少し肥厚しますが，軟らかいままです（図9）。発情の消退とともに膨大は解消されます。

肥満・脂肪腫：脂肪腫では一部が膨隆し，肥満では全体に膨大しているように触知されます（図10〜12）。脂肪は皮下および腹膜に蓄積しますので，体表に近い部位で，やや張りのある塊として触知されます。腹腔内臓器は分厚い脂肪によって遮られ触知できなくなります。色はやや黄色を帯びますが，ライティングで透過するので液体貯留と間違えないように注意が必要です。触感や色は，鶏肉に付着する脂肪によって確かめておきましょう。食餌制限によって解消されます。

皮下気腫：皮膚の下に空気が溜まります。腹部に限らず全身が膨らむことが多いです。皮膚は菲薄化し，張りのある感触が得られます。捻髪感を得ることもあります。ライティングで透過するため（図13），液体貯留と間違われる場合がありますが，体重の増加はほとんどありませんので鑑別は容易です。

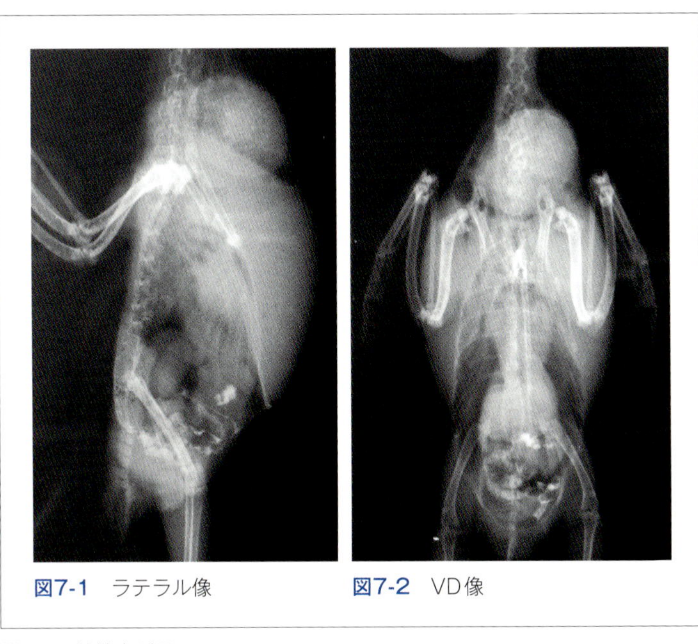

図7-1 ラテラル像　図7-2 VD像

図7 X線検査所見
健康診断の際，触診で発見されたそ嚢内の異物は毛玉であった。

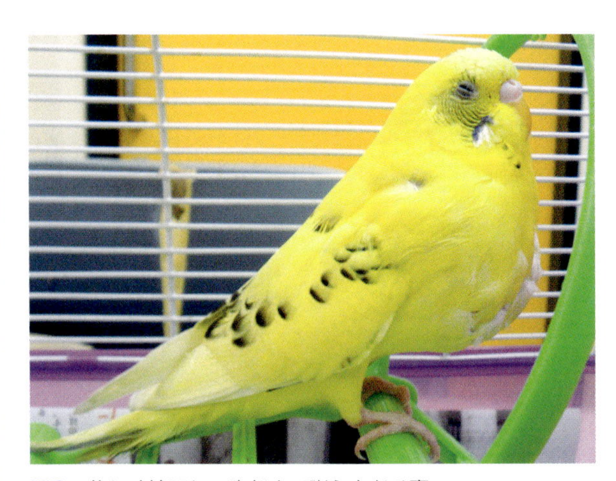

図8 著しく拡張し，胸部まで膨らんだそ嚢。

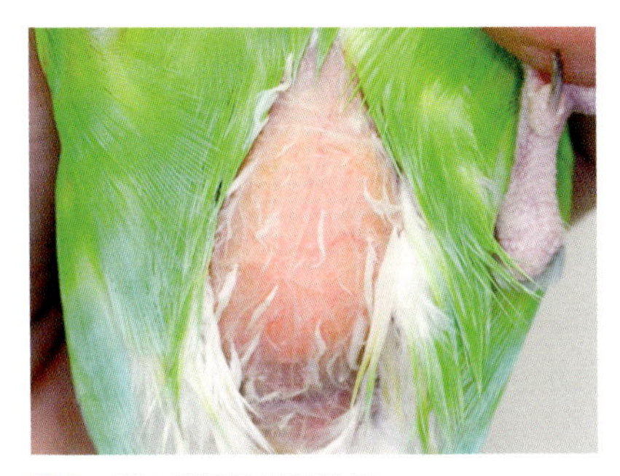

図9 雌の発情性腹壁弛緩

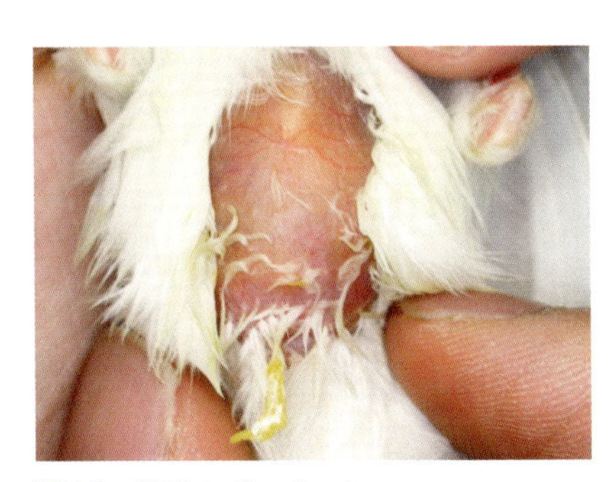

図10 肥満のブンチョウ
黄色のカロテノイド系色素により脂肪はやや黄色にみえる。

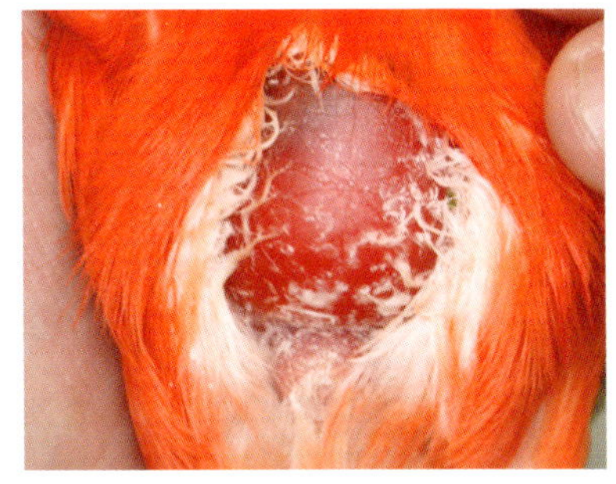

図11 肥満のカナリア
色揚剤（赤色カロテノイドと高脂質飼料）の使用により脂肪は赤色化してみえる。

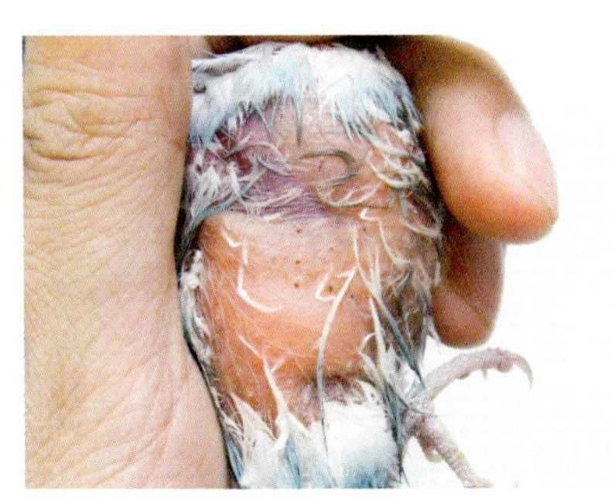

図12 側腹部にも脂肪は蓄積する。

黄色腫：一部が膨隆します。皮膚が硬く肥厚している状態として触知されます（**図14**）。黄白色で凸凹した特徴的な外観なので間違えることはほとんどありません。しかし，なかには腹壁の腫瘍が紛れていることもあるため，「自壊する」，「過剰に膨隆する」，「異常な形態をとる」などの場合は，病理検査を実施すべきです。

腹部ヘルニア：通常，一部が膨隆しますが，なかには全体が膨らんでいるようにみえる場合もあります。表層は黄色腫により肥厚，黄色化していることが多いです（**図14**）。触診により，肥厚した皮膚の下に腹腔内容物を触知できます。また，内容物がヘルニア輪でくびれている様子を触知できれば診断は確定的です。軽い圧迫により脱出臓器がヘルニア輪から還納されるかどうかを触診で確かめることが，治療方針を決めるうえでことさら重要です。

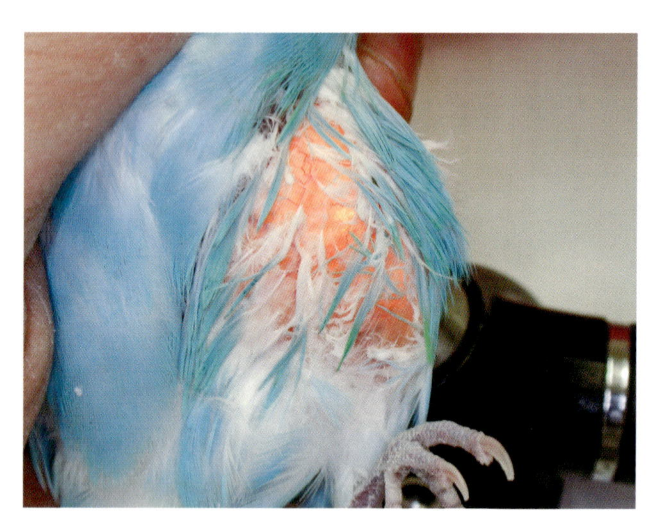

図13　皮下気腫も光を透過する。

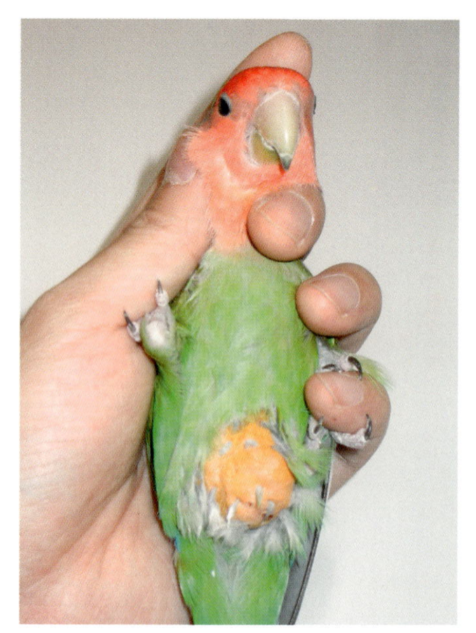

図14　ヘルニアと黄色腫
ヘルニアは黄色腫を伴うことがほとんど。

腹壁の腫瘍：腹壁が腫瘍化することはまれです（**図15**）。ごくまれに腹腔内腫瘍（卵管腺癌，リンパ腫など）が腹壁に浸潤して腹壁を膨隆させることもあります。

2. 腹腔内の問題

（1）正常な鳥の場合

成鳥，とくに雄や発情していない雌では，腹壁は緊張した状態であり，腹腔内臓器の触知は困難です（**図1**）。唯一，左頭側に砂嚢が触れるかもしれません。

幼鳥は，成鳥と比較すると腹部は軽く膨大し軟らかいです。これは，胃や腸管が大量の食物および残渣によって膨らんでいるためです。また，腹壁が薄いため，膵臓と十二指腸の色や大きさ，形を直接観察できるので必ず確認しましょう！

（2）腹部膨大が外見でわかるのは末期!?

鳥の体腔のほとんどは空気の袋である気嚢のスペースです。腹部が膨大する場合，この気嚢のスペースがすべて潰された後に生じます（ヘルニアを除く）。このため，腹部膨大は来院した時点で，末期の状態といえます。ボディコンディションが悪いのに妙に体重が重い場合や，砂嚢の位置に異常がみられる場合などは「隠れ腹部膨大症」があるかもしれません。触診ではっきりしない場合はX線検査を行いましょう。

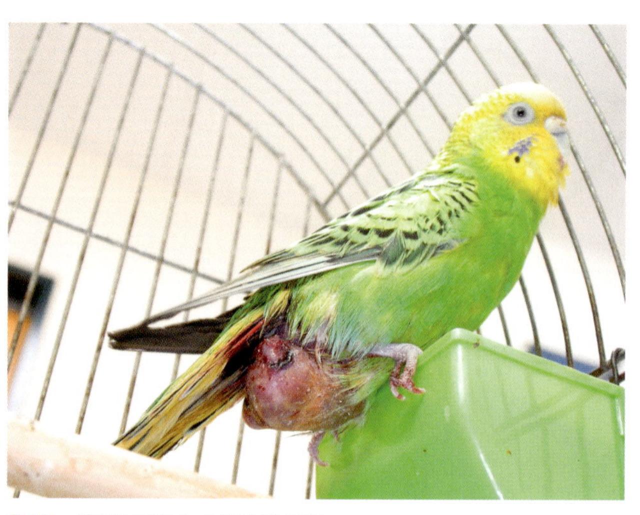

図15　腹壁に発生した横紋筋肉腫

(3) 液体が貯留している？

腹壁の問題が触診によって除外されたら，次は液体の有無をチェックしましょう*11。液体貯留の有無はライトを腹部に当てると簡単にわかります。透過性が悪い液体の場合は，波動感などを頼りにします。

「液体貯留性の腹部膨大症」はさらに「嚢胞性疾患」と「腹水」に分類されますが，触診でこれらを分類するのは困難で，超音波検査あるいはX線検査が必要となります。ただし，雌の場合ほとんどが嚢胞性で，雄の場合は精巣腫瘍からくる腹水です。

嚢胞性卵巣疾患（図16，17）：雌の液体貯留性腹部膨大症の９割以上を占めます。嚢胞性卵巣疾患は，卵巣嚢胞と嚢胞性卵巣腫瘍に分けられます。貯留液の色彩は，透明から混濁，黄色，黄褐色，暗赤色とさまざまです。液体の性状によって卵巣嚢胞と嚢胞性卵巣腫瘍の鑑別はできないと考えられています。診断には病理検査が必要です。

ただし，超音波検査で実質性腫瘤がみつかった場合，腫瘍，とくに悪性腫瘍の確率が高まります。また，嚢胞性卵巣に対する発情抑制剤の効果は７割以上とされ，効果がみられなかった症例において摘出し病理検査を実施した調査では，卵巣嚢胞３：嚢胞性卵巣腫瘍７（そのうち悪性は6割強）の割合となっています。このことから，まずは投薬によって反応を確かめ，反応がみられず悪化傾向にある個体では手術を検討することが推奨されます*12。

嚢胞性卵管疾患（図18）：嚢胞性卵巣疾患と比較するとまれで，雌の液体貯留性腹部膨大症の１割以下です。卵管内に液体が貯留する嚢胞性卵管*13と，卵管壁に液体が貯留する卵管嚢胞性過形成および腫瘍に分かれますが，腹部が膨大するほどの卵管嚢胞性過形成はまれです。嚢胞性卵巣疾患との鑑別は超音波検査によって行われますが，やや困難です。ただし，治療に関しては嚢胞性卵巣疾患と同様であるため（発情抑制剤→効果がなければ手術），診断はさほど重要ではありません。

その他の嚢胞性疾患：腎臓や膵臓，肝臓などの臓器に嚢胞が形成されることもありますが，非常にまれです。ブンチョウでは暗緑色の胆汁によって嚢胞化した巨大な胆嚢嚢腫にしばしば遭遇します（図19）。

腹水：腹水は腹膜炎，腫瘍，肝不全などによって生じます。キュウカンチョウでは肝鉄貯蔵病による腹水貯留と肝肥大から腹部膨大症がよくみられますが，オウム・インコ類では，肝不全による腹水で腹部が膨大することは少ないです。腹水で腹部が膨大する前に死亡してしまうからです。仮に生存したとしても，ほかの肝疾患徴候が明瞭に認められますので，外観から容易に診断できます。また，肝不全による腹水は主に肝腹膜嚢に貯留するため，腹部頭側が張るような形で膨大するのが特徴です。

オカメインコなどの幼鳥の難治性下痢で，腸管の膨化と腹水貯留から腹部膨大がみられることがあります。この際の腹水貯留は，下痢によるアルブミンの損失が主な原因と考えられます。セキセイインコの雄で液体貯留性の腹部膨大症がみられた場合，そのほとんどが精巣腫瘍によるものです。多くの場合，腹水に血液が混在するため暗赤色となります。腹膜炎からの腹水は少量であり，腹部膨大を生じることはほとんどありません。

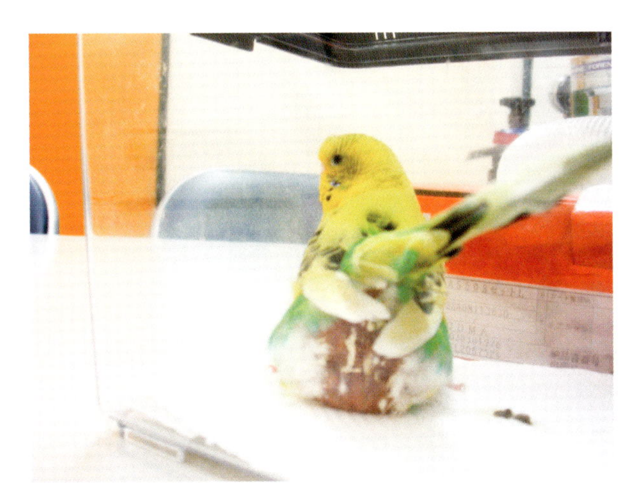

図16　著しい嚢胞性卵巣疾患の症例
手術により摘出され，嚢胞性卵巣疾患であることがわかった。

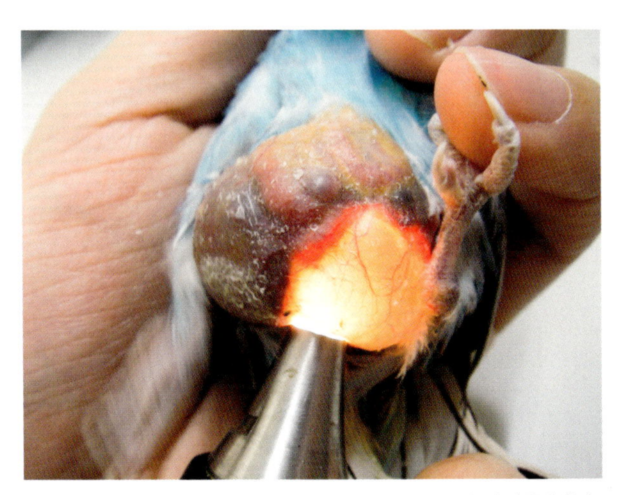

図17　いくつかの嚢胞に分かれていれば，ほとんどが嚢胞性卵巣疾患である。

*11 液体が溜まっている場合，保定によって液体が気嚢から肺に進入し，喀水・死亡することもあるので体位を立位から変換しないよう注意しながら静かに保定しましょう。

*12 小嶋篤史，眞田靖幸(2010)：鳥の嚢胞性卵巣疾患．コンパニオンバード疾病ガイドブック，p102-116，インターズー，東京．

*13 嚢胞性卵管は液体性の卵材が貯留していると捉えることもできますので，広義の卵管蓄卵材症に含まれることがあります。

ブロイラー鶏の腹水症では，循環障害によって腹水が貯留し，腹部が膨大するとされますが，飼鳥では循環障害による腹水で腹部が膨大するようなことはまずありません。

(4) 軟らかく全体が膨大している場合

発情性：上述したように，腹壁の弛緩と卵管の発情性肥大によって，雌の発情期には腹部が軟らかく膨らみます。骨盤が開き，腫瘤が存在せず，ヘルニアのように一部が膨隆していないことから，ほかの疾患と鑑別できます。

腸の肥大：幼少期は正常でもふっくらしていますが，腸炎や消化不良による大量の未消化食物残滓のうっ滞や，腸の肥厚などによって膨らむことがあります。腹筋の緊張していない大型鳥では腸の触診が可能ですが，小型鳥では困難です。X 線検査が必要となります。幼鳥では腹壁が薄い場合，肥大あるいは拡大した腸管を目視できます（図20）。

肝肥大：慣れれば小型鳥でも肥大した肝臓を触知できるようになります（図21）。

卵材：卵巣から排卵されて，卵管に取り込まれなかった卵黄や逆行・破裂により腹腔内に落ちた卵材がそのまま腹腔内に貯留して炎症産物となり，腹水とともに腹部を膨大させることがあります（図22）。

(5) 硬い腫瘤が存在する場合

①左側上部

砂嚢：正常な鳥では，砂嚢は硬く筋肉質で不整形の腫瘤として腹部左頭側に触れます。砂嚢不全の鳥では軟らかい感触となります。また，砂嚢の位置によってほかの臓器の異常を察知できることがあります。肥満や肝肥大では，砂嚢は背側にシフトするので触知が困難となります。卵巣や精巣の肥大，前胃の拡張では，砂嚢は腹尾側にシフトするので，明瞭に触知されます（卵と間違い，圧迫排卵しようとしないよう注意しましょう）。

②右側上部

肝臓：正常でも右葉が胸骨縁をややはみ出ます。ブンチョ

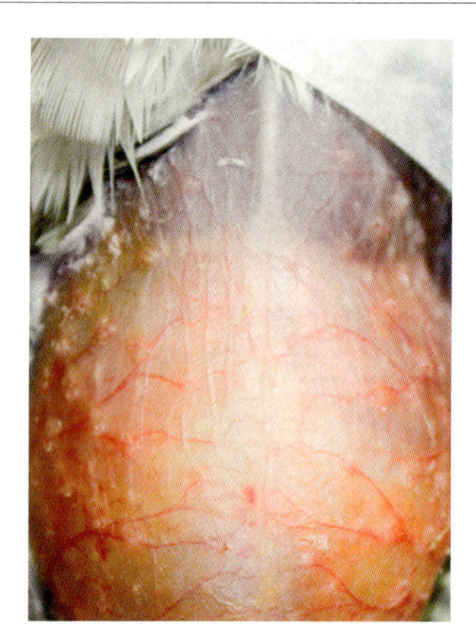

図18-1　外観

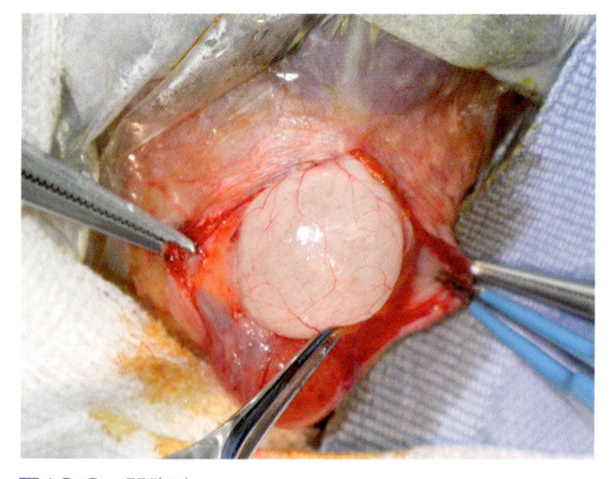

図18-2　開腹時

図18　嚢胞性卵管疾患によって膨大した腹部
開腹したところ，液体を貯留した卵管が飛び出てきた。

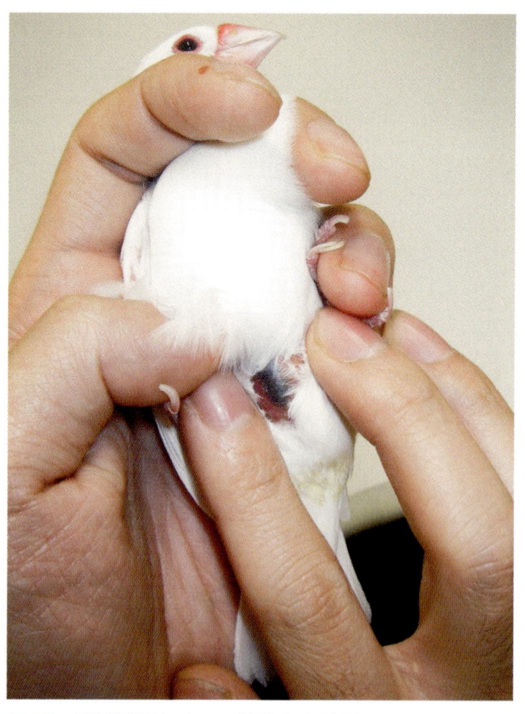

図19　胆嚢嚢腫によって膨大した腹部
青黒くみえるのが胆嚢。

ウなど腹壁が薄い種や幼鳥では，大きさや色，形などを目視可能です（図21）。肝臓は正常の大きさだと触知困難ですが，著しく肥大すると，弾力のある，分厚い舌状の腫瘤として触知されます。ただし，肥大した肝臓は脆いことが多いため粗雑に扱ってはいけません。

③中央部

卵：中央部奥に卵が触知される場合，まだ作製途中であることが多く，水風船のような弾力のある卵や，押すと殻がべこっと凹む卵であることが多いです。この位置で完全にカルシウムが沈着している卵に触るなら，何らかの原因で卵が下りてきていないと捉えることができます。圧迫による産卵が可能なこともありますが，手術が必要となることも多いです。

卵材：卵材の種類によって触感は大きく異なります。小さく硬い石状であれば，子宮部でつくられたカルシウム性の結石や変形した卵の可能性が高いです。消しゴム様の硬さをもつ不整形あるいは卵形の物質，どろどろとした粘性の高い液体を感じた場合，卵白や卵黄による卵材の可能性が高いです。

卵が割れて，卵白や卵黄は体外あるいは体腔内に排出され，つぶれた殻だけが触知されることがあります。

卵材が存在する位置が，卵管内（卵管蓄卵材症）なのか腹腔内（異所性卵材症）なのか（図22）は触診でわからないことが多いのですが，前者で卵材を覆う卵管が触知できることもあります。また，アヒルやニワトリの異所性卵材症では，層盤状に堆積した腹壁直下の卵材を触知あるいはクロアカから内診できることがあります。

卵管腫瘍：弾力のある腫瘤として触知されることがありますが，触診による卵材やほかの腫瘤との鑑別は困難です。卵管は左に存在するため，左に触知されることが多いです。

精巣腫瘍：末期では，消しゴム様の弾力のある腫瘤として腹腔奥に触知されます。進行すると，下部や手前で触知されることもあります。腹壁を透過して白色の腫瘤が目視できることもあります（図23）。

その他の臓器の腫瘍：飼鳥の場合，腹腔内腫瘍のほとんどが生殖器の腫瘍ですが，脂肪肉腫，リンパ腫，軟骨肉腫などさまざまな腫瘍が，孤立性あるいは多発性に生じます。触診での鑑別は困難です。

④中央下部

卵：産卵直前の腹部は，恥骨と排泄口が完全に開きます。卵は，恥骨間に収まり，排泄口直前まで来ています。しっかり硬く，表面のざらつきも触知されません。このような場合，カルシウム注射を打ち，自然産卵を待つ価値があります。

卵は硬いのに恥骨や排泄口は閉じぎみだったり，カルシウムを投与しているのに24時間経っても殻が硬くならないなどの場合は，卵塞である可能性が高く，圧迫排卵を試みるべきです。

メガクロアカ：腰麻痺やヘルニアなどさまざまな原因で便がクロアカ内に大量に堆積し，腹部膨大が生じます（図24）。便は軟らかい場合もありますが，クロアカ内で石

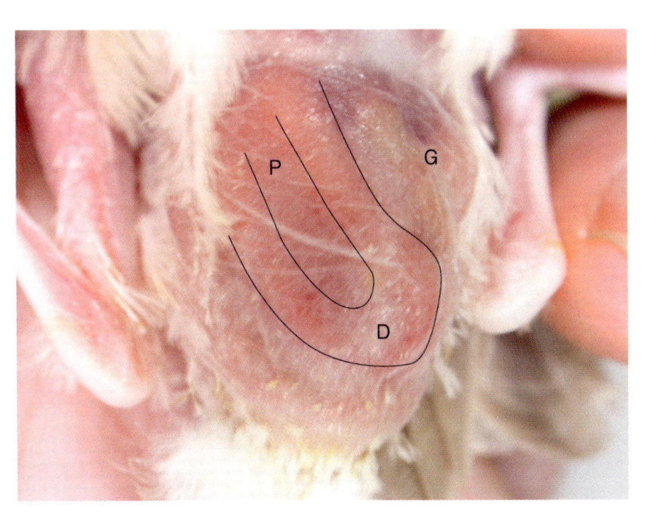

図20　やや赤く腫れたブンチョウの十二指腸（D）
十二指腸の間に膵臓（P）がみえる。砂嚢（G）も下垂している。

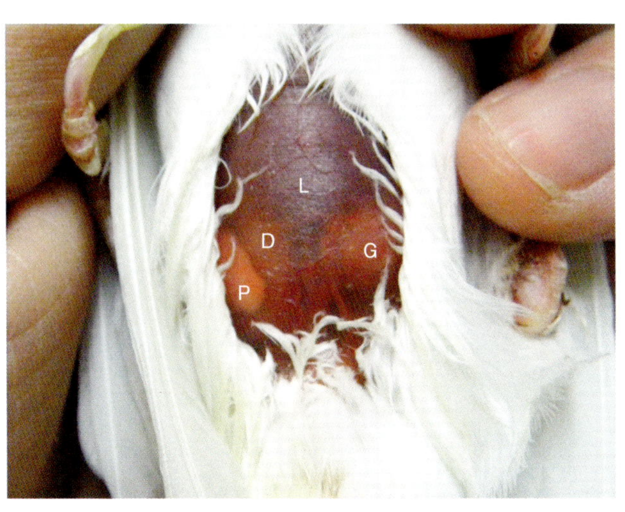

図21　ブンチョウの肝肥大（L）と腹水貯留
透明な液体の中に腸が浮いている。

化し，糞石あるいは尿酸結石として触知されることもあります。

卵管腫瘍：卵管尾側端に腫瘍が形成され，腹側下部の腫瘤として腹部を膨大させることがあります。とくに卵管摘出後の断端に発生することが多いような気がします。血便を伴うことが多く，圧迫によりクロアカを反転させることで腫瘍を目視することができることもあります（図25）。

排泄腔（クロアカ）の腫瘍：クロアカに腫瘍が発生することがあります。またヘルペスウイルスによる内臓乳頭腫もクロアカに生じます。これらにより腹部膨大が起きることはほとんどありません。

尿管結石：まれに何らかの原因による尿管閉塞に伴い，尿管内に尿酸が堆積し結石が形成されることがあります（図26）。触感は変形した卵のようで，片側の尿管閉塞では腎不全症状がみられないこともあり鑑別に注意を要します。

腎腫瘍：高齢のセキセイインコでは腎腫瘍に遭遇することがあります。中央下部，精巣腫瘍と触診では違いがわかりません。

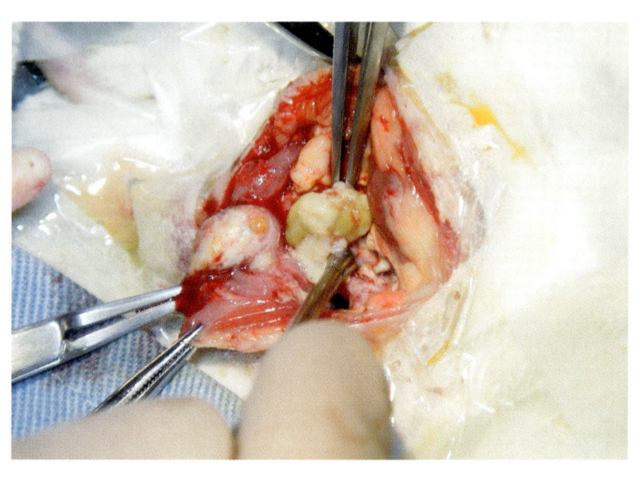

図22　卵材（異所性卵材症）によって腹部膨大した例
これぐらいの大きさの卵材であれば触診で検知が可能。

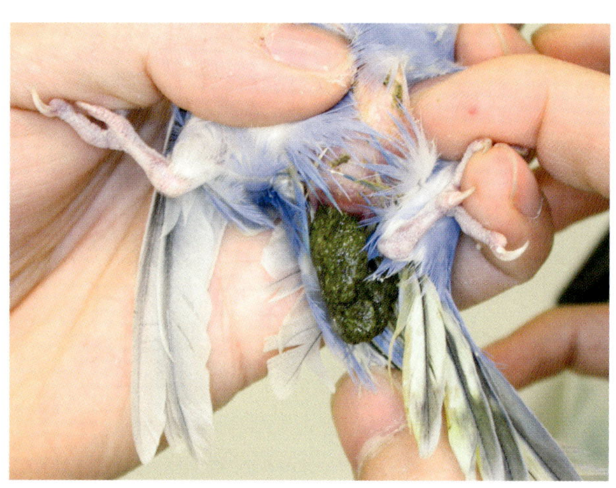

図24　ヘルニアによるメガクロアカ
圧迫排便をしているところ。

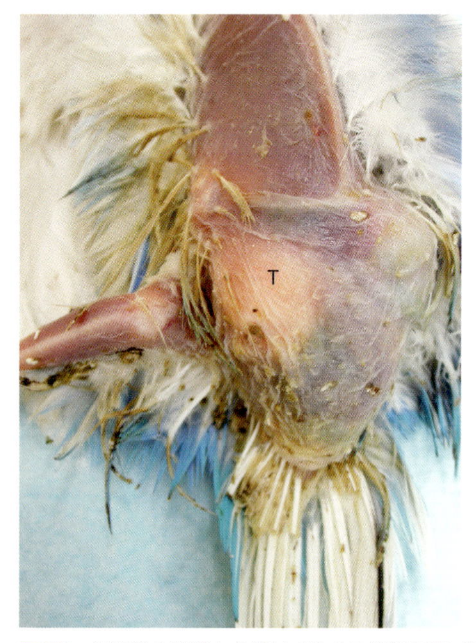

図23　側腹部の腹壁から透けてみえる精巣腫瘍（T）

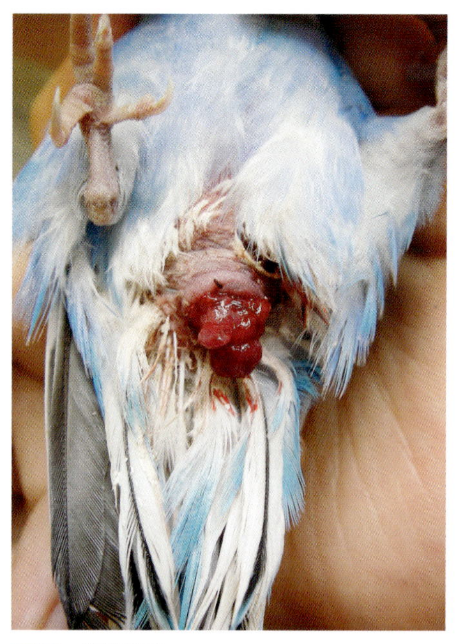

図25　卵管腺癌
圧迫し外部に露出したところ。

mission 5 体表腫瘤を発見せよ！

鳥は足と嘴以外のほとんどが羽毛に覆われています。しかも体毛と違って，正羽と綿羽の二重構造になっているので，体表腫瘤が生じてもかなり大きくなってからでないと見た目上わかりません。このため，定期的に自宅でチェックしてもらうとともに，健康診断時も見逃しのないようにチェックしていく必要があります。手早く全身をくまなく触りましょう！　ここでは体表腫瘤の多発地帯にしぼって解説します。

1. 尾脂腺をチェックする！

体表腫瘤の最大の発生ポイントで，かなりの高頻度で腫瘤が発生しますが，かなり大きくならないと外側から発見するのは困難なため注意が必要です。

尾脂腺導管の過形成（主にビタミンA欠乏が原因）などによって尾脂腺が正常に排泄されず，貯留・腫大が生じます。この場合，軟らかく波動感のある黄白色の内容物を貯留した腫瘤として触知されます（図27）。圧迫あるいは切開によって貯留した脂を排出しましょう。

肉質の腫瘤が形成された場合，扁平上皮癌であることが非常に多いので決して様子をみるようなことをせず，早期に摘出し，病理検査を行いましょう。小さいうちならば，局所麻酔のみで電気メスにより数分の処置で摘出できます。大きくなって腰部深部への浸潤を許した場合，後がありません。施術に自信がない場合は鳥の専門病院への転院をお勧めしましょう。

2003～2010年に当院に来院した尾脂腺腫瘤の病理検査結果の内訳は，扁平上皮癌6，羽包上皮腫4，腺癌1，血管肉腫1，粘液肉腫1，基底細胞腫1，貯留性嚢胞2，脂肪腫2，黄色腫1，炎症性肉芽腫2，羽包炎1，真皮炎1となっています。炎症性肉芽腫からは抗酸菌が検出されたこともあり，CO_2レーザーによる蒸散は施術者に危険が生じます。

2. 四肢の腫瘤をチェックする！

（1）翼の腫瘤

翼にも腫瘤が非常に多く発生します。腫瘤が内側に形成された場合，とくに飼育者には発見しづらく，健康診断でのチェックはかかせません。上腕から翼端まで滑らすように触診しましょう。

軟部腫瘤としては，血管肉腫と線維肉腫が非常に多く，脂肪腫，黄色腫，扁平上皮癌などが続きます*14。やはり悪性腫瘍が多く，とくに浸潤性の高い性質の悪いものが多い傾向にありますので，早期の生検による診断が必要となります。

羽包が出口を失って皮内で羽毛が成長した羽包嚢腫は，白色の羽鞘と羽毛が皮膚を透かしてみえますので生検の必要はありません。

黄色腫も特徴的な外観から診断が可能ですが，一部，悪性腫瘍による組織侵襲によって黄色腫が発生することがあり注意が必要です。

骨性の腫瘤としては，骨肉腫が多いので早期の生検に

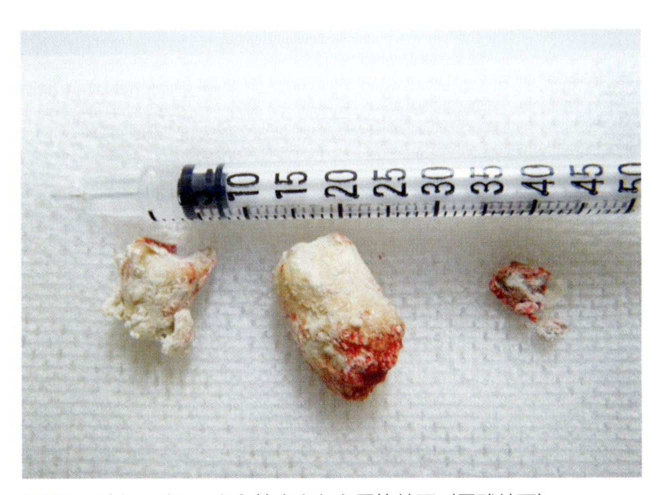

図26　ボタンインコから摘出された尿管結石（尿酸結石）触診では卵材と考えられていた。

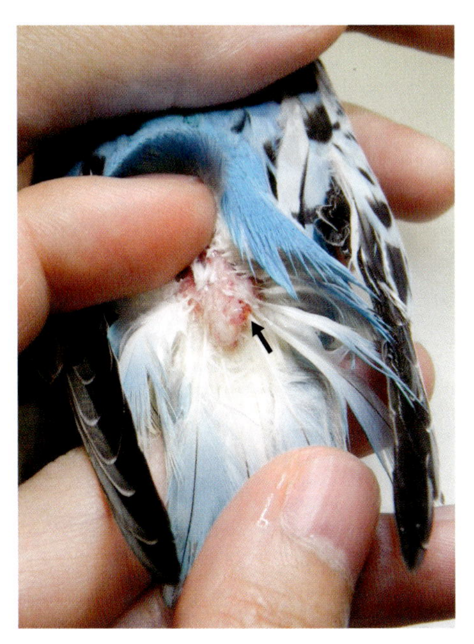

図27　尾脂腺は羽毛に覆われているため外側からみつけづらい。腫瘤を触知したらエコー用ゼリーを塗布して羽毛を掻き分け目視する。矢印は扁平上皮癌。

*14 2003～2010年に当院に来院した翼部腫瘤の病理検査結果の内訳：血管肉腫6，線維肉腫6，骨肉腫3，脂肪腫3，黄色腫3，扁平上皮癌2，羽包嚢腫2，血管腫1，腺癌1，肉芽腫1，表皮嚢胞1，軟骨肉腫1，外骨症1となっています。

よる診断が必要です。

良性のものとしては打撲が原因で発生すると考えられる外骨症がしばしばみられます。翼角内側（図28）にみられ，X 線写真で非侵襲性の骨増殖像として確認できます。経過観察となります。

(2) 脚の腫瘤

一方，脚の先端は羽毛がないので，触診でなくても視診によって腫瘤の発見が可能です（図29）。また，機能異常（跛行，挙上など）もみられることが多く比較的早く発見することができます。

触診では，関節の腫脹や，骨の腫大，軟部腫瘤などに注意します。腫瘍や肉芽腫，膿瘍，痛風などがみられます。

3. 頸～胸部の腫瘤をチェックする！

(1) 頭部

頭部にも腫瘤が形成されることがあります。膿瘍と腫瘍が主です（図30）。腫瘍の場合，かなり早期に取り除かないと頭部は外科的摘出が困難になります。

(2) 頸部腫瘤

鳥の頸部腫瘤の多くが胸腺腫です。高齢のブンチョウでの発生率はとくに高いです。初期の段階で発見し，ステロイドでコントロールすることが可能な腫瘍なので，触診での発見はかかせません（図31）。

(3) 胸部腫瘤

胸部には脂肪腫が形成されます（図32）。いわゆる肥満です。黄色腫や脂肪肉腫などもあります。

mission 6 四肢の異常をチェックせよ！

脚の機能障害では「跛行」，「挙上」，「麻痺」など，翼の障害では「飛行不全」，「翼下垂」，「翼の振戦」などの症状が認められた場合のチェックポイントです。

1. 骨折

骨折を生じている場合，以下の特徴によって触診での診断が可能です（図33）。

ブラブラ：骨折部位より遠位にまったく力が入らず，またあらぬ方向に屈曲します。翼の骨折では，骨折部位より遠位が垂れ下がります。

ゴリゴリ：骨折片同士が骨折部位で接触して，グキグキゴリゴリとした触感（軋轢）が生じます。損傷がひどくなるのであまりやってはいけません。

血腫：多くの場合，血腫により赤黒く腫脹します。

腫脹：軟部組織の腫脹により骨折部位で腫脹します。
古い骨折痕は骨腫瘤として触知されます。

2. 関節障害

関節障害では，触診で以下のような特徴的な異常が認められます。

可動域の縮小：炎症によることもあれば（図34），女性ホルモンの過剰による多発性過骨症のこともあります。

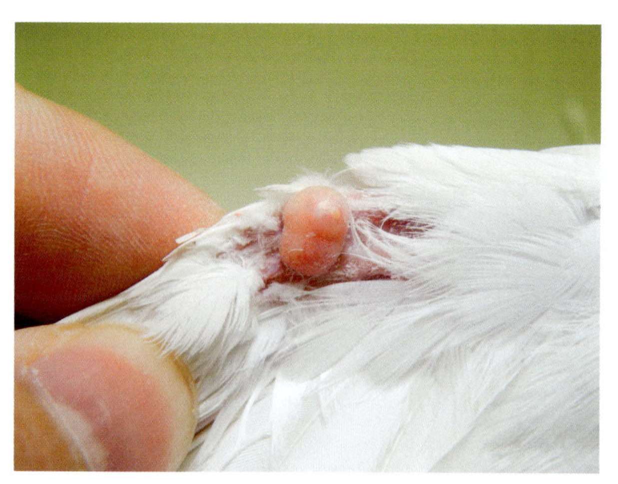
図28　翼角内側は腫瘤の最も発生の多い位置

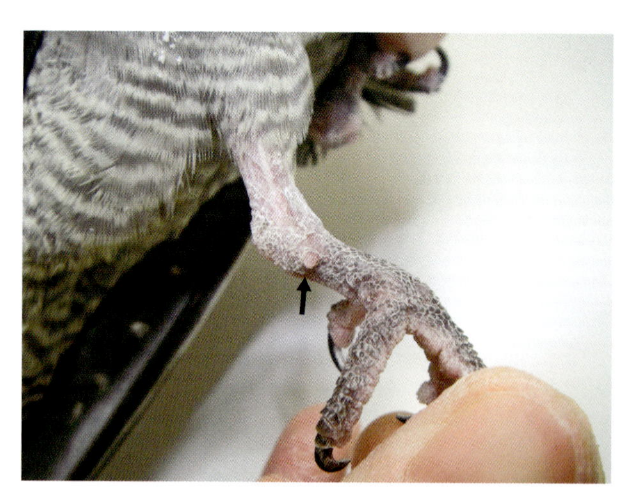
図29　こんなに小さくても悪性の腫瘍だったりする（矢印）（血管肉腫だった）。早々に生検を兼ねて摘出する。

慢性的なものでは，関節へのカルシウム沈着が生じます。翼を背中側に屈曲させようとすると震えて途中で止まってしまう場合，肩あるいは烏口骨に異常があります。無理に屈曲させようとすると上腕を骨折するので注意しましょう。

可動域の拡大：靭帯が損傷した際に認められます。左右で比較するとよいでしょう。

関節の腫脹：関節炎（**図35**），変形性関節症，腫瘍などで腫脹します。腫脹が認められたらX線検査を実施しましょう。

3. 麻痺

麻痺が生じることも非常に多いです。翼では翼垂れや飛行不全，振戦などが生じます。脚では起立不能，座り込み（**図36**），開趾不全（**図37**），握力低下，止まり木からの落下などが認められます。触診では力の入らない様子や，反射の低下や消失が認められます。

原因はさまざまで，脳障害，脊椎損傷，脊椎腫瘍，産褥麻痺，鉛中毒，脚気，腎臓や精巣・卵巣の肥大による坐骨神経の圧迫，カルシウム代謝異常による神経孔の閉鎖，ハバキ[*15]や，関節障害，骨折による神経の圧迫や損傷，ボルナウイルスによる神経炎などで麻痺が生じます。

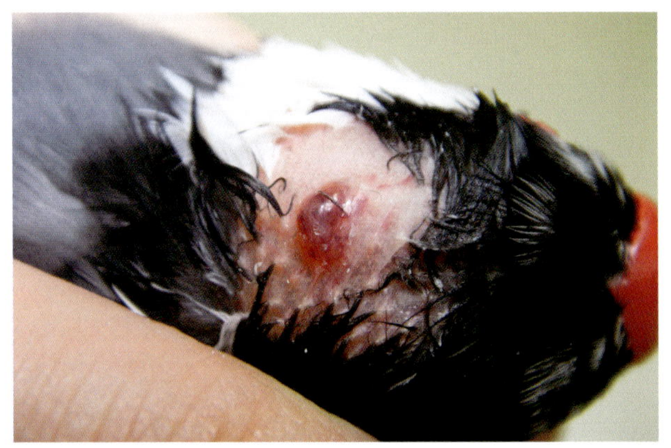

図30　血管肉腫
飼育者の早期発見により無麻酔で摘出できた。

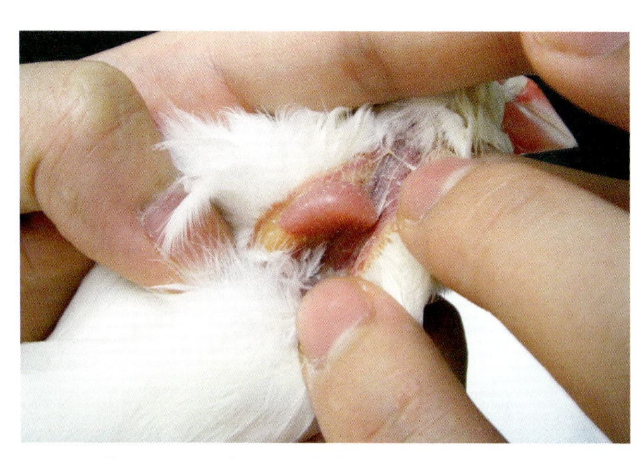

図31　ブンチョウに多発する胸腺腫
入念に頸部を触るか，息を吹きかけて目視しよう。

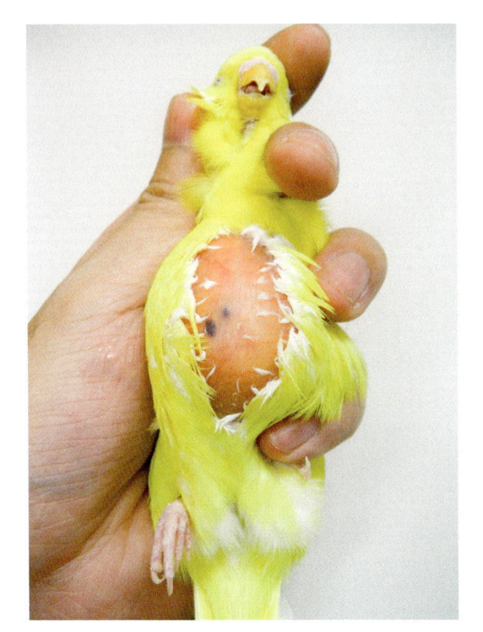

図32　巨大な脂肪腫
黄色で軟らかい腫瘤として触知される。

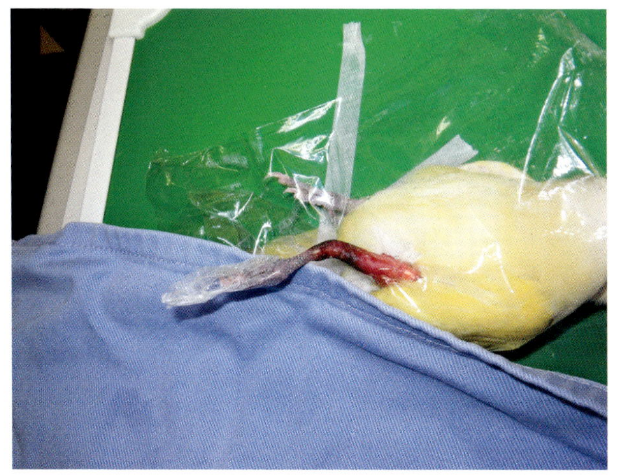

図33　骨折部位での屈曲と内出血が確認できる。

＊15 脚鱗の角化亢進による肥厚。高齢で発生しやすく，神経や血行を圧迫することもあります。

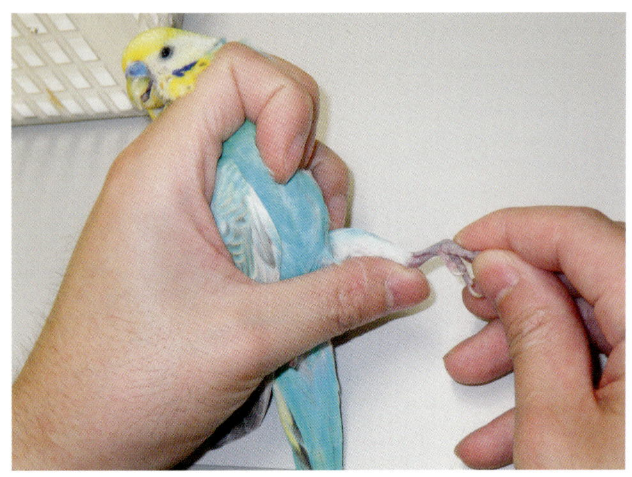

図34　踵関節が腫脹し，これ以上真っ直ぐにならない。

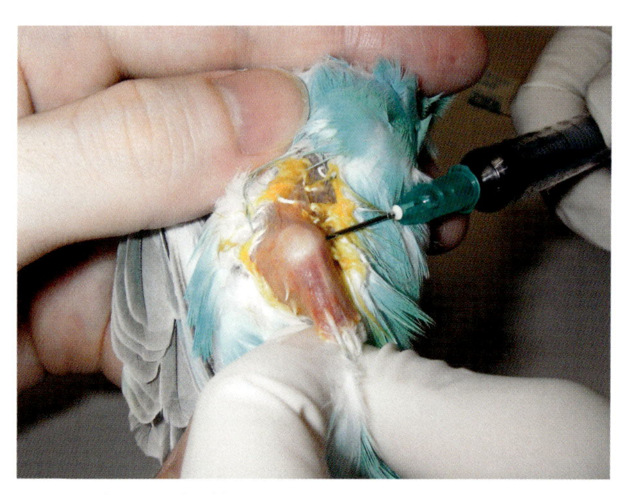

図35　腫脹した膝関節へのFNA
細菌性関節炎であった。

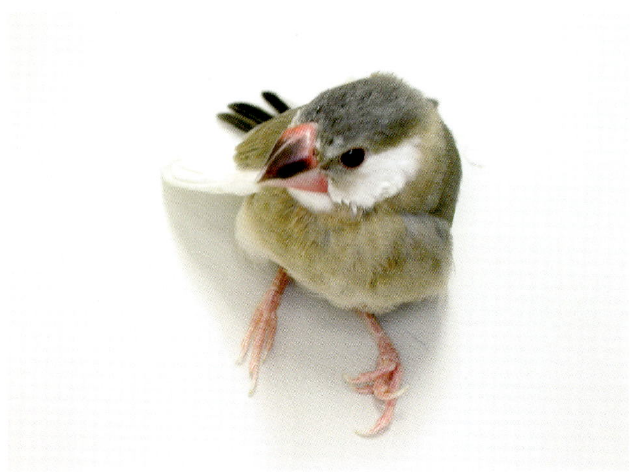
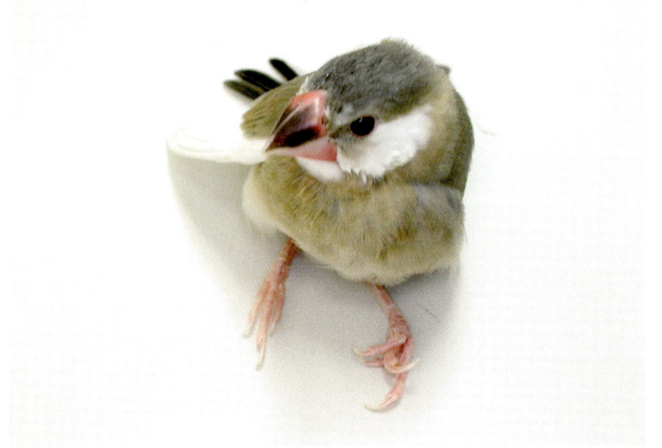

図36　腰椎の損傷による対麻痺

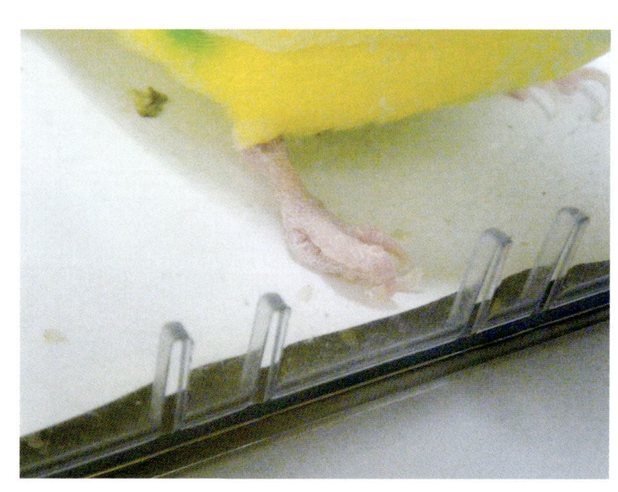

図37　開趾不全
精巣腫瘍による坐骨神経の圧迫が原因と考えられる。

おわりに

臨床獣医業界において鳥の診療が比較的忌避される傾向にあるのは，「鳥は触ると死んでしまう」という通念があるためです。これはまったくの嘘なわけでなく，健康にみえる鳥であっても，熟練した保定者であっても，100%安全とはいえません。

このため，触らずに診療するためのさまざまな知恵が鳥の診療では必要となります。しかし，触らずに得られる情報は限られており，より救える鳥を増やすためには，触診を行う必要があります。もちろん，負担を最小限に抑えるため，十分で適切な保定鍛錬を行い，各部位における疾病の発生傾向を念頭においたうえで，すばやく，短時間でチェックしていくべきです。

触診は文章では伝えづらい分野ですが，筆者の経験を少しでも諸賢らの診療に役立てていただければと思います。鳥を触診中，事故に遭遇することもあるかもしれません。しかし，逃げることなく，開き直ることなく，常に結果を人一倍重く受け止め，それでもなお，前進し続ける勇気こそがライトスタッフ（正しい資質）であり，獣医師に与えられた業なのだと思います。

MISSION COMPLETE!!

第6章 そ嚢検査

本邦の飼育者の間では，「そ嚢検査ができる＝信頼できる鳥医者！」とまことしやかに語られます。そ嚢検査ができないのは論外なので，ともかく。そ嚢検査ができたとしても，その解釈が間違っていれば「ヤブ」です。あるいは，そ嚢検査をしたうえで，よくわからないのをごまかすため「そ嚢炎ですね～」などとのたまうようだったら「サギ」です。

信頼される獣医師の第一歩として，まずはそ嚢検査をしっかり安全にできる手技を習得し，同時に，間違いのない解釈ができるようになりましょう!! それではミッションスタートです。

mission 0 そ嚢検査を会得せよ！

1. ゾンデのサイズと先端の選択

そ嚢検査に使用するゾンデは鋭い嘴で噛み切られないよう，金属性のものである必要があります。また，その太さは鳥種によって最適なものを選択しなければなりません。先端はそ嚢を傷つけないよう鈍端であり，また気管に誤挿入しないために，気管より太く，食道より細いものを選びましょう。また，軸は太すぎると喉頭口をふさいでしまうため，適度に細いものがよく，微妙にカーブをつけたものがスムーズに挿入可能です。

2. そ嚢検査の危険性

そ嚢検査は熟練者であっても事故を起こしかねない危険性の存在する検査であることを忘れてはなりません。

具体的な事故例を挙げると，そ嚢の損傷（擦過傷，穿孔，吸引壊死），口角の出血，嘴の破損，気管内への挿入による呼吸停止などです。著者の経験では，ゾンデごと舌をかじって出血した個体もいました。

これらは，正確な手技によってある程度，予防が可能ですが，鳥の性質によっては猛烈な抵抗から正確な手技が行えないこともあります。また，呼吸困難，神経質，肥満，肝不全，発作もち，高齢などでは，そ嚢検査のための強固な保定により死を招くこともあります。そ嚢検査は危険を冒してまで行う検査ではないため，危険そうな個体では避けることが最も“かしこい選択”方法です。

3. そ嚢検査の手技

そ嚢検査は高い保定技術を要する検査です。検査中に鳥に動かれると必ず事故が生じます。鳥の首は普段S字に曲がっていますが，これを真っすぐに伸ばした状態で固定する必要があります。また，顔はなるべく上を向いているほうがよく，ゾンデは無理やり口腔内に押し込まず，くわえさせ，飲み込ますようにします。

口を開かない個体では，嘴を刺激してゾンデを咬ませてから口の中に入れます。かたくなに口を開けない個体では，口角の隙間から挿入するとよいでしょう。フィンチ類では，爪を用いて隙間を空け，ゾンデを滑り込ませる方法もあります。食道内に挿入したゾンデは，力を入れてそ嚢内へ押し進めるのではなく，シリンジとゾンデの重みで自然に落とすようにするのがコツです。あらかじめそ嚢底までの距離を把握しておき，そ嚢底を突いてしまうことなく途中で止めるようにしましょう。できれば42℃に加温した生理食塩水（1mL/100g）を注入し吸引します。無理に吸引して吸引壊死を起こさないよう注意しなければなりません。ゾンデの抜去の際も十分注意して慎重に抜去してください（図1）。

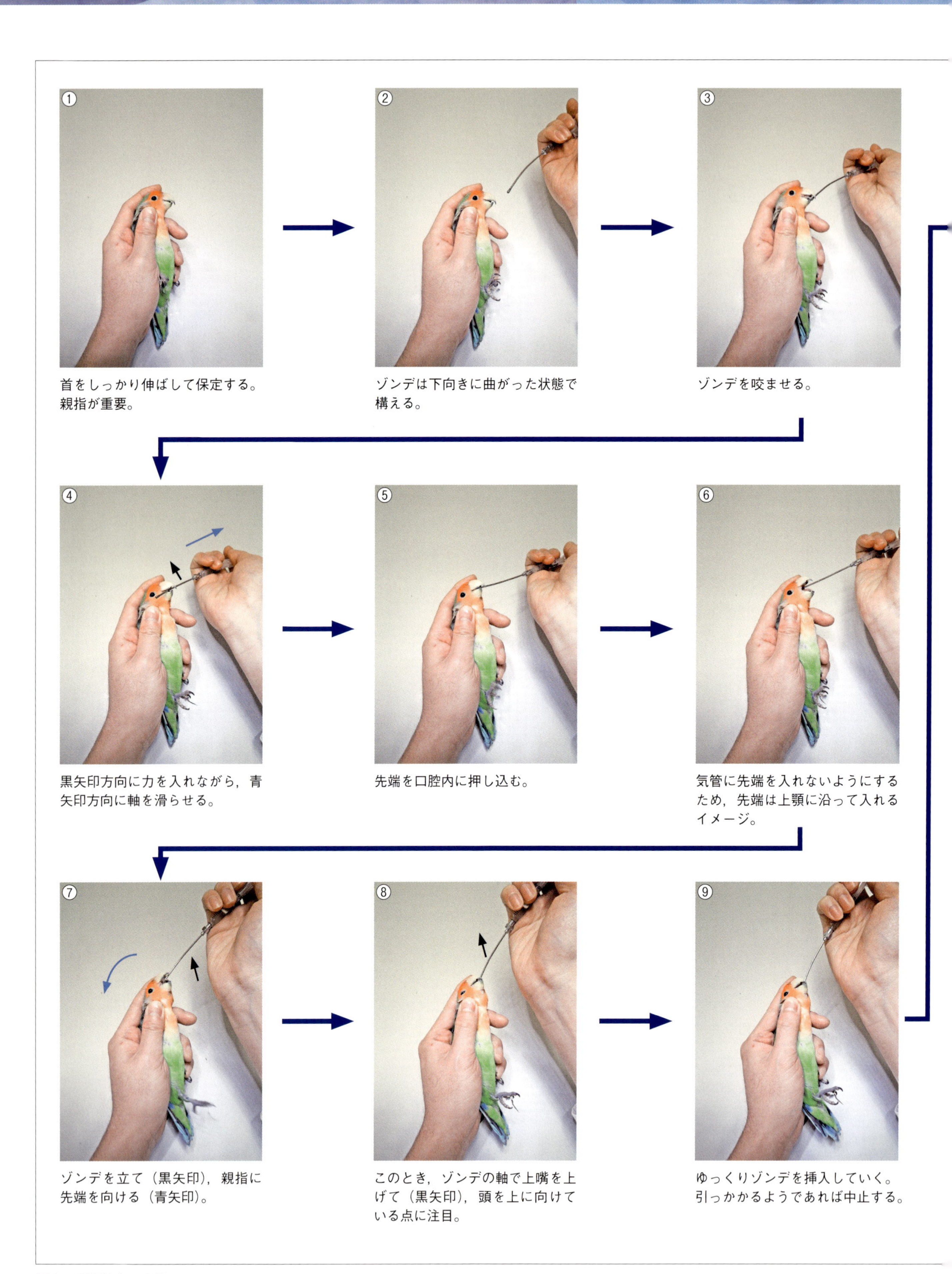
①
首をしっかり伸ばして保定する。親指が重要。
②
ゾンデは下向きに曲がった状態で構える。
③
ゾンデを咬ませる。
④
黒矢印方向に力を入れながら，青矢印方向に軸を滑らせる。
⑤
先端を口腔内に押し込む。
⑥
気管に先端を入れないようにするため，先端は上顎に沿って入れるイメージ。
⑦
ゾンデを立て（黒矢印），親指に先端を向ける（青矢印）。
⑧
このとき，ゾンデの軸で上嘴を上げて（黒矢印），頭を上に向けている点に注目。
⑨
ゆっくりゾンデを挿入していく。引っかかるようであれば中止する。

図1　そ嚢検査の実技

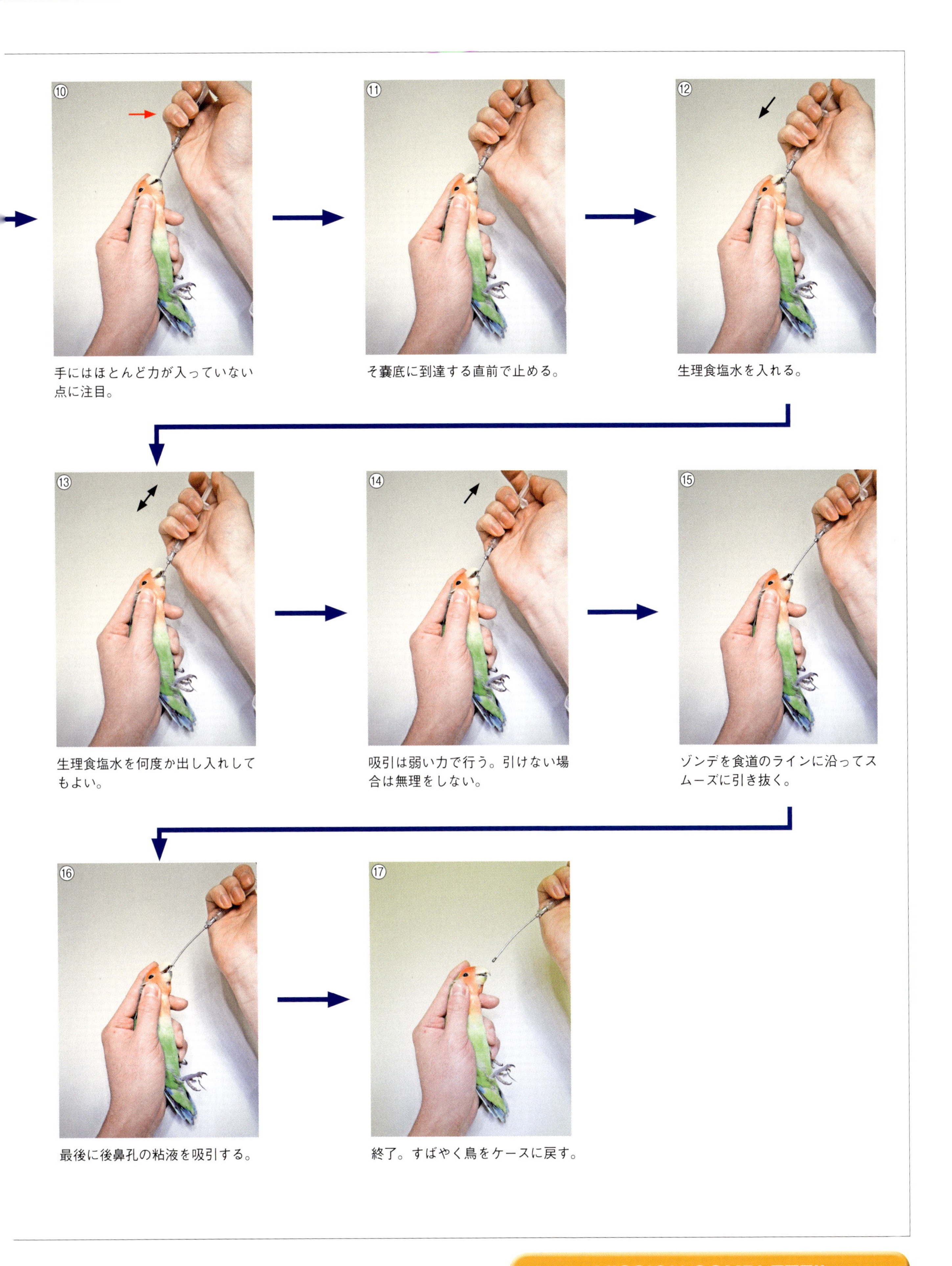

⑩ 手にはほとんど力が入っていない点に注目。

⑪ そ嚢底に到達する直前で止める。

⑫ 生理食塩水を入れる。

⑬ 生理食塩水を何度か出し入れしてもよい。

⑭ 吸引は弱い力で行う。引けない場合は無理をしない。

⑮ ゾンデを食道のラインに沿ってスムーズに引き抜く。

⑯ 最後に後鼻孔の粘液を吸引する。

⑰ 終了。すばやく鳥をケースに戻す。

MISSION COMPLETE!!

第7章 鳥の看護

鳥の治療の成否は，看護にかかっているといっても過言ではありません。どれだけ高価な検査機器を使用して診断をつけても，どれだけ高度な治療を施したとしても，保温が満足にできていなければ鳥は死んでしまいます。

この章では，主に入院の鳥を対象とした看護について解説しますが，飼育者が自宅で行う看護もこれに準じて，できる範囲で行うよう指導の参考にしていただければと思います。また，この章は，本書のなかでも，とくに筆者の個人的な経験に強く基づいた内容であることをご了承ください。

mission 0 鳥を温めろ！

1. 鳥はいつも限界ギリギリの高体温！

鳥は空を飛ぶ生き物です。地球の重力を振り切り大空に飛び立つため，哺乳類にはないさまざまな機能と構造を獲得しています。その 1 つが高体温です。

空に飛び立つ爆発的で急激な運動は，人間が全速力で走るときの 10 倍の運動負荷ともいわれますが，鳥はまったくの静止状態からこの激しい運動をやってのけます。もちろん冷えた体ではこの運動を行うことはできません。無理に飛び立てば筋の断裂などさまざまな問題を起こすでしょう[*1]。このため鳥は常時 42℃という生体がギリギリ耐えられる高体温を維持し，常に飛び立てるよう“暖機”しているのです。

この高体温の維持には莫大なエネルギーが必要で，鳥は“常食”を宿命づけられました。とはいうものの，餌は常にあるわけではないので，そ嚢という餌の貯蔵庫を創り出し，食べた餌を少しずつ胃に常時流し込むシステムを手に入れました[*2]。これで寝ているときも飛んでいるときもカロリーチャージができます。

しかし，ひとたび疾病状態に陥ってしまうと食欲がなくなったり，消化管の運動が低下してしまったり，肝臓で体温をつくれなくなったりと，真っ先にこの著しく消耗するシステムが破綻します。そして鳥は少しでも体温の損失を防ごうと，絶縁域を増やすためのシステム“膨羽”を発動させます[*3]。

このような状態に陥った鳥に対し，我々看護者は，少しでもこの高体温維持システムの負担を軽減させるための努力をしなければいけません。

「鳥の看護は保温に始まり，保温に終わる！」といわれるのは[*4]，このためなのです。

2. 鳥を温めるな！　空気を暖めろ!!

鳥は空を飛ぶために体を軽くする必要がありました。このため体の大きさに比較して体腔内は空洞です。空いたスペースには，肺につながる“気嚢”が膨らんでいます。気嚢は高体温を維持するため，大量に必要となる“酸素”を効率よく摂取するためのシステムの一部です。また，気嚢は内臓のほとんどを包み込み，過剰に発生した体温をクールダウンさせる働きをもっています[*5]。

鳥はこのような特殊な解剖学的構造をもちますので，吸った空気の温度が直接内臓全体に伝わってしまいます。このため，鳥の保温は，空気を暖めなければならないのです。また，羽毛による熱の遮断効果が著しく高いということも併せて考えると，哺乳類や爬虫類で用いられる接触型の保温器具は，ほとんど意味のないことがわかると思います。

一般に鳥用として市販される遠赤外線式ヒーターも実はあまりお勧めできません。体表だけ温まり内臓が冷えている状態なのかもしれませんし，鳥がいったいどれくらい温まっているのか客観的に評価することが難しいからです。空気を暖めるのであれば，サーモスタットを使うなどして適切な看護温度を維持できるのですが，遠赤外線式だとその強弱を鳥の様子をみて決めていかなけれ

＊1 寒空の下，野宿している状態から突然飛び起きて全速力（しかもその10倍のパワー）で走り出すことを想像してみてください。
＊2 胆汁が常時排泄されているのはこのためです。第2章「排泄物の観察」（絶食便）を参照（pp.24～25）。
＊3 第1章「鳥の観察」mission 1「膨羽」参照（p.8）。
＊4 筆者が勝手にいってます。
＊5 鳥の精巣が体腔内にあって42℃の高体温に曝露され続けながら，腫瘍化しないのはこのためだと考えられます。

ばなりません。1日中鳥を見張っていることができるならば役立つかもしれませんが，通常は無理です。「鳥は寒いと近づき，暑いと遠ざかる」ともいわれますが，実際病気の鳥をみていると必ずしもそういうわけではなく，わざわざ寒いところにいてみたり，暑いところにいて熱中症になったりしますので，鳥に任せるのは危険です。

3. 鳥の看護温度は原則 28 ～ 31℃！

一般的な飼鳥の看護温度は28～31℃が原則です[*6]。まずは31℃に保温し，様子をみます。暑がっていたら[*7]，設定温度を少しずつ下げ，暑がらず寒がらない温度をみつけ固定します。

31℃でも膨羽し続ける鳥もいますが，通常それ以上の保温は行いません。32℃以上の環境温度は熱中症を起こす危険がぐっと高まるからです。とくに病気の鳥は体温調節がうまくできませんので，それまで膨羽していたにもかかわらず突如暑がりだすことがあります。31℃以下の保温であればその危険は減弱しますが，それでも様子はよくみるべきです。

4. 鳥を温める設備を整えよう！

(1) 看護室の用意

鳥を入院させる際，あるいは自宅で看護する際も“慣れているカゴ”がよいとされてきましたが，とくに“根拠”や“証拠”は見当たりません（ごく一部，慣れているカゴでないと食べない鳥がいるので注意‼）。鳥は環境変化に弱いのですが，哺乳類と異なって住まいに対する愛着[*8]は少ないようです（大型鳥では慣れているケージのほうがよい場合があります）。それどころか，慣れているカゴだと捕まえるのが難しく[*9]，体重計測や必要な処置をする際に毎回逃げまどい，鳥に大きなストレスをかけてしまいます。

最も鳥を管理しやすい入れものは，プラスチック水槽（以下，プラケ）です。壁面がフラットなので，けがをしづらく，消毒も容易です。また出入り口が引き戸になっているタイプ[*10]は鳥に逃げられる恐れが減ります。また，鳥はカゴをアウトドアと捉えますが，プラケをインドアと捉えるようで，警戒域が極端に減少することからストレスの軽減にも役立ちます。

プラケのサイズ[*11]は，運動を制限するため頭尾長よりやや大きい程度とします。保温と同じくらい安静も大事です。病気の鳥は寝ているか，食べているかどちらかに集中させましょう[*12]。

(2) 看護室内の設備（図1）

床材は，排泄物の観察が容易で，衛生的で，安全性が高く，かつ入手しやすく安価なキッチンペーパー[*13]がお勧めです。負重に関連する問題がとくになければ，床を軟らかくする必要はありません[*14]。牧草やチップは論外です。アスペルギルスなどの温床になりますし，排泄物の観察ができなくなってしまいます。

餌入れや水入れは，ボレー入れ（半月や四角）の金属部分を取り除いたもの（ペンチで引っこ抜く）が便利です。ケージ内への設置は，紙テープを丸めてくっつけると鳥が水入れに乗っても倒れません[*15]。

(3) 保温室の用意

ここで紹介するシステムは医療用ではありませんので，精度や安全性の保障はいたしかねますが，少なくとも当院で使用してこの20年以上不具合を認めていません。

①個室（図2）

ガラス水槽が最も適しています。熱に非常に強く，保温によって有毒ガスを発生する恐れがないからです。また，さまざまな消毒薬に十分耐えてくれますので，理想的な保温室になります。飼育者の自宅での保温設備として，あるいは準隔離の鳥の保温室として便利です（図3）。

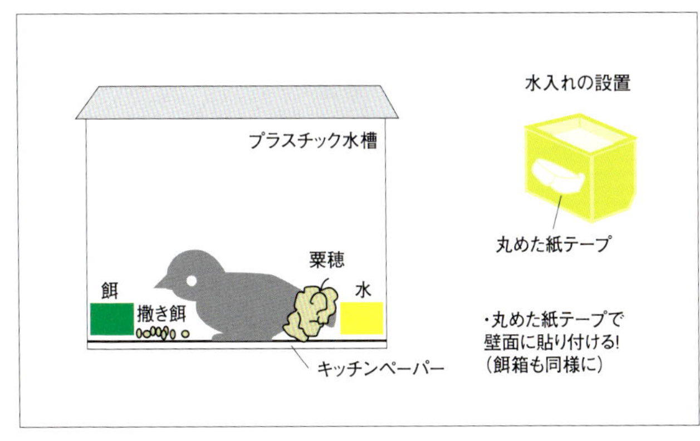

図1 看護室内の模式図

＊6 室温はニワトリの仲間では26～28℃。場合によっては31℃。寒冷地の鳥ではさらに低くすることもある。
＊7 第1章「鳥の観察」mission 0「高体温徴候」参照（pp.8～9）。
＊8 巣の概念が，もともと鳥と哺乳類では大きく異なるためではないかと考えられます。哺乳類にとって，巣は“寝床”ですが，鳥は巣で寝る習性をもたず，彼らにとっては単なる“繁殖場所”であって，安息の場所ではないのです。生態から推測すると，通いなれた“ねぐら”で，周りに仲間がいる状況が，彼らを安心させる最も重要なポイントと考えられます。
＊9 第3章「鳥の保定」mission 0 参照（p.29）。
＊10 とても重要。開き戸と異なりすき間ができにくい。
＊11 セキセイインコ，ラブバード，ブンチョウはNISSOのプラスチックケースミニ，オカメインコはプラスチックケース小が適しています。蓋が外れて事故が起きるのを防ぐため，あらかじめ“取っ手”を必ず外しておきましょう。
＊12「運動しないと食欲が出ない！」とか，「狭いとストレスが！」とか，飼育者はいろいろといってきますが負けないようにしましょう。狭いとストレスがかかるというのも迷信です（ではカゴで飼うのはどうなの？と逆に質問したくなります）。放鳥はもってのほかで，病気の人に全速力で100 m ダッシュの10倍の運動をさせるようなものです。小型鳥は運動をまったくしない状態でも食欲を落としたりしませんし，鳥は運動量と筋肉量の間に相関がありません[*24]。
＊13 敷き紙を食べたり，水に漬け込んでしまう鳥の場合は，敷き紙を撤去しましょう！
＊14 猛禽類は小型でも人工芝を敷きましょう！
＊15 どうしても，引きずり倒してしまう鳥の場合（コザクラインコに多い），プラスチックケース側面に穴を開け（ハンダゴテが便利），外からバナナ型水入れを挿入しましょう。

ガラス水槽がすぐに用意できないのであれば簡易的にダンボール箱などでもよいのですが，安全性や消毒などを考えると一時しのぎと考えたほうがよいです。ビニールやアクリル製の温室は溶けたり揮発性物質が出たりと，安全面からあまりお勧めできません。

②大部屋（図4）

たくさんの鳥を入院させる“大部屋”をつくるなら，ガラス温室が便利です。園芸用としていくつか販売されています。犬舎などにアクリルの密閉戸をつけて保温室とすることもできるのですが，様子がみづらく，スペースが無駄になることも多いです。大部屋のメリットは，周りに多くの鳥がいることで環境ストレスが減弱することにあります。

③ 市販の動物用ICU やヒト用の保育器，鳥専用の保温室

これらがあれば自作の必要はなくなりますが，高価なのが難点です[*16]。また，動物用ICU や保育器は安全性と信頼性に優れますが，鳥で使用するにはやや使い勝手が悪いです。海外などで市販される鳥専用の保温室は熱源一体型であるため消毒が面倒です。

（4）熱源の準備

保温には必ず熱源が必要です。カゴを毛布などで覆うだけの飼育者も多いのですが，それでもカゴの中は室内と同じ温度にしかなりません。鳥自身は熱源になるほど体温を放熱しません。熱源としては上記で説明したように空気を暖めることができるものを使用します。

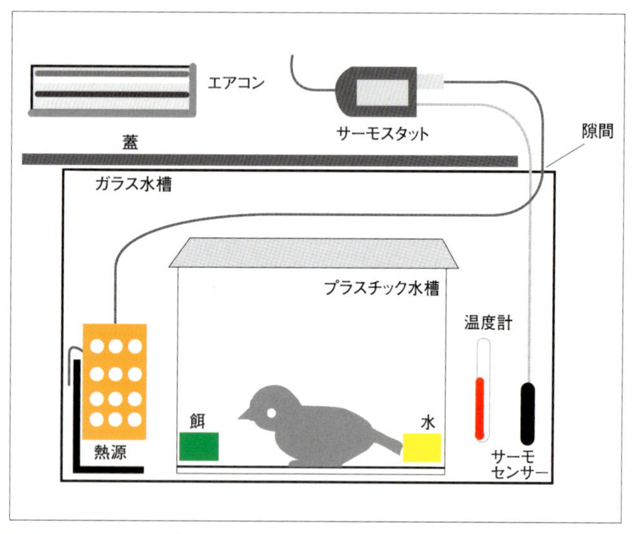

図2　保温室の模式図（小部屋）
適した看護温度に保てるならばエアコンだけでもよい。

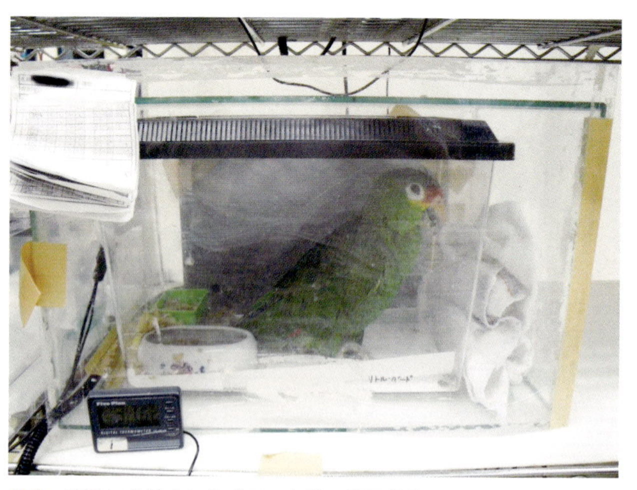

図3　簡易に設置されたガラス水槽の準隔離室
ガラス水槽を横倒しにしてプラスチック板をガムテープで固定しただけ。奥にヒーター，左壁面にサーモスタットおよび温度計のセンサーが設置してある。

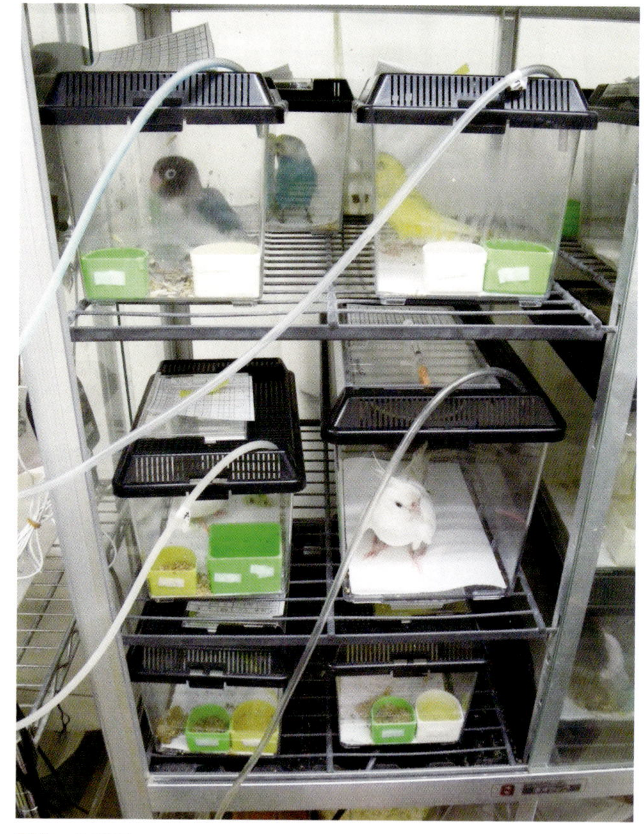

図4　大部屋
当院で使用しているのはFHB-1508S（Pica corp.）。もっと掃除や消毒がしやすいものがあればよいのだが，現在のところ本製品が決定版？ 入院している鳥が常時20 ～ 30 羽いる鳥専門病院でも，これ 1 台（しかも上半分だけ使用）あれば，あとは隔離の個室をいくつか用意するだけで十分だったりする。出ているチューブは酸素濃縮器につながっている（本文にて後述）。

＊16 入院費が上がって入院をあきらめる飼育者が増えては本末転倒です。

①ひよこ電球

昔から鳥の保温に使用されているひよこ電球は，鳥を赤外線で直接温めるイメージがありますが，空間を暖めるのに適しています*17。長時間使用に耐えますし，安価で手に入れやすいです。ただ，割れたり，知らないうちに電球の寿命が尽きていたり，高温防止装置がついていなかったりと，信頼性や安全性に難があります。また，消毒が困難なため隔離室で使用することができません*18。

②パネルヒーター

一般に犬・猫病院で使用されているペットヒーターや，爬虫類・小型哺乳類用の平面型のパネルヒーター，フィルムタイプのヒーターは，ヒーター面に自動温度調節機能（サーモスタット）がついており*19，ヒーター面がある程度の温度になると勝手に停止してしまうので空間の温度を保つのには役立ちません。

一方，園芸用のヒーター（図5）の多くは本体にはサーモスタットがついていないので，空間の温度を外付けのサーモスタットで調節するのに適しています。

(5) 温度と湿度の調節

①サーモスタット

温度調節には空間の温度を計測して温度調節を行ってくれるタイプのサーモスタットを使用します（図6）。さまざまな製品が販売されていますが，必ず質のよいものを使用しましょう*20。

サーモスタットを設置する場合，センサーを置く位置が重要です。必ず，保温すべき鳥と同じ“高さ”とし*21，直接赤外線で温まらないよう熱源からは極力離し，鳥に近いところとします。

②エアコン

サーモスタットを使用していたとしても室温は一定に保つべきで，当院はエアコンを使用して年中28℃前後に室温を保っています。狭い部屋であれば湿度や衛生面を考慮してオイルヒーターのほうがよいかもしれません。

③温度計

サーモスタットをつけていたとしても温度計は必須で

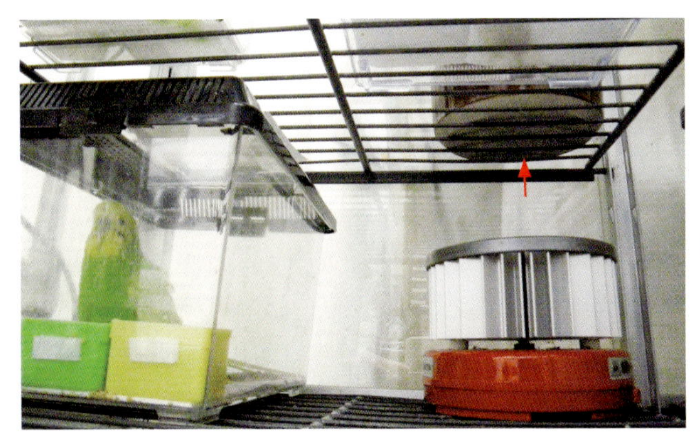

図5　大部屋の熱源
当院ではパネルヒーターSP-150（昭和精機工業）を使用している。シンプルな構造のため故障の心配がほとんどなく，20年以上連続使用しているがいまだ現役。ヒューズが内蔵されており，異常高温を防止してくれるのも安心な点。ヒーターの直上は温まりすぎてしまうため鳥を置かない。誤って置いてしまうのを防ぐ目的と加湿目的で，水の入った陶器を置いてある（矢印）。

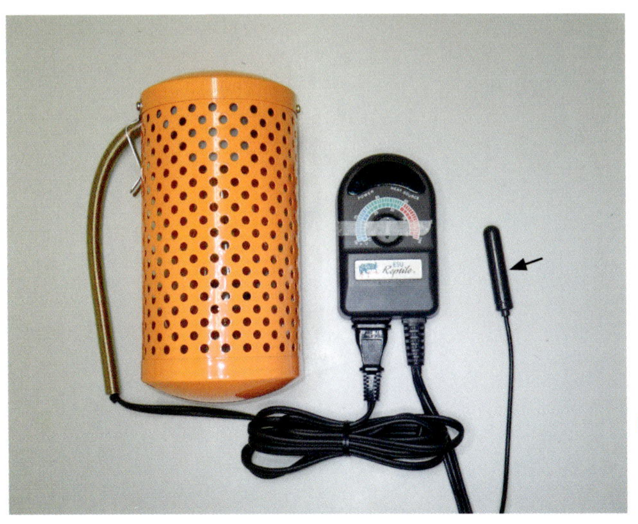

図6　爬虫類用サーモスタット
ひよこ電球（100w）に接続したところ。センサー（矢印）の温度があらかじめ設定した温度になると電源が落ちる仕組み。誤動作を防ぐためダイアルにテープを張って固定している。

*17 一般に鳥カゴに直接設置する方が多いのですが，コードを引き込んで噛んで感電したり（下手すると火事になる），接触し続けて低温火傷したり，赤外線によって計測している環境温度以上に鳥が温まりすぎていたりと問題が多く生じますので，カゴに直接設置しないよう指導しています。
*18 当院では，ホルマリン滅菌器で滅菌しています。
*19 サーモスタットがついておらず，防水性の高いもの（洗浄可能）がかつて販売されていたのですが，現在はみかけません。
*20 爬虫類用に販売されているものがお勧めです。
*21 壁面に貼りつけたテープが剥がれてセンサーが脱落し，鳥が熱中症を起こすことがあります。しっかり固定しましょう！

す。できれば最高最低温度計で温度の上下をみておいたほうが安心です。スポットで温度を計測することも多いので，赤外線温度計も用意しておくとよいでしょう。

④湿度計

あまりに低湿度だと気嚢からの蒸散により脱水を助長してしまいますので，30％以上の湿度が欲しいところです。大部屋では上述のパネルヒーターの上段に陶器の水入れを置いて蒸発させ，湿度を保ちます（図5）。

(6) 隔離をする

①院内での隔離（図7）

PBFD やオウム病，抗酸菌症など危険な感染症の場合，簡易ドラフトを使用しています。ドラフト内に熱源とサーモスタット，そして看護室を設置してもよいのですが，さらに保温が必要な場合は温室（ガラス水槽）ごと入れてしまいます。

②自宅療法での隔離

自宅での看護の際にも隔離が必要な場合があります（同居鳥がいる場合や共通感染症など）。このような場合，お風呂場で飼育してもらうのがお勧めです。お風呂場は，換気扇を作動させればかなり優秀な隔離室となり，部屋全体の洗浄が可能で，かつさまざまな消毒薬に耐えてくれます。汚染された服は脱衣所で脱いで消毒液に浸けてしまえば，ほかの室内に病原をもち込むことがありません。熱源としてはオイルヒーター(いわゆるデロンギなど)を使用してお風呂場自体を暖めるか，上記保温室を用意します。

(7) 酸素を用意する（図8）

鳥の入院施設を準備する際，必ず用意して欲しいのは酸素です。鳥は呼吸困難を生じる疾患がとても多く，入院鳥の 1 ～ 3 割は酸素投与が必要となります。

できれば酸素濃度計を使用して酸素濃度を計測しながら酸素を流したいところですが，なくてもさほど問題を起こしません[*22]。鳥の様子をみながら[*23] 流量を決定しましょう。通常は，プラスチックケース 1 つあたり0.5 L/分ぐらいで十分なはずです。

食品用ラップなどを使用して一時的に半密閉状態とすることもありますが，狭いプラスチックケースなら，通常は“かけ流し”の状態で酸素濃度は保たれます。酸素は空気よりも重たいからです（図4）。

mission 1 看護鳥の状態を把握せよ！

1. 鳥は病気を隠す

鳥は病気を隠す生き物です。とはいえ，いくつかのチェックを行えば，かえって犬・猫よりも病状を把握するのは簡単だったりします。ここでは入院中も含めた看護を必要とする鳥にとって，重要なチェック項目のうち計測関連の項目について解説します。

2. 体重をチェックせよ！

鳥の病状把握の基本は“体重計測”です。鳥では体調の変化がかなりダイレクトに体重に現れます。病気の鳥では体重が減少していることがほとんどです。その原因は異化による胸筋の萎縮[*24] が主ですが，消化管内が空っぽになっていることや脱水によっても体重は減少します。

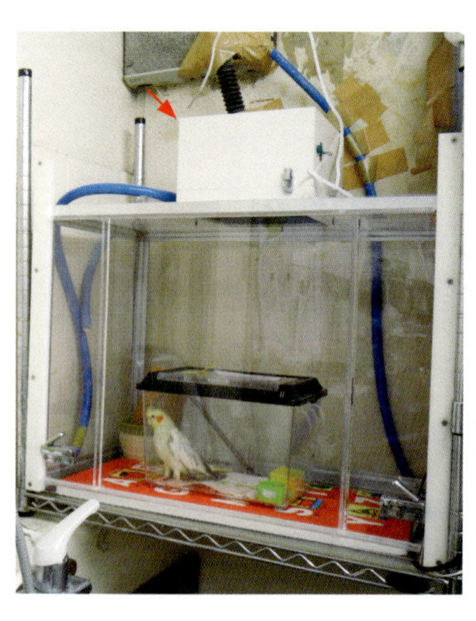

図7　隔離室
当院ではパーソナルドラフトDFH-700（伸榮産業）を使用（矢印）。排気ダクトは室内の換気扇に設置するか屋外に出している。汚染を広げないよう“流し”の上にドラフトを設置している。

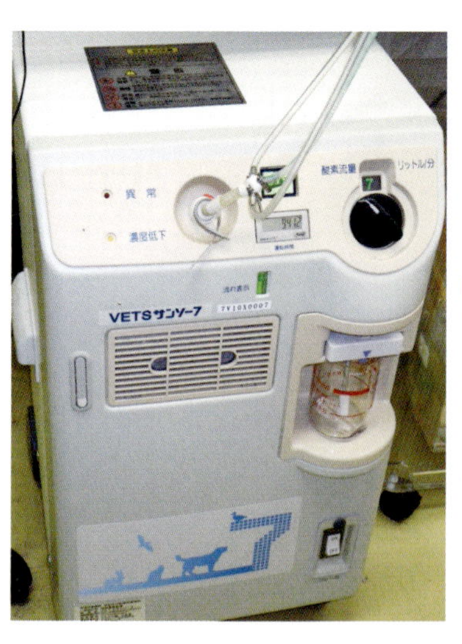

図8　酸素濃縮器
酸素を使用する場合，酸素濃縮器があれば非常に経済的。VETS サンソ-7（山陽電子工業）は87％以上の酸素を毎分7L 供給する優れもの。当院では 1 年中フル稼働している。分岐をつけて各プラスチックケースに接続して使用している。

*22 大気圧が高くなければ酸素は過剰に取り込まれませんので酸素中毒は生じません。
*23 第1章「鳥の観察」mission 0「血色」参照（p.10）。
*24 第5章「鳥の触診」mission1「キールスコア」参照（pp.53～54）。

治療がうまくいっており，栄養支持も足りていれば体重は戻っていくはずです。このため体重を量るだけで病状の推移はもちろんのこと，治療がうまくいっているかどうかも簡単に把握できます[*25]。また強制給餌をしている鳥では，強制給餌を止めてみて体重が減らなければ自力採食していると考えることができます。さらに，飼育者が入院鳥の様子を電話で聞いてきたとき，担当医でなくてもその日の様子を客観的な数字として正確に伝えることができますし，危険な数字になった場合は，こちらから飼育者へ電話をする目安にもなります。

看護鳥では，少なくとも1日1回朝に，できれば1日2回朝晩，体重を計測します（図9）。基本体重は朝の餌を“食べる前の体重”です。鳥を触る回数を減らしストレスを減らすため，あらかじめ用意した新しい看護室に移し変える際，体重を量りつつ，触診や必要な処置（注射，強制給餌）をすべて行います。

3. 手早く触診を済ませよ！

体重計測の際，触診も手早く簡単に行います[*26]。状態が悪い鳥の場合あまり触りたくないものですが，少なくともキールスコアと腹部，そ嚢の触診は行いましょう。体重だけでは，腹腔内の腫瘤（卵を含む）や液体貯留，食滞などによる“偽増加”を見破ることができないからです。

4. 食餌量をチェックせよ！

自力できちんと食べているか否かは殻付き餌の場合，殻の量をみてある程度推察できますが，便の状態も見る必要があります。絶食便[*27]が出ていたら“食べ振り”あるいは“通過障害”の証拠です。ペレット食の鳥や，肥満などの食餌量を正確に知りたい鳥の場合は，決まった量（g）を入れて何g減ったか計測しましょう。

5. 飲水量をチェックせよ！

尿量が多いなと感じたら，飲水量をチェックしましょう。また飲水投与の際，どのくらい飲んでいるか把握したい場合にも計測してみましょう。

決まった量（g）の水を入れ，何g減ったかみてみます。看護室の外，保温室の中にも同量の水を置き，何g蒸発したか計測するのも忘れないようにしましょう。看護室内の水の減った量から看護室外の減った量を引けば正味の飲水量が計測できます。体重の20％を超えている場合は明らかに異常なので，追加検査を検討しなければなりません[*27]。

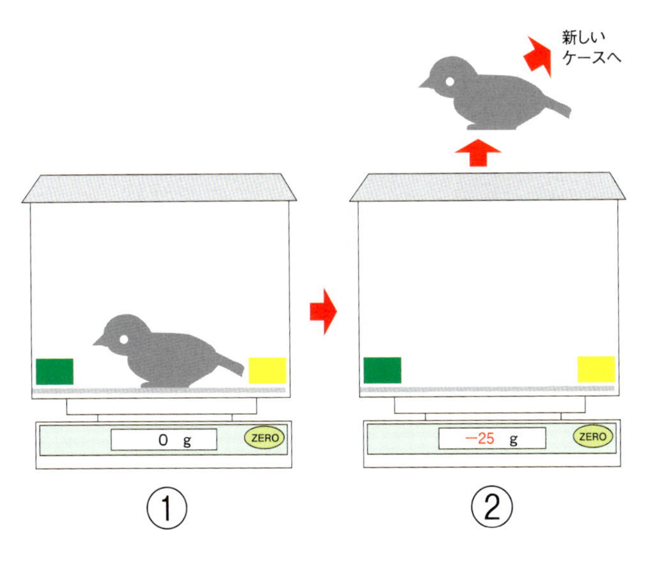

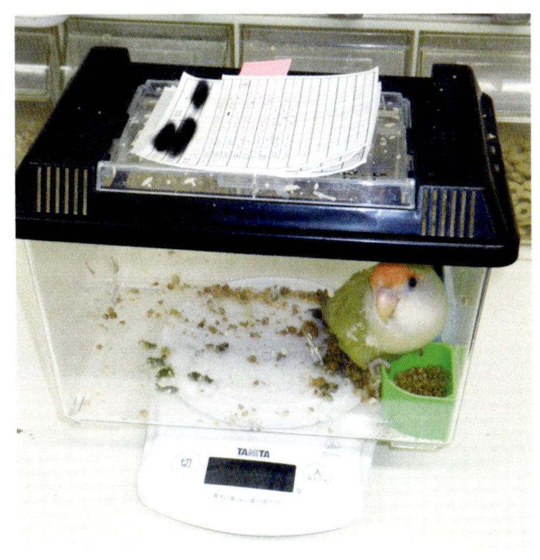

図9 強制給餌と注射を待つコザクラインコ
プラスチックケースごと鳥を乗せた状態で0に合わせてあり，鳥を取り出せば体重がわかる。プラスチックケースに貼られた入院管理表に体重や体型，活動量，便の色や量，尿酸の色などの日々の様子，注射や強制給餌の有無を記載している。なお，患鳥は腎不全のため，餌は腎不全用療法食（AK）しか入れられていない。紙を水に漬け込んでしまうので敷紙も入れられていない。

＊25 ただし，触診も併せて行う必要があります（本文後述）。
＊26 第5章「鳥の触診」mission 0 参照（p. 52）。
＊27 第2章「排泄物の観察」を参照（pp. 27〜28）。

mission 2 餌！

1. 食欲を出させよ！

ここでは病気の鳥にいかにして，食欲を出させるか（食欲を阻害しているものを取り除くイメージ）について主に解説します。

(1) 普段食べているもの

普段食べている餌のほうが当然食いつき良好です。もちろん，病状を悪化させる可能性がある餌であれば，食欲を無視してでも病状によいものを与え，病状が回復した後に食欲増加の方策を採ることにしましょう。

(2) 撒き餌

セキセイインコなどの穀食鳥は，野生では地面に落ちている種子を探して食べ歩いています。この性質からか，お行儀よく“餌箱”にある餌よりも，落ちている餌を好みますので，看護室内にも餌をばら撒いておきましょう。

(3) アワ穂

野生では雨季が過ぎて実りの季節になると，穂に止まって直接種を貪ります。同じ種子でも穂についているもののほうが魅力的に映るようです。飼育者があげたことがないといっていても，アワ穂に飛びつく鳥も多いので，まずは入れてみましょう（なかには怖がる鳥もいるので注意)。アワ穂しか食べなくても栄養的にはほとんど問題ありません（図10)。

(4) ケージを狭くする

体調が悪いときは餌を食べに動くのも億劫なものです。できる限りケージを狭くして，目の前にいつでも餌があり，最少の体力で餌がついばめるようにしておきましょう。

(5) 止まり木を外す

鳥は体調が悪いと身の安全を図るため，可能な限り高いところへ行きたがります。この本能は強烈で，体調不良の鳥は止まり木からなかなか降りず，餌を食べに行く頻度も減ってしまいます。止まり木さえなければプラスチックケースの床あるいは餌箱が最も高いところとなりますので，その場で満足し，餌をいつでも食べられます。

(6) 夜間点灯給餌

鳥は暗いと食が進みません。そして夜間も比較的高代謝なため，寝ている間に体重が落ちてしまいます。このため 24 時間明るくして，夜間も餌をついばめるようにしておくという看護法が長年実施されてきました。これは実際効果的なようで，夜間点灯を中止すると体重が減少してしまう鳥がしばしばいます。また，夜間の暴発(パニック）を抑えるのにも効果的なので当院では夜間は薄明るい状態となっています。薄明るいだけだと食べない鳥がいるので，夜中に30分ほど明るくして食事できる時間を設けています。

(7) 声出し係（重要)

飼鳥のほとんどが，野生下では群れ生活を行っています。群れ生活の最大のメリットは，群れ全体が大きな目となり耳となり，外敵をすばやく察知し，警告できる点にあります。これにより最も危険が伴う“採食”の時間も安心して餌に集中できます。

鳥を入院させた場合，警戒し，食が進まないことがよくあります。また警戒によるストレスは甚大です。当院では，元気で健康な鳥を入院舎の周りに配置して声出し係[*28]をしてもらっています。また，ほかの鳥が餌を食べている様子がみえることも効果的で，大部屋やガラス温室でほかの元気な鳥が餌を食べる様子をみえるようにしておくのもよいでしょう。

これらによってかなりストレスが軽減されますが，場合によっては自宅よりも食が進むことも少なくなく，退院したらご飯を食べないということもしばしばあり，良し悪しです……。

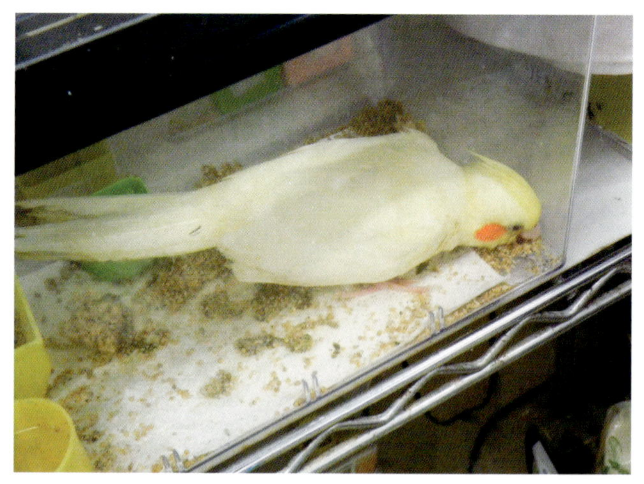

図10　撒き餌されたアワ穂を貪るオカメインコ

＊28 野生でも異なる鳥種による混群形成がみられ，同種である必要はないようです。

(8) 剥き餌，アワ玉？

特殊な場合，特殊な個体を除き，殻を剥かれた餌は食欲をそそりません。アワ玉もとくに食欲をそそる餌ではないようです。これらは鳥の健康にとってむしろ有害なこともありますのでお勧めできません。ただし，嘴に異常がある鳥では殻を剥くことができませんので，剥き餌を入れることがあります。

(9) 甘いもの？

鳥は甘いものが好きというイメージがありますが，一般に飼育される穀食鳥はそこまで甘いものが好物ではないようです（野生下で甘いものを食べる種類ではないからでしょうか）。

ただ，日頃からヒトの食べるものを与えられている鳥であれば，ご飯，パン，麺類，果物などを好んで食べるかもしれません。抗菌薬や抗真菌薬などで消化管内の細菌叢をコントロールできていればこれらを与えてもとくに問題はありません。

(10) カナリーシード

病気のときは好きなものしか食べないことがよくあります。とくにカナリーシードは多くの小型鳥に好まれる種子です。カナリーシードは世間でいわれるように過剰に脂肪が含まれるわけではありませんからたっぷり与えてかまいません。

(11) 油種子

あまり与えたくない餌ですが，油種子しか食べないようであれば与えるしかありません。とはいえ脂肪分を制限しなければならない鳥（脂肪肝，膵炎，胃腸障害など）では禁忌です。

2. 特殊な疾病時の餌を用意せよ！

(1) 腎不全

ほかの動物でも同じだと思いますが，腎不全時は食餌管理が非常に重要になります。一見すれば通常の種子食も腎臓に悪くはなさそうですが，腎不全用の療法食に変更してみるとその違いは明らかです。食欲を無視してでも，いったん完全に腎不全用療法食（AK，Roudybush社）に変更して，強制給餌で体重を維持することをお勧めします。ある程度腎不全がコントロールできて，それでも療法食を自力採食しない場合に限り，殻付き餌を試してみます。症状が再発するようであれば，根気よく，療法食に慣らす必要があります。とはいえAK は鳥に非常に人気のペレットで，ほかのペレットは食べなくてもAKであれば食べるという鳥が多い傾向にあります。

(2) 粒便

鳥は歯がありませんので砂嚢でゴリゴリ種子を砕いています。このため砂嚢が何らかの原因で障害されると，粒がそのまま便へと出てきます[*27]。このような症状がみられたら即刻，粒餌を停止しなければなりません。消化ができていないので栄養にならないのはもちろんのこと，胃をさらに荒らしますし，場合によってはイレウスの原因となります。代わりに噛んで粉にならないと飲み込めない燕麦（オートムギ，オーツ麦）や，ペレット，磨り潰した剥きアワなどを与えます。これらに慣れない場合はしばらく強制給餌で体重を維持しながら，様子をみて粒を少量与えます。砂嚢の障害が治癒していれば粒便は出ないはずです。

(3) 慢性的な胃障害

小型鳥で頻繁に遭遇する問題として慢性胃障害[*29] が挙げられます。胃が機能不全を起こしてタンパクの消化がうまくできずどんどん痩せていきます。

このような場合，タンパクがすでに消化されている成分栄養剤（エレンタール®など）を併用するとよいでしょう。

(4) その他

さまざまな療法食が販売されています。いろいろ試してみましょう！

mission 3 強制給餌をマスターせよ！

1. 鳥は絶食するとすぐ死亡する？

実際のところ，健康な個体で輸液しながらであれば 4～5日の絶食は平気だったりします（ただし，著しく体重は減少し免疫も低下する）。

ところが肥満の個体や，肝臓が悪い個体では少しの絶食ですぐに死亡してしまいます。このような場合，亡くなった鳥の血液をみてみると高アンモニア血症となっていることがあり，“鳥を絶食させると死亡する”といわれるのは，飼育下の鳥に“肥満”が多いことと，鳥が絶食により“肝リピドーシス”を起こしやすいことが関与しているのかもしれません。

＊29 慢性胃炎，AGY 症の後遺症，胃癌など。小型鳥もまれにPDD になる。

それ以外の原因として，栄養状況の悪化から病状の悪循環が加速してしまうことや，代謝水がつくられず脱水症状が悪化することなども挙げられます。低血糖による死亡は思いのほか少なく，健康な個体で絶食期間が長かった場合などでまれに遭遇します[*30]。

いずれにせよ，まる1日食べていない状況では，強制給餌が強く推奨されます。

2. 流動食の種類を選びぬけ！

強制給餌はゾンデを通して行いますので流動食が必要となります。各社から鳥専用のさまざまな流動食が販売されています。当然，病鳥用流動食というのも販売されているのですが，筆者自身は，主に育雛給餌用のEXACTハンドフィーディングフォーミュラ（KAYTEE社）を使用しています。ヒナ用なので高タンパク，高カルシウム－ビタミンD_3など，病鳥に使うにはどうなの？というところもありますし，せっかく各社から“病鳥専用”の流動食が出ているのでそれを使ったほうがよいような気もしますが（実際，あれこれ試しましたが），EXACTはほかの商品と比較して食滞を起こしにくく，またヒナでの長年の使用感・信頼感から結局EXACTを使用してしまいます。

もちろん，ある種の疾患では，専用の流動食を使うことになりますし，鳥種によっては流動食の種類を変える必要があります。たとえば，腎疾患ではAK（Roudybush社），肝疾患ではAL（Roudybush社），胃障害ではAPD（Roudybush社），超小型鳥ではAA（Roudybush社）[*31]などを使用しています。猛禽類では犬・猫用のクリティカルリキッド（ロイヤルカナン社）を使うこともありますし，腎不全では猫用のk/d缶（Hill's社）や猫用の腎臓サポートリキッド（ロイヤルカナン社）を使用して好成績を収めています。

ほかにももっとよい流動食があるかもしれませんし，使い勝手に関しては各臨床家の好みによるところも大きいのでいろいろ試してみましょう。

3. 強制給餌の量と回数を決定せよ！

よく受ける質問で「何gあげたらいいですか？」，「何回あげたらいいですか？」と聞かれますが，「鳥次第」としかお答えしようがないことが多々あります。鳥の代謝率はその鳥種，年齢，個体，病状，時間帯などによってそれぞれに異なります。このため，マニュアル的に給餌するのでなく，鳥の状態をみて量と回数は決定しなければなりません。もちろん目安はあるのですが，それに拘泥して柔軟性を失ってしまうと鳥を助けることができません。その点をご理解のうえで，以下の目安を参考にしていただければと思います。また併せて各鳥種に用いているゾンデのサイズも紹介します。

●絶食時の強制給餌量と回数の目安

・体重の10～30｛20｝％/日

・1～4回/日：当院では9時，（15時），20時，（26時）

● 1回の強制給餌量の目安とゾンデの太さ

・ジュウシマツ：0.5 mL（ゾンデ16G）

・ブンチョウ：0.5～1.5｛1｝mL（ゾンデ14G）

・セキセイインコ：1～4｛2.5｝mL（ゾンデ14G）

・ラブバード：1～4｛3｝mL

・オカメインコ：4～12｛6｝mL（ゾンデ12G）

・200 g以上の中・大型鳥：体重の5～10％（ゾンデ10G）

＊｛｝内は通常量

＊ヒナのそ嚢は大きいためたくさん入るが，成鳥では最初が少量，慣れてきたら増量可能

＊ラブバードは吐出しやすく，少量頻回としなければならないことが多い

4. 強制給餌のテクニックをマスターせよ！

強制給餌は熟練すれば安全に行うことができますが，未熟な場合，非常に危険な処置となります。十分練習[*32]を行いましょう。これが上手にできるかできないかで救命率に著しい差が出ます。

強制給餌には，ゾンデとシリンジを用います（図11）。チューブは噛み切られたり脱落して飲み込まれたり，意外にもゾンデよりそ嚢を傷つけることが多いのでお勧めできません。

シリンジは新品がもちろんよいですが，オートクレーブなどで滅菌して再利用してもかまいません。ゴムのすべりが悪くなったらオリーブオイルなどで潤滑してあげる必要があります。

＊30 訓練のため，餌を減らしている猛禽でしばしばあります。
＊31 EXACTは16Gゾンデを通らないため。
＊32 当院では新人の獣医師には十分な訓練の後，健康な鳥1羽を任せ，絶食・絶水し，強制給餌と補液だけで維持できるようになってもらいます。それでも，1年は入院鳥の強制給餌を任せられません。

●強制給餌の手順とコツ（図12）

- 流動食はなるべく固めに調節（ゾンデを通るギリギリの固さ）
- 流動食を42℃に暖めておく（恒温槽を用いる）
- ゾンデをそ嚢に入れるところまでは，そ嚢検査の手技[*33]と一緒
- 首を絞める！（流動食の逆流を防ぐ）
- そ嚢が 8 割ほど膨らんだらストップ（入れすぎ厳禁）!!
- 首をしっかり絞めたままゆっくりゾンデを引き抜く
- もしあふれてきたらすぐ離して自分で吐かせる！
- 吐けなければすぐ吸引する（吸引器の近くで手技を行う）!!

5. 強制給餌のノウハウをGET！

(1) 入院したばかりの鳥の流動食の回数と量の決定

筆者は“何となく”で決めていますが[*34]，まだその感ができあがっていない臨床家は，とにかく多めの量と回数でチャレンジし始めましょう（当然，負担にはなりますが）。その後，そ嚢に残っている流動食の量や糞量，自力採食の量，体重，体型，飼育者の意向（退院を急ぐ場合には厳しく流動食の量と回数を減らすチャレンジを早々に行わなければなりません）などを鑑みて量と回数を調整していきます。

(2) 強制給餌終了までの道のり

強制給餌によってまずは正常な体重近くまでもっていき，体力を上げていきます。多くの鳥は悪循環に陥って体重減少が生じていますので，体重を上げるだけで好循環に入って自然に直ってしまうことがよくあります。

自力採食している様子がみられ始め[*35]，かつ正常なキールスコアに近づいたならば[*36]，強制給餌の回数を減らし，そ嚢が空になる時間を増やしていきます。それでも体重が落ちなければ強制給餌を段階的に減らし，補液も終了して，それでも問題ないようであれば退院しても大丈夫です。

(3) ホームシック？

病状がほとんどないにもかかわらず，餌にまったく手をつけない場合，心因性の問題も考慮しなければなりません。さほど多くはありませんが，自宅でなければ食べない個体もいます[*37]。いったん自宅へ帰し，食欲をみてもらいます。リミットの体重を設けてそれ以下になるようであれば早々に連れてきてもらうよう指示しておきます。

(4) 出戻り

病院ではよく食べてよく肥えていたにもかかわらず，家に帰すと途端に食べなくなってしまう，あるいは痩せてしまう鳥が少なくありません。

原因のひとつとして，慣れた家に帰って“はしゃぎすぎ”てしまい，疲れてしまうことが挙げられます。負の情動だけでなく，正の情動も鳥では大きな負担になってしまうことがよくあります。飼育者がこれを助長する場合もありますし（声をかけたり，みすぎたり，放鳥したりなど），勝手にはしゃいでしまう鳥もいます。なるべく安静にするよう指導するか，何度か入退院を繰り返して慣らしていくか，多少の負担でも調子が崩れないよう完全に回復してから退院させるしかありません。

もうひとつの原因としては，院内環境のほうが鳥にとって過ごしやすい場合です。家での看護環境がよくない，あるいは院内の看護環境が“よすぎる”[*38]場合が考えられます。

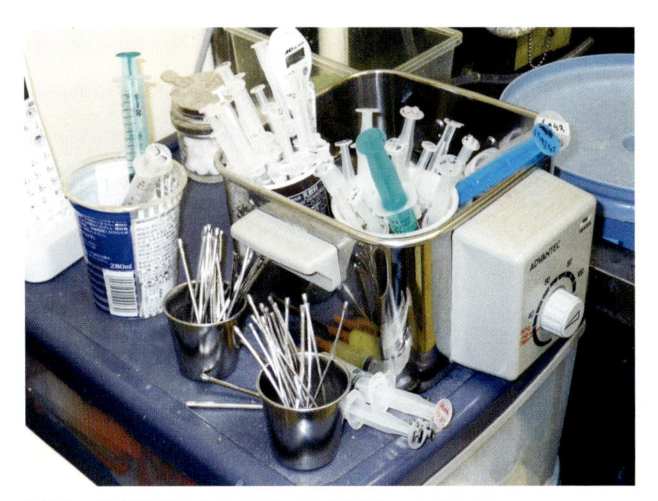

図11　強制給餌のためのゾンデ（手前）とシリンジ
シリンジには薬を含んだ流動食が入っており，恒温槽で暖められている。

*33 第6章「そ嚢検査」を参照（pp. 67～69）。
*34 通常1日3回の強制給餌からスタートすることが多いです。消耗状態にある場合，消化に問題がある場合，ヒナなど代謝が著しく高い場合，削痩していて早く太らせたい場合などでは，1日4回以上の強制給餌としています。逆に呼吸の状態が悪かったり，発作を起こしやすい個体の場合は，たとえ体重が徐々に落ちたとしても，強制給餌の回数は極力減らすべきです。
*35 強制給餌をしていても状態が良好になってくると（心因性拒食や肥満を除く），自力採食を始めます。
*36 たとえ食欲が出始めていても，キールスコアが低い状態で強制給餌を完全に止めてしまうと病状がぶり返し，また食べなくなってしまうことがよくあります。好循環を維持できる体力が整うまでは，治療の手を緩めないほうが得策です。
*37 ラブバードにやや多く，オカメインコでしばしば，セキセイインコでまれです。ブンチョウはごくまれです。
*38 上述の声出し係のおかげで退院はかなり早まっているのですが，出戻りが多くて困っています。

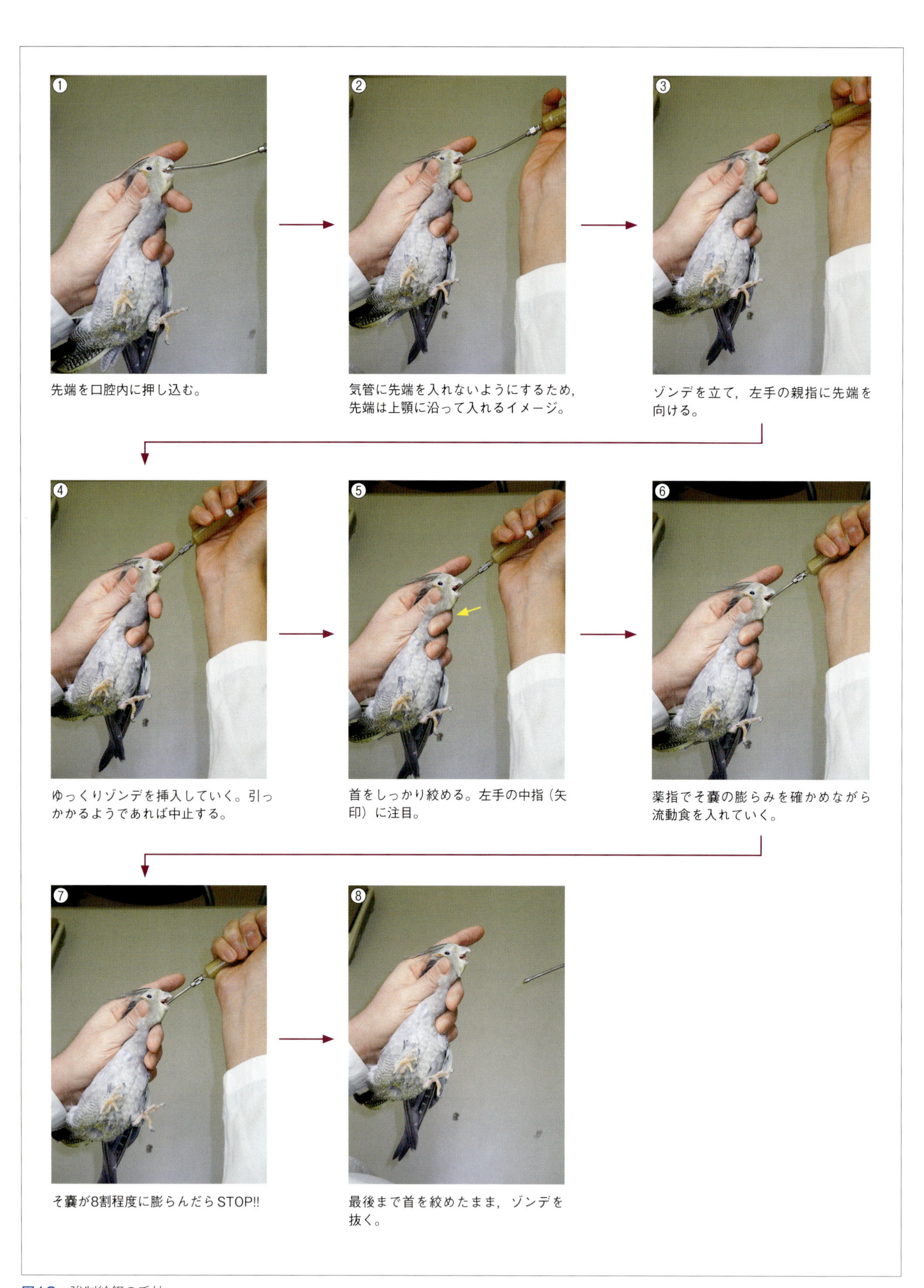
①
先端を口腔内に押し込む。
②
気管に先端を入れないようにするため，先端は上顎に沿って入れるイメージ。
③
ゾンデを立て，左手の親指に先端を向ける。
④
ゆっくりゾンデを挿入していく。引っかかるようであれば中止する。
⑤
首をしっかり絞める。左手の中指（矢印）に注目。
⑥
薬指でそ嚢の膨らみを確かめながら流動食を入れていく。
⑦
そ嚢が8割程度に膨らんだらSTOP!!
⑧
最後まで首を絞めたまま，ゾンデを抜く。

図12　強制給餌の手技

(5) 肥満の場合

肥満の場合には，体重を落とさなければ脂肪肝が改善せず，食欲も戻らないことがあります。ただし，肝リピドーシスの悪化を防ぐため少量の強制給餌をしつつ減量させていきます。絶食便が出るようであれば給餌の量が少なすぎです。

(6) 食滞が起きた場合

食滞が起きた場合，もちろん原因を除去し，対症療法（補液，モサプリドなど）も施す必要がありますが，強制給餌は“食滞が改善するのを待つ”，あるいは“溜まった餌を抜き取り入れ直す”，“追加して重みで押し流す”のいずれかを選択しなければいけません。どの方法を選択するかは状況次第で，行ってみなければわからないこともあります。

(7) 消化不良が起きている場合

白色便が出ているようであれば，少量頻回とします。また，パンクレアチンなどの消化剤を餌に混入してしばらく湯煎し続け，加水分解と化学分解が十分行われた後に与えるのもよい方法です。

(8) 自宅での強制給餌

原則として，筆者はお勧めしていません。獣医師であっても，相当の訓練を積まないと命を奪ってしまうことがある処置だからです。飼育者に強制給餌してもらうことはかなりの危険が伴います。補液をして内服薬を渡し，しっかり保温してもらったほうが生き延びる確率は高まります。

(9) 通院での強制給餌

これもあまりお勧めしていません。第一に強制給餌でそ嚢が満杯になった状態で移動させると嘔吐が起きやすく，場合によっては誤嚥して亡くなってしまうことがあるからです。また，1日1回のみの強制給餌によるメリットが通院によるデメリットを上回ることはほとんどないからです。もちろん行ってみなければわかりませんが，大きな“賭け”となることを飼育者にしっかり伝えなければなりません。

mission 4 看護と医療のバランスを常に考えよ！

鳥は弱いけれども強く，診断がまったくできていなくても看護を適切に行うだけで回復していくことがかなり多いように感じます。わからない場合は，きっちり守り（看護）に徹し，攻め（医療）急がないことが肝要です[*39]。また自身の力量にあった治療を心がけるようにしてください。「手を出しすぎない」ことこそ，鳥の命を救うためには重要なことです。とはいえ，それを言い訳に，看護だけでは助からない，原因を追究し取り除かなければ死んでしまう鳥たちを見捨ててしまうのもまた誤りです。

「できるのだけど，あえて，今はしない」。それができてこそプロフェッショナルなのだと思います。

MISSION COMPLETE!!

＊39 飼育者はどうしても原因を知りたがりますし，獣医師も状況を十分に説明できないと苦しくなります。原因の追求は短期的にみれば飼育者のためになりますし，獣医師にとっても不安を抱える飼育者に対する大きな武器になりますが，鳥を傷つけ，死に至らしめてしまえば本道を外れてしまいます。

第8章 鳥の投薬

投薬というと，薬による負担（副作用）を気にしがちですが，鳥の場合，最も気にしなければならないことは，投薬をするという“行為”自体です。このため，鳥類臨床獣医師はさまざまな投薬方法を会得し，それぞれの技術を磨き上げると同時に，負担がどの程度のものかを熟知し，鳥の状態にあった投薬方法を選択する判断力を養う必要があります。本章では，鳥におけるさまざまな投薬方法を紹介するとともに，“いかに負担をかけずに投薬するか”を主題に，それぞれの投薬行為のリスクや，実践上のコツなどについて解説していきたいと思います。

mission 0 投薬は危険!?

当院では，研修獣医師に投薬練習をしてもらう機会が多いのですが，健康な鳥でも生理食塩水など安全な偽薬を使用しても，調子を崩させてしまうことがよくあります。当然，病気の鳥となればさらに過敏なわけですから，投薬行為のみで命を奪ってしまうこともありえます。

“投薬効果”が“投薬行為”の負担を上回りそうであれば投薬すべきですし，逆に負担が効果を上回りそうであれば中止すべきです[*1]。場合によっては，まったく手を触れずに酸素と飲水薬だけで様子をみるという英断を下さなければならないときもあります。

mission 1 全身投与を期待した経口投与をマスターせよ！

1. 口腔内投与

口腔内投与は，薬液を鳥の口腔内に投与する方法で，鳥への投薬方法として本邦で最も一般的に行われている方法です。

（1）口腔内投与薬の調剤方法

もともとシロップタイプの薬剤であればそのまま口腔内投与薬として使用できます。ただし，アルカリ性[*2]や酸性の強い薬液は口腔内投与に向きません。粉末剤はその

1 錠中の薬用量（mg）÷ 1 回投薬量*（mg）× 0.05（mL/ 滴）＝溶剤の量（mL）**

*1 回投薬量＝ 1 回薬用量（mg/kg）×体重（kg）

**1 滴を 0.05 mL として計算。粘度が高い場合はその都度確かめる必要がある。

例 1）100 g のオカメインコ，エンロフロキサシン（バイトリル®50 mg 錠），10 mg/kg，bid の場合：

50 mg/（10 mg/kg × 0.1kg）× 0.05 = 2.5 mL

つまり，バイトリル®50 mg 錠を 2.5 mL の水で溶かし，1 滴を 1 日 2 回与える。

例 2）35 g のセキセイインコ，エンロフロキサシン（バイトリル®50 mg 錠），10 mg/kg，bid の場合：

50 mg/（10 mg/kg × 0.035 kg）× 0.05 = 7.14 mL

つまり，バイトリル®50 mg 錠を 7.14 mL の水で溶かし，1 滴を 1 日 2 回与える。

図1　1滴で口腔内投与するための計算法

*1 新人獣医師による皮下補液を止めさせたところ，とたんに元気になったりすることもあります。

*2 かつて某有名抗菌薬は強アルカリのため口が溶けました…。

まま，錠剤は打剤してよく混ぜ合わせてから水に溶かします。混合禁忌の薬剤に気をつけてください。オウム類やフィンチ類は甘みを好みますので，単シロップなどを混ぜると飲みやすくなります。これを点眼瓶に入れてできあがりです。薬液は冷蔵保存し，懸濁液は投与前に必ずよく混和しましょう。投与する薬液量が極力少なくなるよう，濃度を調節する必要があります（図1）。

（2）口腔内投与の方法

①鳥を3点保持で保定します[*3]。

②鳥の体を水平に保ちます（図2-1）。

③口角から垂らし，ゆっくり口腔内に流れ込むようにします（図2-2）。気管に吸い込まれることがあるので，決して直接，口腔内へ垂らさないように！

④保定を解除した瞬間に，首を振って薬液を吐き出すことがあるため，口腔内の薬液を嚥下し終わるまで待ちます。

（3）口腔内投与のメリット

①比較的正確な量が投与できます。

②小鳥に与える量は微々たるものですから，安価で済みます。

（4）口腔内投与のデメリット

①溶解後の効果減弱

溶解後，下手をすると数日で効果が半減してしまう薬剤もあります。溶解後安定しているシロップタイプの薬剤は種類が少なく，選択の幅が狭まります。また濃度が薄い場合，かなりの滴数を投与しなければならないこともあります。

②頻回な投与回数

小鳥は代謝率が高いので，血中濃度を維持するために1日に何回も投与[*4]しなければならないことが多いです。

③保定ストレス

投薬のたびに保定をしなければいけません。これは病気の鳥にとって非常に大きなストレスとなり，熟練者が実施したとしても大きな負担となります。ましてや保定に慣れていない飼育者が行った場合，かなりの確率で投薬による効果（メリット）を負担（デメリット）が上回ってしまいます（投薬しないほうがまし⁉）。さらに飼育者との関係悪化によるストレスが加わることもあります。

④誤嚥事故

最大の問題は，誤嚥による死亡，肺炎です。小型の鳥にとって1滴は非常に大きく，しかもその1滴は表面張力によってかなり粘度が高くなっています。また，鳥の気管は開口部が舌の付け根にあり（図3），さらに保定に

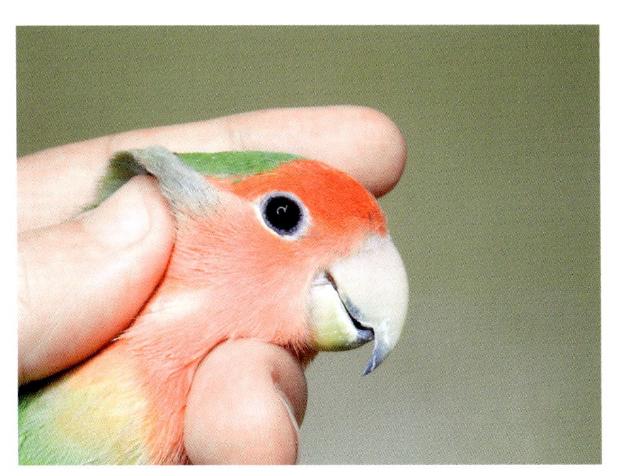
図2-1　鳥の体を水平に寝かせるように保定。

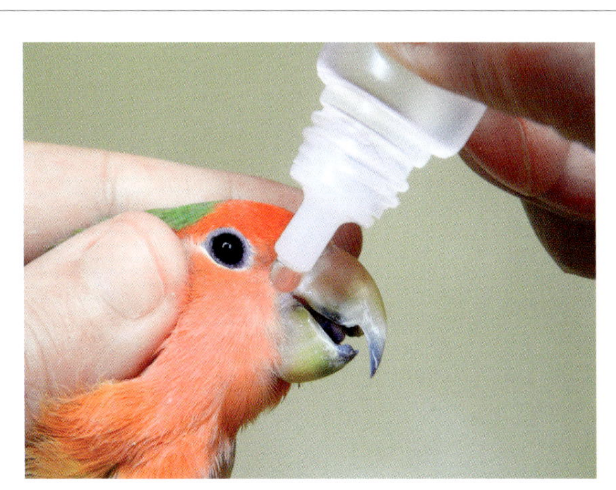
図2-2　口角から薬液を垂らす。

図2　口腔内投与

＊3 第3章「鳥の保定」参照（p.33）

＊4 代謝率計算をして投薬量を考えると，たとえばヒト（50 kg）で6時間ごとの投薬で理想的な血中濃度が得られる薬の場合，セキセイインコ（35 g）に換算すると52分ごとに投薬しないと血中濃度を維持できないことになります。これは現実的ではありません。

よって呼吸が荒くなっていると気管開口部を外に突き出すようにして呼吸するため，薬液が簡単に吸い込まれてしまいます。むせ込んで鼻に逆流して鼻炎を生じることもあります。

(5) デメリットのフォロー

①溶解後の効果減弱

薬にかなり無駄が出ますが，薬効を落とさないためには，毎日つくり替えてもらうことです。

②頻回な投与回数の問題

投与回数が多くなる薬剤は，できるだけ使用しないことです。抗菌薬であれば血中濃度の維持によって効果を発揮する静菌性剤ではなく，殺菌性剤を使用すべきです。

③保定ストレスと誤嚥事故

ストレスと事故を減らすためには，時間をかけて適切に指導するしかありません。ただし，適切な指導にはどうしても実演と実習が必要で，そのために弱った患鳥で行うわけにはいきませんので，院内で健康な鳥を用意して教育を行うことになります[*5]。日頃から鳥を自宅でも保定するように指導し，飼育者と鳥に保定に慣れておいてもらうこともよい方法です。しかし，それでも保定と誤嚥の問題を完全に排除できないことを念頭においておかなければなりません。

2. 自由飲水投与

犬や猫を扱う獣医師からみればかなり奇異で馴染みにくい投薬方法だと思いますが，家禽では群れ単位での投薬の必要性から自由飲水投与が古くから用いられており，いくつかの薬剤では血中濃度の試験なども行われています。飼鳥の薬理は家禽の薬理を土台に構築されていますので，鳥の病院ではこちらのほうがなじみのある投薬方法となっています。当院では外来のほとんどの処方が自由飲水投与です。

(1) 自由飲水投与の調剤方法

必要な日数分の錠剤や粉末剤をすべて乳鉢にとり，よく粉砕・混和します。それを日数分に分包して処方します（図4）。

一般的な飼鳥[*6]であれば，1日の飲水量を体重の10% と考えて飲水に溶かす薬剤量を計算します。計算には係数があり，これに1日の投薬量を掛けると10包（10日分）に対する薬剤量が出ます。体重に比して飲水するので，鳥の体重は関係ありません（図5）。

薬を溶かす水の量の目安は，体重が 100 g 以下の鳥であれば 25 mL，200 g 程度であれば 50 mL（薬剤量は 2 倍），400 g程度であれば 100 mL（薬剤量は 4 倍）としていま

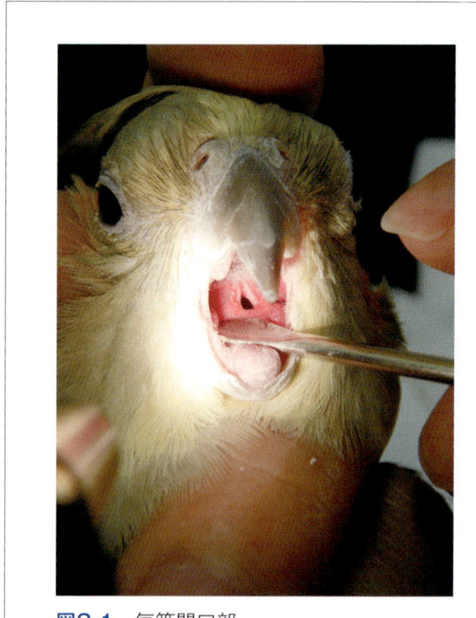

図3-1　気管開口部。

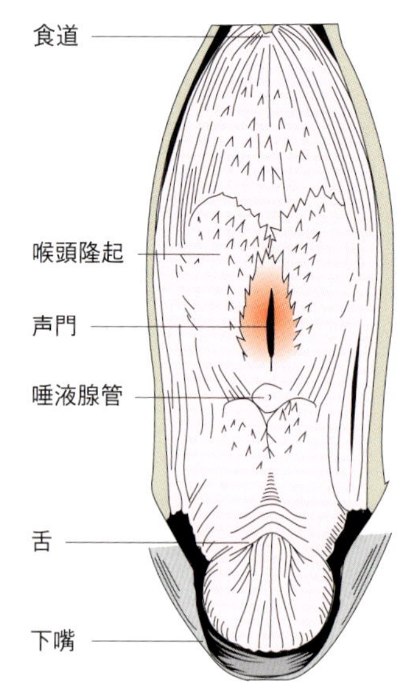

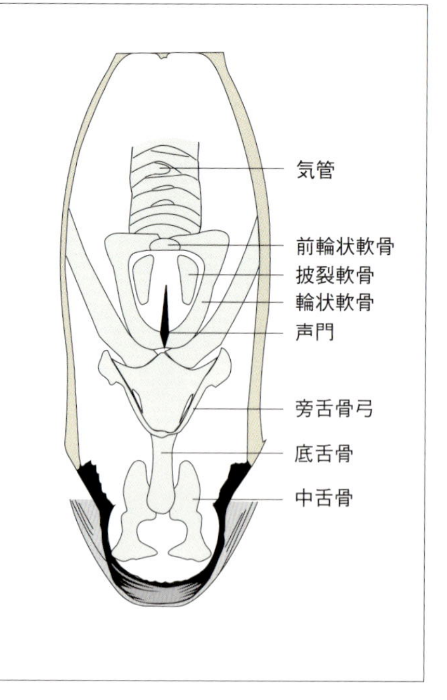

図3-1　口腔の底面構造（背側）。

図3　気管開口部の解剖図
出典：飼鳥の医学ー病気の診断とその治療（1974）：加藤元・岩村博夫訳，p.89，図5-20，文永堂出版より引用・改変

*5 この健康な鳥でさえ，大抵弱ってしまいます。それだけ負担がかかるということです。

*6 飲水量が読めないローリーやキュウカンチョウでは混餌投与となります。

す（嘴の大きさにもよります）。

付録4：鳥の疾病と治療ガイドに記載される○mg/Lという薬用量表記は，25mLに1包とすると40包分（40日分）ということになります。

調剤した粉薬(こなぐすり)は湿気を吸着してしまうので，密閉できる袋・容器に入れて冷蔵庫で保管してもらいます。吸湿剤を同封してもよいでしょう。また，冷蔵庫から出した後，常温に戻ってから袋を開けないと，かえって温度差で湿気を吸い込んでしまうので注意が必要です。

（2）投与の方法

①1包を決めた水量に溶いて水入れに入れ，よくかき混ぜて薬水(くすりみず)をつくってもらいます。

②水入れはしっかりケージやケースに固定してもらいます。どうしてもひっくり返す場合には，外付けの水入れ（バナナ型水入れ）にしてもらいます。

③水入れに餌を入れてしまう場合，多少ならかまいませんが，飲水できないぐらい入れてしまう場合には餌を遠くに置くか，別のケージで食べてもらうようにします。

④沈殿する場合には，1日に数回混ぜてもらいます。

⑤無理に飲まさないよう強く指示します。どうしても，飼育者は治したい一心で薬を飲ませようとやっきになるからです。

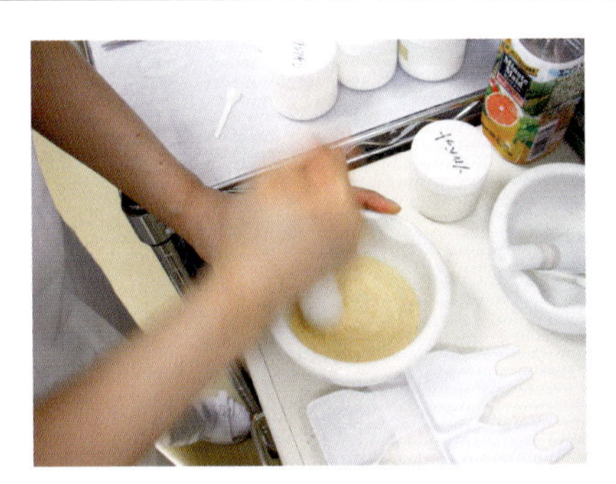

図4-1 錠剤･粉末剤を乳鉢に入れ，粉砕･混和。

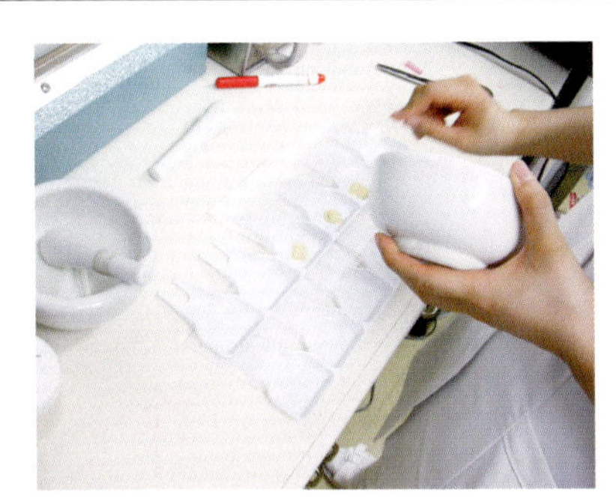

図4-2 1回分ずつに配分する。

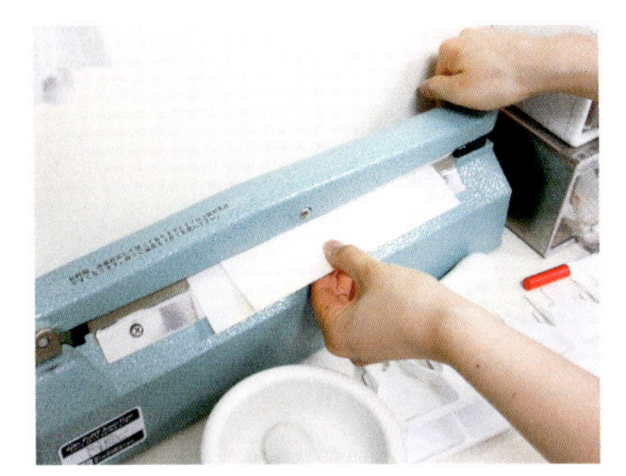

図4-3 分包。

図4 自由飲水投与の調剤

薬用量（mg/kg/日）×入れる水量（mL）÷飲水量の体重比（%）＝10日分の薬剤量

例1）1日の飲水量が体重の10%のオカメインコ（100 g）において，
エンロフロキサシン（バイトリル®50 mg錠），10 mg/kg，bid（20 mg/kg/日）を25 mLの水で自由飲水してもらう場合：

20（mg/kg）×25（mL）÷10（%）＝50 mg

つまり，1錠（50 mg）を10包（10日分）に分包して，1包/25 mLで自由飲水投与

例2）1日の飲水量が体重の10%のアケボノインコ（200 g）において，
エンロフロキサシン（バイトリル®50 mg錠），10 mg/kg，bid（20 mg/kg/日）を50 mLの水で自由飲水してもらう場合：

20（mg/kg）×50（mL）÷10（%）＝100 mg

つまり，2錠（100 mg）を10包（10日分）に分包して，1包/50 mLで自由飲水投与

例3）1日の飲水量が体重の20%のアケボノインコ（200 g）において，
エンロフロキサシン（バイトリル®50 mg錠），10 mg/kg，bid（20 mg/kg/日）を50 mLの水で自由飲水してもらう場合：

20（mg/kg）×50（mL）÷20（%）＝50 mg

つまり，1錠（50 mg）を10包（10日分）に分包して，1包/50 mLで自由飲水投与

図5 飲水投与の計算法

⑥脱水症状に気をつけるよう指示します。

⑦飲水量が気になる場合には，飲水量をチェックしてもらいます。

⑧薬水は毎朝交換してもらいます。1日以上経つと効力が落ちますし，水が汚染されるからです。

(3) 自由飲水投与のメリット

①保定の必要がありません。このため，鳥と飼育者のストレスを最小に抑えることができます。

②毎日溶解するため，効果が比較的安定しています。

③1日に何度も飲むため，血中濃度が維持しやすいです。

(4) 自由飲水投与のデメリット

①不正確な投与量

飲水量は鳥任せですから，正確な投与量を期待するのは困難です。ただし，鳥は尿の再吸収システムをもっています[*7]。このため，飲水が少ないと尿排泄の薬剤は腸より再吸収され，もう一度体内を巡ります。つまり，たくさん飲んでも飲まなくても血中量は同じになる可能性があります。ただし，これは未代謝で尿排泄され，かつ腸からの吸収率のよい薬に限られる仮説です。

②打剤による効果減弱

錠剤などは打剤後，徐々に効果が落ちていくものがあるので注意しなければなりません。

③沈殿による効果減弱

水に溶けない薬剤では，水入れに沈んでしまってほとんど摂取されないおそれがあります。

④飲水拒否

飲水拒否により，脱水を起こし，食欲低下，元気消失，ふらつき，閉眼，最悪の場合，腎不全，死亡などの事故を起こすことがあります。

⑤過飲水

過剰に飲みすぎ，オーバードーズとなって副作用が発現してしまうおそれがあります。

⑥原価が高くなる問題

実際に飲む量の数倍の薬剤量が必要なため，高価な薬では経費がかさみます。

(5) デメリットのフォロー

①不正確な投与量

鳥では，正確な投与が必要な扱いが難しい薬を使用しません[*8]。安全域が広く，大きな副作用の出にくい薬を使用するのが原則です。大きな副作用が起きた場合，それをフォローして回復させることが鳥では困難となるためです。

②打剤による効果減弱

鳥では，腸溶剤などはそもそも使用できません。打剤によって効果が減弱する薬は，その性質をよく熟知したうえで使用する必要があります（あらかじめ多めの用量で投与するなど）。打剤後，時間経過とともに効果が減弱する薬の場合は，お渡しする包数（日数）を少なくしてこまめに調剤する必要があります。

③沈殿による効果減弱

1日数回，かき混ぜてもらうのもひとつの方法ですが，筆者はあまり気にしていません。というのも，沈殿することを“想定したうえ”で，薬用量を決定しているからです。沈殿する薬の薬用量の決定は，「○%沈殿するからその分多めに…」と理論的に考えるのではなく，「この薬用量で投与したら治った」，「それより低い用量だったら治らなかった」のように経験をもとに組み立てます。たとえば，理論的にいえばアムホテリシンBはまったく水に溶解しません。そのため，飲水投与はまったく意味がないとされています。ところが実際に飲水投与をしてみると，AGY（avian gastric yeast）などみるみるいなくなります。さらに完全にいなくなる前に薬を減らすとたちまち再発し，再び増量すればいなくなります。これは“理論的”には効果がないが，“実際”には効果がある典型的な例です（なぜかは知りませんよ？）[*9]。

④飲水拒否

飼育者がまったく飲まないと訴えた場合，本当に飲んでいないという例はまれです[*10]。飼育者と「飲んでいる！，いや飲んでいない！」の押し問答をしても仕方がありません。まずは飲水量のチェックをしてもらいましょう[*11]。

---

*7 第2章「排泄物の観察」を参照（p.22）

*8 もし扱いが難しい薬を使用するならば，入院させて様子を注意深く観察しながら投与することになります。入院中であれば非経口投与など，ほかの投与経路も使えますのでこの問題で悩むことはありません。

*9 飲水投与における薬剤の選択や薬用量の決定は，このような“実際の経験”の積み重ねで行っています。乱暴な言い方になりますが，鳥類臨床などの未開拓分野では，実践が先で，理論は後からついてくるものであると思っています。もちろん，初めて使用する薬に関しては十分に注意しながら，少ない量で反応をみながら投与量を決定していきます。

*10 実際には飲んでいるのだけど，飼育者の前では飲んでいない（まずいから換えてもらおうと思っている！），あるいはほかの鳥のケージに忍び込んで水を盗み飲んでいたり，水浴び用の水や，菜刺しの水を飲んでいることがほとんどです。

ちなみに，セキセイインコやオカメインコでは飲水拒否から脱水症状を起こして調子が悪くなった例をみたことがありません。彼らは多尿症でない限り，数日は飲水しなくても平気な体をしているからです*12。この数日であきらめて薬に慣れてくれることがほとんどです。

一方，小型フィンチ（ブンチョウ，キンカチョウ，ジュウシマツ），ラブバードはしばしば飲水拒否から調子を崩すことがあり，注意が必要です。脱水症状を起こすと尿量が極端に少なくなり，ふらふらしたり，止まり木から落ちたり，閉眼したり，元気がなくなったり，食欲が落ちたりする様子がみられます。このような症状がみられたらすぐに新鮮な水を与えてもらいます。

飲水拒否を減らすためには，なるべく薬をおいしく処方*13することです。初診の鳥や，上記の飲水拒否をしやすい鳥では，投与量の少ない薬剤を選択したり，必要性の少ない薬は排除したりして，極力飲みやすいよう心がけるべきです。

また，“とにかく，絶対に飲んでほしい薬剤”と，“それ以外”を別分包で処方して，最初の薬を飲んでくれたなら，次の薬をさらに混ぜてもらうというのもひとつの方法です。鳥は水の色をみて拒否をすることもあるので，水入れ容器の色を薬と同じような色に変えることもよい方法です。けっこう騙されてくれます。それでもどうにも飲水量が少ない場合には，背に腹は代えられません。溶かす水を多くしてもらい，飲んでくれるかどうかみてもらいます。飲んでくれるようであれば徐々に濃くして慣らしていきます。

例）AGY によって胃潰瘍を起こした鳥が飲水拒否を起こした場合

処方① アムホテリシンB（AGY の駆除）＋ラクツロース（甘味料・プレバイオティクスとして）
処方② 胃粘膜保護剤，H_2 ブロッカー
処方③ 抗菌薬（二次感染予防），ビタミンK（止血），総合ビタミン剤，強肝剤

※①を飲んでくれているようであれば，②を。②を飲んでくれているようだったら③を追加してもらいます。

⑤過飲水

飲水投与において最も問題となるのが，過飲水によるオーバードーズです。これは非常に危険な状況となるため常に気をつけていなければなりません。

来院時に過飲水（多尿）があった場合，どの程度飲んでいるのか飲水量もチェックしてもらった後に飲水投与を開始すべきです。そして，利尿薬など過飲水を招く薬剤を飲水投与で使うのは極力避けましょう。過飲水で危険となる薬は使用しない。あるいは，飲水量を計測しながら使用してもらい，過飲水が認められたら即刻停止してもらうよう強く指導します。

⑥原価が高くなる

これは仕方がありません。ジェネリック薬を使用するなど，工夫しましょう。

3. そ嚢内投与（ガーベージ）

鳥に確実に内服薬を与えるのであれば，ガーベージが最も効果的です。少量の水に溶かした薬剤をゾンデとシリンジを使ってそ嚢内に投与する方法です。そ嚢検査や強制給餌と同様の手技で行うことができます。当院では，中・大型鳥の入院鳥の多くがこの方法で内服薬を投与されています（図6）。

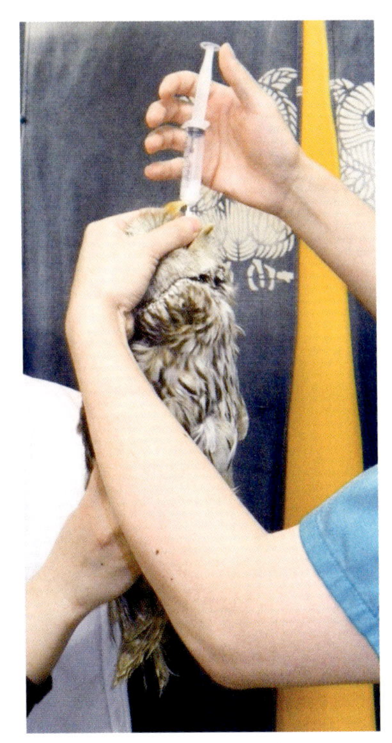

図6 そ嚢内投与ではなく胃内投与（フクロウはそ嚢がない）
空気も薬水と一緒に吸ってゾンデの中の薬水を押し入れる。

＊11 第7章「鳥の看護」参照（p.75）
＊12 セキセイインコでは，4 カ月間，水なしで生存した記録があります。
＊13 甘い薬剤が好きな傾向にありますが，好みがあるので与えてみなければわからないことが多いです。苦い強肝剤が大好きな鳥もいれば大嫌いな鳥もいます。

4. 混餌投与

ニワトリでは群れ単位の投薬となるため，あらかじめ飼料に薬剤を混入して与えることがあります*[14]。

穀類を食べている鳥に対しては，殻付き餌にまぶして与える方法がありますが，この方法ではどうやっても正確な投与となりませんので，サプリメントにとどめるべきです。

ペレットを食べている鳥で，食餌量のコントロールが完全にできている場合には，ペレットに薬液を染み込ませて与えることもできますが，味が悪くなるため拒食されることもあります。そして，そのペレットを二度と食べなくなることもあります。

ローリーやキュウカンチョウなど，湿った軟らかい餌を食べる種類では1日の飲水量が読めませんので，餌に薬液を染み込ませたり，混ぜたりして与えます。残さず最後まで食べさせるコツは，餌を入れっぱなしにしないで，朝晩に食べきる量を与えることです。

ヒナの場合，通常は挿し餌に混ぜて投薬します。正確に投与したい場合には1日2回，3回といったタイミングで挿し餌に混ぜてもらいます。栄養や消化管内への作用を主に期待する場合*[15]には，厳密な量でなくともかまわないので，毎回の挿し餌に混ぜて与えてもらいます。この場合の薬用量は，オーバードーズだけは起こさないよう，1日の最大食餌量を考えて餌に対する濃度で計算します。

例）1日に挿し餌20 gを食べるオカメインコ（100 g）にエンロフロキサシン※20 mg/kg/日を与えたい場合

1日投与量：0.1 kg × 20 mg/kg ＝ 2 mg
よって，2 mg/20 g（餌）となります。
つまり，バイトリル®50 mg錠を5 mL（100滴）に溶いたなら，10 gの挿し餌に対して2滴混ぜることになります。

※そもそもヒナにエンロフロキサシンは禁忌ですし，Caが含まれる餌に混ぜるとキレートで効果が減弱します。

入院している鳥の場合，強制給餌を行いますし，補液もしますので，当然のことながら飲水量が減ります。このため飲水からの薬剤摂取量が減ってしまいます。そこで，強制給餌に用いるパウダーフードを，2倍に薄めた飲水薬で溶きます。かなり大雑把な投与法に思えますが，実際のところ成績のよい方法です。どうしても正確な用量を与えたい薬の場合には，ガーベージまたは口腔内投与で行うようにします。

5. 口腔内投与VS. 自由飲水投与

鳥の診療では，絶対にこちらがよい！という方法がありません。このため，いつまでたってもこの論争は終わりません*[16]。筆者自身は，もともと口腔内投与派だったのですが，近年は飲水投与一辺倒です。口腔内投与では，保定や誤嚥で死亡してしまう可能性がどうしてもゼロにできないからです。対して飲水投与は，脱水と過飲水に気をつけてもらえれば，少なくとも死亡してしまうことはありません。その代わり，シビアな薬を自宅療法では使用できませんし，脱水や過飲水を起こさないための十分な説明が必要になります。正確な投与が必要なときや*[17]，どうしても飲水を拒否する場合，多飲多尿で飲水量が不安定な場合，飼育者が飲水投与に抵抗が強い場合などの際は，仕方なく（!?）口腔内投与を選択することもあります。

mission 2 非経口投与を身につけよう！

1. 注射器または注入ポンプによる非経口投与

（1）皮下投与（SC：subcutaneous）

犬・猫と同様に，鳥でも最も一般的な非経口投与方法です。かつては，鳥に注射を打つと死ぬ！といわれましたが（今でも頑なに信じている人もいる），迷信といってよいでしょう。

健康な個体に，正確な手技で，安全な薬剤を投与した場合の死亡率はほぼゼロです。かりに注射を打って死亡したならば，それは保定か，薬用量か，投薬内容の問題であって，針の挿入が原因ではありません*[18]。

①皮下投与の場所

海外の書籍では，「鼠径部に投与せよ！」と記載されていますが，本邦の鳥医者は主に“背部”（犬・猫と同様の位置）に投与します。本邦の主な診療鳥である小型鳥では，背部が投与しやすいためです。また，より“高い”位置に投与したほうが，補液が重力で皮下に広がっていく面

*14 オウム類においても薬剤の混入されたペレットが海外では市販されていますが，入手は困難です。
*15 消化管内の悪玉菌を抑える抗菌薬，抗真菌薬，生菌製剤，消化剤，ビタミン剤，ミネラル剤など。
*16 私が所属する某研究会の役員のなかでも意見が分かれるところです。
*17 シビアな薬を使用したいシビアな状況であれば，通常，入院となりますのでこの機会はほとんどありません。
*18 著しく状態が悪い場合こそ，即効性を期待して注射での投与が必要となるものです。奏功してくれればよいのですが，むしろ亡くなってしまうことのほうが多いのが現実です。こちらとしては最善を尽くしていたとしても，きちんと説明をして同意を得ていたとしても，なかには「コロサレタ」と思う飼育者も少なくありません。その際，印象に残ることは，やはり注射です。こうした経緯で，注射が悪者になってしまったと推察されます（もっとも，不必要な注射を打つ獣医師もしばしばいるようで，注射の印象がなかなか改善しません…）。

積が増えますので，吸収しきれず腹部に溜まることが少なくなります（犬・猫で鼠径部ではなく，背部に補液する理由と同様）。そして，鳥ならではの理由もあります。鳥には，下半身の血液がいったん腎臓を経由し，それから全身循環に戻るという“腎門脈系”という特殊なシステムがあります[*19]。このため，下半身に薬剤を投与すると腎臓に薬剤が集中してしまい，腎不全を招くおそれがあって危険です。

では，海外ではなぜ鼠径部が中心なのでしょうか？おそらく，大型鳥では背部が投与しづらいからではないかと推察されます（当院でも大型鳥は鼠径部に投与することが多いです）。また，海外の先生に聞いてみると，背中は痛がる！といいますが，実際には鼠径部への皮下注射を痛がる鳥のほうが多く感じます。

②背部皮下投与の方法

多くの獣医師に皮下投与を教えてきましたが，思いのほか難しいようで，なかなか習得できない方が多いです（本人はできているつもりでも，鳥を弱らせていることが多い）。コツを含め解説していきます。

●皮下投与の仕方，および注意点

・“首挟み”でしっかり保定！[*20]（図7）

第一関門です。これでジタバタ動かれてしまうようでは注射どころではありません。出直しましょう。

・肩を下げて背部の無羽区を露出！

針の挿入部は図8で示したように背中の両サイドです。ここには羽が生えていませんので（無羽区），羽をかき分けると簡単に背中の皮膚が露出します。ここが第二関門です。この手技がうまくできずに次のステップに入ってしまうと，かえって手間取ってしまいますので，しっかり露出しましょう。とはいえ時間をかけすぎないように注意して行いましょう。

・アルコールで消毒?!

最近では，ヒトでも注射前の皮膚へのアルコール消毒に疑問が投げかけられるようになってきました。消毒効果の有無についてはともかく，鳥では経皮吸収がバカにならないこと，無羽区に打つので羽毛をアルコールでかき分ける必要がほとんどないこと，そして体温をかなり奪ってしまうことなどを考慮して，筆者はこの20年，注射前の皮膚アルコール消毒を行っていません。しかし，これまでのところ何ら問題は起きていません[*21]。

・針を刺す場所

首に近いところに頸気嚢が侵入してきていることがあります。そこに投与してしまうと薬液が呼吸器に流入し，溺れて死んでしまうことがあります。頸部近くは避け，図9で示す位置に打ちましょう。

・針やシリンジを選ぶ

液漏れや疼痛を軽減したいのであれば極力**細く**，すばやく投与したいのであれば**太く**ということになります。通常，ブンチョウ～セキセイインコであれば27～28G，それ以下であれば30G，200 g以上の鳥では26～27G，補液を大量にしかも瞬時に終わらせたいならば23Gを使うこともあります。SBでもRBでもかまわないと思いますが，鈍（RB）のほうが皮内に入りにくいです[*22]。

針の長さは1/2か3/4で，できる限り短く‼　長いと打ちづらく，また，鳥が動いたときに針が刺さりすぎて“肺に到達”してしまいます。

シリンジは，小型鳥であれば通常1mLショートあるいはインシュリン用シリンジを使います。**針付きインシュリン用シリンジ**の針は非常に細いうえ，内腔は結構太く，針は短く，メモリも細かいので重宝します。針付きやルアーロックでない場合，圧をかけたときに針が脱落（というか発射!?）しないよう，ジョイントはしっかり極めてください！

・薬液を吸う

鳥の皮下注射は“**混注**”が原則です。というのも，鳥は皮膚の伸縮性に乏しく，刺した穴から薬液が漏れやすいためです。また，何本も打てば，保定時間も延びますし，針を刺す疼痛も増えてしまいます。

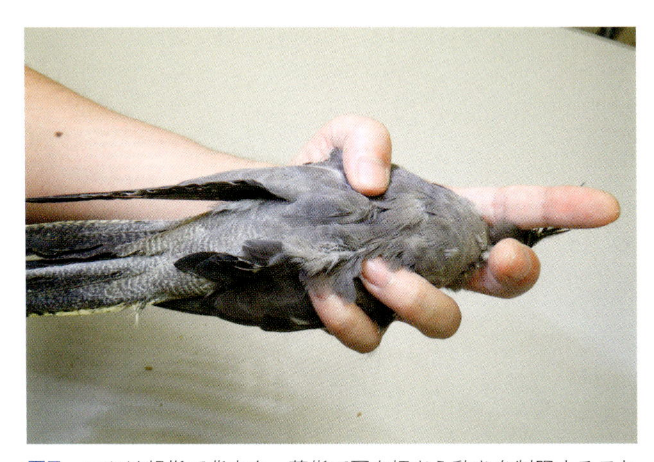

図7　コツは親指で背中を，薬指で肩を押さえ動きを制限することです。

＊19 いつでも腎臓に行くわけではなく，チャンネルがあって自律神経系のコントロールが行われています。
＊20 第3章「鳥の保定」mission 3「鳥を保定せよ（基本編）」参照（pp.33～34）。
＊21 いまのところクレームが来たこともありません。当然のようにやっていると，飼育者の方たちも何の疑問も覚えないようです。
＊22 小さいゲージでは針先が小さいため，切れ味がよすぎて針先の感覚がつかみづらく，皮内に入っていても気づかないことがあります。

混注の際は，配合に注意しなければなりません。混ぜるととたんに結晶化するような薬剤は単独で打つ必要があります。Ca とエンロフロキサシン（ERFX）のようにキレートするような薬剤も混合しないほうがよいでしょう。確実に効果を期待したい薬も単独で投与します。逆にERFX のようにアルカリ性の強い薬は，希釈しない*23と皮膚に潰瘍を起こします。

・注射器を持つ

犬や猫の注射器の持ち方では迅速性に欠けます。とにかくすばやく打って，すばやく保定を解除しなければなりません。持ち直す必要がないように，あらかじめ親指はシリンジのおしりに当てて，シリンジは人差し指と中指で挟んで固定します。

・ハブを腰に当てる！

針を立ててしまうと鳥が動いたときに肺に入ってしまいますから，絶対に立ててはいけません。針は体に対して水平に。そして“ハブを腰に当て支点とする”ことで，鳥が動いたとしても一緒に針先も動いてくれるので安定した注射ができます（図10）。

・針先でテントをつくる？

第三関門です*24。鳥の皮下投与で最も起こりやすいミスが，**皮内**投与になってしまうことです（図11）。鳥で使用する注射針は非常に細いので，皮内なのか皮下なのか薬液を入れても抵抗が変わらずわかりづらいです。当然，鳥は痛がりますし，皮膚がだめになってしまうこともあります*25。

皮内投与にならないようにするため，犬や猫では“テントをつくれ”といいますが，片手が保定で使われてしまっている鳥では困難です。そのため，針穴は下に向け，切れ味が悪い状態にし，皮膚を針先で押して“たわませ”

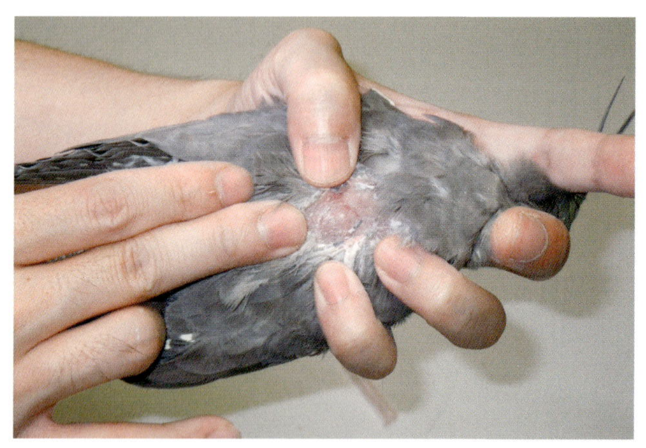

図8　最初は無羽区の露出に手間取ることが多い。息を吹きかけるとスムーズに無羽区をみつけられます。保定している手の親指と薬指でかき分け，羽を押さえる。慣れるまではゼリーでかき分けるとよい。

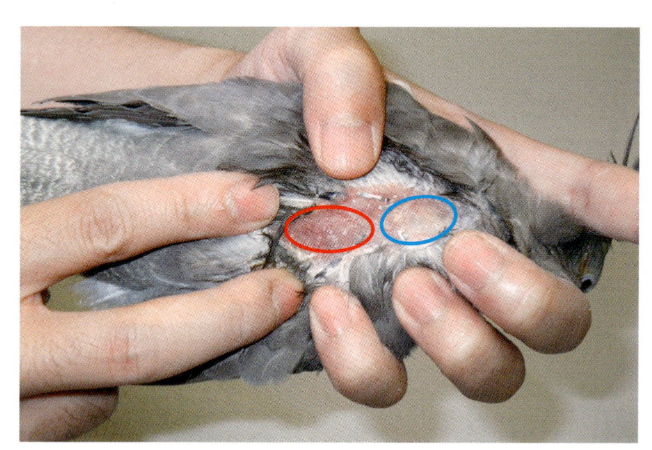

図9　赤マルで囲った部分が注射部位。それより上は頸気嚢（青マル）に入るおそれがあり危険。

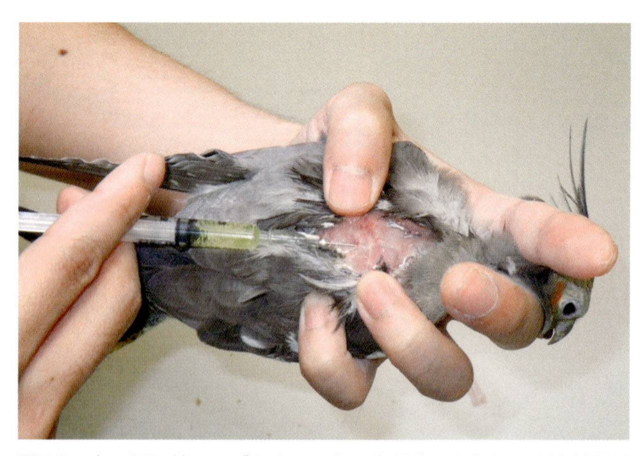

図10　鳥の腰に針のハブを当てると，鳥が動いたとしても注射器が一緒に動くので，針先が動いてしまうことを防ぐことが可能です。よく動く鳥では，ハブを保定している手の親指で押さえ込んで安定させてもよい。

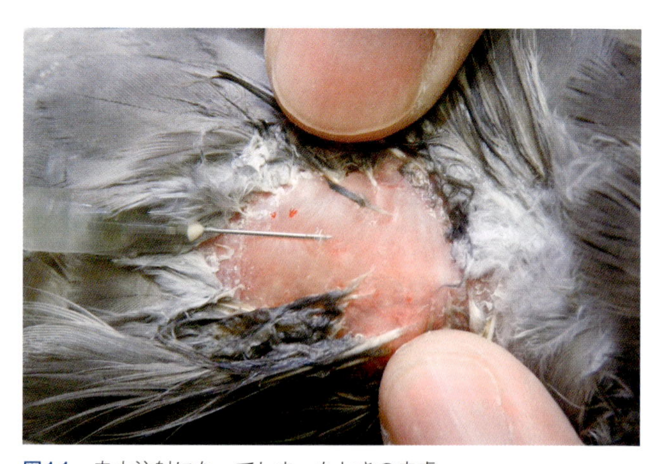

図11　皮内注射になってしまったときの皮膚
皮膚は白濁し，浮腫状になる。

＊23 ERFX は中性では結晶化しやすいので，投与の直前に混ぜます。
＊24 クリアするのにかなり時間がかかってしまう方が多くいます。
＊25 注射がもとで食欲廃絶することがしばしばあります。

ます（図12）。十分にたわんだら，“ドスっ‼”と一気に針を皮膚に貫通させ皮下に挿入します（図13）。

・**薬液を注入する**

はじめに少し注入して，皮内に入っていないか確認します。確認できたら薬液で膨らんだ部分にさらに針を押し進め，今度は一気に薬液を注入していきます。とにかく迅速に終わらせたいからです。ただし，あまり圧をかけ過ぎると，針がぶっとんで鳥に刺さります！ とくに固い薬剤やERFXのように結晶化する薬剤は要注意です。

・**針穴を押さえる**

犬や猫と比較して，鳥の皮膚は伸縮性がありません。このため針穴から薬液がかなり漏れてしまいます。補液など“量”を入れる場合，ある程度入れたところで針穴を押さえ始めます（図14）。

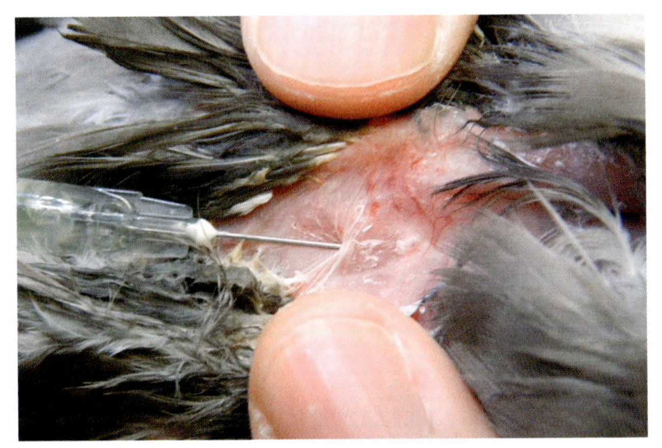

図12 針穴を下に向け，“鈍”な状態で皮膚を押して“たゆみ”をつくります。

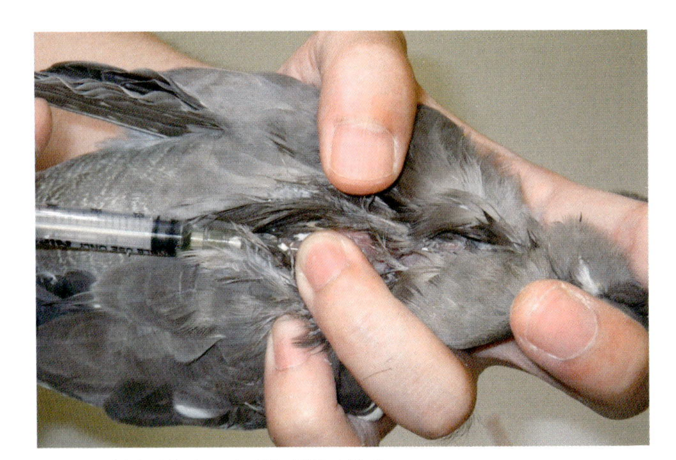

図14 針穴を押さえながら薬液を注入。

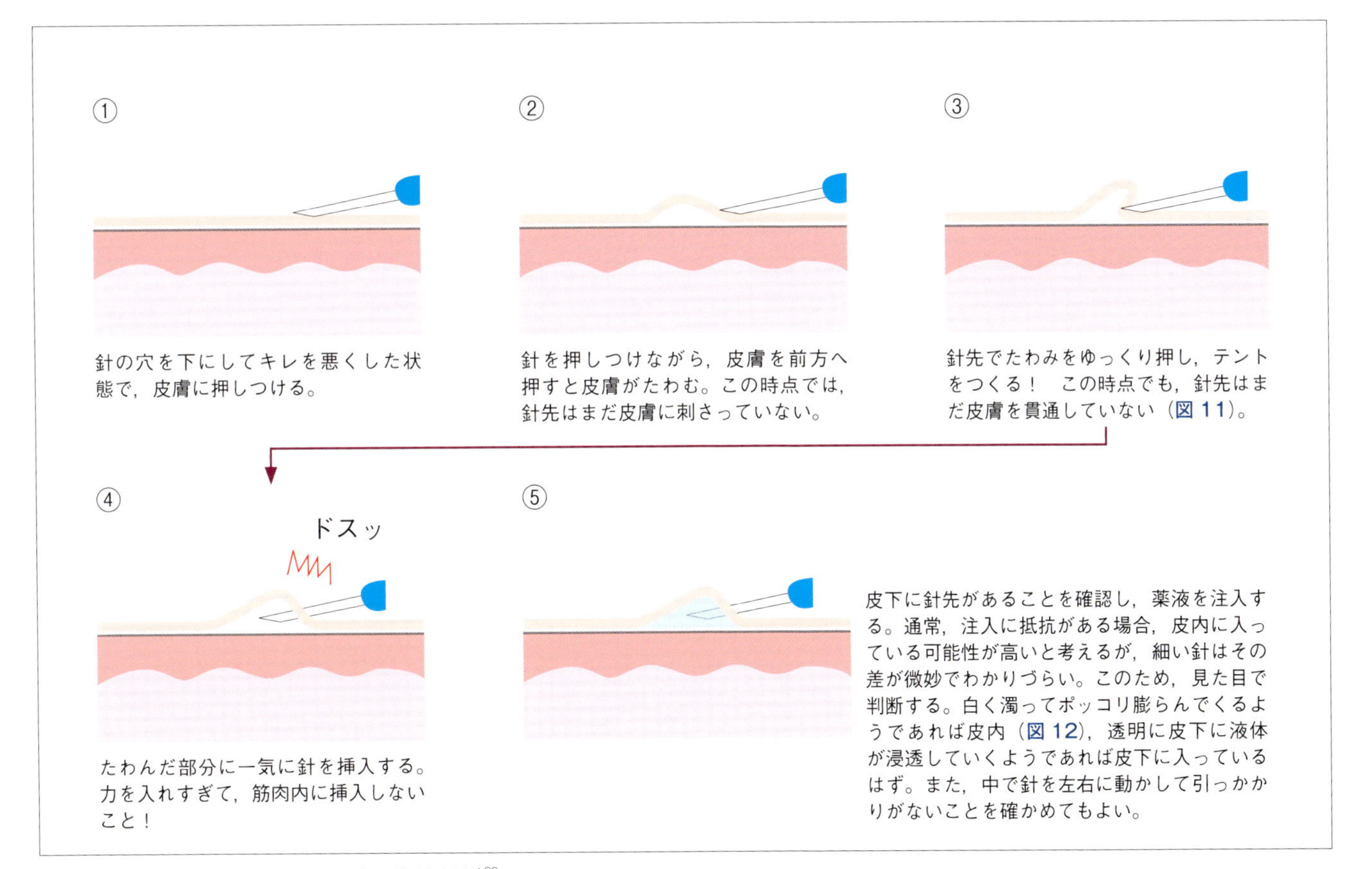

図13 皮内注射にならないための皮下注射方法[*26]

*26 熟練者はこのような細かい手順を踏まず，そのまま“ドスッ”と打ってもよい。

・針を抜く

最後の関門です。針を引くとき，人間の手の自然な動きでは，真っすぐ針が引けず，ほんの少し“つり上げ”てしまいます。このため，針穴が縦に切れて，出血することがしばしばあります。真っすぐ針を抜くためには“肘を引く”ことがコツです（図15）。

・揉む？

ミカファンギン（MCFG）などの刺激性の高い薬剤の場合，よく揉んであげると疼痛を和らげることができます。

・出血してしまった場合

たまたま毛細血管にヒットしてしまうこともあります。その場合，圧迫止血しましょう。なかなか止まりませんが，あせらずしばらく押さえます。そして血で汚れた羽はオキシドールできれいにしておきましょう。

かなりの量の出血がみられるようであれば，針で背筋を穿刺・切開してしまっています。おそらく挿入時に“針が立ち過ぎた”ことが原因と考えられますので，手技を見直しましょう！

③その他の位置の皮下補液

・鼠径部

鼠径部はかなり皮膚が余っているので，大型鳥であれば指でつまんでテントをつくって注射できます。小型鳥では肋骨のあたりの無羽区に背部と同様の方法で注射します（図16）。

・翼膜

教科書によく書かれていますが，実際に行うことはまれです。猫に襲われたハトなどで，体中が傷だらけでどこに補液しても漏れでてしまいそうなときに使うことがあります。または腹部の手術をして，どうしてもたくさん補液をしたいけどルートがとれない，IM もできないなどの場合にも使えます。手技は背部の皮下注射と一緒です。

●皮下注射の練習方法

- 感触はかなり異なってしまいますが，手術用グローブにティッシュなどを詰め，針は先をつぶして（ラテックスは皮膚より刺入弾性が低い）練習するとよいでしょう。
- 猛禽の餌用に売られている冷凍ウズラで練習するのもよい方法です。

(2) 筋肉内投与　(IM：intramuscular)

もっぱら筋肉内投与（IM）を好む臨床獣医師もいます。しかし初心者にはあまり勧めることはできません。もし

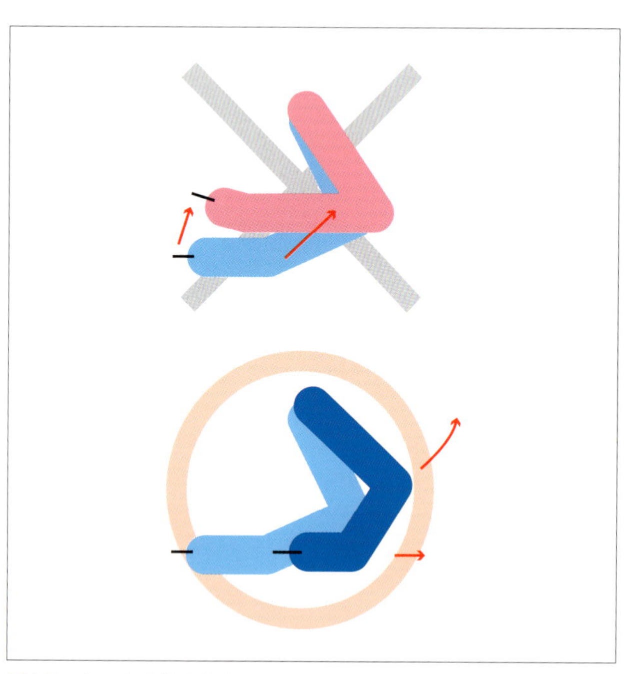

図15　真っすぐ針を抜くコツ
自然に引くとつり上がってしまう（上）。正しくは，意識的に肘を引き，針を真っすぐ抜く（下）。

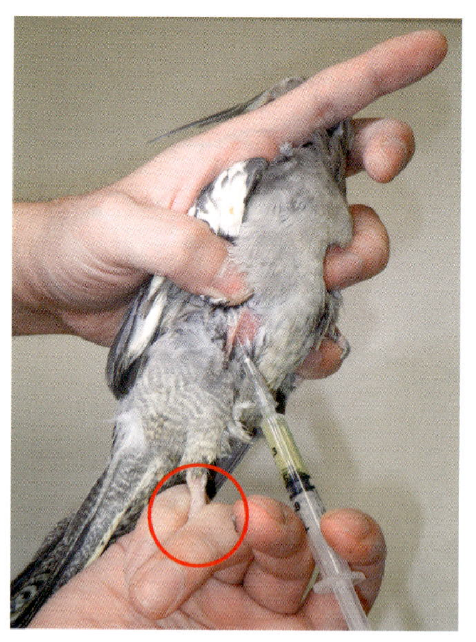

図16　通常，皮膚をつまんだ内側に注射するが，外側（けん部）に背部皮下注射と同じ手技で投与してもよい。写真は小型鳥の鼠径部皮下注射。この場合，脚を注射器を持つ手の小指と薬指で挟み（赤マル），引っ張り，鼠径部にできた三角形（テント）の内側に針を挿入する。針の向きは鳥に平行，あるいはやや外側に向ける。針を内側（体側）に向けてしまうと暴れたときに針が体内に入ってしまう。

行うのであればIM のデメリットをよく理解したうえで行うべきです。小鳥の場合，筋肉の量に対して投与する溶液がどうしても多くなってしまうので，IM はかなりの疼痛を生じます（肉離れ的な痛さ）。薬剤によっては筋肉の壊死，萎縮，肉芽形成を招くこともあり，とくに刺激性の高い薬剤の投与は避けるべきです。

メリットとしては，SC に比べると圧がかかりますし，血管も豊富ですからすばやく吸収され，すばやい効果が期待できます。緊急時（痙攣時のジアゼパム，低Ca時のグルコン酸Ca，ショック時のデキサメタゾンなど）や小型鳥の手術時の輸液経路[*27]としても静脈内投与に匹敵する投与法と筆者は考えています。

また，皮下投与に混注できない薬剤などを，別途，IM 投与することもあります（鉛中毒時のCaEDTA など）。さらにSC に比較して，保定が“軽く”て済むことから，著しく状態が悪くて保定に耐えられそうにない場合など，普段であればSC で済ませる薬剤や補液も，IM ですばやく済ませることもよくあることです。

針はなるべく短いもの（1/2 など）を使用すべきです。鳥が動いたときに胸骨を突き破って心臓に到達するのを防ぐためです。また，同様の理由で針は斜めに挿入すべきです。腎門脈系を考慮すると胸筋の上半分に入れるべきです（図17）。

筆者はIM 時，針先が血管に入っていないか確認するための吸引（逆流確認）は行っていません。逆流確認は保定時間の延長や，針が動くことによる筋損傷・出血など，静脈内投与になってしまうリスクを上回るデメリットがあるからです。

開腹手術の術前投与の場合，ジアゼパムは左胸筋，補液は右胸筋に入れます。一緒に混ぜて投与するとジアゼパムの吸収が緩徐になるからです。また補液を右胸筋に投与するのは，通常，開腹する際は中央ではなく左側切開になりますので，筋肉が浮腫を起こし，癒合不全を生じるのを防ぐためです。

（3）骨髄内投与・静脈内投与

鳥は，SC のみでも体重の10％程度の量を1日に投与可能で，IM も組み合わせればさらに多くの投与量を確保できます。このため，あえて侵襲性が高い骨髄内投与・静脈内投与に頼らなければならない場合は限られます。初心者であればこれら技術に過剰な期待をせず，SC，IM の技術を高めたほうがはるかに救命率は高まるものと考えられます。

①骨髄内投与（IO：intraosseous）（図18）

骨に留置するため，脱落しにくく，血管がつぶれるおそれもないので，長期間の留置を行う際に有用とされます。しかし，輸液チューブを噛み切ってしまう事故を防ぐことがどうしてもできません。チューブが噛み切られないようガードをつけると，今度はその重みによって鳥

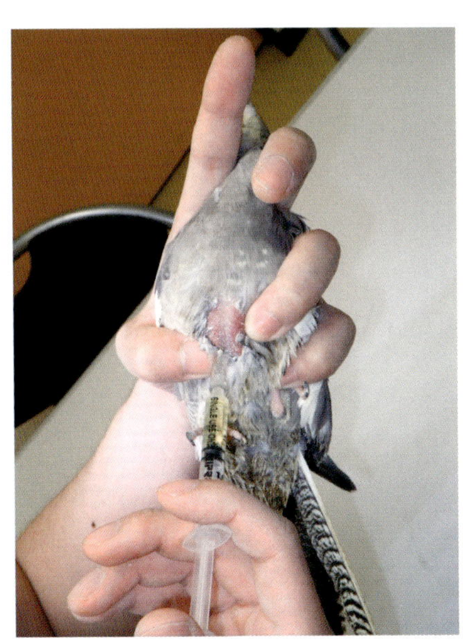

図17　筆者は胸筋が最も深く存在する胸骨近くに針を挿入する方法を好みます。

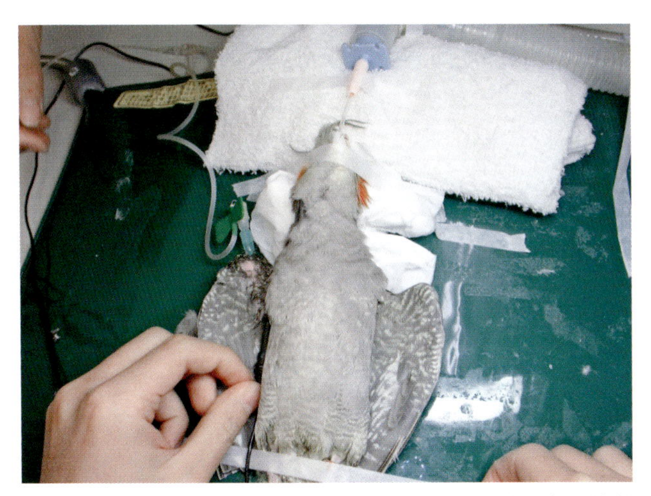

図18　オカメインコぐらいのサイズであれば，21G（1/2）の注射針がIO に適しています。針の挿入はシリンジをつけて行うとやりやすい。穿刺後，針内に詰まった骨は，針内に24G（1・1/4）針を挿入して押しこみ除外。脱落や液漏れを防止するために外科用ボンドで針挿入部を固定する。ハブにはインジェクションプラグを設置するか，そのままエクステンションチューブを挿入し，微量点滴器につなげる。あとは自着性粘着包帯などを用いて８字包帯法で翼に固定する。

＊27 LR などセキセイインコで片側の胸筋肉に1mL 程度まで投与が可能です。

が疲弊してしまいます。また，穿刺部位からの感染や，関節の障害，処置の際の保定・疼痛のストレス，留置されていることによる継続的なストレスなど，さまざまなデメリットが存在します。かっこいいので（？）ずいぶん流行しましたが，小型鳥ではとくにこれらデメリットのほうが大きく，IO の出番はほとんどありません。

②静脈内投与（IV：intravenous）

・ボーラス：鳥はかなりの量のボーラス投与に耐えるとされます。とはいえ，体重の1％程度の量にとどめておくのが無難でしょう。筆者は，著しい脱水がある場合ではボーラス投与せず，IM やSC で緩徐に補正したほうがよいように感じています。

今後，鳥でも抗癌治療が日常的に行われるようになると，IV でのボーラス投与の機会が増えるかと思いますが，現在のところ，一般臨床ではさほど重要な手技ではありません。当院でボーラス投与を日常的に行っているのは輸血ぐらいでしょうか。

保定がうまくできて血管が確保できるなら，どの静脈でもかまいませんが，無麻酔下であれば最も太い右頸静脈が選択されます。しかし，出血時に止血しづらい場所であるため死亡事故のリスクを負わなければなりません。麻酔下であれば，圧迫止血が容易な翼下静脈が選択されます（無麻酔下では血管が細く困難です）。これらIV の手技は，採血*28の手順とほぼ同じです（どちらかといえばIV 投与のほうが楽に行えます）。

・静脈留置：筆者は主に手術中のルート確保として用いています。といってもセキセイインコやそれより小さな鳥では，手技に時間がかかりすぎたり，留置除去時の出血量がバカにならなかったりと，デメリットが目立ちます。オカメインコ以上の鳥種で，1 時間近くかかる手術や，状態の悪い個体の手術では積極的に留置しています。術後は，チューブの噛み切りや引き抜き，からまりなどの事故を防ぐため抜去してしまいます。

通常，留置は麻酔下で翼下静脈に実施しますが（図19），コザクラインコのサイズでも内側中足静脈への留置が可能ですし，さらに小型の鳥では経静脈への留置もできます。しかし，経静脈留置は引き抜いたときの出血が安全出血量を上回るリスクを負わなければなりません。

チューブを噛み切る心配のない鳥種では，留置したままにすることもありますが，それでもからまりは防止できませんので，実際の使用は限られた状況*29のみとなります。留置に使用する道具を図20 に，留置針挿入のコツを図21示します。

（4）腹腔内投与

腹腔内投与は鳥では困難です。というのも気嚢が腹腔内を占めていますので，気嚢内に薬液を入れてしまうおそれが高いためです。

2．その他の全身性の非経口投与

この経路から意図的に投薬する機会は以下を除きまれです。逆に，期待せず使用した外用薬が誤って全身投与*30となってしまうことがしばしばありますので注意してください。

（1）全身性の経皮投与

主に疥癬や気嚢ダニの駆除に用いるイベルメクチン（100 μg/kg），セラメクチン（6～18 mg/kg）などがこれにあたります。これら薬剤は経皮でも容易に吸収されます。

（2）全身性の経粘膜投与・注腸投与

これらの経路から狙って全身投与することはほとんどありません。ドキサプラムが舌下投与されることもありますが，鳥では舌下からの吸収が不十分なようで，筆者はIM を好んで使用しています。

近年はミダゾラム・ブトルファノールの経鼻投与が選択肢として加わっていますが，筆者は投与が容易なIMを第一選択としています。

（3）全身性の吸入投与

吸入麻酔薬や酸素がこれにあたります*31。また，非常にまれな状況ではありますが，状態が悪すぎて鳥にまったく触れない，しかも飲水投与しても飲んでくれない！などの場合に，経気道吸収を期待してネブライザー（後述）で薬剤を投与する作戦もあります（通常は，期待せずに吸収されて問題を起こすことが多いのですが）。ほとんどの薬が気道からは吸収されにくいのですが，高容量で用いると全身投与となることがあり，これを利用します。ただし非常にコントロールが難しい手技なので，状況が

*28 詳しい手技は別の機会に。

*29 飼鳥でもハト，水禽，鶏類，猛禽はオウム類に比較するとチューブを噛み切ることが少ないです。とくに脚の長いアヒルや猛禽類は内側中足静脈への留置が無麻酔下で簡単にできます。ただし，脚への留置は浮腫や血行不良を起こし断脚しなければならない事故も生じ得ますので十分に注意しなければなりません。

*30 皮膚にドルバロン®軟膏を使用してクッシング症状を起こした鳥をしばしばみます。粘膜投与では排泄腔脱などで抗菌薬や消炎剤を外用で使用し，吸収されて副作用が生じることがあります。鼻洗浄などAMPH-B やアミノグリコシドなど粘膜から吸収されない薬剤を使用したとしても，そこに損傷がある場合，話は別かもしれません。とくに出血がある状況では吸収されてしまう可能性があります。

*31 酸素は，第7章「鳥の看護」mission 0「鳥を温めろ!!」（p.74）参照。

限られてしまいます。

気道吸収が期待できるものとして，デキサメタゾンがあります。通常，0.1 mL/20 mL（15分）でネブライザーするところを，10倍の1 mL で投与すると，全身投与に近い反応が出ます。もちろん，羽についたのを舐めて経口的な効果が出ただけかもしれませんが，結果オーライです。当然，オーバードーズに気をつけなければならないので，尿酸の黄色化，多尿の有無，尿糖などに十分な注意を払う必要があります。

（4）経管栄養

鳥は経鼻胃管ができませんので，経管栄養を行うとすれば，そ嚢経由での経管栄養となります。オカメインコでしばしばみられる肺炎後の胸部食道閉塞などで適応されます。そ嚢を切開し，胸部食道へアトム栄養カテーテルなどを挿入します。X線写真で胃の適切な位置に挿入されていることを確認したうえで頸部皮膚に固定します（図22）。胃はそ嚢ほど膨らみませんので，体重を維持するためには少量頻回（オカメインコで1～2 mL × 5～10回/日）の流動食投与が必要となります。微量点滴器を使用して流動食を常時少量胃に流し込んでもよいかもしれません。十二指腸穿刺による直接投与が教科書に記載されていますが実際的ではありません。

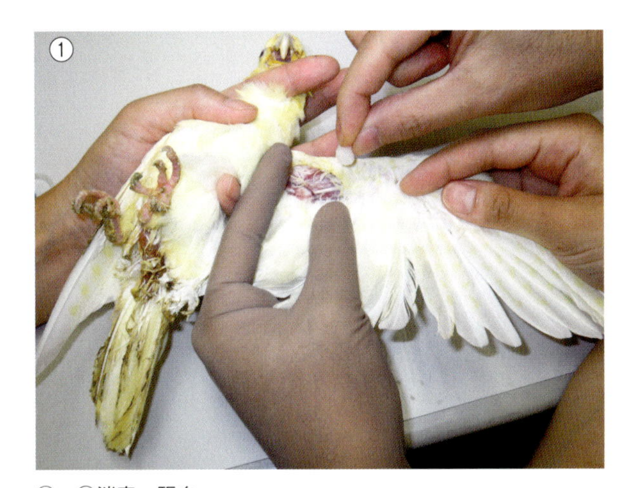

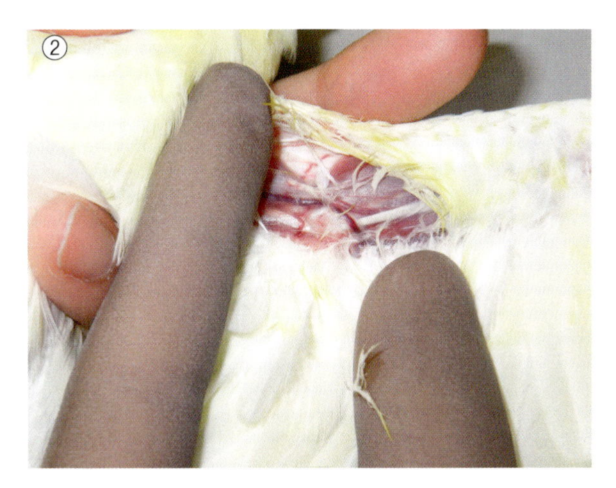

①，②消毒・駆血
留置の際は筆者もアルコール消毒をすることが多い。駆血は保定している手の人差し指で行う。

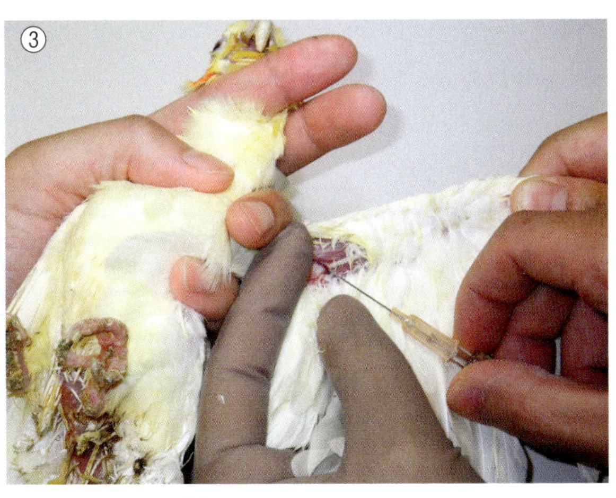

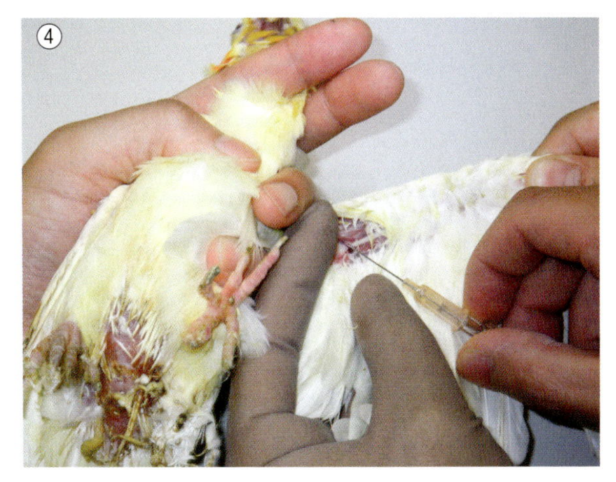

③～⑦針挿入・外套挿入
針を挿入したら内套はそのままで，外套を押し進める。針の挿入のコツは図21を参照。

図19 オカメインコ*32の翼下静脈留置

*32 この症例は急性腎不全（UA144, P14.0, K +5.3）であり，しかも下嘴欠損個体であるためチューブを噛み切ることがない。しかも何年間も毎日強制給餌していて保定やチューブ接続のストレスが低いため，皮下補液でなく，無麻酔での静脈補液が可能であった。

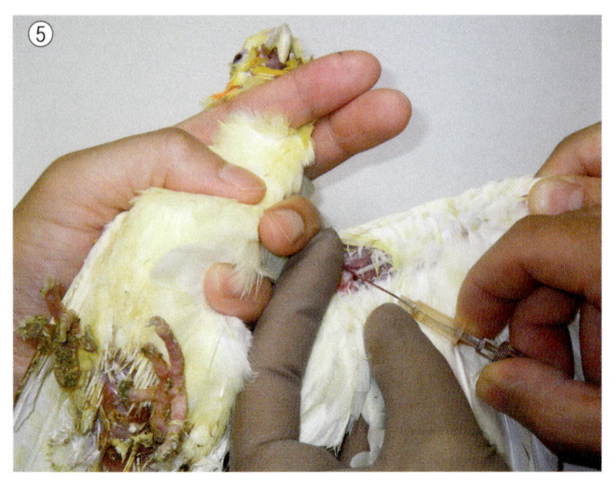

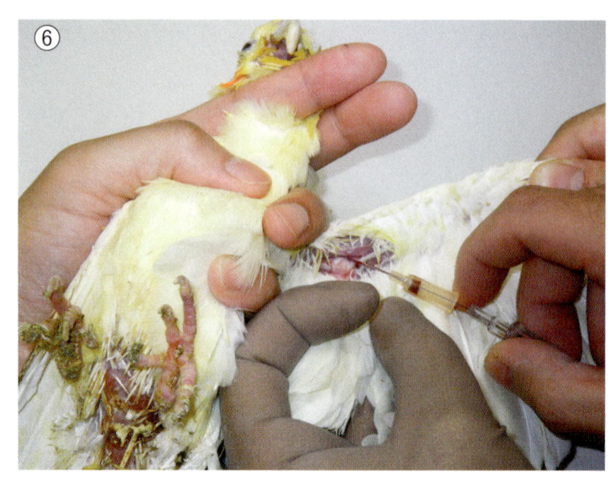

⑤〜⑦内套針は最後まで入らないので血液が外套針内に入ってきたならば（⑤），外套針のみをそっと血管内へ押し進める（⑥⑦）。

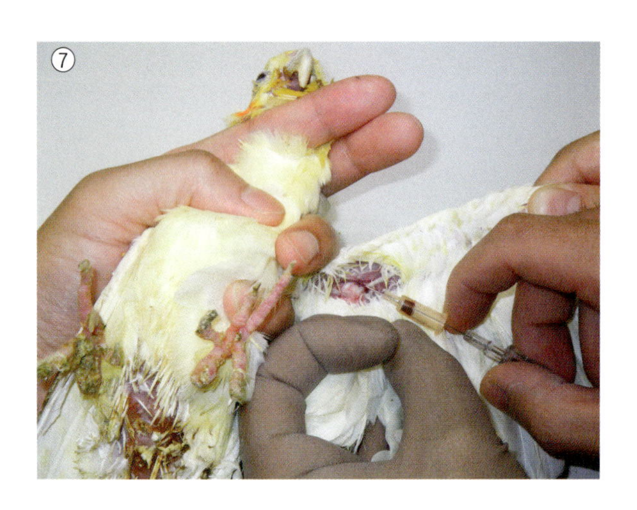

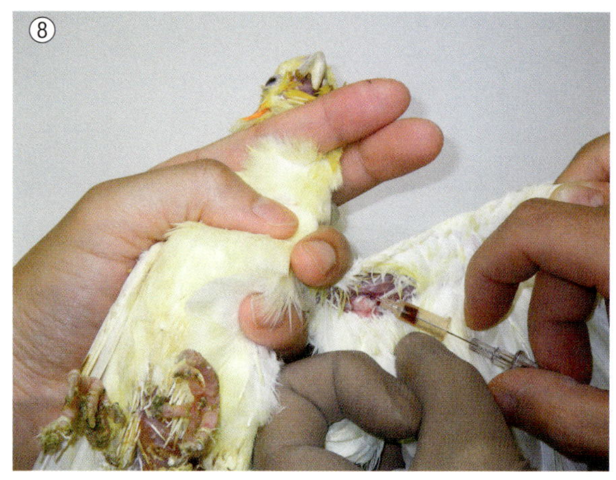

⑧内套針の引き抜き
鳥が動いて針で血管を裂かないように，すぐに内套針を血管外に引き抜く。完全に引き抜いてしまうと血液が大量に逆流してくるので外套針・ハブ連結部にとどめる。

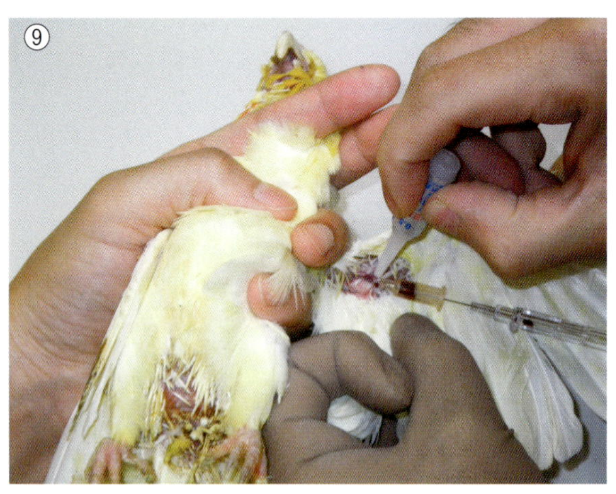

⑨外科ボンドでの固定
この時点で，針穴，ハブに外科ボンド*を垂らして仮固定する。
＊ドライヤーで頭部より冷風をあて，吸入障害が起きないように配慮する。

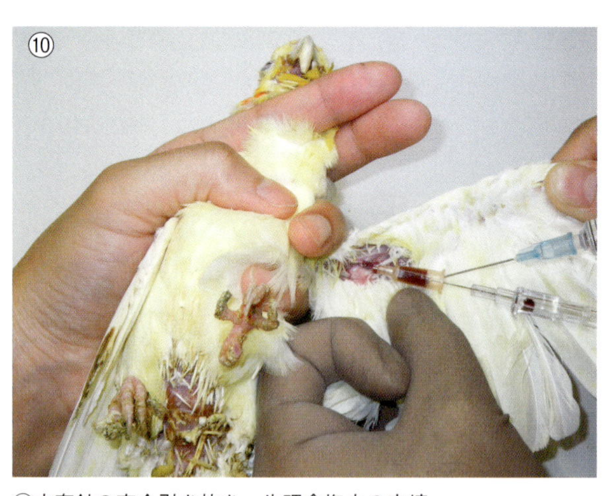

⑩内套針の完全引き抜き・生理食塩水の充填
血液が逆流してくるのを待たず，すばやくヘパリン加生理食塩水を充填する。

図19　オカメインコ*32への翼下静脈留置（続き）

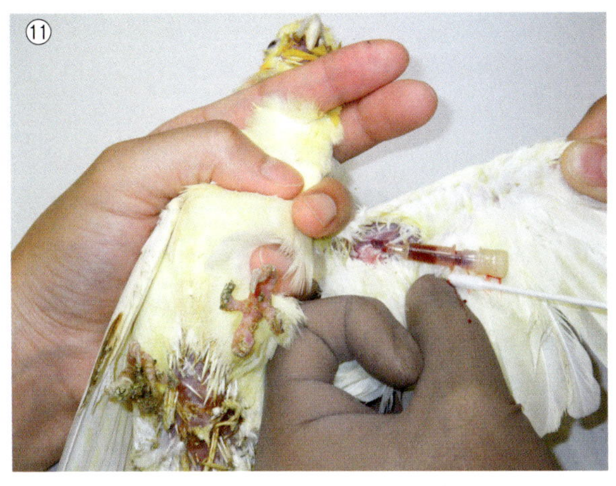

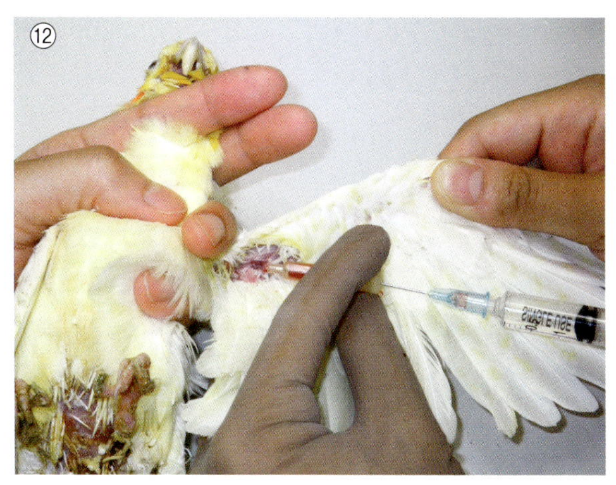

⑪，⑫インジェクションプラグの挿入・生理食塩水でのフラッシュ
空気が入らないようプラグを装着（手術後，留置を外すのであればエクステンションチューブを直接つなげてもかまわないが，万一留置を残すことも考慮してプラグを設置することが多い）。漏れた血は滅菌綿棒でぬぐう。ハブ内の血液は固まる前に生理食塩水で押し戻す（ヘパリン加生理食塩水のほうがよいが，全身性の凝固不全を起こさないようここでは生理食塩水）。

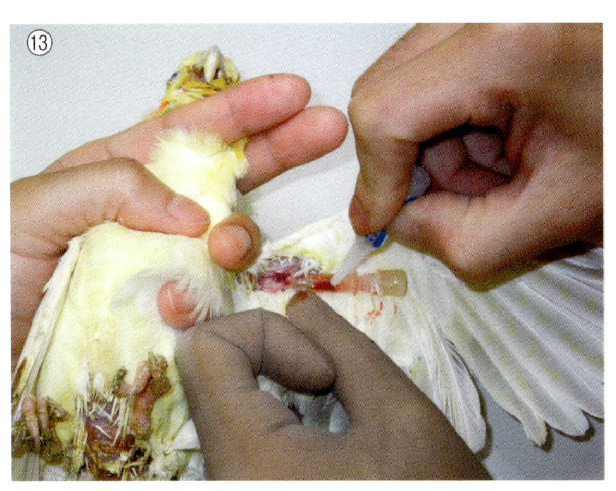

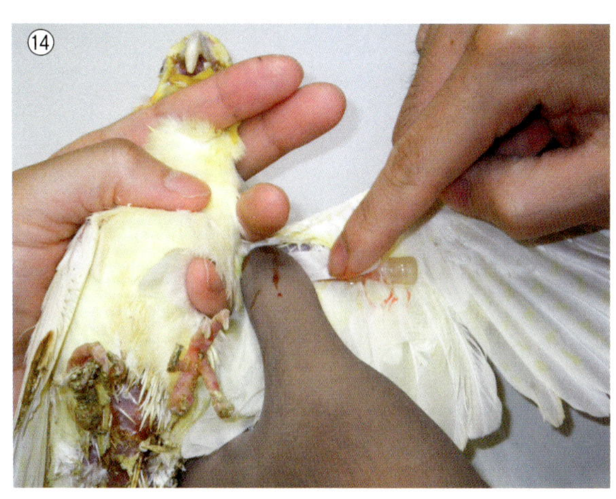

⑬，⑭外科ボンドでの固定・紙テープ固定
外科ボンドを留置，プラグ，皮膚に塗り，紙テープ（現在はエラストポアテープ®）を貼るとかなり強固に固定できる*33。

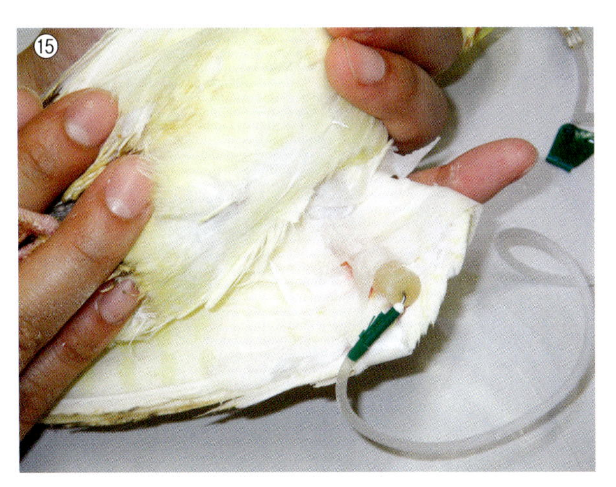

⑮ 翼状針挿入・フラッシュ・紙テープ固定・自着性弾力包帯
微量点滴器＋エクステンションチューブにつなげ，輸液を満たした翼状針をプラグに挿入する。

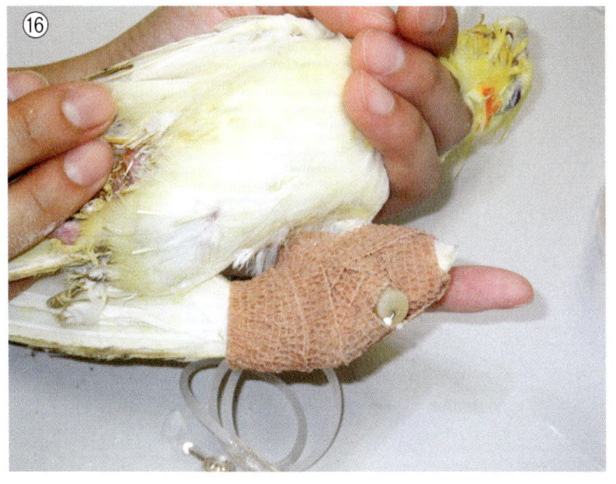

⑯ 留置を持続する場合には 自着性弾力包帯を用い８字包帯法で固定する。

＊33 通常，手術後に留置は抜くが，やむを得ずそのままにすることもある。そういった場合，この外科ボンド＋テープの固定強度は高く，１週間以上の留置に耐えることもある。

mission 3 局所投与についても知っておこう！

1．皮膚上投与

いわゆる外用薬です。小型鳥では，油性，アルコール性の基剤が入っている外用薬はめったに使用しません*34。鳥は羽毛に何かがついていることをひどく嫌い，必死になって除去しようとします。嘴に軟膏がついた状態で全身を羽繕いしますので，被害は広がり全身ベタベタになります。なかには毛引きや自咬に発展することもあります。また，軟膏を除去しようとする際，必ず摂食しますので，経口投与となり薬による副作用が生じることもあります。最大の問題は，軟膏が羽にべとつき，ダウンの防寒性を著しく損なうことです（濡れたダウンジャケットを着ている状態に例えると，想像しやすい）。カラーをすれば塗布した外用薬をいじる心配はなくなりますが，少なからずリスクのあるカラーをしてまで外用薬を使用する理由はほとんどありません。

それでも，筆者も外用薬をまったく使用しないわけではありません。以下は筆者が使用している外用薬とその使用に関する注意点です。

（1）消毒

クロルヘキシジンは効果が低いこと，アルコールは揮発時に体温が奪われ，吸収も懸念されることから，これらを使用することはほとんどありません。消毒薬として鳥に気軽に使用しているのはポビドンヨード（動物用イ

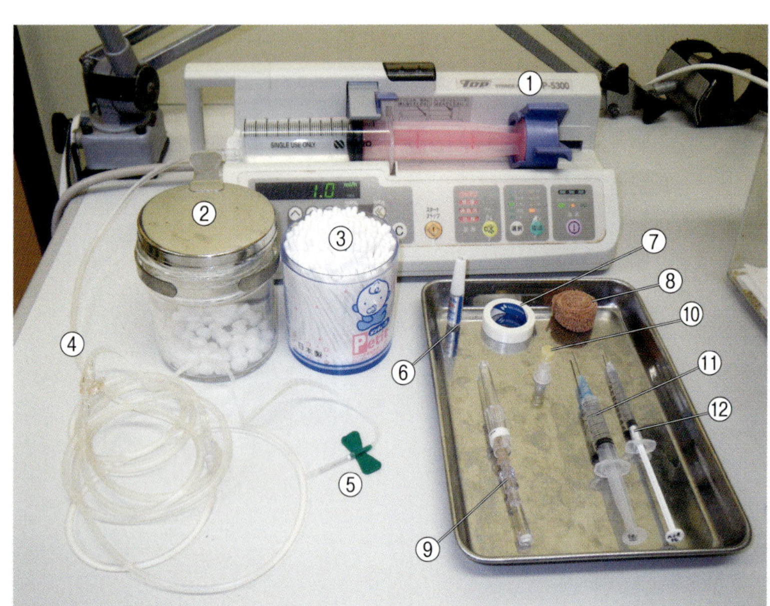

図20-1　留置に使う道具一式
チューブやプラグにはあらかじめ生理食塩水を充填しておく。
① 微量点滴器
② アルコール綿
③ 滅菌綿棒
④ エクステンションチューブ
⑤ 翼状針（21G）
⑥ 外科用ボンド
⑦ 紙テープ*
⑧ Coban®
⑨ 留置針（26G）
⑩ インジェクションプラグ
⑪ 加温生理食塩水
⑫ ヘパリン加生理食塩水
*現在はエラストポアテープ®（ニチバン）をよく使っている。

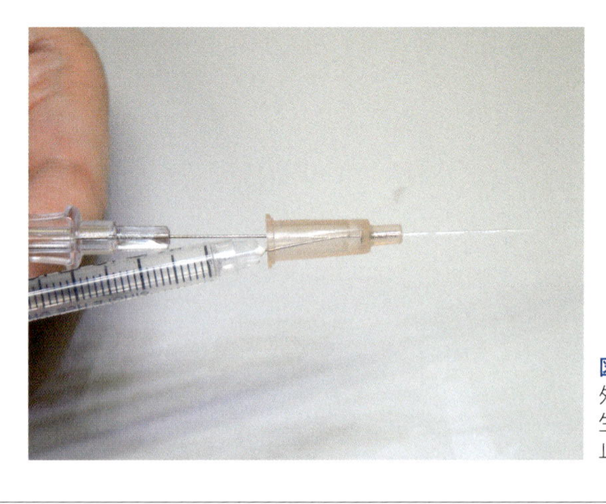

図20-2　ヘパリン加生理食塩水の充填
外套をそっと前に押し出し，ハブから外套と内套との間にヘパリン加生理食塩水を少量充填。針先にヘパリンが漏れると針穴からの出血が止まりにくくなるので注意！

図20　留置に使う道具

*34 まったく使用しないわけではありません。リスクを十分に理解し，メリットが上回るようであれば使用します。

ソジン®液10%）くらいでしょうか（次亜塩素酸水<AP水>を使うこともある）。脚などの手術前，汚染がひどい場合にはイソジン®スクラブ液7.5%で洗うこともあります。また，手術時に，ドレープ代わりの滅菌ラップと羽毛をかき分けたマスキングテープを接着（密着？）させるためにイソジン®ゲル10%を使用することがありますが，皮膚や羽毛に残ると，炎症を起こしたり，舐め取って問題を起こすおそれがあるためよく拭い取ります。

（2）皮膚病時の外用薬

そもそも，鳥は皮膚感染を起こしにくい生物です。そして，鳥では外用薬のデメリットが大きいため内服での投薬が原則ですから，外用薬の出番はあまりありません。分泌物などにより汚染がひどい場合には，イソジン®液などを用いて洗浄することもありますが，残るとかえって炎症を助長することがあるため，最終的には生理食塩水で流してしまいます。抗菌薬を使用するとすれば，点眼薬を滴下する程度です（ゲンタマイシン0.3%など）。

（3）外傷時の外用薬

外傷時の基本は，生理食塩水でよく洗い流し，抗菌薬は内服and/or 注射で投与します。どうしても局所で抗菌薬を使用したい場合は，点眼薬（ゲンタマイシン0.3%など）を使用します。創傷保護材は使いにくい状況ですが，一時的にでも創面を保護しておきたいという場合，（効果の有無はともかく）クリーム（AHYP Cream 19.5 g）を塗布することがあります。ややべたつきますがほんの少量ならば問題を起こしません。

水禽や猛禽など大きい鳥のバンブルフットでは例外的に軟膏（ゲンタマイシン®軟膏など）を使用することがあります。包帯が可能で外用薬を嘴でいじれないことが最大の理由です。

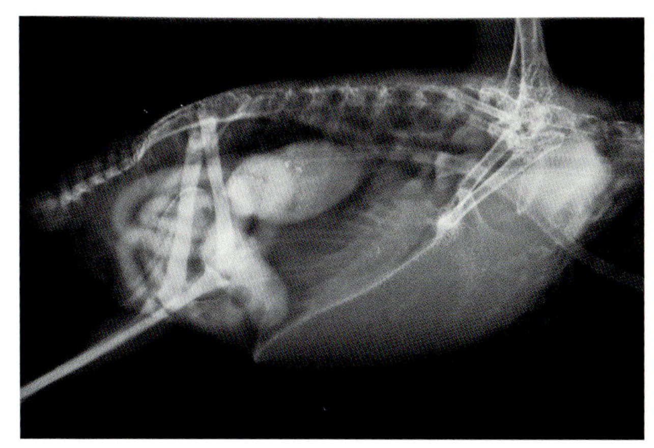

図22 オカメインコに設置した経そ嚢胃管。アトムカテーテルを使用している。

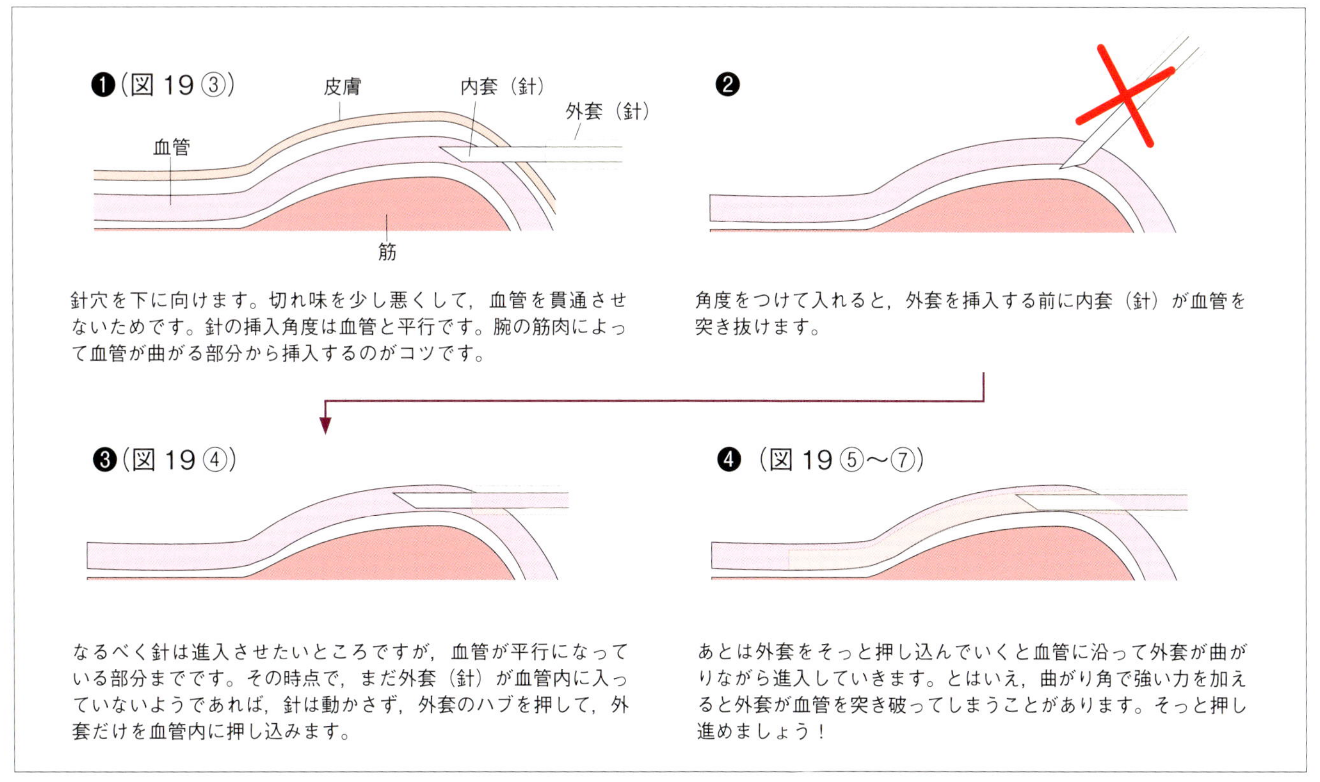

図21 留置針挿入のコツ（図19③〜⑦→p.95〜p.96）

（4）羽毛のかき分け

超音波検査や血液検査，外科処置，手術などで羽をかき分ける必要がある際は，エコーゼリーを使用します（当院で最も使用量の多い外用薬？）。摂食しても問題ありませんし（鳥は浸透圧下痢を起こしにくい），すぐに乾いてくれます。無菌のものを使用したい場合はK-Y® Lubricating jelly を使用します。

（5）局所麻酔

無麻酔での処置の際，局所麻酔を使用したくなることもありますが，小鳥では昔から局所麻酔は忌避される傾向にあります。投与量が非常に微量なので希釈のミスで，オーバードーズになりかねないからといわれています。

ただし，きちんと希釈して使用すれば安全で効果的です。筆者はリドカイン（4 mg/kg）を多用しています。

（6）出血時の外用薬

爪や嘴の出血に対しては，粉末止血剤（KwikStop®）を出血部位に擦り込むように使用します。止血部位を舐めることで中毒が起きないか心配されますが，これまでそのような例はなく，常識的な使用量であれば舐めても問題はなさそうです。この粉末止血剤は非常に強力な止血力をもちますが，原理が焼烙であるため，皮膚に使用するとたちまち熱傷を起こします*35。このため，皮膚用の止血剤としてはアルギン酸ナトリウム（アルロイド® G－ドライ）を使用しています。そのまま粉で振りかけるか，水に濃く溶いて粘度の高い状態で塗布します。ただし，それほど高い止血効果は期待できません。バイポーラで焼烙またはサージセル®，外科用ボンドのほうが有用です。以前は外用のアドレナリンも使用していましたが，吸収されたときのオーバードーズを懸念し，現在は使用していません。

（7）血行促進

筆者は絞扼などによる血行不良や浮腫に対し，ヘパリン類似物質の軟膏（ヒルドイド® ソフト軟膏 0.3%）を使用しています。しっかり擦り込み，基材が皮膚に残らないようにします。当然，血が止まりにくくなるリスクを負いますので，使用後は出血に注意します。

2．粘膜上投与

（1）点眼

鳥の結膜炎のほとんどが，副鼻腔炎から波及したモノであるため，治療のメインは内服になります*36。点眼は補助的な役割にとどまります。

入院鳥では軽度の結膜炎でも点眼を実施しますが，通院鳥の場合は別です。鳥にうまく点眼ができる飼育者はかなりまれで，保定によって鳥を弱らせてしまったり，鼻や口に入れてしまったり，眼の周りに漏れて，付着した点眼液を気にしてこすって悪化させてしまったりなどのデメリットが目立ちます。このため，よほど重度でない限り処方は見送られます。

①点眼の基剤

点眼の基剤は水性のモノを用います。油性は禁忌です。こすって顔中をベタベタにしてしまうからです。

②点眼の抗菌薬

非吸収性の抗菌薬であるアミノグリコシド系（ゲンタマイシンなど）が第一選択になります。眼球内への薬剤の波及を期待するのであればクロラムフェニコール（クロラムフェニコール点眼液 0.5%*37など）を使用します。

鳥に多いマイコプラズマやクラミジアによる結膜炎に対しては，通常，内服でマクロライド系やテトラサイクリン系抗菌薬が処方され，点眼は二次感染管理を主眼とするのでアミノグリコシド系が第一選択になります。これで効果が乏しい場合には，内服の変更を行いますが，内服でマイコプラズマやクラミジアに無効な薬剤（たとえばβラクタム系）を使用する場合には，点眼でマクロライド系＋α（エリコリＴ *38など）を使用することがあります。

③点眼の抗炎症薬

炎症が強い場合，抗炎症薬（とくにステロイド）を使用したくなりますが，鳥の場合では十分に注意しなければなりません。効果の高い抗炎症薬はそれなりに副作用が存在し，とくにステロイドは鳥では強い副作用が生じやすく，粘膜からの吸収もよいためです。使用する場合は，薬用量計算*39を十分に行い，ある程度吸収されてもよい量で投薬すべきです。

＊35 翼に用いられて重度の火傷を起こし，断翼となってしまった例をみたことがあります。
＊36 点眼だけで治った場合，それは放っておいても治ったということなのかも？
＊37 0.5%溶液であれば，約 0.25 mg/1滴となります。クロラムフェニコールの薬用量は 50～200 mg/kg とされ，35 g のセキセイインコであれば，少なめの 50 mg/kg で計算しても1.75 mg（すなわち7 滴）となりますので，誤って経口投与したとしても問題は生じません。
＊38 エリコリＴのエリスロマイシン含有量は 5 mg/mL（0.25 mg/1 滴）。鳥へのエリスロマイシンの一般的な投薬量は60 mg/kg。35 g のセキセイインコなら2.1 mg ですから，8.4 滴飲んでも問題はない！　ただし，内服で使用している場合では重複によるオーバードーズに注意すること！
＊39 筆者が点眼として使用しているベルベゾロン® Ｆ点眼・点鼻液には，ステロイドとしてベタメタゾンリン酸エステルナトリウム（0.05 mg/滴）が含まれます。鳥へのベタメタゾンの投薬量は0.1～1 mg/kg とされますので，35 gのセキセイインコの投薬量は0.0035 ～0.035 mg となります。１滴が全量吸収されたとすると，1.4～14倍の過量投与となってしまいます。

④点眼方法（図23）

3点保持で頭をしっかり保定し，保定している手の人差し指，あるいは点眼する手の小指を用いて上眼瞼をつり上げ，眼を開きます。点眼する手の小指を鳥の顔，あるいは保定している手の人差し指にあてると，安定した点眼が可能となります。小鳥の眼には 1 滴は多いので，表面張力で盛り上がった分を綿棒で吸い取ります。これで眼周囲の羽毛に付着せずに点眼ができます。

（2）点鼻・鼻洗浄

鼻炎，副鼻腔炎の際は点鼻や鼻洗浄*40が検討されますが，これら処置には必ずリスクが存在します。点鼻では，保定や薬剤の刺激という問題があるので，軽度の鼻炎程度であれば内服のみにとどめたほうが結果は良好です。院内では鼻汁の吸引後や，鼻垢の除去後などによく点鼻を実施しますが，家庭での点鼻は一部の慢性副鼻腔例*41を除き，あまり勧めません。

鼻洗浄は内服に反応しない鼻塞症例で必須の処置ですが，さらに高いリスクが潜在します。洗浄中，洗浄液を誤嚥し，肺炎を起こしたり，窒息死してしまう例もあります。また，洞内すべてに薬剤が行きわたるわけではないことにも留意しなければなりません*42。

①一般的な副鼻腔炎に使用する局所薬剤

洗浄には加温生理食塩水を用い，点鼻薬は点眼薬と同じものを使用しています。

②真菌性の副鼻腔炎*43に使用する局所薬剤

加温生理食塩水で洗浄後，薬液でも洗浄を行います。自宅では同薬液で点鼻してもらいます。

薬液は，アムホテリシンB（ファンギゾン®注射用 50 mg を10 mL 蒸留水で溶解）を 0.01 mL と，ゲンタマイシン（ゲンタロール®点眼液 0.3%）0.05 mL を生理食塩水 1 mL の比率で溶解したものを使用しています。

③鼻出血時に使用する局所薬剤

鼻汁吸引，鼻垢除去，打撲などさまざまな原因で鼻出血が生じます。鳥の鼻出血はかなり激しく，死に至ることもあります。鼻出血に使用する局所薬剤としてはアドレナリンが有名です。しかし，鳥で緊急時のアドレナリン（0.1%）の投与量が 0.5～1.0 mL/kg ですから，35 g のセキセイインコでボスミン®外用液 0.1%（1 mg/mL）であれば，0.0175～0.035 mL/head となり，1滴（0.05 mL）全量吸収されるとオーバーしてしまいます。このため希釈して使用する必要がありますが，果たしてそれで効果が得られるか試したことがありません*44。また，噴出する鼻血によって患部までアドレナリンが届かない可能性もあります。出血部位がみえるところであれば，綿棒に 1 滴湿らせて圧迫するのがよいかもしれません。

とはいえ，副作用が懸念されるので，筆者の第一選択は，

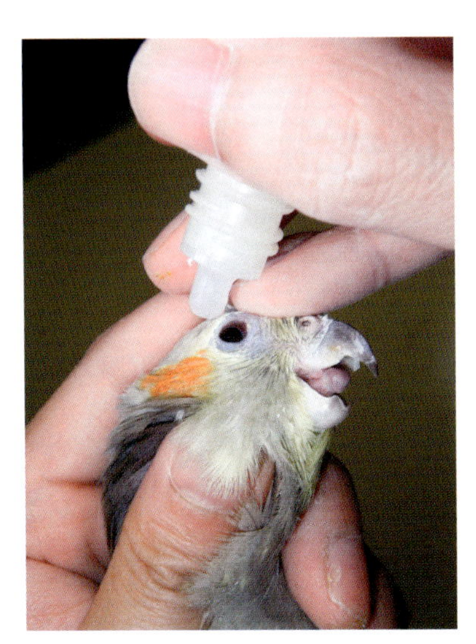

図23-1 小指で眼瞼をつり上げつつ，点眼する手を安定させている。

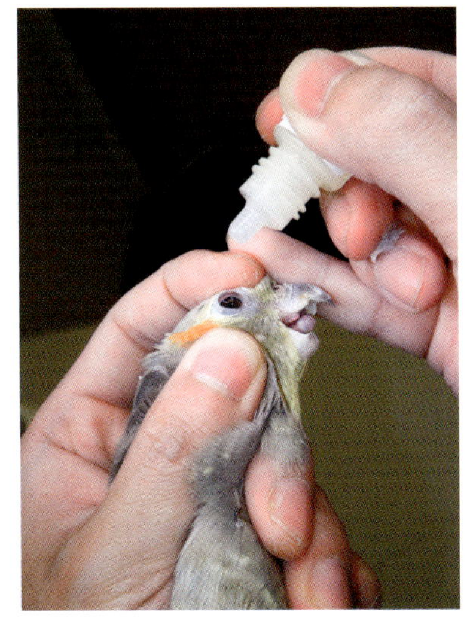

図23-2 保定している手の人差し指で眼瞼をつり上げている。点眼液が眼球上に溜まっている。1滴では多すぎる。

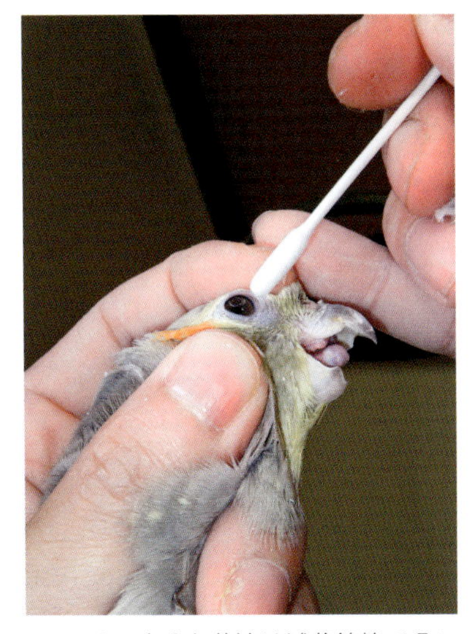

図23-3 余分な薬液は滅菌綿棒で吸い取る。

図23 点眼法

*40 鼻洗浄に関しては，別の機会があれば記載したいと思っています。
*41 洗浄処置で通鼻してもすぐにまた鼻塞が生じてしまう例では，洗浄後に自宅で点鼻を継続してもらう必要があります。
*42 重度の副鼻腔炎では内服，洞注射，吸入，切開など組み合わせて実施する必要があります。
*43 鳥ではしばしば存在するため，鼻汁の顕微鏡検査を必ず実施しましょう！
*44 ヒトでは，鼻血の際に100 倍まで希釈して使用することがあるそうなので効果あるかも？

アルギン酸ナトリウム（アルロイドG）です（点鼻は適応外ですが緊急的に）。粘稠性による物理的な止血を期待します。もともと内服薬であるため経鼻的に摂食しても問題ありません。

（3）洞内注射（図24）

前述のように洞内（副鼻腔内）は全身性薬剤の浸透が悪く，また複雑に入り組んでいることから洗浄では洗い流せない部分もあります。また閉塞している場合には吸入も効果がありません。そこで，洞を穿刺し，貯留液（膿）を吸引後に，薬剤を充填する処置がしばしば行われます。

薬剤としては，ほとんどの場合でアミノグリコシド系が使用されますが（理想は，薬剤感受性に合ったもので刺激性が少ないもの），小型鳥の洞内注射は誤ってIM になってしまうおそれがあるので，薬用量計算をして，全身投与になった場合でも安全な用量*45で投薬します。

（4）点耳

外耳炎自体がそもそもさほど多くなく，内服の効果が高いことからあまり点耳を実施することがありません。反復性の外耳炎（鳥ではまれ）で飼育者が局所治療を希望した場合には処方することもあります。通常，ゲンタ

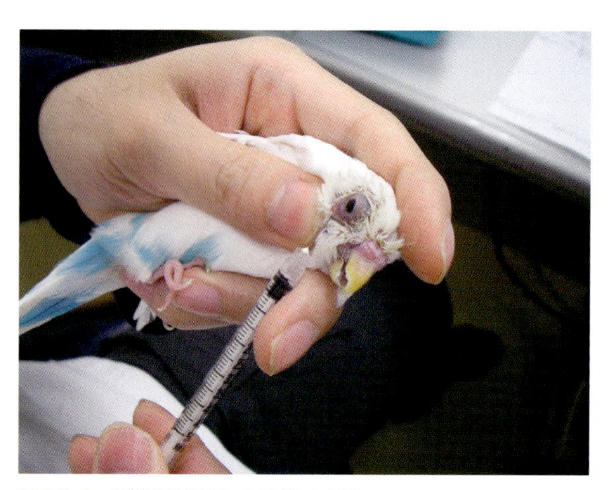

図24-1　副鼻腔穿刺による膿の吸引
副鼻腔炎によって貯留した膿汁が，眼下に嚢胞状に突出することがしばしばある（眼窩下憩室につながる）。この部位は穿刺・吸引しやすい。眼球を穿刺しないよう注意！

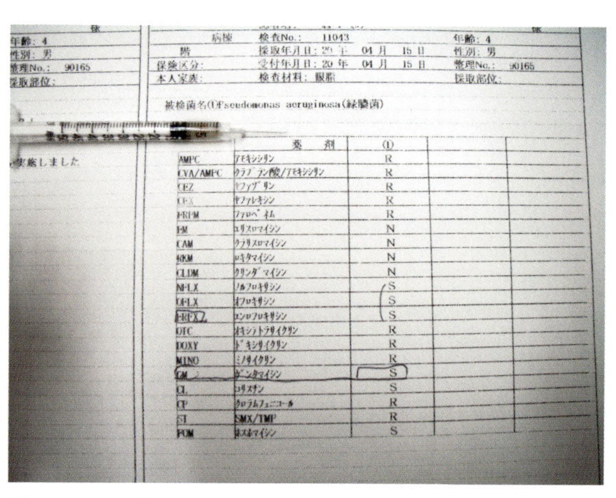

年齢：4
性別：男
整理No.：90165
採取部位：

病棟　検査No.：11043　年齢：4
階　採取年月日：20 年 04 月 15 日　性別：男
保険区分：　受付年月日：20 年 04 月 15 日　整理No.：90165
本人家族：　検査材料：眼脂　採取部位：

被検菌名①Pseudomonas aeruginosa（緑膿菌）

実施しました

	薬剤	①		
AMPC	アモキシシリン	R		
CVA/AMPC	クラブラン酸/アモキシシリン	R		
CEZ	セファゾリン	R		
CEX	セファレキシン	R		
FRPM	ファロペネム	R		
EM	エリスロマイシン	N		
CAM	クラリスロマイシン	N		
KKM	ロキタマイシン	N		
CLDM	クリンダマイシン	N		
NFLX	ノルフロキサシン	S		
OFLX	オフロキサシン	S		
ERFX	エンロフロキサシン	S		
OTC	オキシテトラサイクリン	R		
DOXY	ドキシサイクリン	R		
MINO	ミノサイクリン	R		
GM	ゲンタマイシン	S		
CL	コリスチン	S		
CP	クロラムフェニコール	R		
ST	SMX/TMP	R		
FOM	ホスホマイシン	S		

図24-2　吸引された膿汁と前回吸引した膿汁の薬剤感受性試験の結果。

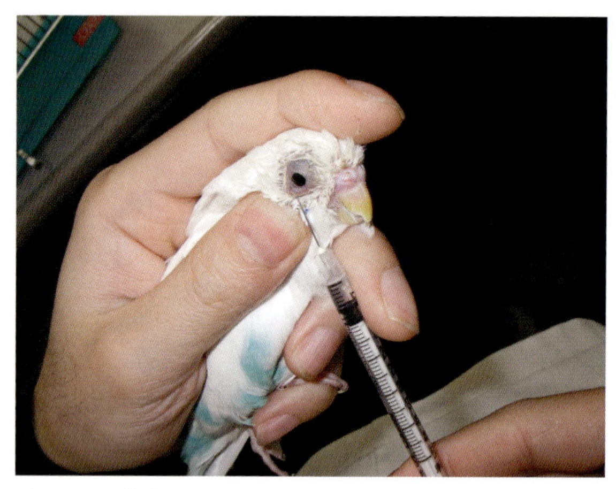

図24-3　膿が吸引されしぼんだ嚢胞状の空隙に，感受性に合った抗菌薬（ゲンタマイシン）を注入。

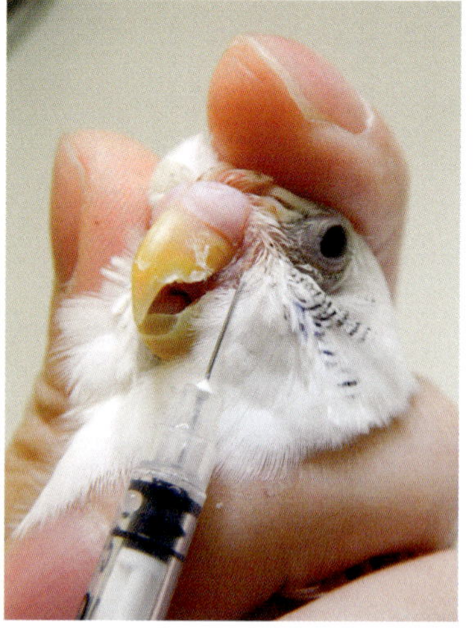

図24-4　眼窩前憩室への洞内注射
やや難しい手技のため，洞が膿汁で膨らんでわかりやすくなっている場合以外はお勧めできない。

図24　洞内注射

*45 アミカシンであれば10～20 mg/kg。薬用量以内であっても連日での使用は勧められない。腎不全・脱水時は禁忌。

マイシンなどの抗菌薬の点眼液を点耳してもらいます。

(5) 排泄腔

卵塞整復時や排泄腔脱時に，消毒薬や抗菌薬，抗炎症薬が外用薬として用いられます。筆者は消毒薬としてポビドンヨード（動物用イソジン®液10%）を使用していますが（AP 水は痛がる），近年の流行（？）からすれば加温生理食塩水だけでよいかしれません。

腫れに対しては，抗菌薬とステロイドが含有される点眼液（ベルベゾロン®F点眼・点鼻液）を滴下していますが[*46]，外用として使用したつもりでも，座薬のようにかなりの量が吸収されますので希釈して使用する必要があります[*47]。それでなくても卵塞や排泄腔脱時には外傷性ストレスによって胃障害が出やすいので，内服での胃薬の併用が推奨されます。

3．吸入による局所投与

鳥では最も日常的に使用する局所投与法が“ネブライザー療法”です。鳥の呼吸器（とくに気嚢）は血管が発達していないため，全身投与薬の効果が乏しく，また，複雑な構造をもつ副鼻腔では洗浄の効果も限定されてしまいます。このような解剖学的特長に対し，薬剤が霧となって満遍なく呼吸器に直接分布してくれるネブライザーはうってつけの療法です。また，全身投与で副作用が起きる薬剤（ステロイド，アムホテリシンB，アミノグリコシドなど）でも比較的安全に使用できますし，保定ができないぐらい重度の呼吸困難の症例でもネブライザーなら投薬可能という利点も挙げられます。このようなことから，ネブライザーは鳥の呼吸器疾患において“必須”の治療法とされてきました。ただし，使用法を誤ればかえって悪化を招くこともありますし，正しく実施しても状態が悪い個体では致命的となりえることを念頭に置く必要があります。

(1) 吸入器の選択

吸入器の種類はジェット式，超音波式，定量噴霧式に分かれます。吸入器には，薬液を均一に小さい粒子に変えることが求められます。とくに鳥の場合，薬液を気嚢内にまで到達させるには粒子を5μm 以下にする必要があり，やや値段は張りますが粒形が 0.5 ～ 5μm と微細な粒子の生成が可能な“超音波式”が選択されます。ただし超音波式には振動で薬剤が破壊される可能性があるというデメリットもあります（表1）。

表1　超音波により影響を受ける不安定な薬剤
（噴霧後 30 分まで薬剤残存率 90% を割る低下が認められる）

抗菌薬	結晶ペニシリンGカリウム
	硫酸ポリミキシンB
ステロイド	ソル・コーテフ
	リンデロン
	プレドニン

＊出典：ネブライザー療法用薬剤の選択－1（2002）：池川登紀子，あじさい，Vol.11，No. 1 より引用，一部改変

当院では，超音波ネブライザーCOMFORT 2000KU-400（株式会社 興伸工業）を使用しています。

(2) 希釈液の選択

薬剤の希釈には蒸留水が推奨される場合もありますが，当院では刺激がより少ない生理食塩水を用いています。

(3) 薬剤の選択

ネブライザー療法では，薬剤の効果や副作用だけでなく，刺激性や，安定性（超音波下・薬剤混合下での），霧化率などいろいろ考慮しなければならないことがあります。総じて使用できる薬剤が限られてきます。選択を間違えると効果がないばかりか，致命的となることすらあります。

①抗菌薬

抗菌薬の条件としては，水溶液として安定していること，適した抗菌スペクトルをもっていること，耐性菌ができにくいこと，消化器からは吸収されないこと，そして刺激が少ないことが挙げられます。とくに刺激に関しては，鳥は哺乳類よりもはるかに問題を起こしやすいため[*48]十分に注意します[*49]。また，鳥の病原菌の多くが薬剤耐性であるため，抗菌薬は他系統を複数重ねて使用し，ハズレがないよう処方するのが原則です。このため，ネブライザーでは，内服や注射で使えない系を使用することが多くなります。これら条件に最も見合った抗菌薬として，アミノグリコシド系抗菌薬が挙げられます。

筆者はもっぱらアミカシン（5 mg/mL）を使用していますが，ほかにもセフェム系（セフォタキシム10 mg/mL）やホスホマイシン系（ホスホマイシン100 mg/mL）などが，刺激性が少なく，水溶液としての安定性が高いネブライザーに適した抗菌薬として挙げられます。

②抗真菌薬

鳥にネブライザーが頻用される理由の 1 つとして，真

＊46 飽和ショ糖液で浮腫の解消を図ったこともあったのですが，あまり効果がみられず最近では使用していません。
＊47 セキセイインコであればベルベゾロン®F点眼・点鼻液を4倍希釈で副作用なく使用できています。
＊48 鳥は，哺乳類には感じることのできないような軽度の刺激で呼吸器粘膜が浮腫を起こし，呼吸困難を生じさせます。
＊49 注射部位に潰瘍を起こすような薬（エンロフロキサシン）はもってのほかです！

菌性呼吸器疾患が非常に多いという理由が挙げられます。このため，鳥で呼吸器症状がみられたら，大型鳥なら必ず抗真菌薬を使用します。小型鳥では真菌性呼吸器疾患の発生頻度はそこまで多くないですが，それでも予防的に使用しておきたいところです。しかし，抗真菌薬は全身投与で副作用が大きい薬が多いので，ネブライザーが活躍します。

筆者は，効果が非常に高く，全身投与では使用できないアムホテリシンB（ファンギゾン®注射用 50 mg, 1mg/mL）を主に使用しています。アムホテリシンBは霧化しにくい薬剤ですが，生理食塩水を用いて希釈すると良好に霧化します。

③ステロイド

鳥におけるステロイド療法は哺乳類以上に忌避される傾向にあります。免疫低下が起きやすく，胃潰瘍などの副作用の発現が顕著なためです（ブンチョウを除く）。しかし，ネブライザーであれば投薬量が少なくてすみます。

ネブライザー療法で使用するステロイドの選択基準は，超音波で破壊されず，効力が長時間持続するものです。このためデキサメタゾン，ベタメタゾンが主に使用されます。筆者はデキサメタゾン（水性デキサメサゾン注A）を使用しています。

しかし，ステロイドは吸入であっても吸収されますし，また羽毛に付着した薬液を舐めて経口吸収されることもありますので薬用量には十分に注意が必要です。

デキサメタゾンは，当初 1 mg/10 mL で使用していたのですが，まれにクッシング症状（糖尿，黄色尿酸など）が出るため，現在は 0.1 mg/10 mL で使用しています。

この量でも薬の切れ味はすこぶるよく，疾患にもよりますが呼吸困難がかなり和らぐため，短期的に使用しています。

④その他

湿性の咳やラ音がある個体では，去痰剤として，アセチルシステイン（ムコフィリン®吸入液 20%，22 mg/mL）を使用しています。気管支拡張薬としてはアミノフィリン（2.78 mg/mL）を使用しています[*50]。以前は，消炎効果などを期待してキモトリプシンを使用していたのですが，筆者がアレルギーになってしまい，また刺激から咳き込む鳥も多く，羽もボロボロになり，効果の程にも疑問があったため，現在は使用していません。ほかにも，吸入しても毒性・刺激性の低い消毒剤[*51] をネブライザーで使用し，呼吸器疾患を予防するという考え方も存在します。

（4）投与方法

①チャンバー法（図25）

鳥は長時間の保定に耐えられないことがほとんどのため，チャンバー内に鳥をまるごと入れて薬剤の霧に漬けてしまうのが一般的な方法です。

この方法にはいくつか問題があります。

・鳥が濡れることにより，体温が下がり状態が悪化する

体温の低下に対しては，吸入器を暖かい部屋あるいは保温室内に設置し，チャンバー内に暖かい空気が送気されるよう対処します。

・羽毛に染み込んだ薬剤を舐め取って，オーバードーズとなることがある

経口摂取しても安全な薬剤を選択するか，経験的に安全[*52]な低用量で使用します。

・高湿度や薬剤の刺激によって呼吸困難が悪化することがある

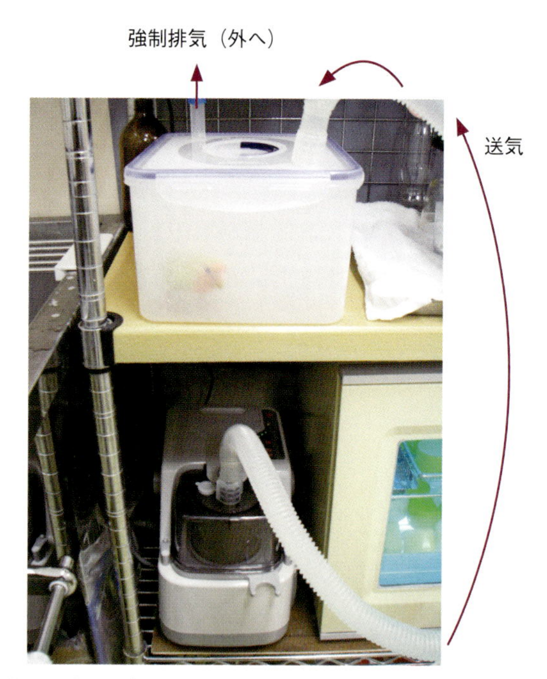

図25　チャンバーは密閉できる米びつを使用。このサイズ（W22 × D32 × H15 cm）であればタイハクオウムもOK。蓋には送気孔と，排気孔が開けてある。排気ホースは換気扇に接続してある（窓から外に出すだけでもよい）。送気すると陽圧となり外に排出されるため，部屋内が薬剤で汚染されない。霧の量は濃ければ濃いほどよいというわけではない。濃すぎれば刺激が強くなり，酸素交換も妨げられる。また鳥を監視できなくなる。吸入器の送気量，霧化量を調節し，チャンバー内の鳥がみえるギリギリの量に霧を調節する（写真程の霧濃度が適切）。

＊50 現在，テルブタリン（0.02 mg/kg/10 mL）を主に使用しています。
＊51 10 年近く前，F10（Health and Hygiene）という消毒薬によるネブライザー（1：250, 0.004 mL/mL）が海外ではやりました。筆者も飛びついたのですが，鳥はともかく筆者の弱い粘膜が耐えられず（目が痛い），現在は使用していません…。AP水を使う鳥医者もいます。
＊52 舐め取る量や吸入吸収量まで計算できないので，使用してみて，安全であった用量を使うことになる。

重度の呼吸困難がある個体では，吸入器の吸気孔に酸素を送気するか，“吸入器ごと酸素室に入れる”などして，チャンバー内の酸素濃度を高く保つようにします。とくに，初めて吸入を行う鳥や，呼吸の状態が著しく悪い個体では，必ず様子をよく観察しながら吸入を実施する必要があります。

②マスク法（図26）

非常に慣れている大型鳥の一部では，保定してマスクでの吸入のほうが，安全性が高い場合もあります。

（5）投与時間

入院鳥であれば 1日 2～3 回，15 分で実施しています。重度の呼吸困難例では，5 分程度できりあげることも多くあります。通院の場合，週に 1回，2 週に 1回が限界ですが（鳥は高頻度の通院に耐えられない），それでもやらないよりやったほうが効果があるように思います（以前は意味がないと思っていましたが…）。

と，初版では書きましたが2023年現在，ネブライザーはほとんど使っていません。理由はボリコナゾールをはじめとする強力な内服薬が登場したからです。

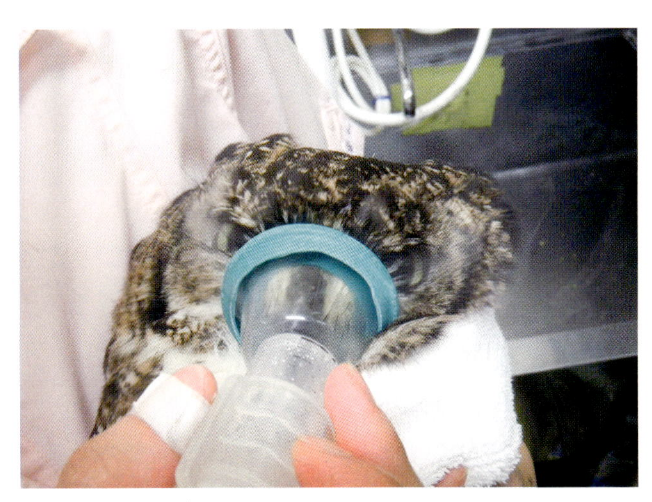

図26　だっこネブライザー

おわりに

検査や診断ができると，クライアントを納得させることはできます。しかし，治療ができなければ獣医師としては，あまり誉められたものではありません。

小さな生き物は検査が限られるわけですが，当然，治療にも制限が加わります。自分に可能な治療範囲を失念して診療をスタートすると，いざ診断がでたときに治療ができない，**鳥に負担をかけただけで「検査は好奇心を満たすだけ」**のものとなってしまうことがあります。まずは“自分に可能な治療法を考慮”したうえで，診療を組み立てていく必要があります。

そして，もちろん自分にできる範囲を広げていく努力も行っていく必要があります。

投薬は獣医師の最大の武器ですが，鳥において投薬は，その内容よりも技術が救命率を左右してしまう諸刃の剣です。練習に練習を重ね，技術を向上させることが鳥たちの救命につながります。哺乳類の軽い外科よりも，小鳥の投薬のほうがはるかにハイリスクで，高い技術力が必要であったりすることがあります。まさに修行あるのみです！　鳥を診療する獣医師は，内科医であっても，外科医のような気概をもって修行に励まなければなりません。

MISSION COMPLETE!!

第9章 鳥の感染症を考慮した消毒

いかなる獣医業においても消毒は非常に大事な概念であり実務ですが，鳥の臨床においてはその重要性がさらに増します。飼鳥は犬・猫および産業動物と異なり検疫が機能しておらず，ほぼザルの状態で国内に入ってきます。また，国内の繁殖場も家禽のような厳しい衛生管理が実施されておらず，海外あるいは野鳥[*1]を経由する病原体の侵入をほとんど防ぐことができません。ワクチンも存在せず，国内に流通する飼鳥の多くは感染症を保有したまま販売され[*2]，いまだ感染症天国な状況にあります。

院内感染の生じる可能性は非常に高く，またヒトと鳥の共通感染症も少なからずあることから，鳥医者は消毒についてシビアにならざるを得ません。

この章では，鳥の臨床現場でとくに消毒において**重要視される3つの疾患**について，実際的なところを解説します[*3]。消毒についての教科書的な知識はほかの専門書を参考にしていただき，また犬・猫で一般的な病原菌についても割愛させていただきます。

mission 0 殺すより，捨てろ！

消毒とは，狭義には病原体を殺したり，弱めて病原性をなくすことです。しかし，病原体によっては消毒の効きが悪かったり，消毒が使えない物もあったり，何かと条件がついてまわります。このため，病原体への対処としては，広義の消毒である「捨てる」「洗い流す」のほうが手っ取り早く，確実であったりします。汚染物は，まず「捨てる」ことを考慮し，捨てられない物に関してはじめて「洗い流す」と「消毒する」を考慮するという順序になります。とくに，クリティカル器具[*4]に関してはディスポーザブルを使用するか，それが不可能であれば最強の消毒方法である高圧蒸気滅菌を使用できる器具を選択します。高圧蒸気滅菌が利用できない場合，ほかの消毒方法を使用することになりますが，確実性が減るので，よく洗浄し病原体を物理的に排除することが重要になります。また，化学消毒薬は，有機物が付着していると効果が減弱するものがほとんどです。ここでも「洗い流す」ことが重要です。

mission 1 最強の敵！PBFD

鳥の臨床家が消毒にシビアである最大の原因[*5]はPBFD（psittacine beak and feather disease）の存在にあります。PBFDは無症状群の保有率が国内で10％[*6]もあるといわれ，比較的メジャーな疾患です。それにもかかわらず，大型鳥で発症したら不治の病であり，最終的に免疫不全を起こして死亡する危険な病気です。また死亡するまでの期間（多くは数年にわたって），ウイルスを排出し続け環境を汚染します。ウイルスの主な増殖個所は羽包なので，羽毛にウイルスが含まれ空気伝播します。そして，PBFDウイルス（BFD virus：BFDV）は，地上で確認されているなかで最も小型のウイルスの仲間であり，その単純な構造ゆえに最強の消毒抵抗性を有すると考えられます。我々にとってありとあらゆる点でやっかいな病原体です。

1．PBFDの消毒

BFDvを扱った消毒実験は限られています。そこで同じサーコウイルス科のCAV（chicken anaemia virus）および，PCV（porcine circovirus）のデータ[*7]から外挿して考え

＊1 文字通り検疫を飛び越えて，毎年，海外より律儀に病原体を空輸してくる。
＊2 その病原体も未知の危険なシロモノである可能性も否定できない。
＊3 筆者は公衆衛生の専門家でもなく一臨床家なので「これで大丈夫！」というお墨付きを与えられない。また，ここまで記載してきた“経験に基づく方法論”と異なり，消毒は効果があったかどうかを調べるすべがなく，この章では理論的に正しいと思われること（下手したら机上の空論）を記載することになることをご了承いただきたい。
＊4「無菌組織や血管内に挿入される器具」のこと。対して，セミクリティカル器具は，「粘膜または傷のある皮膚と接触する器具」で，ノンクリティカル器具は，「健常な皮膚と接触するが，粘膜とは接触しない器具」をいう。
＊5 鳥医者と鳥の飼い主が神経質な傾向にあるのも１つの理由。
＊6 眞田靖幸（2012）：鳥の感染症トピックス，愛知セミナー2012 講演抄録，鳥類臨床研究会.

る必要があります。

いまのところ，高圧蒸気滅菌（オートクレーブ）のみがBFDVを滅菌する唯一確実な方法と考えられています。

CAV やPCV は恐ろしいことに中水準消毒[*8]のほとんどに抵抗性を示し，70%エチルアルコール，ヨード 0.47%，次亜塩素酸 4.68% にも抵抗します。さらに高水準消毒[*9]においても，CAV は5% ホルムアルデヒド（室温 24 時間）で不活化されましたが，ホルマリン燻蒸（24 時間）やエチレンオキサイドガス燻蒸（24 時間）に抵抗を示し，PCV は 8% ホルムアルデヒドにも抵抗を示したとの報告もあり，注意を要します。現在のところ，一般的な使用濃度[*10]を用い，短時間[*11]で効果が得られた消毒薬は，1% グルタルアルデヒド（グルタラール）10 分とPotassium perogymonosulohate, sodium chloride（アンテックビルコン®S：以下ビルコンS）1～2 % のみです。

近年，中性電解水もBFDVに対して効果があるのではないかといわれています。

2．消毒方法の使い分け

BFDV に対する消毒薬の効果は限定的で確実視できないので，廃棄するか高圧蒸気滅菌が推奨されます。それが困難なものに関しては，消毒薬を使用することになりますが，やはり消毒薬の効果には過度に期待せず，よく洗浄しウイルスを洗い流すことを第一に考えます。消毒薬は，確実性（エビデンス）の高いものから使用するべきですが，対象や状況によってはそうはいかないこともあります。実験的に効果が期待できないとされる消毒方法であっても，状況によっては限定的な効果であることを理解したうえで使用することがあります（図1）。

確実性：高圧蒸気滅菌> グルタラール≧ ビルコンS
>>> ホルマリン燻蒸
安全性：ビルコンS > グルタラール

3．PBFD の消毒の実際

現在の当院での対処を紹介しますので各病院での対処の参考にしてください。もちろん，以下を実践しても100%大丈夫とはいえませんが[*12]，現状で院内感染したと思われる個体は出ていないし，院内で飼育している鳥の定期チェックでも陰性ですから，実際の対処としてはこの程度で十分なのかもしれません。

（1）門前での戦い

待合室などではかの鳥への感染を防ぐためには，予約制とすることが必須となります。PBFD の鳥は診療時間の最後である“感染症診療時間[*13]”へ回し，その後，院内の全消毒を行います。初診では，電話予約の問診の際，PBFD を疑う稟告があれば“感染症診療時間”に予約を取ります。

また，鳥が来院する際，羽毛をまき散らさないようキャ

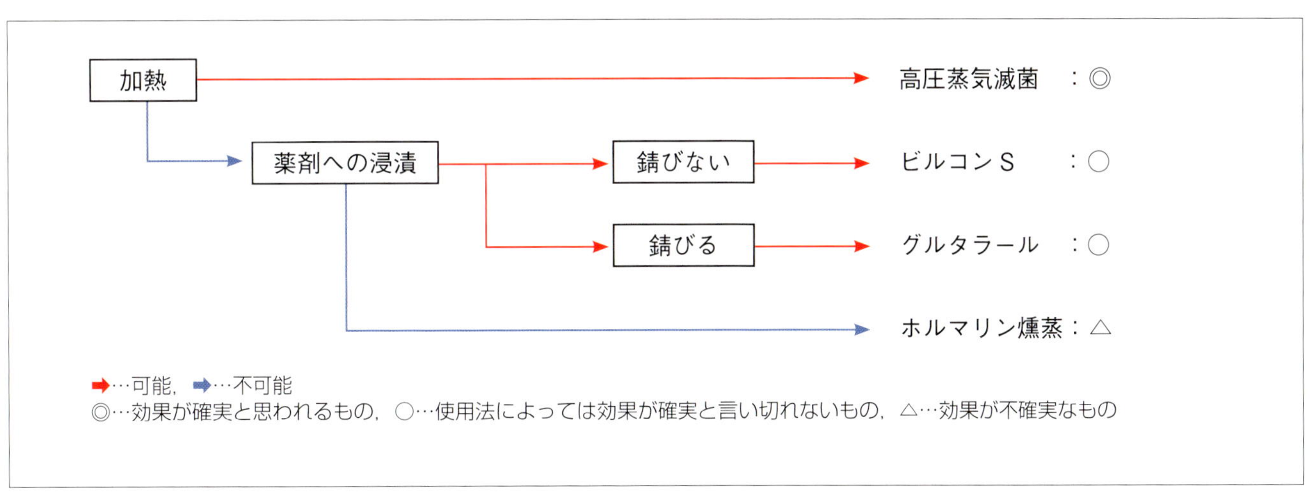

図1 BFDV の消毒方法の使い分け

*7 Hygiene Protocols for the Prevention and Control of Diseases (Particularly Beak and Feather Disease) in Australian Birds The Effectiveness of Disinfectants Used on Viruses Closely Related to BFDV（Australian Government, Department of Environment and Heritage, 2006）
*8 中水準消毒：結核菌，栄養型細菌，ほとんどのウイルス，ほとんどの真菌を殺滅するが，必ずしも芽胞を殺滅しない。
*9 高水準消毒：芽胞が多数存在する場合を除き，すべての微生物を死滅させる。
*10 50 % フェノールはCAV への活性が認められている。
*11 10 % 次亜塩素酸および10 % ポビドンヨードは，37℃，2 時間で活性が認められているが，現実的な濃度と作用時間ではない。
*12 本来は隔離診察病棟がほしいほどですが，消毒に気を遣うあまり，費用や時間がかかりすぎてしまうと，PBFD が伝播して死亡する鳥よりも高額診療により治療を受けられずに死亡する鳥が増えてしまい，本末転倒です。
*13 感染症診療が入る場合，通常診療の予約は～18：00 の枠まで（非オウム類ならば～18：30の枠まで）として，感染症疑いの鳥は18：45 以降に来院してもらっている。

リーを布などで包んで来院するよう指示することも重要です。PBFD と一般の診療鳥の双方が包まれて来院することで二重の防御となります（来院時の注意点として，病院Webサイトに掲載している）。

（2）受付での戦い

①初診

電話での問診で羽毛症状を訴えない飼育者もいます。このため，かならず来院してすぐに受付で預かり，状態を確認します（スタッフには羽毛症状を見逃さないよう教育しておく）。羽毛症状があれば隔離します。待合室でほかの鳥と一緒に待たせるのは非常に危険です[*14]！

②PBFD の予約診療

PBFD の鳥が予約時間よりも早めに来てしまったり，通常診療がずれ込んでしまった場合も同様に預かります。

何件かPBFD の診療が重なる場合，おのおののPBFD の“型”が異なる可能性があります。免疫低下の状態にあるPBFD では重複感染が生じる可能性があるため，診察ごとに，診察台の消毒，手洗い（あるいはグローブ廃棄）を徹底する必要があります。預かる際も，ウイルスが付着していると思われるもの同士の接触に注意を払います。

③一時隔離

隔離しておく場所は，ドラフトチャンバー（以下ドラフト）内が最もよいのですが，なければ室内に置いて風下で消毒しやすい場所（換気扇近くの流し場）とします。当然，キャリーは覆いをしたままとし，飛散を防ぎます。

（3）診察室での戦い

診察者および助手はディスポーザブルのグローブを装着します。濃厚な接触を行う者は手術用のガウンを装着します。なるべく汚染物質（羽毛，体液，排泄物など）が飛散しないように診察を行い，嘴を削るなど，どうしても汚染物質が飛散する処置はドラフト内で行います。汚染物はなるべく廃棄するか高圧蒸気滅菌とします。BFDV は塗抹標本中でも活性を保っていると考えられ（エタノールや乾燥では死なない），血液サンプルの扱いはとくに注意を要します。

（4）診察後の戦い

グローブは廃棄し，ガウンはビルコンS溶解液（1：250）を溜めたバケツに入れて漬け込みます（一晩漬けた後，洗濯）。使用した器具はビルコンS 溶解液を噴霧，あるいは漬け込んだ後によく洗浄し，高圧蒸気滅菌を行います。

診察台にはビルコンS 溶解液をスプレー噴霧し（全面がヒタヒタになるぐらい），5 分以上待った後にティッシュあるいはキッチンペーパーでビルコンSごと“拭き取り”，廃棄します。同様の操作を1～2 回繰り返します。すべてのPBFD の診察が終わったら，診察室をはじめとした院内の消毒を実施します。

鳥の病院では，PBFD の存在があるため，掃除機での清掃は実施できません（まき散らすことになるため[*15]）。「モップ」を用いてビルコンS 溶解液を床全体にやや厚めに塗ってウイルスを不活化しながら集塵します。飼育者が触れた場所や鳥カゴを置いた場所も（たとえ袋に入っていても）入念に消毒を実施します。

（5）院内のチェック

定期的に，病院のエアコンや空気清浄器，部屋の隅，入院室などのぬぐい液を材料としてPBFD のPCR 検査を実施することでPBFD の物理的排除ができているかを確認することができます。ただし，PCR検査は不活化されたウイルスも検出されると考えられますので，消毒薬の効果の確認には向いていません（塩素系のようにDNAを分解する消毒薬では有用？）。

mission 2 傾城傾国の疾患！ オウム病

オウム病は，細菌の一種であるオウム病クラミジア *Chlamydophila psittaci* によって主にヒトと鳥に問題を起こす疾患です。保有率は種により差がありますが健康診断に来院した鳥で 5% 前後と報告されています[*6]。一時期（5年ほど）まったく見かけなくなってきました[*16]が，近年，再び増加しています[*17]。

本来，*C. psittaci* と鳥の関係は共存に近く，免疫不全がかかわらなければ鳥に病状をもたらすことはほとんどありません[*18]。発症しても通常は結膜炎や鼻炎程度の軽微な症状に終始します（重度の免疫抑制状態にある個体[*19]では，肺炎や気嚢炎，肝炎を起こし死に至ることもあります）。

＊14 感染の危険もさることながら，飼育者同士にいざこざが発生する。

＊15 HEPA フィルタを使用していたとしてもその可能性は否定できない。HEPA フィルタは，定格風量で粒径が 0.3μm の粒子に対して 99.97 % 以上の粒子捕集率をもつとされ，URPA フィルタは 0.15μm の粒子に対して 99.9995 % 以上の粒子捕集率をもつとされるが，サーコウイルス粒子は 12～27 nm である。もっとも，ウイルス粒子の大きさ＝感染因子の大きさではないのである程度の効果は期待できるかもしれない。

＊16 識者によるとこのまま行けば 0％に限りなく近づいてくるだろうとのことだったのだが…。

＊17 鳥インフルエンザの影響で輸入元が変わったためと考えられる。

＊18 種による。ヨウムの有症率はほぼ 0% であるが（ただしPBFD などの免疫不全がかかわらなければ），ボウシインコは高い有症率となる。

＊19 栄養不良，環境不全，幼鳥，その他の疾病，PBFD，ステロイド，免疫抑制剤，ある種の抗菌薬など。また，清浄群内に侵入した場合には鳥の日齢にかかわらず発病・死亡し，侵入後数週間以内に死亡率が 90% に達する場合もあるとされ，抗体の有無にも左右されそうである。

このためオウム病が問題視されるのは，ヒトと鳥の共通感染症であることが最大の理由です。ヒトではオウム病は 4 類感染症に定められており，診断した医師はただちに最寄りの保健所に届け出なければならない重大な疾患となっています。我が国のバイオセーフティーレベルは2[*20]となっていますが，ドイツのDSM分類では3となっています。

感染症週報[*21]によると，我が国では，1999年 4月～2007年の第 13週までの 8年間で 277名の患者が報告されています。我が国の鳥の飼育人口は，全人口に対し 2%前後とされ[*22]，250 万人前後と考えられます。前述の鳥の *C. psittaci* 保有率で考えますと，単純計算で少なくとも12万 5 千人のヒトが *C. psittaci* に曝されているということになります（複数飼いが多いので実際にはさらに多い）。ところが，年間数十名しか患者報告がありません。多くの患者がオウム病と確定診断をされずに異型肺炎として治療されていたとしても，オウム病は「罹患しにくい疾患」,「軽度で治まることの多い疾患」と捉えてよいと思います。

それにもかかわらず，危険視されるのは，かつて少なからず死亡例があったためです。抗菌薬がない時代，患者の致死率は 15～20%あったようです。しかし，現在においては，適切な治療がなされれば，患者の致死率は1%未満[*23]といわれます。また，国立感染症研究所室長（当時）である岸本らによれば，「以前は診断や治療の遅れから時に死亡例が認められていたが，最近の数年は死亡例の報告はない[*24]」とのことです。ところが近年の本邦の調査で（2006年 4月～2017年 第 13週），129例の感染者が報告され，うち 3例の死亡が報告されました[*25]。この 3例に関しては，感染源がわかっていません。

早期発見と適切な治療を行えば，死に至ることはほとんどないと考えられるが，逆にいえば発見が遅れ，適切な治療がなされなければ死に至る可能性のある疾患です。十分に気をつけるべきです。飼育者や従業員が感染してしまい，最悪亡くなってしまった場合，この責任は動物病院経営者にも累[*26]が及ぶ可能性があります。鳥の診察を行う診療施設は常にこの危険性と隣り合わせにあることを忘れないでください。鳥を飼育する以上，危険性を0%にすることはできませんが，我々はこれを予防するために最大限の配慮をしなければなりません。

近年，妊婦での感染・急死が報告されており，妊娠可能年齢の女性に対してはとくに注意を促す必要があります。

1．*C. psittaci* の消毒

「感染症法に基づく消毒･滅菌の手引き」[*27]によれば，「クラミジアで汚染された器材は，0.1～0.5 w/v%両性界面活性剤，もしくは0.1 w/v%第四級アンモニウム塩などの低水準消毒薬を使用する。環境消毒は，汚染局所に対して消毒の必要性がある場合に行う。使用する消毒薬は器材の場合と同様で，0.1～0.5 w/v%両性界面活性剤，0.1～0.5 w/v%第四級アンモニウム塩である。汚染リネンは，熱水消毒（80℃，10分間），もしくは 0.05 w/v%（500 ppm）次亜塩素酸ナトリウム溶液に30 分間以上浸漬して消毒する」と記載されています。

細かく指定してありますが，同手引きには，「クラミジアが，低水準消毒薬であるクロルヘキシジン，第四級アンモニウム塩，両性界面活性剤および中水準消毒薬であるポビドンヨードにおいて有効性が確認されており，大部分の消毒薬に感受性がある」とも記載されていますので，動物病院で使用される一般的な消毒薬であれば，使用法さえ誤らないかぎりどれでも効果が得られるはずです。

2．排泄経路から考えるヒトへの感染予防

（1）排泄経路

①病期による排泄部位と排泄量の変化

発病期のオウム・インコ類は便 1 g あたり10^4～10^8の *C. psittaci* を排泄しますが，キャリアあるいは不顕性感染鳥は連続的ないし間欠的に排泄し，便には10^3～10^6/g，鼻分泌液には10^2～10^5/g が存在するとされます[*28]。発病鳥では唾液にも排泄されます[*24]。幼鳥の保菌率が高く，当院では陽性となった 74%が 1歳未満でしたが，なかには 29歳のオウムもいました。

岐阜大学の福士らの 2003年の調査によれば，*C. psittaci* の陽性率は，健康診断個体で 5.1%，何らかの疾病が疑われた個体で 7.0%，感染症が疑われた斃死個体で 22.0% という数字になっています[*6]。筆者が見聞きした範囲では，ヒトでの発生も不顕性鳥からの感染例はあまり記憶になく，危篤状態の鳥の飼育者，あるいは斃死鳥と接触した者に発生が多いように感じています。

＊20 日本細菌学会(2007)：病原細菌に関するバイオセーフティマニュアルManual for Biosafety on Pathogenic Bacteria. 改訂第３版.

＊21 厚生労働省／国立感染症研究所（2007）：感染症週報 2007年第19 週（5月7日～5月13日）：通巻第 9巻第19 号.

＊22 全国犬猫飼育率調査結果（一般社団法人ペットフード協会http://www.petfood.or.jp/data/index.html）また，環境省が実施したペット動物流通販売実態調査報告書（http://www.env.go.jp/nature/dobutsu/aigo/2_data/pamph/rep_h1503.html）によれば，平成14 年度における鳥類の国内生産数は 84,500 羽，輸入数は 115,000 羽であったとされている。

＊23 横浜市衛生研究所のホームページ（http://www.city.yokohama.lg.jp/kenko/eiken/idsc/disease/psittacosis1.html）に記載されていることなので，それなりに信頼できる数字だとは思う。

＊24 岸本寿男，小川基彦，志賀定桐（2003）：オウム病，理解して実践する感染症診療・投薬ガイド，綜合臨床 増刊号，52：362-366.

＊25 国立感染症研究所（2017）：日本におけるオウム病症例発生状況（2006年4月1日～2017年3月31日）と妊娠女性におけるオウム病.

＊26 獣医師が訴えられたケースはこれまでのところ聞いたことはありませんが，ペットショップが訴えられ，その店親であるスーパーまで責任を負わされた判例があります。【横浜地裁，平成３年３月23日，判例時報1390号－121頁】最高裁の判決はこちらhttp://www.courts.go.jp/hanrei/pdf/js_20100319124056607332.pdf

＊27 平成16 年1月30日健感発第 0130001号，厚生労働省健康局結核感染症課長通知。

＊28 福士秀人（2005）：話題の感染症 オウム病の最近の知見，モダンメディア，51(7)：149-159.

②抗クラミジア薬投与後の排泄量の変化

抗クラミジア薬投与後のPCR 検査の経験上，不顕性感染鳥や軽症の鳥では抗クラミジア薬投与後，すみやかに排泄が止まります。感受性の低い抗菌薬（β-ラクタムなど）でも投与によって排泄が停止し検出できなくなることがあるようです[*29]。

③季節による排泄量の変化

また，排泄側の問題なのか，飼育因子（春先と初冬に免疫の低いヒナが多く出回るなど）によるものかわかりませんが，*C. psittaci* は，3月と11月に陽性率のピークが来ることが報告されています[*6]。しかしヒトへの感染は春（4～6月）にピークが来ることがわかっています[*21,25]。

（2）感染経路

C. psittaci は比較的乾燥に強く，感染様式としては，乾燥した病鳥の排泄物からの*C. psittaci* を吸入感染する経路（塵埃感染？）が主体と考えられています[*24,28,30]。病鳥では唾液にも排泄されるので口移しの給餌や，噛まれて感染することもまれにあると考えられています。便により汚染された爪傷による感染も十分あり得そうです。また汚染された給餌器や飼料・水などに触った後に手を洗わずに飲食したときにも感染するといわれます[*31]。

ヒト―ヒトの感染はまれですが，肺炎患者の看護・治療をしていた医療従事者が感染した事例が報告されています[*24]。

（3）ヒトオウム病が発生する素因

①鳥類展示施設での集団発生例の原因

鳥類展示施設での集団発生の事例では，集団発生の原因として以下のような理由が推察されています[*32,33]。

- 施設内の複数の鳥にオウム病感染が起こっているが，施設は冬季に入って換気が不十分となり，病原体が施設内に長期間とどまりやすい環境となっていた
- 11月下旬頃から便の清掃方法を高圧洗浄機による清掃に変更したため，病原体を含む塵埃が施設内に飛散しやすい状況になった
- 健康状態のよくない鳥はスタッフルーム内の飼育室，隔離室で飼育されていたが，従業員はスタッフルーム内で休憩などを行っており，従業員の感染についてはスタッフルームを介して起こった可能性がある

②マスクの有効性

また，同事例において，「鳥の飼育担当者 19名のうち，4名が糞等の清掃時にマスクを使用していたと回答しており，肺炎を呈した者はいなかった。一方，マスクを使用していなかったと回答した15名のうち，4名が肺炎を呈した。」との報告が得られています。このことからマスクの有用性が示されています[*34]。

③年齢・性別による感受性

感染症週報[*21]によると，オウム病感染者の年齢中央値は54歳（1～95歳）となっており，30歳以上が全体のほぼ90%を占めています。男性は中央値が 58歳（1～95歳）で60代をピークに50～60代が多いのに対し，女性は中央値が 49歳（11～88歳）で 30代をピークに 30～50代に多くなっています[*35]。これら結果は，近年の調査でも同様です[*25]。

近年，妊婦での死亡報告[*25]があり（感染源は不明），妊娠期間中は十分に注意すべきです。

④免疫力による感受性

また*Chlamydia trachomatis* 肺炎は，免疫低下時以外は肺炎に至ることはきわめてまれで，*C. pneumoniae* 肺炎は，高齢者や基礎疾患をもつ例では重症例もみられることから[*36]，*C. psittaci* も同様の傾向があると推測されます。

筆者の経験では，危篤状態の鳥を熱心に看病[*37]している際に感染したと思われる例が多いように感じています。

3．ヒトのオウム病感染予防

図2を踏まえたうえで，実際的なオウム病対策を考えてみましょう。

（1）オウム病の摘発

消毒よりも何よりも，鳥がオウム病を保有していなければヒトが感染を起こす機会はなくなります。しかし，オウム病にはワクチンがありませんので，オウム病の定期チェックにより摘発・治療を行っていく必要があります。現在，オウム病の摘発には*C. psittaci*遺伝子のPCR

*29 福士秀人（2019）：幼鳥の疾患 ～感染症と免疫学～．鳥類臨床研究会2月セミナー．

*30 鳥のオウム病ではくしゃみや咳がみられることが多く，これらのしぶきにも大量にクラミジアが排泄され，かつクラミジアは粒子が小さく乾燥にも強いことから，飛沫感染どころか飛沫核感染も十分考えられる。しかし，ヒトの感染経路として記載されていない。鳥は飛沫量が少ないからか？

*31 環境省自然環境局総務課動物愛護管理室（2007）：人と動物の共通感染症に関するガイドライン．

*32 鳥展示施設におけるオウム病の集団発生について，島根県健康福祉部薬事衛生課

*33 飯島義雄ら（2009）：鳥類展示施設におけるオウム病集団発生事例，感染症学雑誌，83（5）：500-505.

*34 この事例では母数が少なく，統計学的に有意な関係は認められなかった（p＝0.32）。

*35 オウム病クラミジアは，若齢者は感染しにくく，女性は若くして感染しやすい傾向と読み解くこともできるが，単に鳥小屋の掃除をしている人，あるいは濃厚な接触をする人が 30～50 代の女性に多く，男性は 50～ 60代になって飼育管理する方が増えてくるので（とくに品評会を目的に飼育する人が増える），そのことが影響していると考えることもできる。

*36 岸本寿男（2002）：クラミジア肺炎（オウム病を除く），感染症発生動向調査週報，2002 年第07週号．

*37 飼育者は一般に危篤状態の鳥に対し，不安を抱えながら徹夜での看病を行うため免疫が低下している。さらに常時よりも濃密な接触を行うため感染する確率が高まるのではないかと考えられる。

検査が最も適しています。もっとも，*C. psittaci* は不定期排泄であるため，1回の検査で100％の安全性を保障できません。定期的にチェックするとともに，一定水準の衛生管理を常に行っていく必要があります。

①ヒトへの感染が心配！

共通感染症であることを考慮し排泄を感知するだけならば，便を材料としたPCR 検査が有用です。これを定期的に実施します（春？）。

②隠しもっている可能性を極力低くしたい！

PCR検査の材料は排泄腔スワブが一般に推奨されています。また，不定期排泄を考慮してスワブのほかに1週間，毎日少しずつ採集した便や血液を混ぜて材料とする方法もあります（ただし，PCR阻害物質は増えるので感度は下がる）。定期的に検査を実施するのがお勧めです。

③有症状時の材料

上記材料に加えて，炎症部位の分泌物を採取し，材料とします。この方法で検知されなければ間違いなくその疾患にオウム病は関与していません。ただし，すでに抗菌薬が使用されている場合（β-ラクタムでも），偽陰性となるおそれがあります。

④環境汚染を否定したい

環境をぬぐったスワブを材料に，定期的なPCR 検査を実施します。院内に生活する鳥の定期PCR チェックも1つの方法です。

（2）予防的投与

かつて，オウム病が社会的な大問題となった頃，日本鳥獣商組合連合会は，抗菌薬入りのアワ玉を販売することでこの騒動を乗り切りました[*38]（その後，当然のことながら農水省薬事室の指導により抗菌薬の添加は禁止された）。オウム病は完全に体内から排除することが困難といわれていますが，*C. psittaci* 陽性例は1歳未満に集中し（74％），とくに挿し餌の時期の陽性例が全体の50％近くを占めることを考えると[*6]，挿し餌に抗クラミジア薬を添加するのはヒトへの感染予防として理にかなっています。一方で抗菌薬投与には副作用が存在し，乱用による薬剤耐性菌の問題も考慮しなければなりません。また，薬事のことも考えると，獣医師が個体管理をしながら投薬できる例に限って使用する必要があります[*39]。

（3）抗菌薬を処方するときは，できるだけクラミジアに効果の高い抗菌薬を使用する

筆者は，オウム病を疑う症状がある場合（気道症状，急性肝炎，高白血球症など）はもちろん，1歳未満の鳥で何らかの理由で抗菌薬を投与しなければならない場合には，クラミジアに効果の高い抗菌薬を使用するようにしています。病気の本体がクラミジアでなかったとしても，疾病により免疫が下がることでクラミジアの排泄量が増加し，飼育者が危険に曝される可能性が高まるからです。クラミジアに効果のある抗菌薬を投与しておけば，その

排泄経路
- 主に便中に排泄され，唾液中にも排泄される
- 発病鳥では大量に排泄される
- キャリア鳥では間欠的に排泄される
- 3月と11月に高陽性率だが，ヒトの感染は春
- 斃死鳥は陽性率が高い
- 排泄は抗菌薬の投与によって抑制される？

発生素因（環境因子）
- 乾燥と換気不十分
- 洗浄のしぶきによる飛散
- 密閉された部屋での病鳥管理

感染経路
- 乾燥した便の飛沫感染が主体
- 口移しの給餌や，噛まれて感染，便により汚染された爪傷による感染もあり得る
- 汚染された給餌器や飼料・水などに触った後に手を洗わずに飲食したときにも感染する可能性あり

発生素因（ヒト側の因子）
- 30歳以上の罹患率が高い
- 免疫低下者，高齢者，基礎疾患をもつヒトは重症化の恐れがある
- マスクの着用が感染予防に有効かもしれない
- 妊婦での死亡例

図2 排泄経路・感染経路・発生素因のまとめ

＊38 日本鳥獣商組合連合会の沿革（http://www.nicchoren.gr.jp/ayumi.html）

＊39 現在，筆者の病院に来院するペットショップには予防投薬は勧めず，摘発検査を勧めています。

危険性を減少させることができます。

その際，筆者が使用するのはニューマクロライド系抗菌薬（クラリスロマイシン）です。成書ではテトラサイクリン系が推奨されていますが，副作用が強く，予防投与には適さないと考えるからです。

（4）排泄経路や感染経路を考慮して効率的に感染を防ぐ！

鳥とかかわる以上，オウム病に感染する可能性を０％にすることはできません[*40]。実際的には排泄経路や感染経路を考慮し，「感染の確率を落とす」ことが重要です。また，発症鳥は排泄量が多いため，これを分けて考慮する必要があります。

前述した「図2：排泄経路・感染経路・発生素因のまとめ」から，"感染の確立を落とす"ための衛生対策をまとめてみましたので参考にしてください。

①粉塵化した便の吸入と感染を防ぐ!!

粉塵化した便の吸入が，ヒトへの主な感染経路です。このルートでは，換気不足，密閉室内，乾燥，30歳以上，免疫低下者などの因子が感染率を高めると考えられます。また，マスクにはこのルートでの感染率を低める効果がありそうです。

◎上記から考えた…

一般飼鳥における衛生対策

・PCR 検査を定期的に実施する（とくに幼鳥）
・便が乾燥する前に掃除する
・糞切網を設置する（便を踏んだり，鳥の体に付着し，乾燥・粉塵化するのを防ぐ）
・清掃の際はマスクを着用する
・通気のよい空間で飼育し，密閉された環境で鳥と生活しない
・定期的に換気する
・乾燥する時期は加湿する
・殺菌機能，あるいは空間除菌機能付きの空気清浄機を使用する
・体調の悪い人，免疫低下者（とくに30 歳以上）は鳥の世話をしない
・妊娠期間中や免疫不全者は鳥のいる空間で生活をしない

発症鳥における衛生対策

・入院鳥はドラフト内で管理する
・自宅療養鳥はお風呂場で管理する（換気扇を常時起動した状態にする）
・掃除の際は，消毒薬を塗布し粉塵が舞わないようにしてから廃棄または洗浄する

②液体に溶けた*C. psittaci* が霧化し吸入感染するのを防ぐ！

C. psittaci に汚染された飼育器具や環境を高圧の水で洗浄した場合，*C. psittaci* を含むミストが生じます。鳥が *C. psittaci* を含む便や唾液により汚染された水で水浴びをした場合も同様なことが起こり得ます。また，発症鳥ではくしゃみや咳による飛沫感染が生じる可能性があります。これらを吸い込んでの吸入感染も重要な経路です。

◎上記から考えた…

一般飼鳥における衛生対策

・水浴びの水は新鮮なものとする
・通気のよい場所で水浴びをさせる
・掃除の際，しぶきが飛ぶ，霧化するような洗浄法をとらない

発症鳥における衛生対策

・水浴びさせない
・洗い流す前に消毒薬で不活化する
・マスクを着用する
・咳やくしゃみがある場合はドラフト内で管理する

③経口感染や創傷感染を防げ！

唾液にも *C. psittaci* は含まれるので，噛まれたり，口移しによっても感染が成立します。また，唾液や糞便で汚染された物や直に鳥を触った手を介して生じる経口感染や，汚染された爪による穿刺傷からの創傷感染もあり得ます。

◎上記から考えた…

一般飼鳥における衛生対策

・口移しなど濃厚な接触は避ける
・噛まれないよう気をつける
・爪は常に丸めておく
・鳥や飼育器具を触ったら手を洗う
・飼育器具は定期的に消毒を行う（アルコール消毒がお勧め）

＊40 心配なら鳥を飼わない，鳥を扱っているショップに行かない。もっとも，道を歩いていれば鳩や野鳥からの感染も起こりえます。

発症鳥における衛生対策

・飼育器具を触るときは手袋をするか，触った後に手指の消毒を実施する
・手指の消毒にはＡＰ水や薬用石けん，速乾性擦込式手指消毒薬などを使用する
・発症鳥を触るときは爪や嘴でケガをしないよう厚めの手袋をする

④遺体の取り扱いに注意せよ！

斃死鳥は陽性率が高いことから，遺体の取り扱いに注意しなければなりません。

◎上記から考えた…

一般飼鳥における衛生対策

・飼育者に斃死した鳥を極力触らないよう指示する
・斃死した入院鳥は封のできる容器に密閉して保管する
・遺体を触った後，手洗い消毒を実施する
・病理解剖を行う際は常にマスク・グローブ・ガウン・防塵メガネを装着する

発症鳥における衛生対策

・遺体は密閉容器から出さずに火葬する
・陽性鳥の病理解剖は行わない

（5）リスクに応じた取り扱い

鳥の状態により*C. psittaci* の排泄量が異なります。前項では排泄・感染経路から衛生対策を考えましたが，危険度から衛生対策を決めるのも1つの方法です。以下に筆者の考える危険度と，それを元に考えた対策を記載します（図3）。

危険度から考える衛生対策

Level. 5～4：すべての操作をドラフト内で行い，取扱者はガウン・マスク・グローブを装着する。使用した物は消毒薬を噴霧し，粉塵が舞わないようにしてから処理する。

飼育者には高い危険性を伝え，できる限り取り扱いをさせない。斃死鳥に関してはビニール袋に密閉し（ジップロックなど），開封せず火葬するよう指示する。

Level. 3：簡易的に隔離（可能であればドラフト内）し，取扱者はマスクを装着する。保定後，手洗いは消毒薬を用いて十分に行う。使用した物はLevel. 5 同様に処理する。

飼育者が自宅療法を希望した場合，隔離（できれば，お風呂場），換気，ゴム手袋・マスク装着を指示し，消毒法についても十分な説明を行う。それでも感染する可能性があることを説明し，納得のうえで取り扱わせる。免疫低下者には取り扱わせない。斃死鳥は感染症の疑いがなくても密閉して保管する。

Level. 2～1：通常の衛生概念でも感染を予防するのに十分なレベルであると思うが，当院では，院内スタッフのすべてに，常にマスクを着用するよう勧告している。

（6）飼育者への啓蒙

公衆衛生の観点から，飼育者へ啓蒙することも獣医師の重要な仕事です。

以下，繰り返しになってしまう部分もありますが，飼育者への啓蒙の要点です。

・飼育鳥の定期オウム病検査の推奨
・濃厚な接触（口移しなど）を避け，免疫低下者は鳥のいる空間を避ける
・噛む鳥はタオルなどで保定する
・環境衛生に気をつける（排泄物はまめに廃棄する，換気する，乾燥を避ける，ケージの定期消毒）
・鳥に病状がある場合はすぐ動物病院へ
・遺体の扱いに気をつける
・鳥の飼育者は，風邪のような症状があった場合必ず病院に行き，鳥を飼育していることを人医に伝える‼

Level. 5 ≪**非常に危険**≫
：斃死鳥*a，疾病鳥*a
（検査陽性，抗菌薬未投与）
Level. 4 ≪**危険**≫
：疾病鳥*b（検査陽性，抗菌薬投与済み*41），
疾病鳥*a（未検査）
Level. 3 **＜やや危険＞**
：健康鳥（検査陽性），斃死鳥*b
Level. 2 （(**危険性は高くないが否定もできない**)）：
疾病鳥*b（未検査），健康鳥（未検査）
Level. 1 （**危険性はかなり低い**）：健康鳥（検査陰性）

*a 感染症を思わせる症状があるもの
*b 感染症を思わせる症状がないもの

図3 筆者の考える取り扱い危険度

*41 病勢にもよるが，1週間ほど投薬し症状（とくに飛沫を起こす症状）が落ち着けば，かなり排泄は抑えられていると考えている。

mission 3 クセモノ！抗酸菌

遭遇率は高くないのですが，やっかいなのが抗酸菌です。死亡しなければ長患いになることが確実で，年単位の通院が続きます。そしてほかの鳥への感染（院内感染）もさることながら，共通感染症として知られていることが問題になる病原です。共通感染症といっても鳥に病状をもたらす*Mycobacterium avium* は，ヒトに病状をもたらす*M. avium* と型が異なるとの見解があります（p.162～p.164を参照）。また，近年，鳥において*M. avium* よりも重視されている*M. genavense* に至っては，我が国のヒトではAIDS 患者において数例[*42, 43]報告されているにすぎません（ただし，海外では免疫正常者のリンパ節炎[*44]が報告されている）。いずれにしても筆者の知るかぎりで，抗酸菌が鳥からヒトへ感染した報告はありません[*45]。また，*M. genavense* や*M. avium* のバイオセーフティーレベルは 2 で，その危険度は軽度ないし中程度[*46]と位置づけられています。これらのことから，「過度に恐れる必要はないが，ヒトへの感染の可能性はなきにしもあらず」と考えて対処するのが適切かと思います。

1．抗酸菌の消毒[*47]

抗酸菌は，細胞壁に多量の脂質を含有するためほかの細菌と比較して消毒薬への抵抗性が非常に高く，一般的な消毒の概念では対処できません。

特徴として，アルコール系，フェノール系，両性界面活性剤，アルデヒド類の効果が高く，塩素系の消毒薬は効果が低い[*48] ことが挙げられます。また，非結核性抗酸菌はバイオフィルムを形成することが知られており，その場合は消毒薬が効きにくくなることに注意が必要です。

（1）アルコール系

70％エタノール水溶液で，培養した結核菌に対する殺菌作用時間は，約 5 分程度とされます。速乾性擦込式手指消毒薬であるウェルパス®（ベンザルコニウム塩化物 0.2g，プロピレングリコール，ミリスチン酸イソプロピル，エタノール83％ v/v，その他 4 成分）は15秒以内に結核菌を殺菌するとされています。

（2）フェノール系

有機物の存在下でも抗酸菌に対して強い殺菌力が期待できるのですが，人体に有害であること，排水規制もあることによって使用が制限されています。1～2％フェノール水溶液で 5分前後，5％では 30秒～1分で死滅させます。0.5％クレゾール石けん液では 60分，1％では 45分，2％では 10分，5％では 5分で死滅させます（常用濃度は1～3％）。

（3）両性界面活性剤
（アルキルジアミノエチルグリシン）

結核菌に対して有効な数少ない消毒薬の 1つですが，作用自体は強くありません。濃度（0.2～0.5％）と作用時間（120分以上接触または 10～15分浸漬）に注意する必要があります。非結核性抗酸菌の一部はグルタラールや塩酸アルキルジアミノエチルグリシンに抵抗性を示す場合があるとの報告があります。無臭で比較的低毒性，脱脂作用もあり，有機物存在下でも効力低下が少ないため環境消毒によく用いられます。

（4）アルデヒド類

ヒトの内視鏡は 3.0～3.5％グルタルアルデヒドのアルカリ性水溶液に 1 時間以上浸漬が推奨されています。なお，グルタラールに低感受性の抗酸菌であってもアルコールに対しては感受性を示すと報告され，内視鏡再処理の最後にアルコールリンスを行うことが推奨されています。また，室内の消毒にはホルマリン燻蒸が実施されることがあります。近年は，グルタラールに代わって，より安全性が高く，抵抗性を示す抗酸菌も短時間で殺菌し，有機物の存在下でも有効な「過酢酸」が使用され始めています。

2．消毒方法の使い分け

抗酸菌も消毒薬の効果を確実視することができません。PBFD 同様，廃棄するか高圧蒸気滅菌を第一選択とし，それが不可能な場合，よく洗浄し抗酸菌を洗い流し，効果の高い消毒薬も使用します。効果が限定的な消毒法を使用する場合，消毒方法を併用するのもよい方法です。

＊42 新野大介ら（2011）：AIDS 患者における播種性非結核性抗酸菌症（*Mycobacterium genavense*）の1 例，診断病理，28(1): 18-20.
＊43 内野 晴登ら（2011）：症例報告 原発性免疫不全症患者に合併した*Mycobacterium genavense* 感染による多発脳病変の1 例，Brain and nerve ,63(1): 79-83.
＊44 Bosquée L. et al. (1995): Cervical lymphadenitis caused by a fastidious mycobacterium closely related to *Mycobacterium genavense* in an apparently immunocompetent woman: diagnosis by culture-free microbiological methods. *J. Clin. Microbiol.*, 33(10): 2670-2674.
＊45 逆に結核*M. tuberculosis* が「ヒトから鳥へ」感染した報告がある。結核の可能性を考慮し，抗酸菌がみつかった場合，その種まで同定する必要がある。
＊46 健康な成人に感染症を起こす能力をもち，その危険度が軽度ないし中程度であるもの。エアロゾル感染の危険性は高くないが，とくに大量に発生した場合を中心に境界が必要である。感染は主に事故（針刺しなど）による接種，粘膜や傷のある皮膚との接触，経口摂取によって起こる（結核菌検査指針2007，日本結核病学会 抗酸菌検査法検討委員会編，財団法人結核予防会，p.140より抜粋）。
＊47 主に「結核菌検査指針2007（日本結核病学会 抗酸菌検査法検討委員会編，財団法人結核予防会）を参照。
＊48 塩素系であるにもかかわらずビルコンS は抗酸菌への高い効果が記載されている。しかし，これに否定的な見解をもつ識者も存在し，現在のところ筆者は抗酸菌の消毒にビルコンS の使用を見合わせている。

3．抗酸菌の消毒の実際

（1）抗酸菌症の診療

現在の当院で，抗酸菌症とわかっている症例では，PBFDと同様，予約を診療時間最後の特別枠にしています。鳥と接触する者はガウン・グローブ・マスクを装着し診療にあたります。診療終了後，グローブなど廃棄できる物は廃棄し，診察に使ったタオルやガウンはアルキルジアミノエチルグリシン0.5％ を満たしたバケツに漬け込みます。診察台はアルキルジアミノエチルグリシン0.5％をスプレー塗布後15分放置し，拭い取った後はアルコールあるいはAP 水でリンスします。器具は一旦，アルキルジアミノエチルグリシン0.5％を塗布・放置後に洗浄し，耐熱性製品は高圧蒸気滅菌に，それ以外はホルマリン燻蒸を実施します（図4）。

（2）初診の診療で抗酸菌症を疑った場合

初診では，羽毛症状が顕著なPBFDと異なり診察前に抗酸菌症を看破するのが困難です。診察後，抗酸菌症の疑いがもたれたら，診察後上記と同様の消毒を実施します。

（3）普段の消毒

抗酸菌症を疑っていない一般症例に使用した器具に関しても，抗酸菌に効果が高いとされる消毒方法を選択しています。抗酸菌症は何年もたってようやく症状を示すことの多い疾患だからです。コスト面から上記のような100％を目指した消毒は実施できませんが，99％以上を目指した消毒，たとえば，入院鳥の食器は洗剤で洗浄後AP水[*49]に長時間浸漬し，紫外線[*50]殺菌保管庫で加熱乾燥（60℃，60分以上[*51, 52]）するなど，鳥を扱う診療施設は抗酸菌を常に念頭に置いた消毒を実施することが推奨されます。

（4）排泄経路から考えるヒトへの感染予防

抗酸菌は共通感染症として気をつけて取り扱う必要があります。鳥から抗酸菌がヒトへ感染した例が報告されていませんので，ヒトへの伝播様式は不明です。このため，ヒトへの感染様式は，鳥－鳥の伝播様式から推測することになります。

鳥での伝播様式は，これまでの筆者の経験からすると，汚染便の摂食による消化管感染が主体と考えられます。また，一部の例では肺感染もみられていることから，便の乾燥粉塵の飛散や，便が溶けた水が霧状に飛散したものを吸引しての呼吸器感染もありそうです。皮膚感染もしばしば生じ（とくに *M. genavense*），これは便の付着した爪による創傷から皮膚感染を起こしたものと考えられます。

これらのことから，オウム病同様の衛生管理が推奨されます。抗酸菌でとくに気をつけなければならないのは，爪や嘴による創傷感染です。この経路での感染は正常な免疫をもっているヒトでも成立するおそれがあります。感染鳥を扱う際は，タオルで保定し，最初に爪を切ってしまいましょう。咬む鳥の場合は分厚い手袋をしましょ

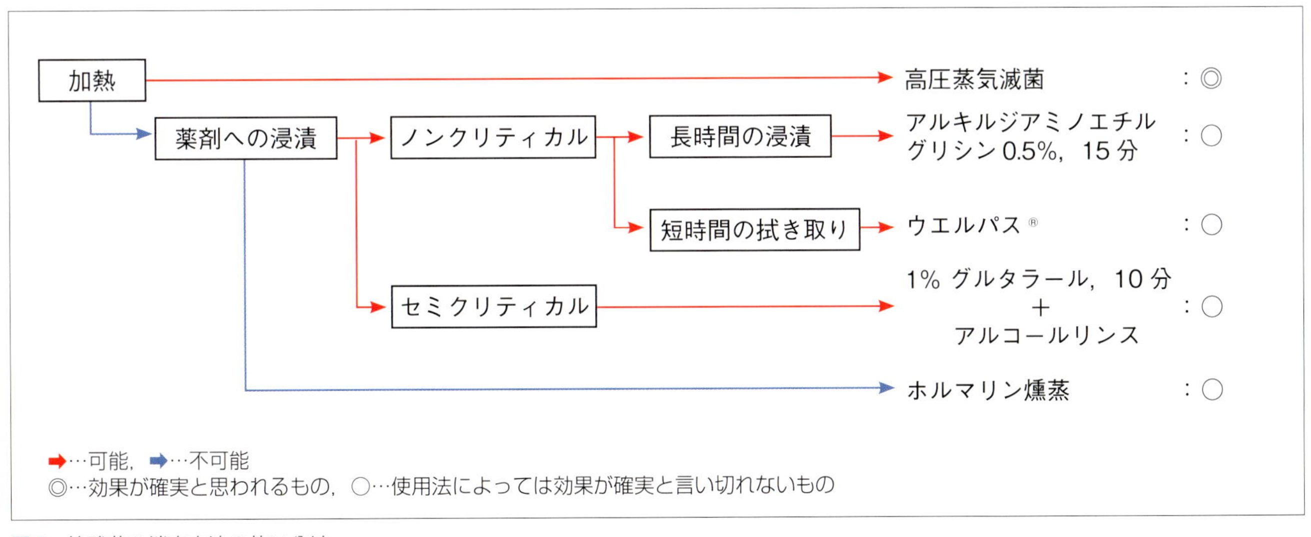

図4 抗酸菌の消毒方法の使い分け

＊49 AP 水は結核菌に効果があると記載されている。ただし次亜塩素酸の殺菌効果を参考にしたものでありAP 水でのデータは現在収集中とのこと。メーカーホームページ（http://www.atomvetme.com/）

＊50 10 W 50 cm の距離で，液層 5 mm の 0.1 mg/mL の結核菌は 3分で培養不能となる（結核菌検査指針2007）。

＊51 ヨーネ病の病原である *Mycobacterium avium* subsp. *paratuberculosis* は，63℃，30 分の低温保持殺菌（LTLT），あるいは 72~85℃，15秒の高温短時間殺菌（HTST）で殺菌可能であり，これらは生乳の殺菌に用いられている。

＊52 五十君静信ら（2010）：ヨーネ菌の牛乳プラント内HTST 殺菌条件の検証，*Bull. Natl. Inst. Health Sci.*, 128：81-84.

う。病理解剖の際も十分に注意しなければなりません。ドラフトがない施設での解剖は勧められません[*53]。マスクはN95 微粒子マスクが推奨されます。

おわりに

みえない敵に対したとき，我々は本能的な不安と恐怖を感じ，身を守るためのありとあらゆる行動をとるようにできています。みえないがゆえに過剰となりエスカレートする，あるいはひっくり返って無関心になる，さらに虚勢，自己欺瞞により安全神話をつくり上げてしまう人もいます。これらはすべて非常に危険な状態です。**不安をはねのけ，恐怖を乗りこなし，「正しく警戒」するためには，知識・経験が必要です。**鳥の飼育者は圧倒的に情報が不足（あるいは錯綜）しています。本稿が諸賢らの知識の足しとなり，不安に駆られた飼育者たちのよき導き手とならんことを期待します。

MISSION COMPLETE!!

※当院で使用している消毒機器，消毒剤については付録3としてp.155～p.157に掲載。

＊53 筆者が初めて経験した抗酸菌症の症例の際は，まだドラフトを設置していない頃であった。その時はたまたまというか妙な勘が働き，雨が降りしきる冬の野外でスクラブのみで凍えながら剖検することにした。開腹したとたん，ヤバげな→正常とは程遠い肝臓がみえたため，剖検を中止し，閉腹し，震えながら全身消毒した覚えがあります。

第10章 飼育者の教育

飼育指導にゴールデンスタンダードはありません。一獣医師の個人的見解として，参考程度にとどめていただければと思います。

なお，本書のタイトル「“小鳥”の臨床事始め」の文字通り，ここでは一般者が飼育する鳥「一般飼鳥[*1]」のなかでも「小型鳥」に限ってお話しします。鳥は，その飼育理由[*2]によって指導内容が大きく異なります。動物に求めることが異なれば，当然，獣医師に求めることも異なります。本章では割愛しますが，それぞれの飼育理由に合わせて飼育指導もそれぞれ明確に分けて行うとよいでしょう。

※p.119より，当院で使用しているリーフレット群を掲載します。あくまでも一医院の考えなので，各病院で自身の考えからなるリーフレットを作成してみてください。その参考となれば幸いです。

mission 0 獣医師の本懐

病気を治すだけでは病気は減りません。狭義に捉えてしまうと獣医師の仕事は“治すこと”になりますが，本来は“動物たちに健全な生活を送らせること”です。

『飼育動物の生命を衛り，健康を保つための，飼育指導を行う』，これは獣医師の義務として獣医師法に明記されていることです。

獣医師法 第4章　業務（保健衛生の指導）

第20条

獣医師は，飼育動物の診療をしたときは，その飼育者に対し，飼育に係わる衛生管理の方法その他飼育動物に関する保健衛生の向上に必要な事項の指導をしなければならない。

そのように考えると，飼育指導は診療において非常に大きなウエイトを占めるはずです。とくに鳥は健康管理がなされず安易に飼育されていることが多く，飼育失宜により死亡する鳥が大半です。多くの鳥が健康で長生きできるよう，飼育指導にぜひ力を入れていただきたいと思います。

mission 1 何を指導するか

1．正しい飼育法とは

“正しい飼育方法”というのは非常に難しいテーマです。群にとっての正しい飼育はエビデンスから導きだすことができますが（もちろん，飼鳥ではないですが），個体にとっての正しい飼育は，結果（＝死亡したときの原因）だけしか教えてくれません。そのため，獣医師がいえるのは経験上知り得た，鳥の命を奪うであろう飼育上の原因を排除すること，すなわち“命に危険性のある飼い方を否定する”ことだけになります[*3]。

100人いたら100通りの飼い方があります。分をわきまえた指導を心がけましょう。

2．鳥の命を奪っている原因と対処

まず鳥の命を奪っている主な原因と対処についてですが，それを考える前にまず先行する犬・猫の予防医学について考えてみましょう（表1）。

＊1 伴侶鳥（companion bird），愛玩鳥（pet bird），観賞鳥（ornamental bird ？）が含まれる。“伴侶”とは，伴う者，連れ，仲間の意。“愛玩”とは大切にし，かわいがること。小型鳥の場合，後者であることが多く，診療を困難なものとしている。中・大型鳥の場合，これらにステイタスとしての意が加わることもある。なお，観賞鳥は保定が困難であり（荒鳥），診断治療が困難な場合が多い。

＊2 一般飼鳥，競技・使役鳥（闘鶏，レース鳩，鷹狩り…），品評会鳥（色変わり，スタイル，巻き毛，声で競う…），繁殖鳥（繁殖して楽しむ，販売して金銭を得るブリーダー飼育個体…），販売鳥（ペットショップ，卸から販売される鳥…），展示鳥（動物園など施設での展示目的…），畜産鳥（採卵，食肉…），教育・セラピー鳥（学校飼育動物，施設での飼育鳥…），保護・保管鳥（野鳥，遺棄鳥，ペットホテル…）などに分けられる。それぞれ飼育される目的が異なるため，指導すべき内容も異なる。

＊3 理論的にああしたほうがいい，こうしたほうがいいというのはいくらでも言えるのですが，違った側面からみれば，まるで反対の理論が成立してしまいます。鳥の飼育世界はこういった根拠の乏しい飼育理論が横行して混乱した状況をつくり上げています。

表1　犬・猫の主な死因と対処法，その普及

死因	主な対処法	犬・猫での普及
感染性疾患	ワクチン，予防薬	◎
栄養性疾患	総合栄養食	◎
繁殖関連疾患	避妊・去勢	◎
事故	放し飼いの禁止	○
腫瘍	早期発見・早期治療	△
心疾患を含む先天性疾患	計画的な繁殖	△

死因の多くに対し積極的な対処がなされ，ここ数十年で犬・猫の寿命は生理的寿命にかなり近づきました。それもこれもすべて犬・猫の臨床獣医師による啓蒙のたまものです。

次に，鳥の現状をみてみましょう（**表2**）。

表2　犬・猫，鳥の死因と対処法，その普及

死因	対処法	犬・猫	鳥
感染性疾患	ワクチン，予防薬	◎	×
栄養性疾患	総合栄養食	◎	△～×
繁殖関連疾患	避妊・去勢	◎	×
事故	放し飼いの禁止	○	×
腫瘍	早期発見・早期治療	△	×
心疾患を含む先天性疾患	計画的な繁殖	△	×

もうまったくと言っていいほどダメダメです。

とくにワクチンや予防薬は臨床獣医師には手の出せない分野ですし，避妊・去勢術は現状かなり困難で，これら死因によって鳥たちの寿命は大きく削られています[*4]。

では，ただ手をこまねいているだけでよいのでしょうか？　代用となる方法を考えるべきです。たとえば，ワクチンがなくても感染症は発症前にみつけて叩ければそれでいいはずです。つまり，健康診断の重要性の啓蒙が進めば，感染症に関する問題はかなり軽減されることになります。ほかの項目についても同様に考えることができます（**表3**）。

表3　鳥の死因と指導による対処法，期待できる効果

死因	対処法	期待できる効果
感染性疾患	健康診断指導（p.125～p.127）	○
栄養性疾患	栄養指導（p119，p.120）	◎
繁殖関連疾患	発情抑制指導（p.127，p.128）	○
事故	生活指導（p.129～p.131）	◎
腫瘍	健康診断指導（p.125～p.127）	△
心疾患を含む先天性疾患	繁殖指導（p.127，p.128）	○

というわけで，実際に飼育者に行うべき指導は，「**栄養指導**」「**健康診断指導**」「**発情抑制指導**」「**生活指導**」の4つになります。ただ，飼育に関して詳しく解説していると本が1冊できあがってしまいますので，それぞれについて，筆者が現在行っている指導内容をリーフレット形式にまとめてみました（それぞれの根拠についてはまた機会がありましたら…）。みなさんの指導の一助になればと思います。

＊4 実際，飼育鳥のほとんどが生理的寿命の半分もいかずに亡くなっています。死亡した鳥の平均年齢を調査したところ，セキセイインコ 5.1歳，オカメインコ 6.2歳，ラブバード 6.5歳，ブンチョウ 4.92歳という結果が出ました。また，高齢まで生き延びる個体が少なく，セキセイインコでは12歳以降に死亡した個体は 6%未満に過ぎず，オカメインコで 20歳以上は 4%，ラブバードでは 15歳以上は 3%程度でした。彼らの生理的寿命はよくわかっていませんが，老年期を迎えることができる鳥はほんの一握りしかいないことがわかります。

LEAFLET ①

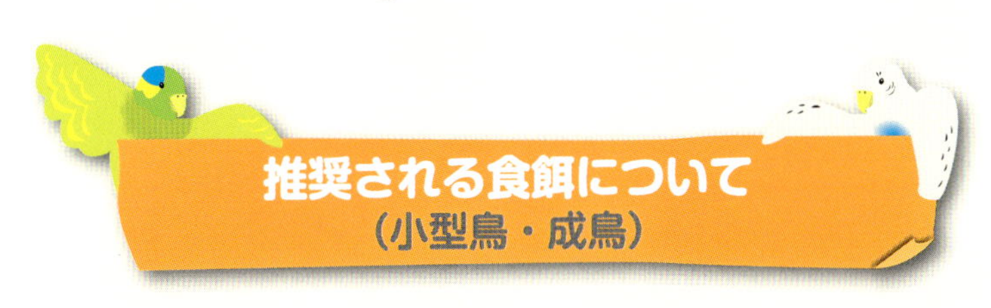

A．殻付き餌を主食とする場合

（1）普通な配合の殻付き餌を主食とする

・ムキエサやアワ玉は栄養が低く，バイ菌が繁殖しやすいので使用しないでください。着色料が混ざっているものは使用を避けます。

・アワ，ヒエ，キビ，カナリーシード以外のタネは原則不要です。

・とくにヒマワリ，アサノミ，サフラワー，エゴマなどの脂肪種子は使わないでください。

※カナリーシードを単独で添加したり，除いたりしないでください。アワ穂は追加してもOKです。

・好きな種類のタネだけ偏食しないよう，混合殻付き餌は少量入れ，全部食べきったら新しいタネを入れます。

・殻付き餌は乾燥した冷暗所で保管します。袋ごとよく振って，浮いたタネと沈んだゴミは捨ててください。

（2）副食としてビタミン源を必ず与える[*1]

①新鮮な野菜をよく洗って与えます。乾燥したものは使用しないでください。

・ビタミンAが多い野菜を選びましょう。ビタミンCは健康な鳥は体の中でつくれるので考慮しなくてもいいです。

・コマツナ，チンゲンサイ，ブロッコリーなどのアブラナ科植物はビタミンAが豊富ですが，甲状腺を悪くする物質が多く含まれます。アブラナ科植物を避けてキク科（サラダナ）などの野菜を与えましょう。

・アブラナ科植物を与える際は，甲状腺を守るヨードを含むビタミン剤を併用しましょう。

・果物は，小型鳥にはあまりお勧めしていません。

②野菜だけでは摂取しきれないビタミンが多いため，必ずビタミン剤を併用してください。

・ビタミン剤はビタミン量が明記してある品質のよいものを選びましょう。当院では，ネクトンSを推奨しています。

（3）副食としてミネラル源を必ず与える[*2]

①Ca源として，ボレー粉を与えます。

・計量して入れるなど食べている量を把握します。食べていない場合，イカの甲かサプリメント（ネクトンMSAなど）を与えてください。

・ボレー粉は自家製が推奨（カキ殻を煮沸，乾燥，冷凍保存）されます。市販の物はよく洗ってから使用しましょう。

②塩分も与える必要がありますが，入れっぱなしにしないようにしましょう。

・ミネラルブロックあるいは塩土を食べ過ぎないように注意しながら，週に1回少量与えます。

・いまのところ，病院で推奨できるレベルの安全性が確認された商品はありません。

（4）その他のサプリメント

・換羽期に調子を崩しやすい鳥は，換羽期用のサプリメント（ネクトンBIOなど）を与えます。

・健康な鳥に対して，乳酸菌や炭など整腸剤の常時使用はお勧めしていません。

B．ペレットを主食とする場合

（1）食餌の7割ぐらいをペレットにする

・質のよいペレットを選びましょう（当院のオススメはHBD, Roudybush, Kaytee, Zupreem, Lafeberなど）。

・何種類かのペレットを食べられるようにしておくか併用してください。

・ペレットは乾燥した冷暗所で保管します。開封したら早めに使いきりましょう。

・ペレットへの切り替えはゆっくりと，無理にペレットに替えようとしてがんばりすぎないようにしましょう。

・胃の弱い鳥は100％ペレットにすることがお勧めです。

・繁殖期・成長期の鳥は専用のペレットにします。

＊1 砂漠種（セキセイインコ，オカメインコ，ラブバード）などはビタミン剤を与えているなら必ず与える必要はなく，たまに与える程度でよいのではないかと考えています。

＊2 安全に利用できるミネラル源が入手困難なため，産卵していなければ2023年現在はあまり推奨していません。ペレットを推奨。

(2) 副食として野菜や殻付き餌を3割以下の量で与える

・本来100%ペレットでOKですが，食べる楽しみを増やし，新鮮な物を与えるためです。

・ビタミン剤やミネラル剤は追加で与えないでください。すでにペレットに含まれているので過剰投与になります！

C. 与えてはいけないもの

(1) ヒトの食べるもの

・たとえ欲しがっても，鳥に安全とわかっているもの以外は与えないでください。

・とくに，ごはん，パン，お菓子などの加熱炭水化物や甘い物はカンジダ症の原因となります。

(2) 安全性の低い商品

・日本には，鳥の餌の安全性を保障する公的機関，法律，安全基準が存在しません。そのため，安全性が保障できない飼料やサプリメントが数多く出回っています。

・原材料，成分表示，品質保持期限などの記載を怠っている商品には手を出さないでください！

(3) 着色料

・食物由来の着色料であることが明記されていない商品は使用しないようにしましょう。安全性が高い着色料でも，便の色がわかりづらくなります。

(4) 毒性のある食物

・アボカドはとくに鳥に毒性の強い植物です。ネギ，モロヘイヤ，チョコレート，観葉植物もほかの生き物で毒性が報告されています。

とにかくわからないものを与えない！
自分の愛鳥で実験をしない!!

LEAFLET ②

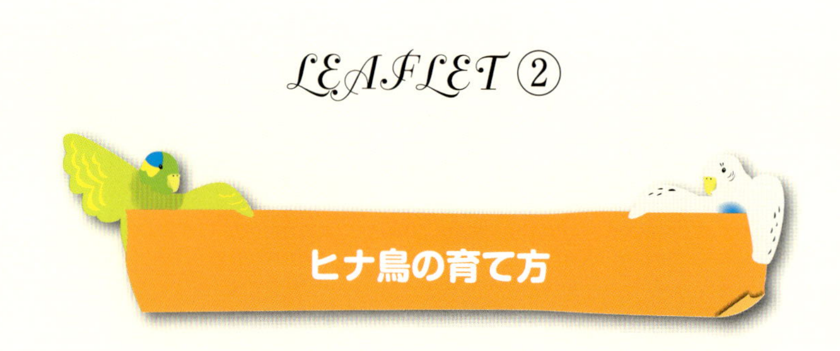

A. ヒナ鳥の環境

挿し餌中は育雛箱（小さな水槽など）で飼育しましょう

・挿し餌中は巣にいる時期です。ケージに移すと免疫低下を起こし，病気を招きます。

・温度は28～31℃厳守です。暑がって開口呼吸していたら下げましょう。

・床はペーパーを1枚敷くだけです。くしゃくしゃにする必要はありません。牧草やチップ，フイゴ（ワラ巣）はやめましょう。

・挿し餌時以外は暗くして，なるべく寝かせます。遊ぶと疲れて体調を崩しがちになるからです。

・ひとりで餌をついばみ始めたら少しずつ明るくし始めましょう。

B. 挿し餌のつくり方

(1) パウダーフードを主食とする

・アワ玉は栄養バランスが悪く，カンジダ症にもなりやすいので推奨していません。

・すでにアワ玉に慣れてしまっている場合には，パウダーフードを少しずつ加えて慣らしていきます。

・幼いうちは，できればパウダーフードのみにしましょう。

(2) 挿し餌に60℃以上の熱をかけない！

・60℃以上の熱をかけると，デンプンが糖化して悪玉菌やカビの栄養源となります。

・60℃以下のお湯で湯煎しながら暖める。煮たり，熱湯を注いだり，電子レンジで暖めるのは厳禁！

(3) 挿し餌はなるべく固めで与える！

・水分過多の餌を与え続けると水中毒になります。
・まず，固めで挿し餌して，食べなければ少し緩くして，食べられるギリギリの固さで与えます。
・そ嚢内で餌が固まってしまったら緩い餌を与えて，固まった餌を揉みほぐし，流します。

(4) 挿し餌はよくふやかす

・15～30分湯煎をしながらよくふやかすと，デンプンの加水分解が進み，消化しやすくなります。

C. 挿し餌の与え方

(1) 挿し餌は42℃で与える

・火傷をさせないよう，冷たくて体が冷えないよう，必ず温度計で測ってから与えましょう。

(2) 挿し餌は極力スプーンで与えましょう

・チューブフィーディングは口腔内をケガしたり，病気の発見が遅れたりする原因となることがあるので極力避けます。

D. 挿し餌の量と回数の決定

(1) 基礎体重を落とさない量と回数を与える！

①朝一番，挿し餌前の体重が基礎体重です。

・これを増やす，あるいは減らさない量と回数を与える必要があります。

(2) そ嚢を触る！

①定期的にそ嚢を触って，空になったらすぐ与える。夜中もそ嚢をチェックします。

・食べさせた量と，空になるまでの時間を計っておくと，次のそ嚢チェックの時間が予測できます。
・そ嚢が空になっていない場合，欲しがっても与えないでください。食滞を起こします。

②1回に与える量は，そ嚢の8分目。

・消化が悪い，通過が悪い場合は，少量・頻回にしてみましょう。
・そ嚢内で餌が固まっていたら，温湯か緩い挿し餌を飲ませて優しく揉んで待ちましょう。

(3) 食べた量を把握する

・挿し餌の直前に体重を測り，挿し餌が終わった後の体重を計ると，1回の挿し餌量が出ます。

挿し餌前の体重 － 挿し餌後の体重 ＝ 1回の挿し餌量

・1日の最後に，与えた「挿し餌の総量」を求めます。
・翌日の基礎体重が減っている場合，「挿し餌の総量」が足りていない！
・回数を増やすか，1回の量を増やすか，餌の濃度を濃くしてみましょう。
・基礎体重が保てない場合は，病院に相談しましょう！

E. 成鳥へのステップ

(1) ひとり餌への切り替えを急がない!!

・切り替えが遅れると病気になるのは，悪い餌を与えている場合のみです。
・適切な餌が適切に与えられた場合，一生を挿し餌で生活させることができます。
・なかなか挿し餌に切り替わらない場合，病気が原因のこともありますので病院に相談しましょう。

(2) ひとり餌をついばみ始めたら切り替えを始めましょう

・ヒナ鳥のうちから成鳥用の餌を入れて，見た目にも慣らしておきましょう。
・1日の挿し餌量を8～9割に減らします。それでも体重が減らなければさらに減らします。
・体重が減ったら挿し餌を増やします。体重が戻ったらまた挿し餌を減らします。
・挿し餌を与えないで体重が維持できたら，ひとり餌になった証拠です。

(3) ケージはひとり餌に切り替わってから！

①完全にひとり餌になったらケージで短時間遊ばせ始めましょう。まだ完全に移さないでください。

・楽しそうにしていても，馴れないところで遊んでいると疲れて免疫力が落ちてしまうからです。

②遊ばせる時間を，半日，1日と徐々に長くして，ケージに慣らしていきます。

・体重が落ちてしまったら，体重が元に戻るまで育雛箱での生活に戻します。

LEAFLET ③

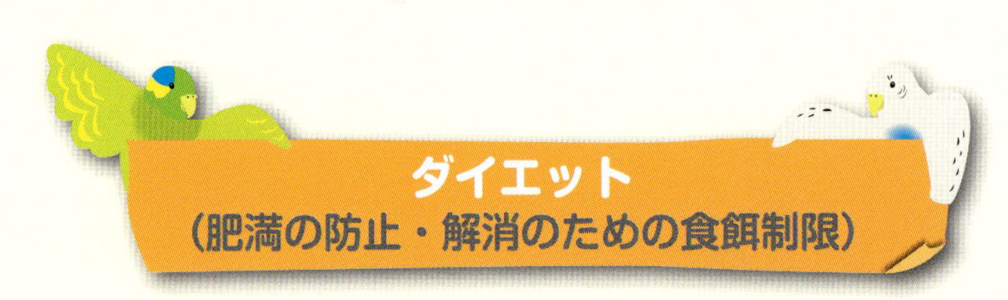

ダイエット（肥満の防止・解消のための食餌制限）

A．ダイエットの前にやってみよう！

(0) 体重と体型を把握しよう！

・まず，ダイエットが必要な状態なのか体重と体型をチェックしましょう（健康診断をしよう！の項参照）。

・病気で体重が重いこともあります（腫瘍，腹水など）。ダイエットの前に病院での健康診断をお勧めします。

(1) 食餌の質の改善

①できればペレット（場合によっては低カロリーペレット：獣医師に相談すること）に切り替えます。

②殻付き餌の場合，普通の配合飼料（アワ，ヒエ，キビ，カナリーシード）にします。

・脂肪種子は厳禁（ヒマワリ，サフラワー，アサノミ，エゴマなど）。

・カナリーシードは脂肪種子ではないので，追加しなければOKです（取り除くとかえって低タンパクになり肥満しやすい）。

・ビタミン源，ミネラル源を適切に与える。

(2) 1羽飼いにする

・同居鳥がいる場合，競争心やストレス，求愛給餌から肥満を招くことがあります。まずは1羽にしてみましょう。

・さみしくて拒食することがあります。急激な体重減少が起きたら，すぐに戻しましょう。

(3) 運動をさせる

・定期的に放鳥しましょう。羽のトリミングは運動不足になるのでお勧めできません。

・カゴを広くし，運動できるスペースを増やしましょう。

・重度の肥満鳥は運動厳禁です‼　急死することがあります。

(4) 明るい時間を短くしよう

・明るい時間が長いと，食べている時間が長くなり肥満しやすくなります。明るい時間は10時間以内としましょう。

(5) 発情の抑制

・雌の場合，発情によって肥満が起きやすくなります。発情抑制を行いましょう！

(6) 間食の防止

・夜間にもりもり食べている鳥の場合，日が落ちたら餌を抜きましょう。

B．上記で痩せなければ，ダイエットを開始！

・ダイエット（食餌制限）は，体重と食餌管理がきちんとできないと，命の危険があります！　その点を十分理解したうえで実施してください。

(1) スケールの用意

・精確に1gから計れるデジタルキッチンスケールを用意しましょう。

(2) 体重の計量

・体重を毎朝計量します。

(3) 食餌量の計量

①朝，計量した餌を入れ，翌朝，残った餌を計量し，差し引きます。

例：20 g入れ，翌日15 gになっていたら，5 g食べたということになります。

・殻付き餌の場合，翌朝，殻を吹き飛ばして計量します。こぼれた餌も拾って量るのを忘れずに。

②1週間続けて，食べた量の平均を出しましょう。

(4) 平均の8～9割を2～3分割で与える

・朝・晩，あるいは朝・昼・晩などに分割して与えます。
・様子がおかしかったり，体重の落ちる速度が速すぎる場合には，食餌を10割に戻します。
・体重はゆっくり落ちるのが理想です。体重の1割を2週間～1カ月かけて落としましょう。

(5) それでも目標体重に達しない場合

・与えている量のさらに8～9割に減らしましょう。
・それでも体重が減らない場合，さらに8～9割，さらに8～9割……と繰り返し食餌量を減らしていきます。
・多くの鳥は必要量の倍食べています。代謝率によって個々，その時々，必要量は変わるので目安はありません!!

(6) 目標体重に達した場合

・常に体重を確認しながら，食餌量をコントロールし続けてください。**代謝率によって個々，その時々，必要量は変わるので目安はありません!!**

ダイエットの注意点！

(1) 痩せすぎに注意!!

・体重を測るときに胸筋も触りましょう。脂肪が落ちていなくても胸筋が細くなってきたらダイエットはストップです。

(2) 鳥の様子に注意!!

・元気がなかったり，膨らんでいたり，何らかの病状が出たらダイエットはストップです。ストップしても体調が戻らない場合は獣医さんに相談しましょう。

(3) 緑色便に注意!!

・緑色の濃い便（絶食便）が出ていたら与える頻度を増やしましょう。絶食時間が長すぎるサインです。

(4) 重度の肥満は注意!!（図1，2）

・重度の肥満鳥は獣医さんの指導の下，強肝剤を使用しながら慎重にダイエットしましょう。重度の肥満鳥は脂肪肝から肝不全になっていることが多く，ダイエットが必要にもかかわらず，ダイエットで調子を崩しやすい状態です。

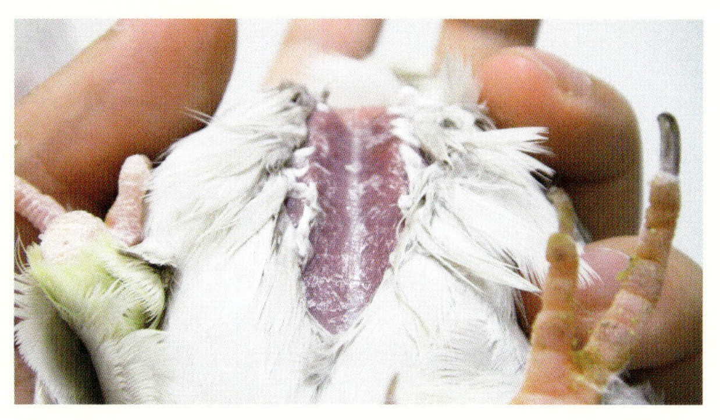

図1 筋肉太り
胸筋がつきすぎて，竜骨を中心に谷ができている。この状態の鳥は高脂血症，脂肪肝の状態にあり，過栄養（肥満）と捉えられます。

(5) 運動に注意!!

・肥満鳥の場合，動脈硬化が起きていることが多く，急激な運動（飛翔）は急死の原因となります。ある程度痩せるまで“運動制限”が必要です。

(6) 野菜で太る!?

・鳥の場合，野菜で太ってしまうことがあります。ダイエット中は野菜を制限し，ビタミン剤でビタミンを補いましょう。

(7) 誤食に注意!!

・ダイエット中はお腹が空きすぎて，何でも食べてしまおうとする鳥がいます。
・殻付き餌の殻を食べてしまう場合，ペレットに変更します。ペレットを食べない場合，ムキエサに変更します。
・敷紙をかじっている場合は，敷紙を抜きましょう。
・誤食を予防するため，放鳥も制限します。

(8) トヤ期は注意!!

・換羽（トヤ）期は代謝率が急に上がるので，体重が激減してしまうことがあります。注意しましょう。

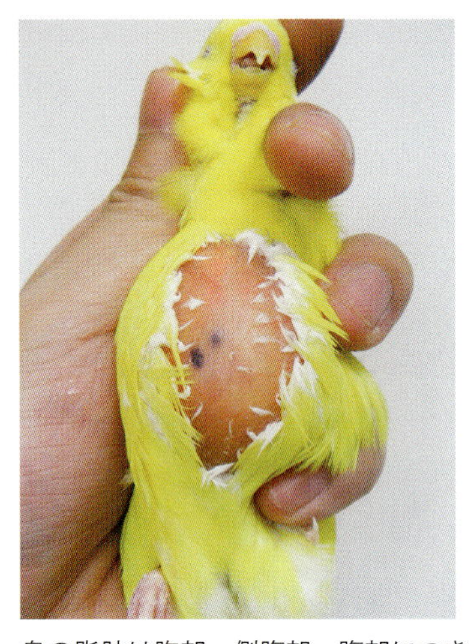

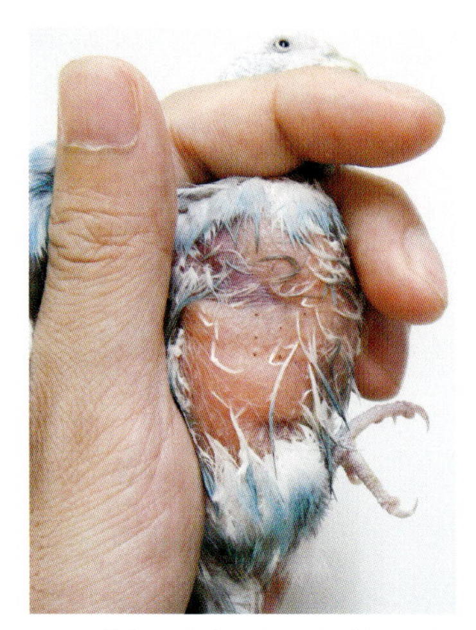

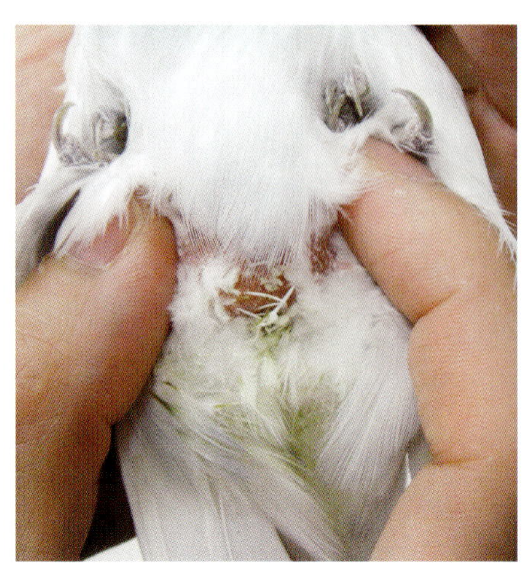

鳥の脂肪は胸部，側腹部，腹部につきやすく，黄色の弾力のある塊（脂肪腫）として触知されます。

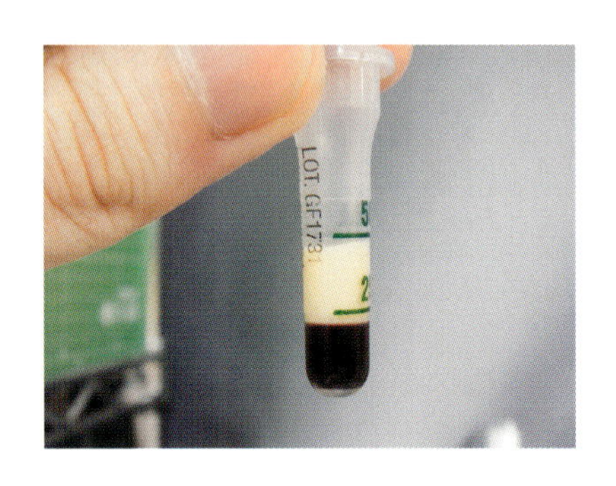

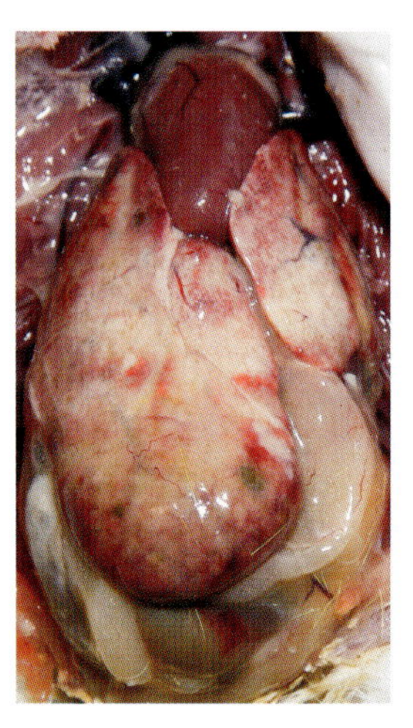

肥満の鳥で血液を採取すると血漿が真っ白になっていることが多くあります（高脂血症）。このような場合，重度の脂肪肝や動脈硬化を伴っていることが多く，突然死の原因になります。

図2　肥満の例

LEAFLET ④

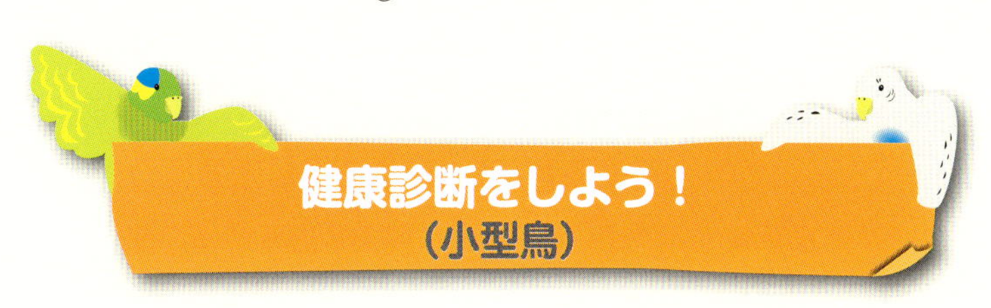

A. 自宅での健康診断

体重はできれば毎朝，最低でも週に１回は測りましょう！

・鳥は病気を隠しますが，体重をごまかすことはできません。鳥を飼うなら体重測定は必須です。

・計測法（→p.75）は，鳥を入れた小さなケースごとデジタルキッチンスケールに乗せ，目盛りを0に合わせて鳥を持ち上げるとマイナス表示で体重が表示されます（風袋表示）。

・急激に増えたり減ったりしたら病院での健康診断を検討してください。

週に1回，健康診断の日を設けて全身を触りましょう！

（1）胸筋を触ろう！（図3）

・鳥は胸筋を触ると，簡易的に全身状態を評価できます（シアテ）。キールスコア（第５章，p.53参照）が２＋以下の場合，ほぼ何らかの問題を抱えています。病院で診てもらいましょう。

（2）腹部を触ろう！（図4）

・鳥はお腹が大きくなる病気がたくさんあります（肥満，黄色腫，ヘルニア，卵塞，卵蓄，腹水，嚢胞性卵巣，腫瘍など）。

・早期発見によりどれも治癒率がかなり上がります。また，腹部の触診で雌の発情を把握することもできます。

・卵を触って24時間たっても卵が出てこない場合，卵塞です。急いで病院へ。

（3）体表腫瘤（できもの）をチェックしよう！

・鳥は腫瘍が非常にできやすい生き物です。とくに羽毛に隠れてみつけづらく腫瘤ができやすい部位は尾脂腺

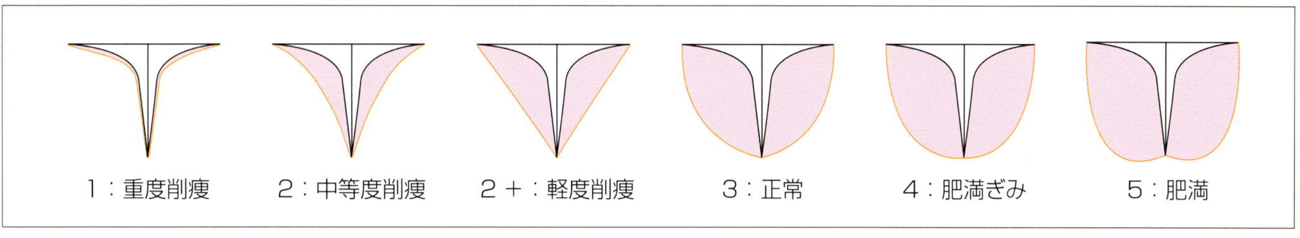

図3　胸筋

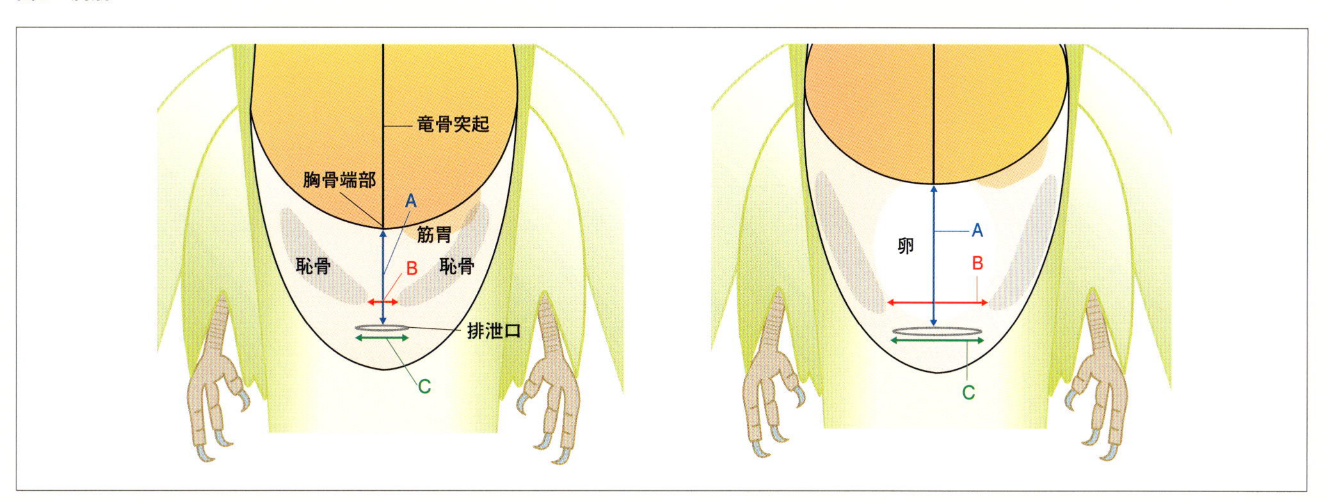

図4　腹部
雌は発情すると恥骨間（B）が開きます。発情したら卵塞を見逃さないために，毎日触診をしましょう。

部，翼端部，腹部，頸部です。
・定期的に触ることで保定ストレスに強くなり，いざ病気になったときの救命率が上がります。

排泄物の変化に気をつけよう！

（1）多尿と下痢を見分けよう！

鳥は尿と便を同時にするため，多尿と下痢がよく間違われます。

①多尿

・尿が多く便は筒状で形が崩れません。
・飲水量を量りましょう。飲水が体重の20％以上の場合には血液検査を検討しましょう（健康な鳥でも多尿になることがあります）。

② 下痢

・便形が崩れ，粘つきがあったり臭いがあったりします。
・早めに病院に相談を！

（2）便の色をみよう！

・普段と違う色の便に気づいたら相談を。便の色を観察しやすいよう着色料のない餌にしましょう。

（3）便の形をみよう！

・つぶつぶが混ざる（筋胃の異常）などに気づいたら病院に相談しましょう。

（4）尿酸の色をみよう！

・正常な尿酸の色は白です。肝不全で黄や緑，溶血で黄や緑，赤になることがあります。緑や赤は危険！　すぐに病院へ。

よくある“異常な色の便”とその原因

・緑色下痢状→絶食など
・濃緑色→鉛中毒による溶血など
・黒色→胃出血など
・赤色→餌の色など
・白色→消化不良など
・血液の付着→消化管，生殖器，泌尿器からの出血など

外貌の変化，行動や動作にも注意しよう！

・いつもと違う様子に気づいたら早めに相談を。よくある異常を表4，5に列記しました。

表4　外貌の異常

羽
羽の軸に出血痕があり変形してきた，羽の色が変わってきた，質が悪くなってきたなど。
嘴
長すぎる，質が悪い，色が変，黒い斑点（血斑）がある，噛み合わせが悪いなど。
顔
雄のセキセイインコのロウ膜が茶色くなってきた，眼の周りが赤く腫れて濡れている，鼻の上が鼻汁で汚れている，耳の周りが濡れている，顔がベタベタ汚れている，嘴の周りがカサカサして軽石みたい，口角・口腔内がただれているなど。
脚
コブがある，皮膚が異常，色が悪い，ガリガリに痩せている，動きが悪い，挙げている，腫れているなど。
翼
コブがある，皮膚が異常（とくに裏側・脇），動きが悪い，虫がいるなど。
おしり
傷がある，何か飛び出している⁉など。

表5　行動・動作の異常

鳥の4大疾病徴候
羽を膨らませている（膨羽），寝てばかりいる（傾眠，嗜眠），食餌量が少ない，吐き戻しをしている（発情性吐出を除く）など。
呼吸器疾患の徴候
あくびが多い，くしゃみが多い，咳をしている，呼吸が苦しそう（開口，呼吸促迫，肩呼吸，チアノーゼ，星見様姿勢，受け口，ボビング），呼吸に音が混ざるなど。
神経障害の徴候
首が傾く，趾を握りこむ，翼を震わせる，首を後ろに反らす，ガクガクする，つっぱる，ケイレンする，意識が低下する，起立できないなど。

B．病院での健康診断

お迎え前の健康診断

①ワクチンが普及している犬・猫と違って，飼鳥は致命的な病原体を隠しもっていることが多いです。

・AGY，トリコモナス，オウム病，PBFDなど。

②上記の病原体をもっていると，とくにお迎え直後に体調を崩しやすいです。

・群れから離れ，環境が変化し，緊張により免疫が下がるため，病原体が一気に活動し始め，発症します。

③発症する前に隠れている病原体を検査し，駆除してしまうことが推奨されます。

④ペットショップにお願いして，お迎え前に病院での“お迎え前検診”を済ませておきましょう！

・必要な検査項目は鳥の種類によって異なります。店員さんと主治医に相談してください。

・検査は100%の安全を保証するものではありません。また検査後の感染も防ぐことができません。

お迎え後の健康診断

①“お迎え前検診”が済んでいない鳥は，お迎えしたその足での来院をお勧めします。

②“お迎え前検診”が済んでいても，検出漏れや検査後の感染を考慮して，再検診をお勧めします。

・お家に慣れてからでもかまいませんがお早めに。

定期的な健康診断

・自宅では発見できない病気が多々あります。

・何度か検査しないと発見できない病原体もあります。

・できれば半年に1回は病院での健康診断を実施しましょう!!

・小型鳥の健康診断項目は，視診，触診，検便，そ嚢検査が一般的です。

定期的な鳥ドック

・一見，健康そうにみえても，病気を隠しもっていたり，体の中で静かに進行していることがあります。

・病気を発見するには，血液検査やX線検査，病原体検査（PCR検査，培養検査など）が必要です。

・小型鳥の血液検査やX線検査は，健康診断での実施はお勧めしていません。死亡を含めたリスクが存在するからです。

・病原体検査は小型鳥でも安全に実施できます。

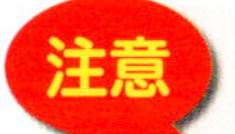

これらの検査は非常に多くの病気を発見してくれますが，すべての病気を発見してくれるわけではありません。

LEAFLET ⑤

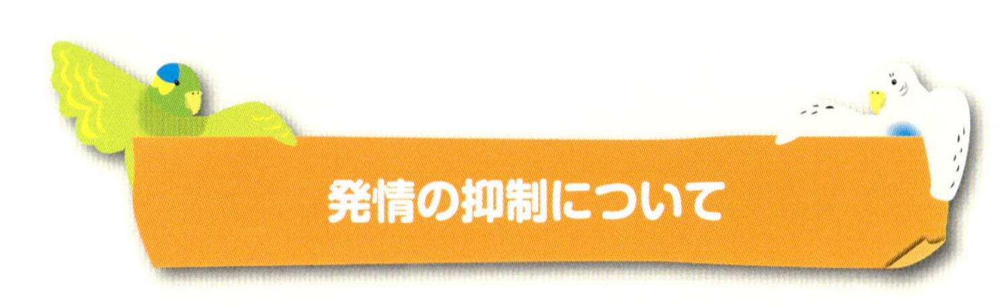

A. 環境操作による発情抑制

日照時間を管理する

・ほとんどの鳥が，明るい時間が長くなると発情する長日繁殖動物です。

・明るい時間を10時間以内，場合によっては6～8時間以内とします。

・鳥が起きていてもかまいません。暗いことが大切です。

・真っ暗である必要はありません。明るい時間との差が明瞭であればOKです。

・ブンチョウだけは短日繁殖動物ともいわれます。明るい時間を10時間以上にしてみましょう。

発情の対象を管理する

（1）発情対象となっている鳥を避ける

・対象となる鳥がみえない，声も聞こえない場所に隔離しましょう。

（2）発情対象となっている人を避ける

・対象となる人は接触を避けましょう。声をかけたり，撫でたりは厳禁です。
・どうしても接触しなければならない場合は，"変装"しましょう。

（3）発情対象となっている物を避ける

・対象となる物（鏡，人形，鈴，ブランコなど）は取り除きましょう。
・とくにおもちゃは厳禁です。多くの小型鳥はおもちゃを発情対象物としてしか認識しません。

環境と餌を管理する

（1）巣と巣の材料を取り除く

・鳥は止まり木で眠る動物です。巣は繁殖のためのもので，巣や巣材があると発情が促されます。
・巣，巣材（床紙，ワラ，チップ，布など），潜り込める物すべてを取り除き，シンプルな環境にします。
・ケージを巣と思っている場合，ケージの"底"を外し，糞切り網のみとし（全面が網の状態），空中にぶら下げます。
・巣づくり行動をさせないため，放鳥も避けます。

（2）温度と湿度を下げる

・小型鳥の多くは，暖かく水が豊富で湿度の高い「雨期」に繁殖するので，温度と湿度を下げ，水浴びも控えましょう。
・温度と湿度は下げすぎると体調を崩す原因にもなります。無理せず，よく観察しながら実施しましょう。
・ブンチョウは逆に湿度を上げると発情が抑制される傾向にあります。

（3）青菜を制限する

・雨期に摂食量の増える青菜も発情を促すといわれています。控えましょう。
・ビタミンの不足は，ビタミン剤で補います。

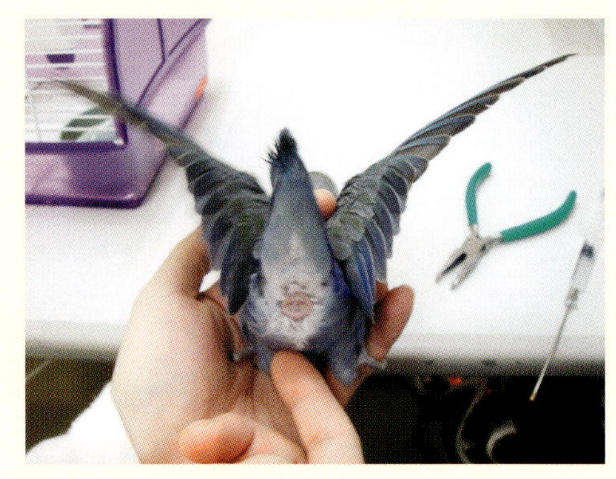

図5　雌の交尾許容ポーズ
発情が重度になるとみられます。

B. 体重管理による発情抑制

体重を管理する

・小型鳥（とくにセキセイインコなどの砂漠種）は，餌が豊富な時期（雨期）に発情し，餌が少ない時期（乾期）は発情できません。
・発情しなくなる体重になるまで，徐々に食餌量を減らします（ダイエットの項参照）。
・体重管理は，最も効果の高い発情抑制法です。環境操作による発情抑制は必要なくなり，自由に生活してもOKです！

※当院では，現在，体重管理以外の発情抑制の指導は行っていません。

・ただし，きちんと体重・食餌管理をできないと，生命に危険が及びます。

C. 医学的な発情抑制

・鳥では，卵巣摘出術，精巣摘出術による発情抑制がまだ安全に実施できません。
・薬剤による発情抑制は，内服や定期的な注射などいくつか方法があります。
・薬剤による発情抑制ですが，これらも100％安全とは言えませんので，疾患が関わる発情にのみ使用します。病院で相談してみてください。

LEAFLET ⑥

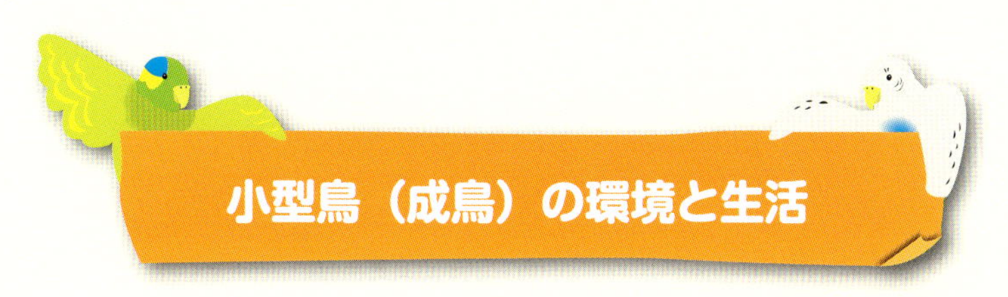

小型鳥（成鳥）の環境と生活

きれいな空気で飼育しよう

（1）こまめに換気しよう！

・鳥の呼吸器は非常に敏感で弱いため，きれいな空気が必要です。

・部屋は定期的に換気しましょう。保温の必要がある場合も，密閉しないようにしましょう。空気清浄機も有効です。

・毎日掃除しましょう。糞尿から発生するアンモニアは呼吸器の粘膜を弱めます。

（2）吸入刺激による突然死を防ごう

・鳥は，空気中の刺激物を吸い込んで突然死することがよくあります。

・加熱しすぎたフッ素樹脂加工のフライパンからはフッ素樹脂が揮発します。

・人は感知できませんが，吸い込んだ鳥は突然死します。鳥のいる家では，フッ素加工の加熱器具はできるだけ使わない！

・ほかにも，人に安全でも，臭いの出る物，揮発する物，噴霧する物は鳥のいる部屋で使わない。

・屋外の有毒ガスにも注意（道路工事や外装塗装など）。外から臭いが入り込まないようにするか，避難させ ます。

（3）アスペルギルス症を防ごう

・日本の家屋の空気中には，アスペルギルスがどこにでも存在します。

・アスペルギルスは高温・多湿，低換気，有機物が大好きです。乾燥しすぎもカビの胞子が舞い散るので注意しましょう。

〔アスペルギルス症の予防方法〕

・高温・多湿を避ける。保温・加湿するときは換気を定期的に行う。カビを除去してくれる空気清浄機を使う。

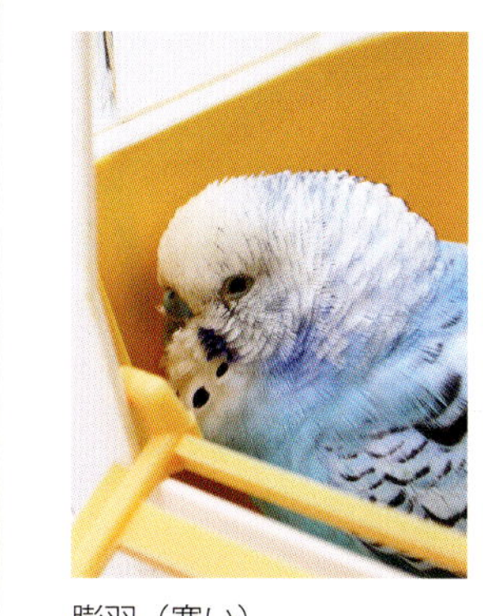

膨羽（寒い）

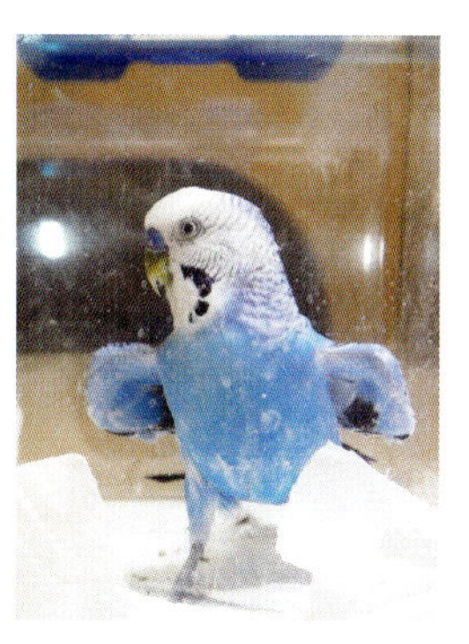

開翼（暑い）

図6　鳥の体温調節

・鳥カゴ内に，巣箱やワラ巣，チップ，牧草，汚れたおもちゃや器具，湿った餌などカビの温床となる物を入れない。

・鳥がいる部屋には観葉植物などカビの温床となる物を置かない。エアコンは定期的に洗浄する。

環境を整えよう

（1）適切な温度で飼育しよう（図6）

・温度は鳥の体調に合わせて調節しましょう。マニュアル的にならないように。

・膨羽していたら保温しましょう。最大31℃までです。それでも膨羽する場合は病院へ。

・必要なければ年中保温しないように。体が弱くなったり，発情し続けたりします。

・開翼，開口など，暑がる様子がみられたら冷房を。近年，熱中症で死亡する鳥が増えています。

（2）適切な湿度で飼育しよう

・湿度は，45～65％が理想とされます。

・湿度が高いと，暑さに強い鳥でも熱中症になります。また，餌がすぐにカビてしまいます。

(3) ケージはシンプルで清潔に

・おもちゃやブランコ，巣材，巣箱は入れないのが理想。運動スペースが減り，汚染，事故，発情の原因となるからです。
・床や水入れなど，汚れる物は毎日洗浄しましょう。通常，中性洗剤で十分です。よく洗い流しましょう。
・ケージや飼育グッズは，洗浄しやすい，錆びない金属やプラスチック製が便利です。
・洗浄後は，よく乾燥しましょう。濡れていると緑膿菌などが繁殖します。

放鳥を安全に実施しよう

・運動は健康によいことですが，事故に気をつけないと，放鳥は命取りになります。
・放鳥中は，目を離さない！“ながら放鳥”は絶対にしない!!　危険物を除去した安全な部屋で行う。
・体調の悪いときは放鳥しない。鳥が痩せている場合，何らかの病気があります。運動は体調を悪化させます。

よくある事故

・重金属（とくに鉛）や観葉植物，悪くなった食べ物などの誤食
・踏襲や激突による外傷
・野外への脱出
・粘着式害虫害獣駆除用品や換気扇への迷入
・熱い料理や飲料への墜落
・暖房器具への接触による火傷 など

日光浴をしよう

(1) 日光浴の必要性

・カルシウムを吸収するにはビタミンD_3が必要で，ビタミンD_3の合成には日光浴（UVB）が必要です。
・ビタミンD_3はビタミン剤と日光浴の両方で補いましょう。

(2) 安全な日光浴の仕方

・必ず窓ガラスを開けて，毎日，最低15分はしましょう。UVBはガラスをほとんど通過できません。
・外にカゴを置くとカラスや猫に襲われます。網戸を閉めて，室内で行いましょう。夏場は熱中症にも注意！
・いずれにしても，日光浴中は必ず様子をみながら行いましょう。

表6　鳥のストレス

身体的なもの
原因
寒冷，酷暑，乾燥，高湿，換羽，産卵，低栄養，飢餓，疾病，外傷，出血，毒物など
精神的なもの
原因
環境変化，保定，輸送，対立，別離，死別などによる緊張や恐怖，不安

ストレスを管理しよう

(1) 鳥のストレス

表6に鳥のストレスの原因（身体的・精神的）をそれぞれ示します。

(2) ストレス≠体に悪い

・ストレスはすべて体に悪いわけではありません。大きなストレスや，継続するストレスに体が耐えられないと問題になります。
・問題のあるストレス＝“胃が痛くなるような問題”と考えると想像しやすいです。

(3) ストレスに耐えられる心と体を養おう

・ストレスがまったくない状況で飼育すると，体はどんどん弱っていきます。
・日ごろから，小さなストレスを与え，体と心を鍛えましょう!!
・小さなストレスは，体調を崩さない程度の寒冷や食餌制限，保定などが挙げられます。

(4) 欲求を抑えるとストレスが溜まる？

・欲求を我慢することで体調が崩れることはありません。欲求不満とストレスを混同して，甘やかすことこそ害悪です。

鳥のお手入れ

(1) 爪切り

・健康で，握力も正常，止まり木のサイズも合っていれば爪は伸びすぎません。
・止まり木は爪が浮かず，しっかり握って止まれるサイズを使用しましょう（図7）。

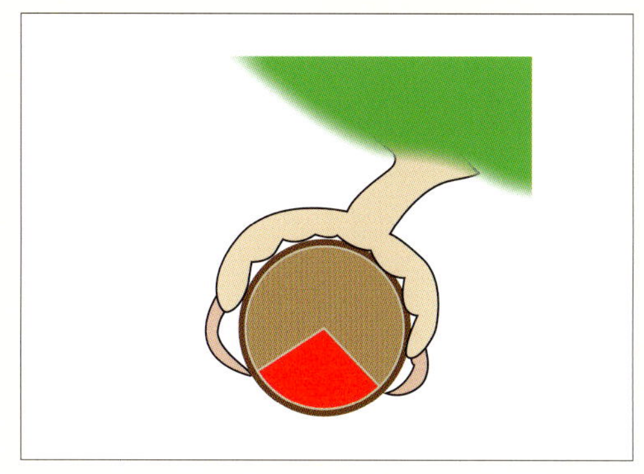

図7 適切な止まり木のサイズ

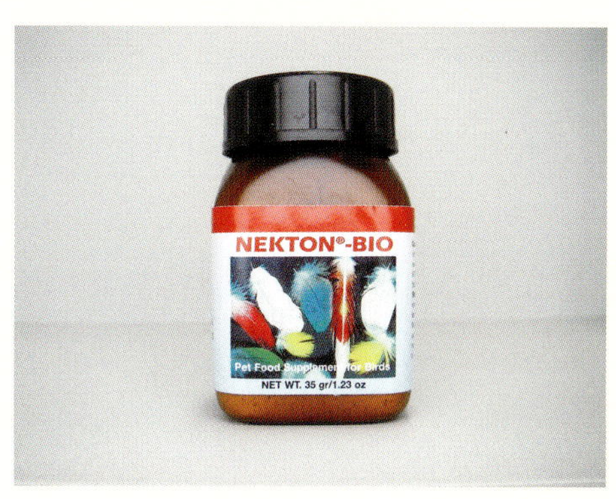

図8 ネクトンBIO

・伸びすぎてしまった場合や，放鳥しているときにカーテンに引っかかるような場合には爪を切りましょう！
・定期的に爪を手入れすることで病気の早期発見にも役立ちます。
・爪から出血したらクイックストップ®で止めましょう（なければ小麦粉や片栗粉で固める）。線香は危険です。

（2）羽のクリップ

・羽切り（クリップ）は，原則としてお勧めしていません。なるべく運動してほしいから，また，事故が多くなるからです。

（3）嘴のカット

・健康な小型鳥の嘴をカットしてはいけません。
・嘴に異状がみられる場合，多くは内臓疾患によるものです。まずは獣医師に相談を。

（4）水浴び

・体調がよければさせてかまいませんが，小型鳥では健康上の必要性はとくにありません。

換羽の看護

・換羽期は羽をたくさんつくるため，鳥の体に大きな負担がかかります。
・安静と保温が大事です。暖かくし，放鳥しないようにしましょう。体重も毎朝，測りましょう。
・ネクトンBIO（図8）など換羽時に栄養剤を使用するのもよい方法です。
・発情が終わると換羽が始まります。換羽の回数を減らしたい場合は，明るい時間を短くするなどして，発情抑制をしましょう。

お迎えしたばかりの鳥

（1）2週間の検疫期間を設けて隔離する

・すでにほかに鳥を飼っている場合，2週間は検疫期間として別の部屋で飼育しましょう。

（2）少しずつ新しい環境に慣らす

・狭めのプラスチック水槽に入れ，少しだけ外がみえる程度に周りを覆いましょう。
・疲れないよう，遊んだり，声をかけたり，触ったりしないようにしましょう。
・慣れて体重が安定してきたら，少しずつケージで遊ばせ，さらに慣らしていきます。

終章 鳥診療の勉強法と練習法

そもそも何をどう勉強したらいいいかわからない!?　これから鳥を診療したいという人たちから最も多く寄せられる質問は,「どうやって勉強したら鳥医者になれるの？」という質問です。

そこで，鳥の臨床の勉強方法について記載したいと思いますが，注意点があります。鳥の医療の世界は日進月歩。話がすぐにひっくり返ります。なので大事なのはたとえ権威ある獣医師がいっていることでも，教科書に書いてあることでも，論文に書かれていることでも,『参考にする』という考え方です。

自身の臨床感を育てる肥やしにするのはよいのですが，決して盲信しないようにしてください。常に,「ふーん，そんな意見もあるのね。ちょっと試してみるか」ぐらいの心持ちでいるとよいでしょう。

mission 0 鳥類医学の書籍を読もう!!

1．鳥類医学の教科書を読もう！

どのような勉強でもそうなのですが，まずは教科書から読むべきだと思います。表を参考にしてください。教科書といっても未明な鳥の医学ですから，ウソや間違いがけっこう書いてあります。幾つも並べて，過去から探り，多角的に検討する必要があります。

2．定期刊行の書籍を購読しよう

定期刊行書籍は，教科書よりも扱う分野が限られている分，深く掘り下げた記載がみられます。そして，雑誌には及ばないにしても，10年単位で改訂される教科書よりも早く情報を得ることができます。

3．専門書を読もう!!

鳥に関する医学のすべてがまんべんなく網羅されているのが教科書のよいところですが，やはり詳細な情報は，専門書が上回ります。

mission 1 雑誌を読もう！

1．商業誌を購読しよう！

鳥を勉強したいのであればぜひ雑誌も購読しましょう。現場に直面している獣医師からのダイレクトな情報が入手できます。教科書では書けない内容は以外に多く，実際に役立つ情報としては教科書や学会誌より格段に上になります。残念ながら，エキゾチック獣医師のための商業誌はすべて廃刊・休刊してしまいましたが，バックナンバーを手に入れましょう!!

2．学会に入会して学会誌を手に入れよう！

本邦では最大の鳥の臨床獣医師の団体である「鳥類臨床研究会」が，年1～4回，会報を発行しています。内容の中心は，本邦の鳥類臨床家が投稿した症例報告ですから本邦の現場で即役立つ雑誌といえます。

海外では，世界で最も権威ある鳥類獣医師の学会，Association of Avian VeterinariansがJournal of avian medicine and surgeryという会誌を定期刊行しています。世界の最新の鳥類臨床に関しては，この会誌の右に出るものはありません。最新のabstractを集めたコーナーもあってすごく重宝します。日進月歩の鳥類臨床から置いて行かれないためには，目を通しておきたい雑誌です。

mission 2 学会やセミナーに参加しよう!!

1．鳥類臨床研究会

1997年に創立した由緒ある国内唯一の鳥類臨床の研究会です。年次大会を毎年行っております。懇親会では鳥類臨床の第一線を担う先生方から直に話を聞ける魅力もあります。また毎年，基礎教育セミナーも行っております。鳥類の臨床を志す先生はぜひ入会を!!
＊鳥類臨床研究会のWebサイトは次のとおり。
www.jacam.ne.jp/

2．日本獣医エキゾチック動物学会

鳥類を含むエキゾチックペットの学会です。もちろん鳥の先生方も参加されています。症例報告会やセミナーだけでなく，地方講演，海外からの著名な臨床家を招聘してのセミナーなど，活発な活動が行われています。

上記の学会以外でも国内＆海外の著名な鳥類臨床家が招聘され講演が行われることがありますので，雑誌の学会情報などをまめにチェックしておきましょう！

mission 3 鳥の病院に行ってみよう!!

1．鳥の病院や鳥の臨床が得意な病院に就職する

鳥の病院に勤めるのが一番手っ取り早い鳥医者への道です。ちょっとした工夫一つで生き死にが分かれてしまうのが鳥ですから，その工夫を長年，何代にもわたって積み重ねてきた鳥の病院の知識と経験はばかにできません。そして何といっても症例数が多いのも有利な点です。また，なかには鳥と犬・猫双方をみながら鳥の病院よりも鳥の症例数が多かったり，本格的な高度医療にチャレンジしている病院もあり，これらの病院に勤めるのも一つの方法です。

もちろん，これらの病院に勤めれば自動的に優秀な鳥医者になれるかといったら大きな間違いです。所属しただけで満足して勉強を怠ったり，センスを磨かないでいると，肩書ばかりのダメ獣医師になってしまいます。鳥医者の資質は，鳥が好きということよりも，鳥を治すことが好きで，そのために勉強を頑張れるということです。そして鳥類医療は未開の分野ですから，常にフロンティアとしての情熱とタフさを備えていないといけません。

2．研修に行ってみよう!!

当院にも，週に1回，あるいは月に1回，場合によっては1年以上無給で研修していった先生もいます。毎日複数年勤めるのに比べればやはりすべてを盗めているとはいえませんが，鳥の病院の雰囲気を感じ取るにはいい方法です。もちろん，ある程度勉強をしてからでないとただ眺めておしまいになってしまいます。ある程度，鳥の臨床をこなし，独学ではどうにもこうにも……と渇望した状態で研修を受けると短期間でもかなり習得できると思います。

mission 4 練習してみよう!!

鳥の医療は常々「寿司屋のようなもの」だと筆者は思っています。技術がまずしっかりしていないとどうにもなりません。触っただけで死んでしまう生き物だからです。このため，練習はとても大事です。とはいえ，弱った患者でいきなり練習するわけにはいきません。そこで活用されるのが，餌用に販売されている冷凍のウズラです。保定の練習，注射の練習，強制給餌の練習，X線撮影の練習，剖検の練習，縫合の練習など，あますことなく使ってあげてください。力をどの程度かけたら骨が折れてしまうのか，気管は潰れてしまうのか，内臓は損傷を受けるのか，なども実際にやってみるとよいでしょう。骨折に関しては手術の練習にもなります。

おわりに

「鳥医者になりたい！」という夢を抱く若者が筆者の元を大勢訪れます。そのうち1割にも満たない獣医師が鳥医者になっていきます。そのうちまた1割程度が鳥の医学を前進させる仲間となっていきます。

ここまで，勉強法，練習法を記載してきましたが，鳥の医療は「知識」や「経験」だけでできるほど生やさしいものではありません。鳥医業界では，「最も大事なのは感（センス）だと」まことしやかにいわれます。鳥は瞬時に命を落としてしまいます。それを第六感で察知して，考えるともなしに救い上げる瞬発力が土壇場では必要となってきます。この土壇場が日常なのが鳥の医療現場です。では，生き物に対するセンスをもち合わせている人が有利かといえばそういうわけでもありません。そのセンスは元々人類が自分の仲間達を救うためにつくり上げた本能であり，哺乳類までにしか通用しないことが多いからです。鳥医者は，「知識」と「経験」を両翼に，バランスよく肥やしにして，自身の“感”を育てていきます。常に考え，調べ，悩み，勇気をもって実践し続けることが成長の秘訣です。

鳥の医療現場は毎日死にあふれています。報われないことばかりです。その世界で生き残るには，心の強さが必要となります。この強さは鈍感さとは無縁で，繊細な

生き物を守るにはこちらも繊細でなければなりません。強さとは，絶望的な状況のなかでも最後の最後まであきらめないことです。悲嘆に暮れたとしてもまたすぐに立ち上がり前に進む力です。この心の力を支えるのは，鳥に対する無償の大きな愛情しかありません。大空を飛ぶ鳥のように繊細でタフでなければならないのです。

本書は各項をmissionと銘打ち，軍隊の教練風に記載しました。それは，この鳥の臨床の現場が，比喩でもなんでもなく厳しい“戦場”だと思っているからです。新兵が丸腰で戦場に放り出されないよう，少しでも生き残れるよう，武器を与えてあげたかった，それが本書を執筆した最大の動機です。鳥の疾病との戦いという“絶望”にみなさんの力をぜひ貸して欲しい。この戦いに勝利できる頼もしい仲間が増えてくれればどんなにうれしいことか。みなさんが，この厳しい鳥の臨床界で生き抜き，軽やかに，力強く，どこまでも飛翔していく，本書がその一助となれば苦労が少しだけ報われます。

みなさんの大きな飛翔を祈り，筆を置きたいと思います。

令和元年５月　小嶋 篤史

付録

コジマ式鳥の診療室
便検査図鑑
そ嚢検査図鑑
当院で使用している消毒機器・消毒剤

鳥の疾病と治療ガイド

感染症

1. ウイルスによる感染症
2. 細菌による感染症
3. 特殊細菌による感染症
4. 真菌による感染症
5. 寄生虫

栄養・中毒

1. 中毒・過剰症
2. 栄養失調

繁殖関連疾患

消化器

1. 嘴
2. 口角・口腔・食道・そ嚢
3. 胃
4. 腸
5. 排泄腔
6. 肝臓
7. 膵臓

腎臓

上部気道

循環器

内分泌

神経の病気と問題行動

1. 脳
2. 問題行動
3. その他の問題行動

付録1：コジマ式鳥の診療室

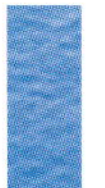

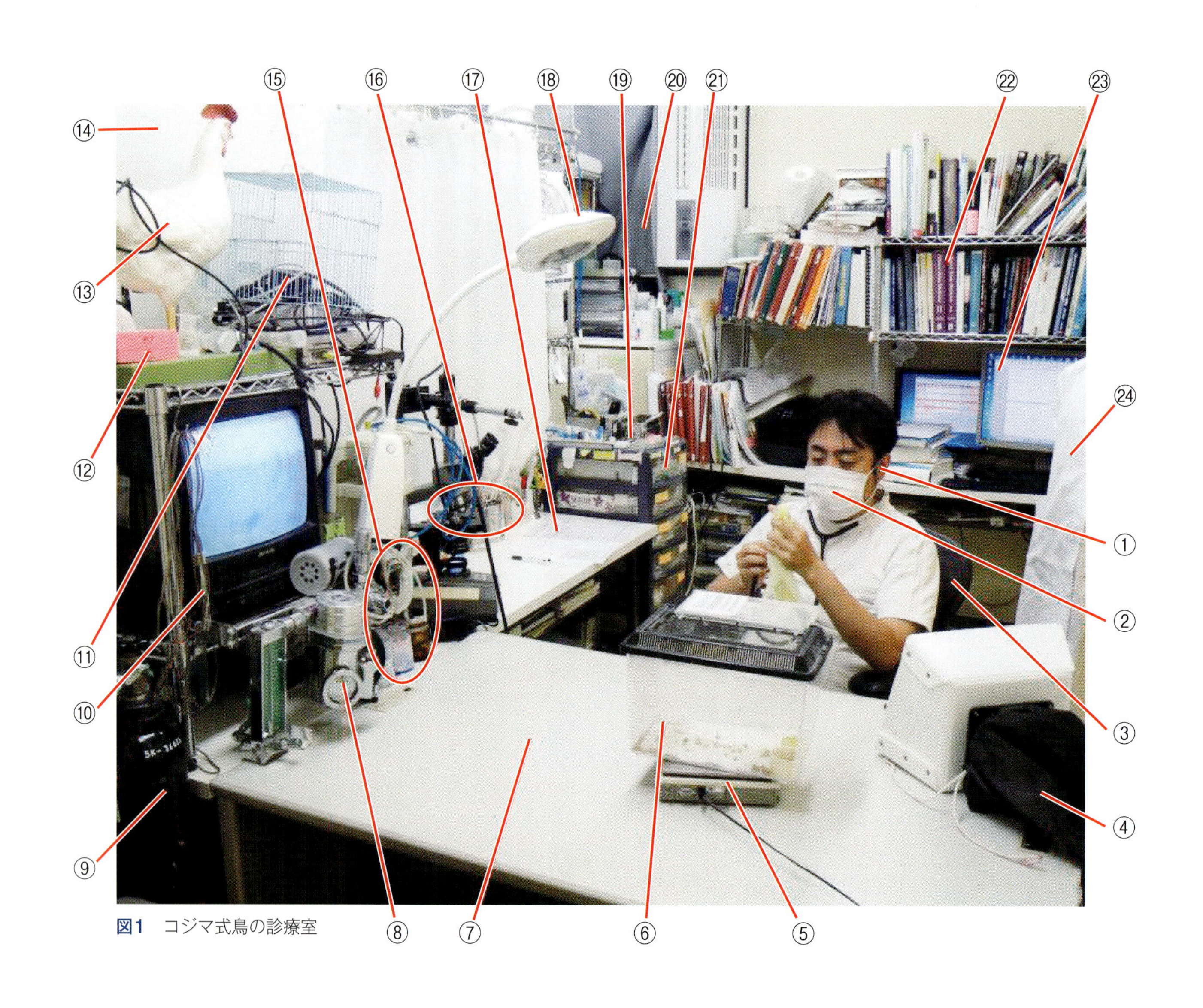

図1　コジマ式鳥の診療室

鳥の診療のための創意工夫（アイデア）

エキゾチックアニマルの診療はそのほとんどが創意です。実習に来た獣医師は，犬・猫の診療とはすべてが異なると，驚いて帰ることが多くあります。とはいえ，こちらとしては日常化してしまっているため何がおもしろいかわかりません。そこで，このページでは当院の診察室をみてもらうこととします。鳥の病院独特の創意工夫がみつかるかも？

鳥という生きものは，哺乳類と大きく異なる生物です。このため，犬・猫病院とは異なる独特の診療室と診療スタイルが必要となります。鳥は，状態の変化が哺乳類に比べると著しく速く，「ちょっと触ってみたら死んでしまった！」という，哺乳類では考えられない事故が頻発します。当院でこの手の事故はほとんどありません。それは主に『触れるかどうか？』を触る前に見極めているからです。とはいえ，触って初めて危険な状態に気づくこともあります。酸素や吸引，止血グッズなどを手元に置いてすばやく対処していることも事故が少ない理由の一つです。というわけで救急対応グッズを中心に，鳥の診察室を紹介してみたいと思います。

※なお，ここで紹介するアイデアは筆者の創意を主とするが，鳥類臨床の諸先輩方から長く受け継いできた創意も多く含まれることをご了承いただきたい。

❶聴診しているのにイヤーピースが耳に入ってない!?

のっけから冗談のような話ですが，鳥の聴診をする場合，筆者は片耳だけしか装着しません。鳥が発する生音が聴診器によってシャットアウトされてしまうと危険なことがあるからです！　また，飼育者は聴診している最中も常に話し続けています。そして，鳥の病院では複数羽の鳥が連れてこられることが少なくなく，それらの鳥にも耳をそばだてておくことが必要だからです。

❷常にマスク着用!!

鳥はオウム病をはじめとする呼吸器の共通感染症が多く危険です。とくにオウム病は免疫ができないため何度でも感染します。鳥の医療現場のスタッフは自衛のため，常にマスク着用することが推奨されます（スタッフ同士の感冒予防にもつながり，集団欠勤によるクオリティダウンを防ぐ目的もある）。

❸椅子に座って診療!!

細かな作業は，座って肘を固定してやるべきです。フットワークが必要のない小型鳥では立って診療するメリットはありません。イスは消毒できる材質の物がよいです。ふんぞり返って座っているようにみえますが，背中をしっかり背もたれにつけるのは，上半身を安定させるためです。

❹粉塵吸引器

鳥の診療では嘴をルーターで削ることが日常的なのですが，粉塵がかなり出るのが困りものです。施術中に嘴の粉を鳥が吸い込んだり，術者が吸引して感染を起こしたりするのを予防するため，粉塵吸引器を使用しましょう。当院で使っているのは裏側のバッグに粉塵が溜まる仕組み。秋葉原のフィギュアショップで購入。驚異の吸引力により粉塵は室内にほとんどまき散らされることがありません。

❺スケール

12 kg まで 1 g 単位で計れるスケール AND EK-12Ki。大型の鳥でも，ケージごと載せて 0 合わせしてから，鳥を取り出せば体重が出るすぐれものです。保定時間を極力短くするため，鳥を取り出すという作業と体重を計るという作業を一度に行っています（現在はさらに大型のケージが載せやすい AND GP-12K を使用）。

❻プラスチックケース

飼育者にはプラスチックケース（プラケ）で来院することを推奨しています。プラケはカゴと異なり，脚や翼を挟んで折ってしまう事故が少なく，また，感染性物質の飛散も少ない。そして，呼吸が悪い場合，酸素を上から流し込むと，空気より重い酸素はプラケだと貯留します（カゴは意味がない）。カゴで来院した場合のことも考えて，診療台の下にプラケが用意されています。保定中，呼吸困難を起こしたらプラケにすぐ移動するためです。鳥の入院もすべてプラケにし，一度使用したらすぐに消毒を行います。カゴタイプのものは消毒薬を使用してもすきまに有機物の付着が残り，消毒効果が得られないことがあるからです。また，プラケは重ねることができるためコンパクト!!　プラケのフタは，必ずスライド式（ギロチン式）のものを用います。開くタイプのフタは開けた途端，鳥に逃げられることがあるからです。

❼大型の事務机

医療用の診察台にこだわる必要はありません。鳥はカゴ（あるいはプラケ）で来院し，保定され，カゴに戻るだけで，犬・猫のように診察台の上に載ることはほとんどないからです。

❽麻酔器

たとえば，保定が困難な鳥で急に出血が起きた場合，麻酔をせざるをえません。その際，手術室まで鳥を運び，麻酔していたら間に合わないのが鳥です。いつでも即，麻酔がかけられるように診察室に麻酔器が常備されています。

❾酸素

鳥の救急治療で最もはじめに，迅速に行うべきことは純酸素の投与です。鳥は低換気に陥りやすく，そして低換気はものの数秒で死をもたらします。保定中，少しでも状態があやしければ，即，酸素の投与を開始すべきです。

❿バイポーラ

出血したならば，圧迫止血のあと，すぐさまバイポーラで止血しなければなりません。鳥の出血は圧迫で止まることがほとんどなく，圧迫のための長時間の保定は死をもたらすからです。緊急時はグローブせずに電撃に耐えながら使用することもしばしば（慣れれば大丈夫!?）。

⓫鳥カゴの上だけ

鳥医者伝統の“上だけカゴ”。診察台の上に“上だけカゴ”を置き，とりあえず鳥をそこに移して様子をみることも。とくに連れてきたケージで便をしない場合，“上だけカゴ”に移すと緊張して排便する（ビックリウンチという）ことが多いため重宝します。

⓬ティッシュ

飼育者の涙をみない日がほぼないのが鳥の病院。号泣する飼育者のためにティッシュをさり気なく設置（TT）。

⓭ニワトリの模型

裏側は内臓が丸見えの模型。当院のご本尊。

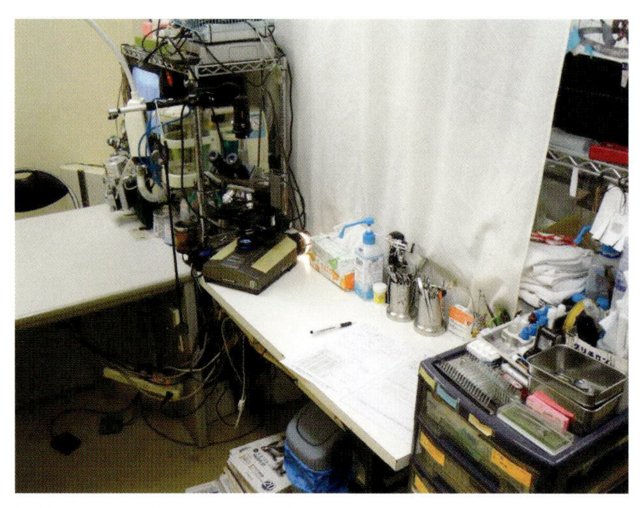

図2　コジマ式右利き用カルテ台

⓮カーテン

カーテンの裏側には入院している鳥がおり，異常な音を発していないか常に耳をそばだてています。薬局も同所にあり，常に人がいるため，何かあったときすぐに人を呼べます。

⓯綿棒，イソジン，アルコール綿，ニッパーなど

診療中に最も使用する物は，綿棒とイソジン，爪切りニッパーです。一番手近なところに置いてあります。とくに綿棒は止血にも使うため重要‼ 爪切りニッパーは鳥医者御用達，KEIBA（プロホビー）アングルニッパー（45°タイプ）120mm KEIBA.HA-D04，最近は清水式ウサギ用切歯カッター（DL-RSC 林刃物）もよく使います。

⓰ティッシュ，保定のためのタオル，手指消毒薬，クイックストップ，ゾンデ，スパーテル（検便棒），耳鏡，ピンセット類，ハサミ類，開口器，持針器など医療器具

これらのなかで最も使用頻度が高いのが手指消毒薬。診療ごとに手にすりこみます。PBFD などの特殊なウイルスを除けば，手をしつこく洗う必要はないと筆者は考えています。むしろ，手の洗いすぎにより手が荒れると共通感染症の病原体が侵入しやすくなります。とはいえ，汚染を受けた場合はAP 水と薬用石けんで洗い，感染症の鳥を触る際は，あらかじめグローブをしています。ティッシュはセキセイインコの保定などにも使用しますが動物アレルギーで鼻水がすぐ垂れる筆者が一番使用しています。そのほかにも使用頻度の高い医療器具が並んでいますが，手近にあるといってもすばやく選択するのが難しいため，可能であれば診察や処置の前に必要そうな物をチョイスして診察台に出しておくとよいでしょう。

⓱カルテ台

筆者は右利きであるため右手側をカルテ台としています。左眼で鳥を横目で観察しつつ（診察台の鳥からなるべく眼を放さない），カルテを記載する。顕微鏡を左眼でみながら，右眼はカルテを記載なんて技も可能（顕微鏡観察物の絵を描くときに必須の技）。

⓲ライト

細かい所をみる際に，高光量のスポットライトは必須‼

⓳便検査や尿検査などのグッズあれこれ

筆者の病院では，主に助手が検便の準備を行うため，診療者のやや後ろに配置。生理食塩水，ショ糖液，各種染色液が点眼瓶に入れられ，並んでいます。

⓴遮光カーテン

室内に鳥が逃げてしまった場合，窓があると激突して死にます（バードストライクという）。また，明るいといつまでたっても捕まりません。鳥を捕まえるときは電気を消して暗くする必要があります。このため，鳥の診察室は真っ暗にならなければならないので遮光カーテンは必須です。窓ははめ殺しになっており，何かの手違いで窓が開きっぱなしになって鳥がエスケープする事故をゼロにしています。

㉑緊急薬剤や止血グッズ，針，シリンジ，テープなど

処置関連のグッズが引き出しの中に整理されています。とくに1段目には救急薬や止血剤が入っています。

㉒書籍アレコレ

「知りたい」と思ったとき，手近に書籍がないと「またあとで」と思ってしまう。あとになるとモチベーションがダウンして学習による知識の吸収率も低下します。問題（診療の疑問）と答え（書籍）は常に近くにあった方がよいってのが，筆者の信念です。もっとも今はPCで調べることがほとんどですが（↓）。

㉓この原稿を書いているPC モニター

筆者は診療をがっつりこなしながら，執筆や編集，学会関連の仕事も大量に請け負っています。すべての業務をこなすためには時間があまりに少ない。そこで，診療の合間に執筆やメールなどのPC 作業を行うので，診察台からくるりと振り向けば，執筆作業ができるようになっています。深夜も執筆作業しながら入院の鳥に異常がないか，耳をそばだてています。モニターは効率よく仕事をこなすためデュアル出力（左に資料，右にエディタなど）。そしてPC 本体は隣の部屋にある‼（とても重要）鳥は常に脂粉を排泄しており，これが鳥の病院でPC が壊れやすい最大の原因となるからです。

㉔見学の実習生

当院は特殊な病院であることから，見学の学生や研修医がよく来院しますが，実習生の立ち位置は最も邪魔にならないここ限定です。微動だにしてはならない（笑）。そして，診療中は実習生の質問に答えず，最後にまとめて受けます。実習生からは「なぜ鳥医者になったか」と毎回尋ねられますが，決まった答えを用意せず，そのたびに熟考して答えるようにしています。“仕事”を“作業”としないため，“何のため自分はこの仕事をしているのか”，振り返って考えるよい機会としています。

付録2-1：便検査図鑑

侵襲性検査がためらわれる小型鳥において，排泄物やそ嚢検査物の評価は疾病診断のかなり大きな領域を占める。とくに状態が悪い鳥に対しては，外貌と排泄物からしか評価ができないことが多いため，これらの評価が正確に行われていれば，鳥の診療初心者であってもベテランの鳥医者と同レベルの診断と治療が可能となる。排泄物やそ嚢検査物の評価の技術を上げるためには，まず正常な便やそ嚢検査物を見慣れることが必要である。鳥の来院数が少ない診療所に勤務する獣医師は，ペットショップなどで便を譲り受けたり，そ嚢検査をさせてもらい，鏡検を繰り返すことで上達の道が開ける。

1. 便の塗抹標本を作製する

（1）一般的な鏡検の原則

①なるべくよい顕微鏡を使う。
②なるべく新鮮な便を採取する。
③問題のある便を採取する。
④盲腸がある種類では，盲腸便も別途採取する。
⑤尿酸を混ぜない。
⑥適切に評価するためには，厚すぎず薄すぎない標本でなければならない。

（2）直接塗抹標本を作製する

①採取した適量の便を生理食塩水（できれば42℃）でまんべんなく溶く。
②鞭毛虫類が変形する前にすばやく観察する。

（3）簡易迅速ショ糖浮遊法

① 3 mL の水に5 g のショ糖を溶かし，防カビ用のホルマリンを1滴添加する。
② スライドに適量の便を採取し，ショ糖液を垂らしてよく混ぜる。
③ *Cryptosporidium*（以下*Cr*）は浮遊するため，カバーグラスの真下を鏡検する。
④ 細胞質がピンク色に染まった*Cr* が観察される。
⑤ ヘキサミタのシストと見分けがつかない場合，30 分放置するとシスト内溶物が萎縮して鑑別可能となる。

2. 寄生虫の観察

（1）原虫
①ジアルジア

宿主：本邦ではセキセイインコにまれに認められるが，他種では極めてまれである。海外のオカメインコでの報告は，ヘキサミタと混同している可能性がある。
病原：オウム目からは *Giardia psittaci* が検出される[*1]。
検査：【栄養型（トロフォゾイト）】洋梨型，左右2個の核と4対8本の鞭毛をもち，腹面に吸着円板を備える。木の葉様にヒラヒラと泳ぐ。
【嚢子型（シスト）】栄養型が被嚢したもの，卵形～楕円形。
症状：一般に，免疫の低い幼若鳥で発症し，成鳥は病害をあまりみせない。発症すると難治性の下痢を生じる。腸に吸着したジアルジアが粘液分泌や腸蠕動を亢進させるためと考えている。
治療：p.169 を参照

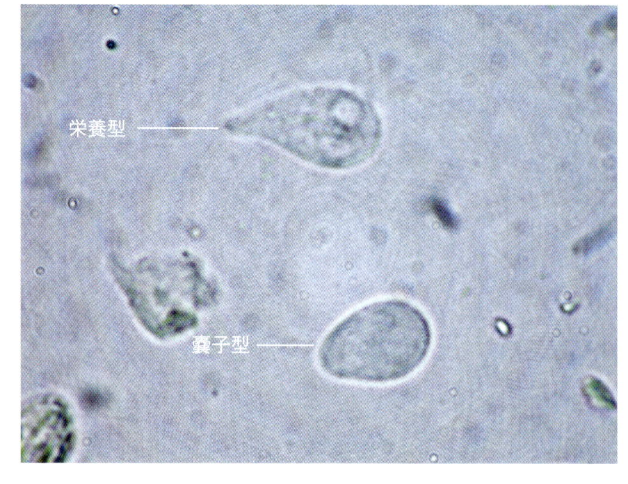

＊1 安部仁一郎(2005)：ジアルジアの分類と分子疫学. 生活衛生49(2)98-107.

②ヘキサミタ

宿主：オカメインコやクサインコ類で主にみられる。本邦で飼育されているオカメインコの多くが保有する。
病原：オカメインコのヘキサミタは *Spironucleus*（*Hexamita*）*meleagridis* である。
検査：**【栄養型】** 左右2個の核と4対8本の鞭毛をもち，楕円形あるいは瓢箪型で吸着円板をもたない。ジアルジアよりやや小さく真っ直ぐに泳ぐ。
【嚢子型】 ジアルジアに似るがやや小さく小判形～楕円形で集簇する傾向がある。
治療：p.170を参照

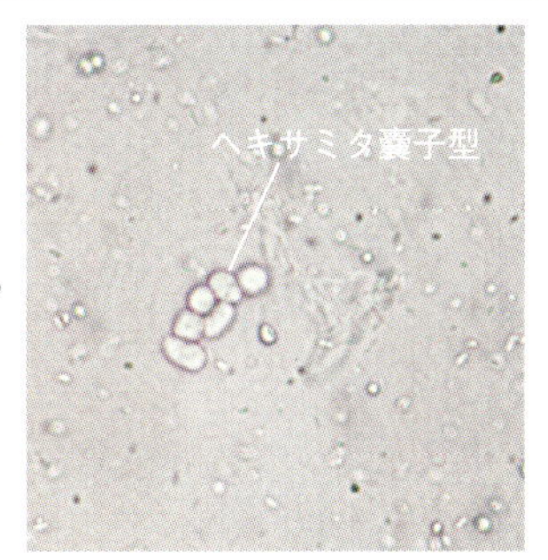

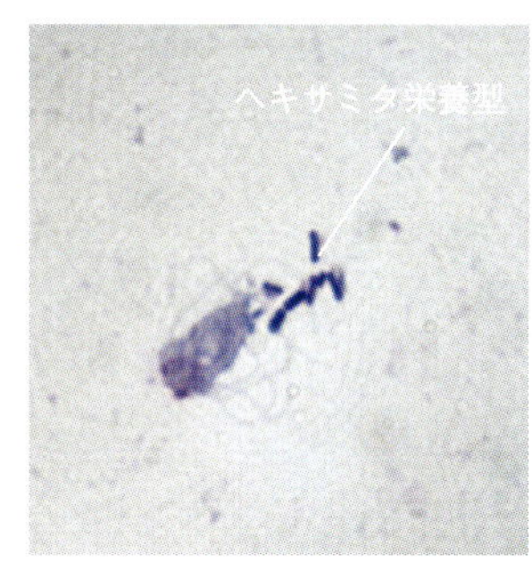

Diff Quick 染色

③コクロソーマ

宿主：ジュウシマツなどフィンチ類でみられるが，ブンチョウにはみられない。
病原：ジュウシマツのコクロソーマは *Cochlosoma anatis*，あるいはその近種と考えられる*2。
検査：**【栄養型】** 単核で，ジアルジアのような腹吸板をもち，ひらひらと泳ぐが，かなり小さい。
【嚢子型】 トリコモナス同様，嚢子型をもたない。
症状：ほとんどの例で不顕性。軟便や下痢などの症状がみられる可能性がある。
治療：治療薬はジアルジアと同様であるが，駆虫は比較的容易。

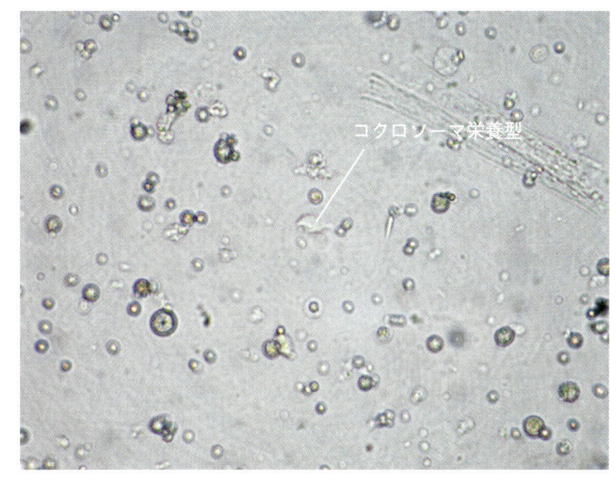

④コクシジウム

宿主：現在オウム類からみられることはほとんどない。ブンチョウでは *Isospora lunaris* が頻繁に検出される。その他，フィンチやハトやウズラからもしばしば検出される。
検査：ブンチョウの *I. lunaris* のオーシストは卵形あるいは円形。花粉と見間違えないよう注意する。
治療：p.170を参照

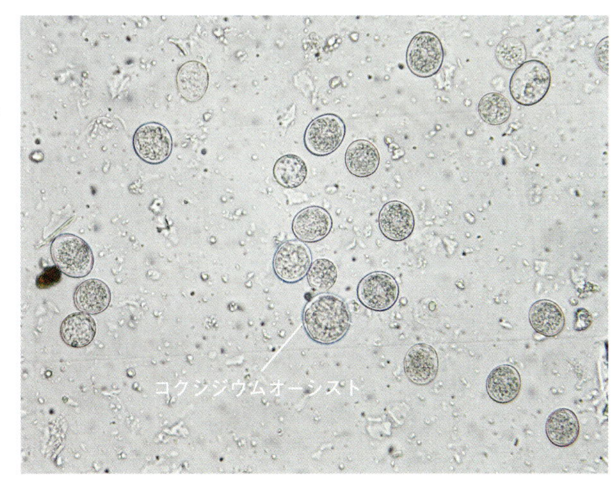

*2 Duffy, C.F., Sims, M.D., Power, R.F.(2005): Comparison of Dietary Monensin, Nitarsone, or Natustat for Control of *Cochlosoma anatis*, an Intestinal Protozoan Parasite, During Coccidial Infection in Turkeys1, Poultry Science Association,Inc.

⑤クリプトスポリジウム

宿主：飼鳥の胃病変の調査では，コザクラインコ14%，オカメインコ4%，マメルリハインコ3%，フィンチ16%と報告される[*3]。
病原：コザクラインコからは *Cryptosporidium* Avian genotype Ⅲ，オカメインコからは genotype Ⅱ，Ⅲ，*C. meleagridis, C. baileyi* など，フィンチからは主に *C. galli* が報告されている[*4, 5]。
検査：オーシストは，著しく小さく4 ～ 8μm の円形。酵母やシストと似ており，慣れないと直接塗抹ではみつけにくい。簡易迅速ショ糖浮遊法を用いると容易に観察できる。
治療：p.170 を参照

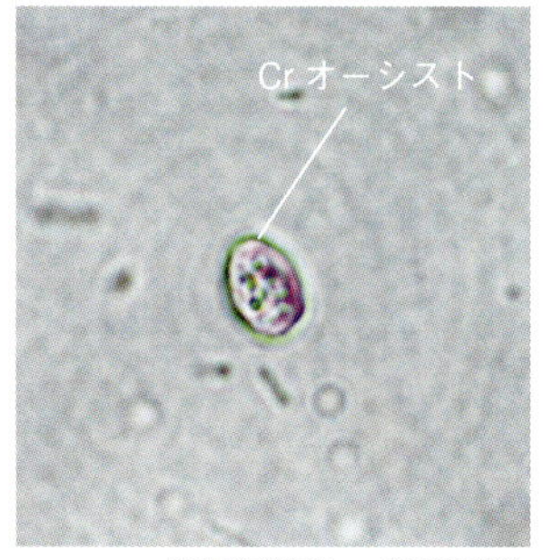

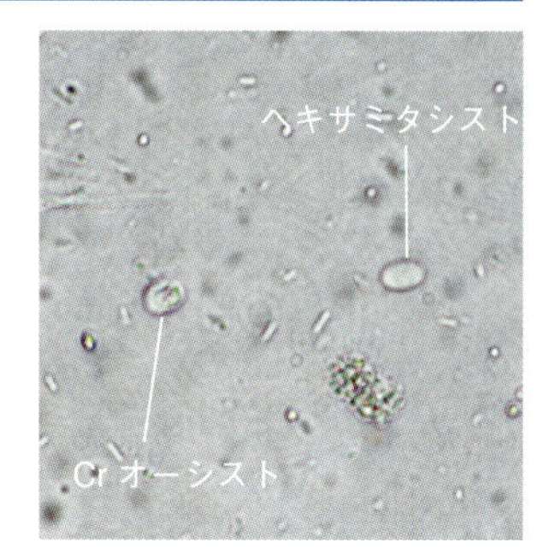

簡易迅速ショ糖浮遊法

（2）線虫

一般的な飼鳥からは，回虫がまれに検出される。それ以外にも胃虫や *Capillaria*，盲腸虫が極々まれに検出される。

①回虫

宿主：オウム類（とくにオカメインコ，コニュアインコ，ハネナガインコ，パラキートなど）でまれに検出される。ハトからもしばしば検出される。
病原：オウム類からは *Ascaridia platyceri, A. hermaphrodita* がみられ，非常にまれだが盲腸虫 *Heterakis gallinarum* がみられることもある。ハトからは *A. columbae* が検出される[*6]。オカメインコの回虫は *A. nymphii* と報告されている。
検査：虫卵は，楕円形から小判型。回虫特有の分厚い殻壁をもつ。
治療：p.171 を参照

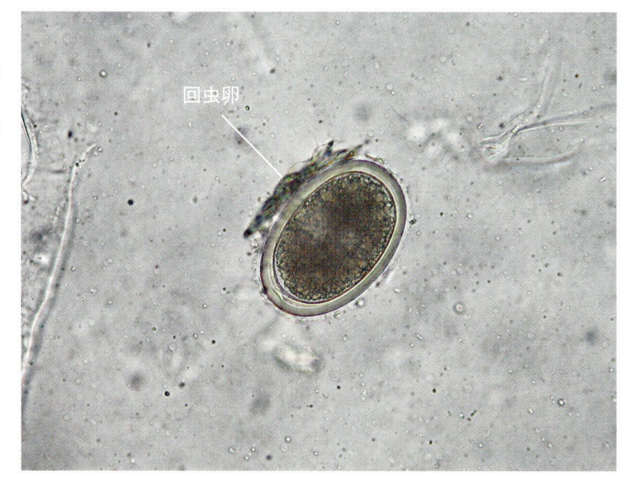

＊3 Reavill, D.R., Schmidt, R.E.(2007): Lesions of proventriculus/ventriculus of pet birds:1640 cases, Proceedings of the Association of Avian Veterinarians, Rhode Island, 89-93.
＊4 牧野幾子(2008): 鳥類臨床研究会コザクラインコ，ボタンインコおよびオカメインコにおけるクリプトスポリジウム保有率，第12回鳥類臨床研究会大会要旨集，11.
＊5 Ng, J., Pavlasek, I., Ryan, U.(2006): Identification of Novel *Cryptosporidium* Genotypes from Avian Hosts, *Appl Environ Microbiol.*, 72(12): 7548-7553.
＊6 Joyner, K.L.(1994): Avian Medicine: Principles and Application(Ritchie, B.W., Harrison, G.J. & Harrison, L.R.eds.), Wingers Publishing, Inc., Florida

②胃虫

宿主：ブンチョウの便から胃虫卵がしばしば検出される。オウム類からの検出はまれ。
病原：ブンチョウの胃虫はおそらく旋尾線虫目，テトラメレス科と考えられるが，詳細な分類はなされていない。ハトからは *Tetrameres fissispina* が検出される。ほかにも，前胃では，*Echinura uncinata*，*Gongylonema* spp.，*Cyrnea* spp.，*Dyspharynx nasuata* などの寄生が報告され，砂嚢では *Amidostomum* spp.，*Cheilospirura* spp.，*Epomidiostomum* spp.，*Acuaria* spp. などが報告される。
検査：ブンチョウの胃虫卵は特徴的な含仔虫卵である。
症状：前胃への寄生では，嘔吐，黒色便などの胃炎症状が生じ，砂嚢への寄生では消化不良により粒便が生じることがある。通常，これらの寄生虫の単独感染で症状はみられないか軽微だが，二次感染によって重篤化すると考えられる。
治療：線虫駆除薬を使用する。回虫よりも駆虫が困難。

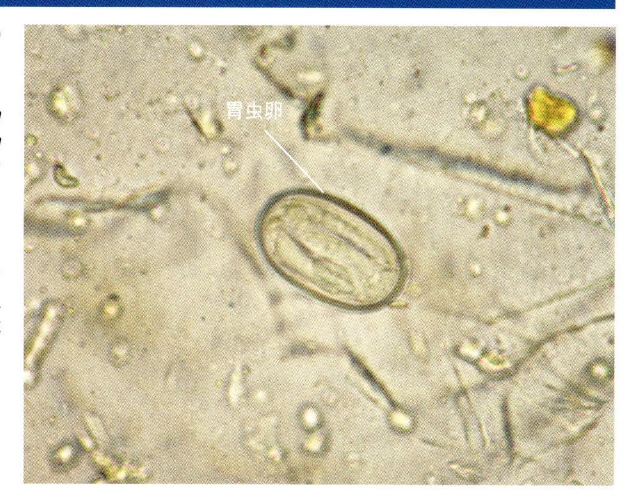

(3) 条虫
①ブンチョウの条虫

宿主：ブンチョウでしばしばみつかる。
病原：未同定。
検査：通常，検便で虫卵は検出されず，便より排出した片節により発見される。
症状：無症状。
治療：プラジクアンテル（10 ～ 20 mg/kg，PO，1 ～ 2 週間後再投与）を第一選択薬とする。効果がない場合は，アルベンダゾール，パロモマイシンを試す。

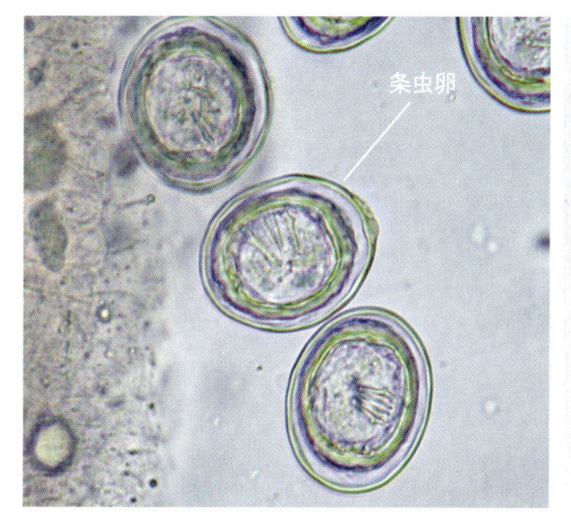

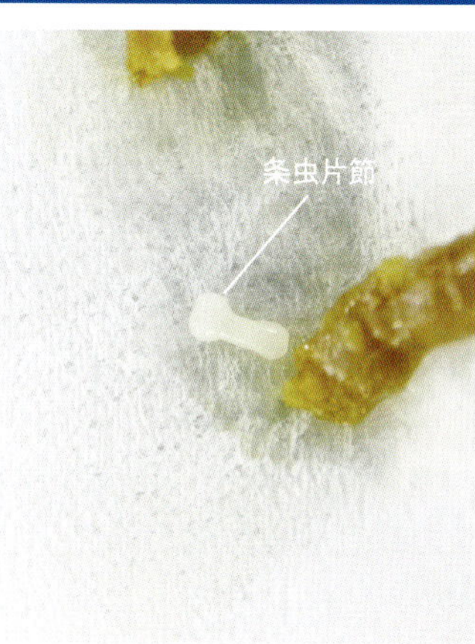

3. 真菌の観察

①カンジダ

宿主：すべての鳥類。幼鳥はとくに高感受性。
病原：*Candida albicans* が主で，*C. parasilosis*，*C. krusei*，*C. tropicalis* などもまれにみられる[*6]。
検査：酵母と菌糸（仮性菌糸，真性菌糸）の二形態をとる。分芽と酵母は短卵形 3 ～ 7 × 3 ～ 14 μm，仮性菌糸は太さが 3 ～ 4 μm。酵母は出芽によって増殖し，組織内へ進入すると菌糸形発育を行う[*7]。
治療：p.166, 167 を参照

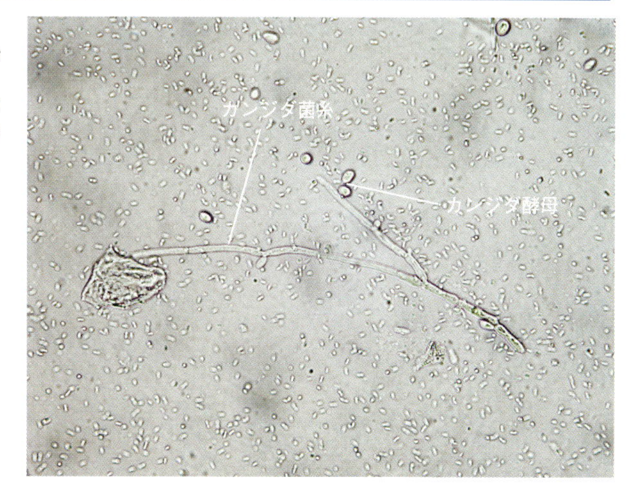

*6 Joyner, K.L.(1994): Avian Medicine: Principles and Application(Ritchie, B.W., Harrison, G.J. & Harrison, L.R.eds.), Wingers Publishing, Inc., Florida

*7 田淵 清，池田輝雄（1992）獣医真菌学，第四版，啓明出版，東京．

②マクロラブダス（メガバクテリア，Avian Gastric Yeast[AGY]）

宿主：多くの鳥種で感染報告がある。一般飼鳥では，セキセイインコ，マメルリハインコ，カナリア，キンカチョウが高感受性，オカメインコ，パラキートでは幼若鳥で高感受性である。
病原：*Macrorhabdus ornithogaster*
検査：20 ～ 90 × 1 ～ 5 μm の大型桿状酵母。太く菌体内の充実した酵母と，細く菌体内が充実していない酵母の二形態がある。見慣れると直接塗抹で容易に検出できる。
治療：p.166 を参照

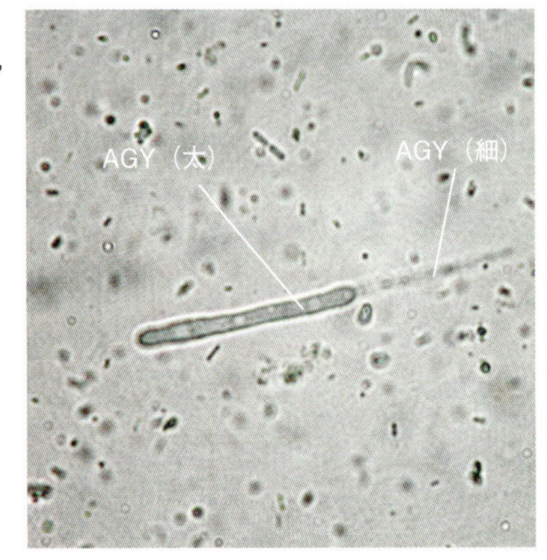

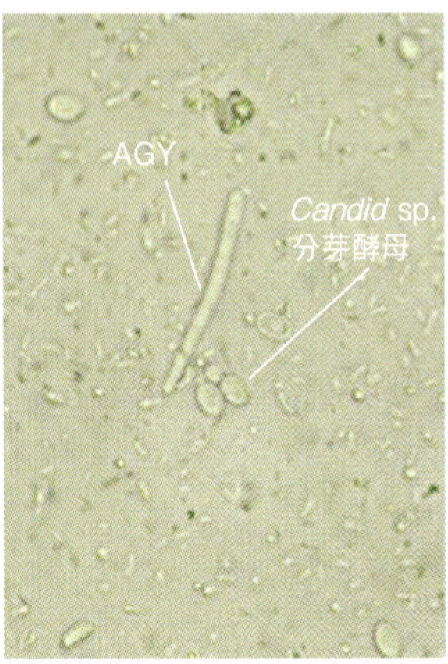

4. 細菌の観察

（1）桿菌と球菌の比率でわかる細菌叢の異常

一般に，桿菌が 7，球菌が 3 といわれる[*6]。しかし，鳥種あるいは個体によって異なるため，各種鳥の健康個体の便を見慣れる必要がある。また，たとえ桿菌：球菌のバランス異常がみられても，臨床症状が認められなければ治療の必要がない。

（2）直接塗抹鏡検でわかる悪玉菌

①芽胞菌

鏡検において，端在性の芽胞を有する大型の桿菌が検出されることがしばしばある。

芽胞菌はオウム類，フィンチ類で非常在性の悪玉菌であり，主に悪臭便の原因となる。下痢，血便，食欲不振を伴うこともある。培養を行うと，*Clostridium perfringens* あるいは *Bacillus* 属の菌（とくに *B. cereus*）が検出される[*8]。
治療：p.161，162「2. 細菌による感染症」を参照

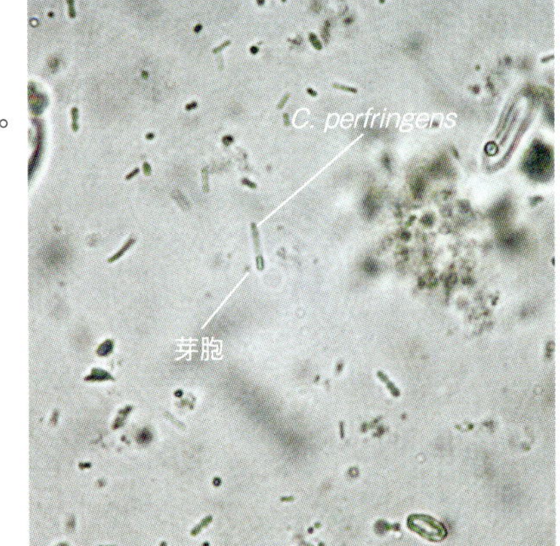

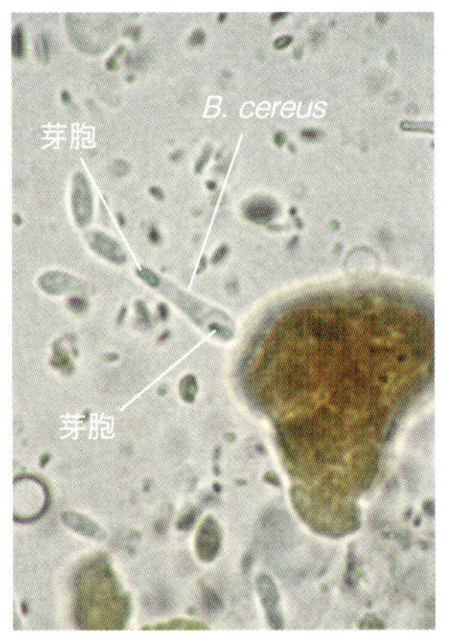

②運動性桿菌

一般の飼鳥において，運動性細菌の過剰増殖は，腸内細菌叢の異常と考えられる。症状が認められる場合，培養感受性試験を実施するか，抗菌薬の試験的投与を行う。症状が認められない場合，プロバイオティクス等の投与にとどめ経過を観察する。数回の螺旋あるいはカモメ状に折れ曲がった桿菌はカンピロバクターである可能性が示唆される。

③特定菌の過剰増殖

鏡検上，特定の形態をもつ 1 菌種のみが増殖している場合，細菌叢の異常と考えられる。臨床症状を伴う場合，培養検査，グラム染色，抗菌薬の試験的投与の必要性が示唆される。

---

*8 黒田真美子，小嶋篤史(2008)：臭いうんち：第12 回鳥類臨床研究会大会要旨集．鳥類臨床研究会，8.

（3）グラム染色でわかる悪玉菌

グラム染色

最も一般的な Hucker 変法はテクニックを要するため，初心者は B&M 法やバーミー法などを用いる。さまざまな市販キットがある。

グラム陰性菌

穀食鳥の腸内ではほとんどすべてのグラム陰性菌が悪玉と考えられている。グラム陰性菌の検出にはグラム染色が必要。健康な穀食鳥でも少量のグラム陰性菌は検出されるが，全菌数の 10％を超える場合や，症状を伴う場合は，菌種の特定と感受性試験のために培養を行うか，試験的治療を行う。

5. 消化の評価

（1）デンプン

鏡検では，岩石状の特徴的な結晶が直接塗抹標本で確認できるが，わかりにくい場合は，ヨウ素を含む溶液（ポビドンヨードなど）で反応させてから鏡検すると紫色に染まり，みやすくなる。便を採取する際に，ペレットの粉が混ざり，偽陽性となることがあるため注意する。通常，摂取されたデンプンは，すべてグルコースとなり吸収されるため，便中にデンプンが検出された場合，消化不良を疑う。しかし，健康な個体でもわずかながら検出されることがあり，臨床症状と合わせて治療は考慮すべきである。

デンプンが検出される原因は，膵外分泌不全，過食，蠕動亢進，消化されにくいデンプンの摂取などが考えられる。

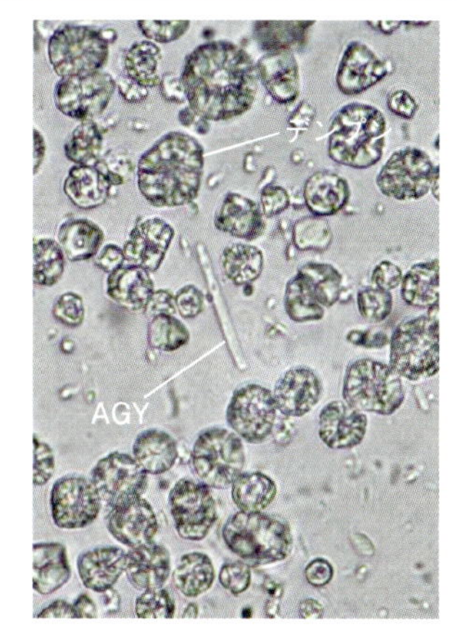

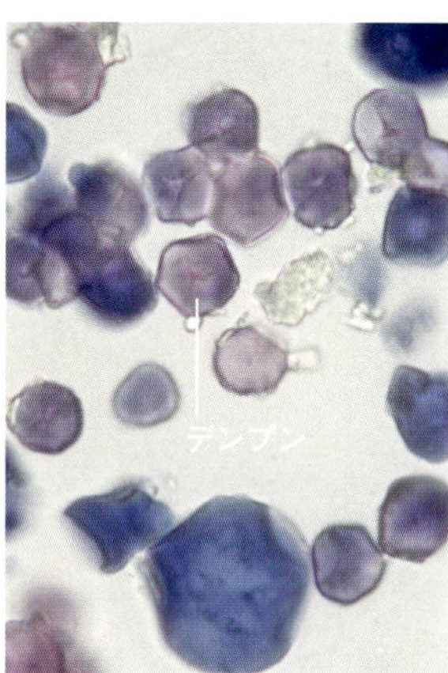

ヨード染色

（2）脂肪

鏡検ではカバーガラス直下に大小不同の真円形の油滴が観察される。わかりにくい場合には，ズダンⅢで便を溶き，加温あるいは数分おいてから鏡検するとオレンジ色に染色される。

脂肪も正常な便に排泄されることはなく，検出された場合は消化不良を疑う。原因として膵外分泌不全，過食，油種子の多給，蠕動亢進，肝ー胆道疾患，胃障害，腸疾患などが挙げられる。健康な個体でもわずかながら検出されることがある。

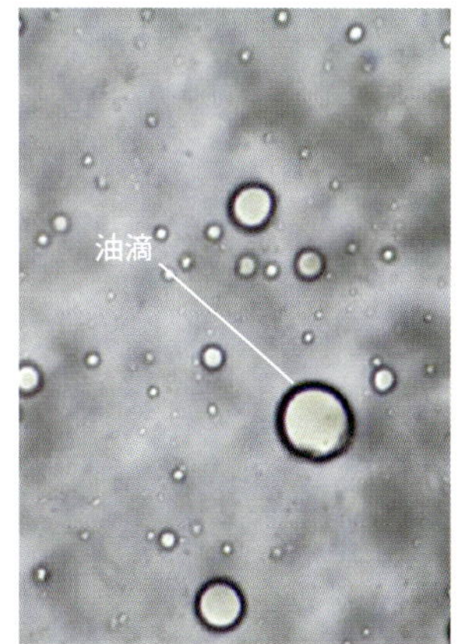

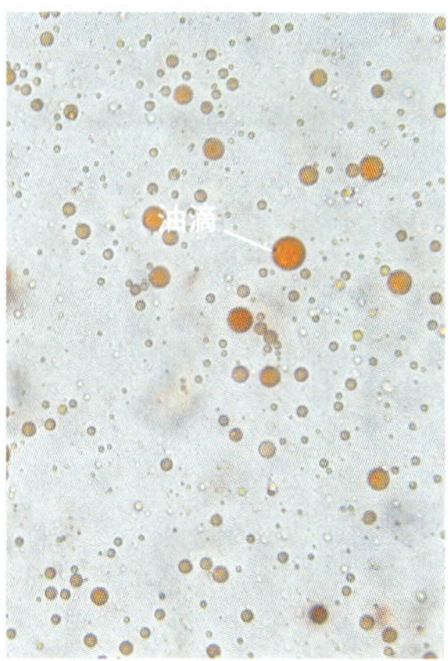

ズダン III 染色

(3) タンパク

鏡検でタンパクを検出することは困難である。しかし，筋組織や血液を摂食し消化不良が生じた場合は特徴的な茶褐色の構造物が認められる。

摂食されたタンパクはすべて吸収されるが，腸粘膜などが常時剥離して排泄されているため便中に多少のタンパクは含まれる。通常，大量に摂食するにもかかわらず，削痩し，便や尿にデンプン・脂肪が認められない場合に，その他の疾患とともに疑われる。AGY や胃癌，PDD など，胃障害によることが多い。

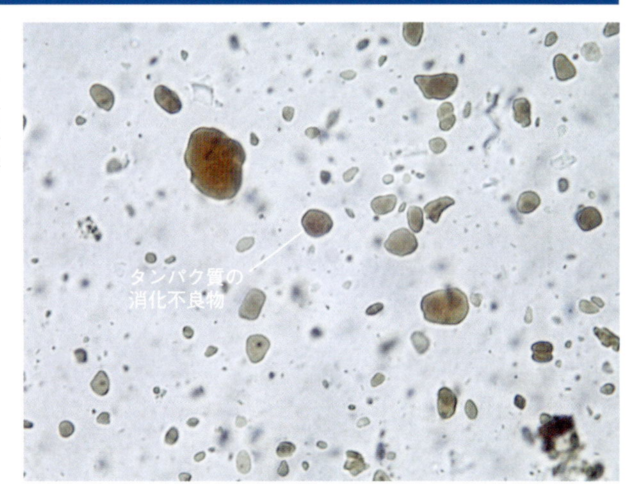

6. その他の検出物の評価

(1) 細胞成分

①赤血球

排泄孔，排泄腔，下部消化器（下部小腸，直腸，結腸），生殖器，腎臓，いずれかからの出血（赤色物が付着した便〔第2章図 15〕を参照）。出血だけでは，どこからの出血かを特定するのは困難である。

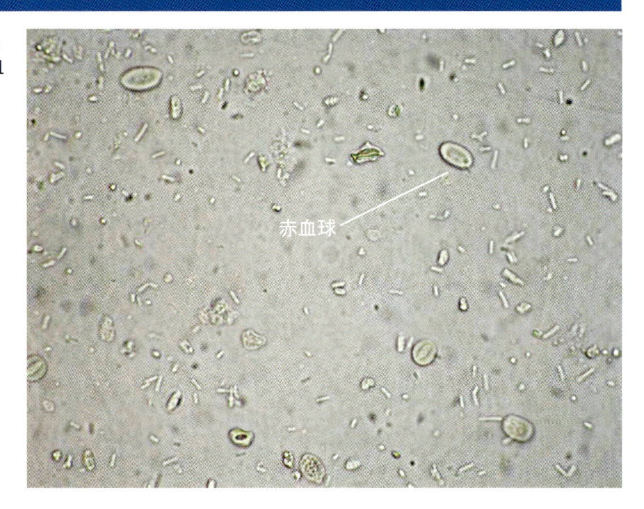

②白血球

健常個体でも少量みられるが，多量の場合，排泄腔，下部消化器（下部小腸，直腸，結腸），生殖器，腎臓，いずれかの炎症を示唆している。下痢を伴う場合は下部消化器疾患を強く疑うことができるが，ほかの徴候が認められない場合，鑑別は困難である。

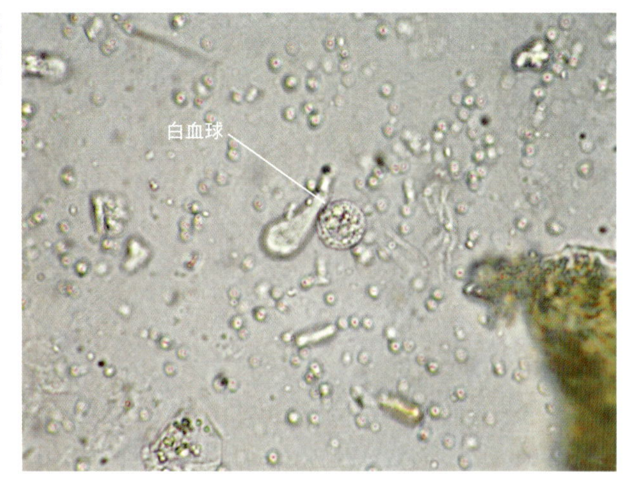

③粘膜上皮細胞

正常でも剥離・排泄されるが，下痢を伴い，白血球，赤血球が混入している場合，腸炎が強く疑われる。このような場合，粘膜上皮内に起因菌の多量増殖が観察されることも多い。

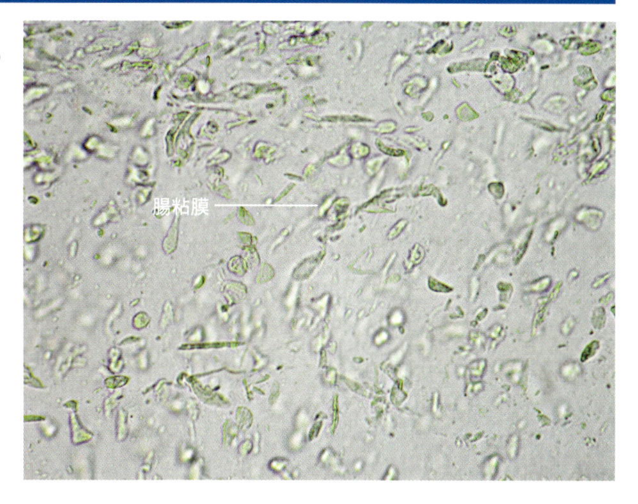

④角化細胞

排泄腔内の角化による。正常でも認められるが過剰な場合，角化亢進を疑う。角化亢進はビタミンA欠乏が疑われる。

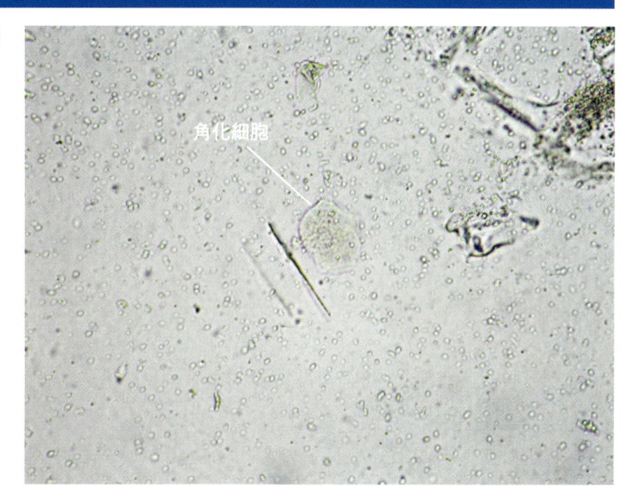

⑤精子

元気に発情している証拠。

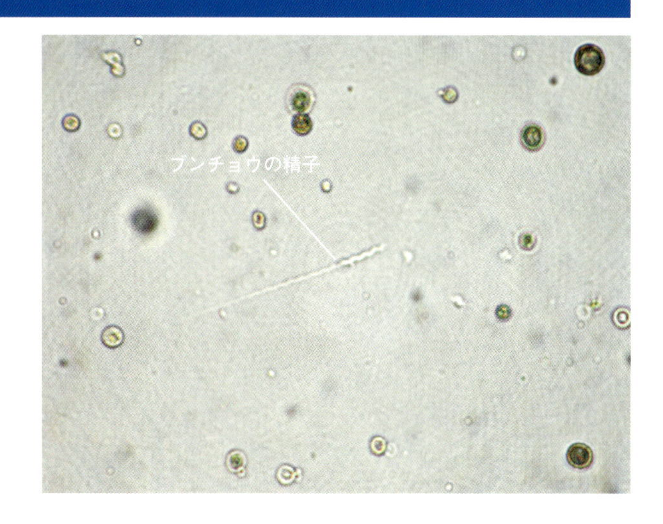

(2) サプリメント
①酵母

鳥類の飼料には，サプリメントとして酵母類が添加されている例が多い。これをカンジダと間違えて投薬されている例がしばしばみられる。死菌であるため細胞質が空虚である。また形態もカンジダとやや異なる。パンを与えた場合，パン酵母が検出される。

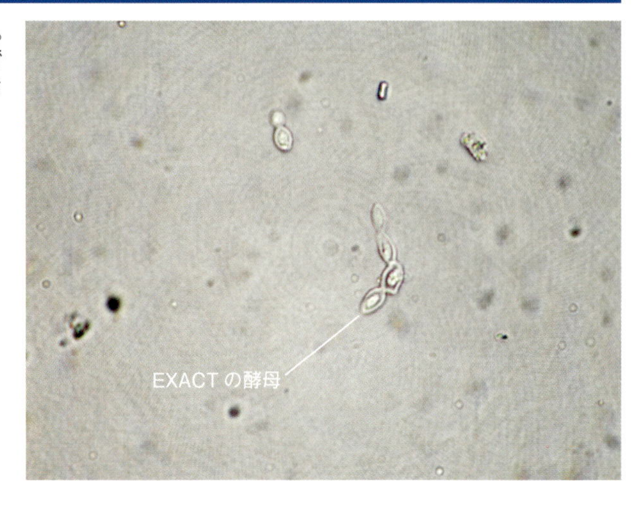

②炭

古来より飼鳥界では整腸剤として民間利用されてきた歴史があり，現在では塩土などに混ぜ合わせて販売されているものもある。必要な成分も吸着するため，常時与えるべきでない。

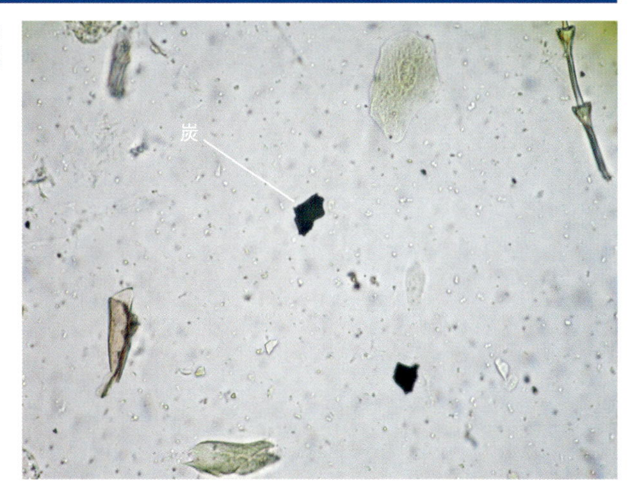

③塩土

過食により石英などが多量に混ざった便を排泄する。過食は塩分中毒や胃閉塞を起こす。

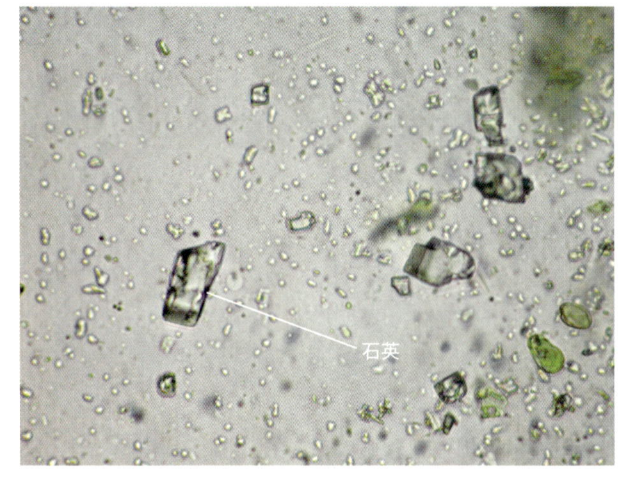

④スピルリナ

らせん形をした濃緑色の単細胞微細藻類。飼鳥界ではいまだ流行が続いている。便中に，そのまま排泄されている様子をみると，ほとんど効果が期待できないと考えるのは筆者だけだろうか。

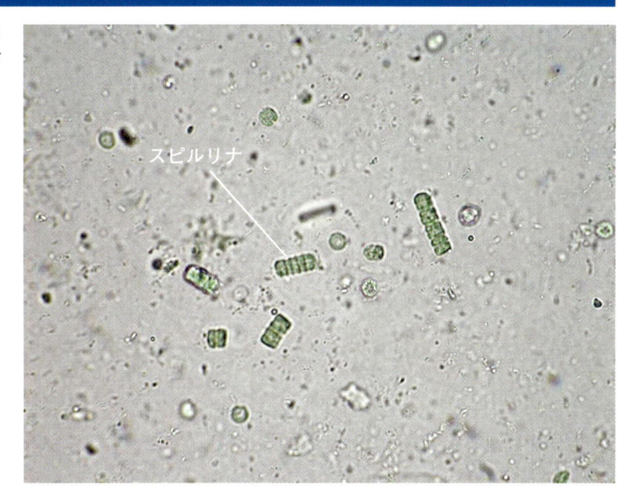

(3) 羽づくろいによって摂食されたもの
①羽毛

正常でも羽づくろいによって摂食されるが，便中に多量にみられる場合は羽咬症を疑う。タンパク欠乏による羽咬症にはアミノ酸製剤（ネクトンBIO，ネクトン社）を投与する。

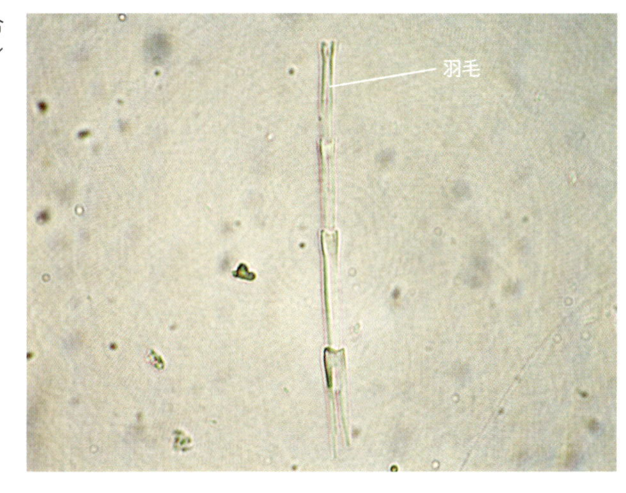

②ウモウダニ

羽づくろいによって，成ダニや卵が摂食され未消化で排泄されることがある。

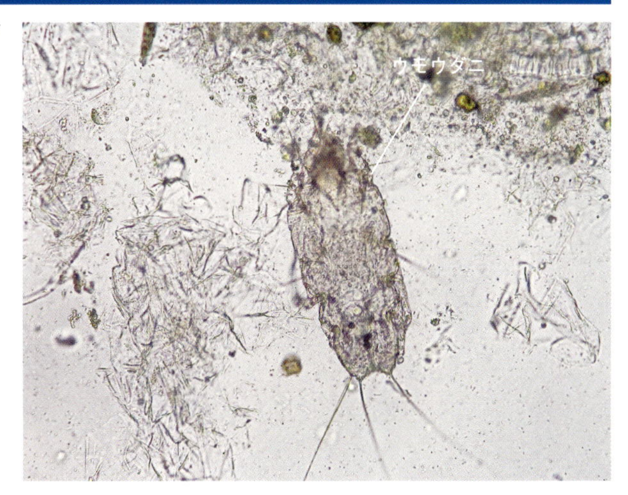

（4）餌への混入物
①花粉

玄穀には花粉が付着している。これを寄生虫卵と間違えないように注意。

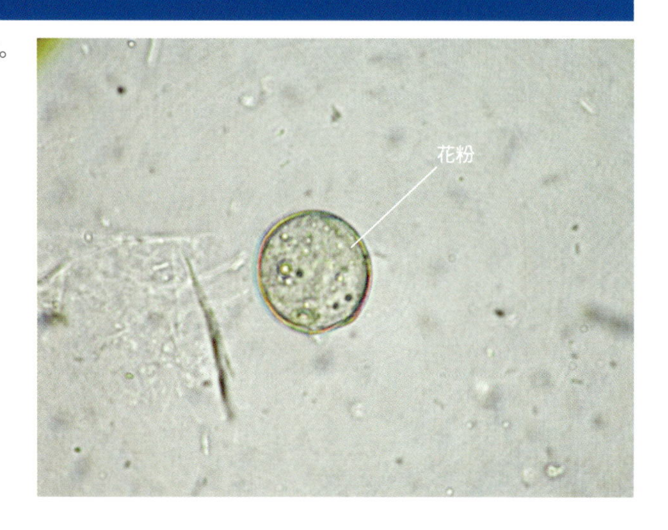

②カビ

アルテリナリアなど，餌に含まれるカビの菌糸が含まれる。これを病原性真菌と間違えないようにする。

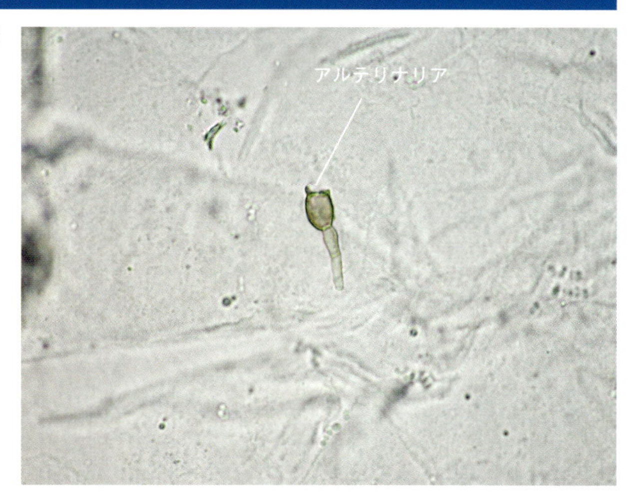

（5）結晶
①尿酸結晶（通常）

大小不同の黒色の円形結晶。一般的な尿酸結晶である。

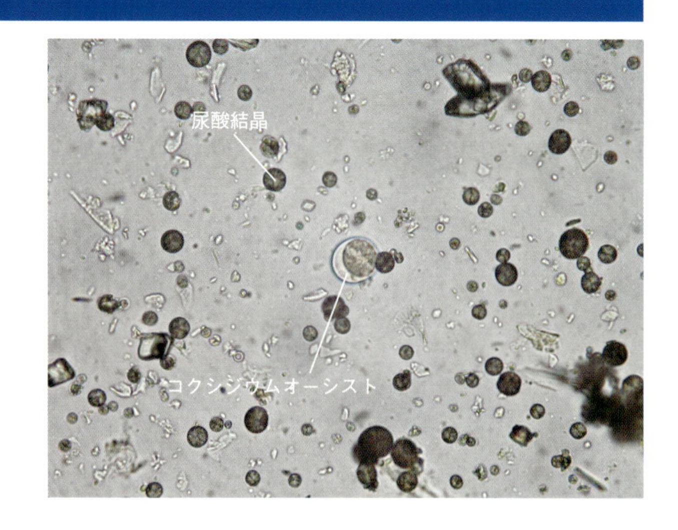

②尿酸結晶（酸性下）

酸性下での結晶は菱型，あるいは6角形となる。

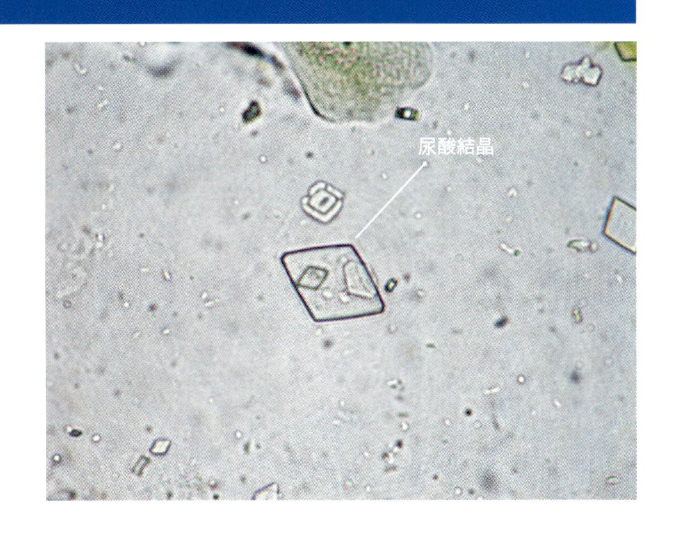

7. 細菌を培養する

①グラム陽性菌，②グラム陰性菌

グラム陽性菌
宿主：オウム類，フィンチ類では多くのグラム陽性菌が常在細菌叢だが，一部悪玉菌。
検査：菌種の特定には細菌培養が必要となる。
症状：便臭，下痢，血便，食欲不振を伴うことがある。
治療：薬剤感受性試験に従った治療を行う。感受性が出るまでは，グラム陽性菌に効果が高い広域性抗菌薬を使用する。

グラム陰性菌
宿主：穀食鳥の腸内ではグラム陰性菌は悪玉菌と考えられている。
検査：グラム陰性菌の検出にはグラム染色，菌種の特定には細菌培養が必要である。健康な穀食鳥でも少量のグラム陰性菌は検出される。全菌数の10%を超える場合や，症状を伴う場合は治療が必要となる。
症状：細菌の種類によって症状は異なる。多くは嘔吐，食欲不振，元気消失，膨羽などの病鳥徴候。まれに軟便，下痢，血便がみられる。
治療：薬剤感受性試験に従った治療を行う。感受性が出るまではグラム陰性菌に効果が高い広域性抗菌薬を使用する。

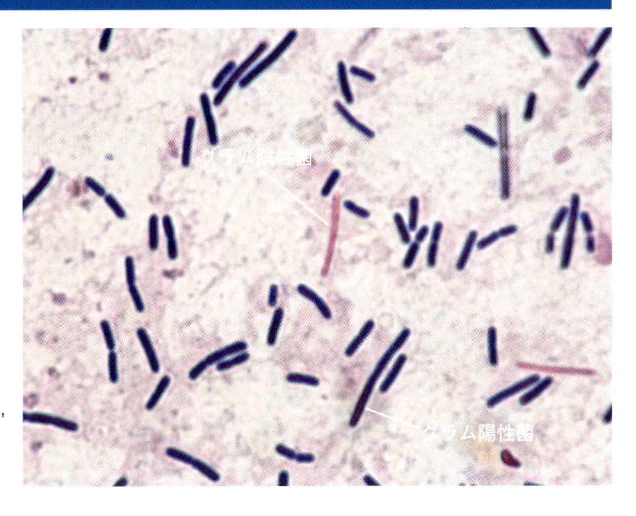

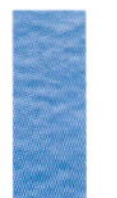

付録2-2：そ嚢検査図鑑

①角化亢進

ビタミンA欠乏症を示唆する所見。

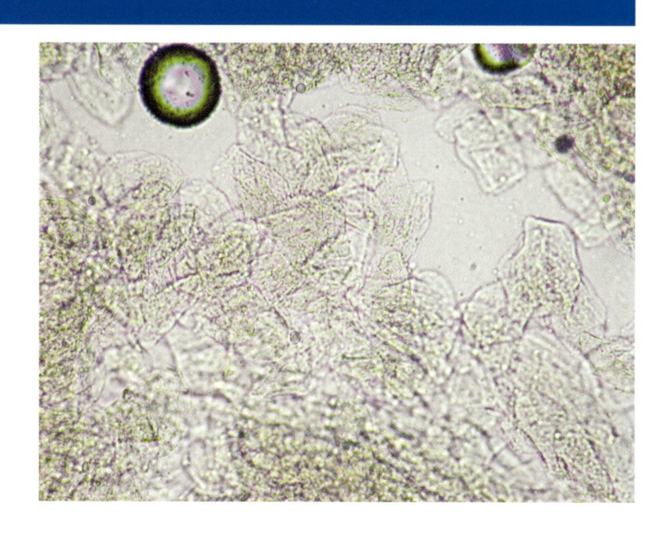

②トリコモナス

原因：ハトトリコモナス（*Trichomonas gallinae*）。
形態：鞭毛のほかに波動膜を有し，縦2分裂で増殖する。嚢子型をもたない。
生活環：口腔内，食道，そ嚢内に寄生・増殖する。酸に弱く，通常胃で殺滅されるため，胃以下の消化管に寄生することはまれである。また，環境変化に弱く乾燥した環境では短時間しか生存できないが，飲水などの水性環境では長期間生存が可能といわれる。
発生種：本邦の飼鳥ではブンチョウに最も多くみられ，ハト，オカメが続く。セキセイインコでは非常にまれだが，ジャンボセキセイインコでは時折みられる。
治療：p.169を参照

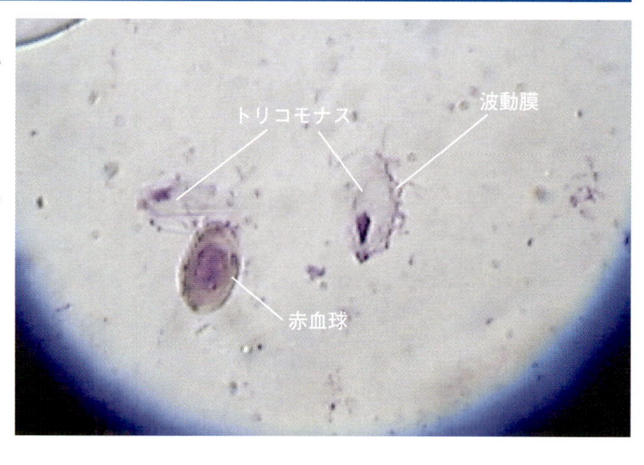

③カンジダ

健康な鳥のそ嚢内にカンジダ酵母が少数検出されるのは正常である。分芽酵母が多数存在する場合は，免疫低下やビタミンA 欠乏，菌交代症，糖の多給などが示唆される。菌糸が確認される場合は，カンジダ症と考えて治療を行うべきである（詳細は p.143 を参照）。

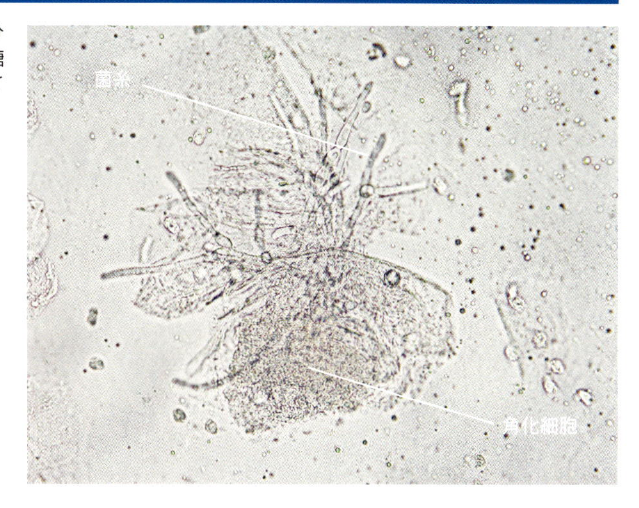

細菌の評価

多かれ少なかれ，そ嚢内には細菌が常在する。悪玉かどうかの判断は，グラム染色や培養検査が必要である。また，治療が必要かどうかは臨床症状を鑑みる必要がある。しかし，明らかな症状を伴い，普段その種ではみかけることの少ない形態，運動性の細菌が多数検出される場合は試験的治療を行ってみるのも一つの方法である。

①螺旋菌

オカメインコのそ嚢検査でしばしば螺旋状の桿菌に遭遇することがある。近年，これはヘリコバクターの仲間（*Helicobacter* sp.）であることがわかった[*1]。この螺旋菌は，免疫低下によって咽頭炎，喉頭炎，気管炎を起こす上部気道の日和見菌である。症状としてはあくび，首振り，食欲不振などがみられ，まれに気管炎から湿性咳などがみられることもある。しかし，実際に発症する例は非常に少なく，健康診断で本菌が検出された際に駆除すべきかは意見が分かれる。

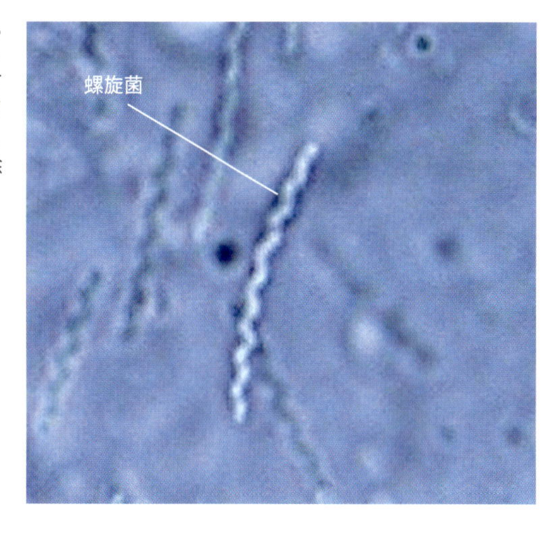

＊1 Evans, E.E., Wade, L.L., Flammer, K.(2008): Administration of doxycycline in drinking water for treatment of spiral bacterial infection in cockatiels. *J. Am. Vet. Med. Assoc.*, 232(3): 389-393.

②白血球

見慣れると間違えることはないが，最初は細胞染色などをして確かめる必要があるかもしれない。
そ嚢内に白血球がみられた場合，その由来は上部気道あるいは下部気道，上部食道のいずれもありうるが，通常は，副鼻腔炎に由来する化膿性鼻汁である。また，下部呼吸器からの痰であることもある。そ嚢炎由来であれば，触診あるいは視診で，そ嚢の肥厚と発赤が認められるはずである。
副鼻腔炎は臨床症状に乏しく，かつ初期で発見できなかった場合の予後が悪いことも多いため，そ嚢検査を行うことによる白血球の確認の意義は大きい。

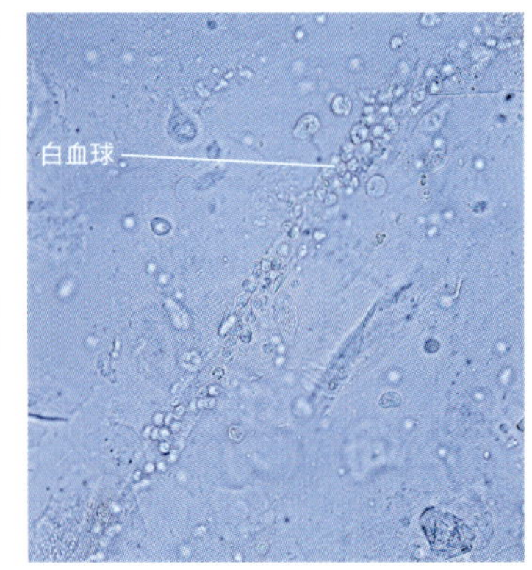

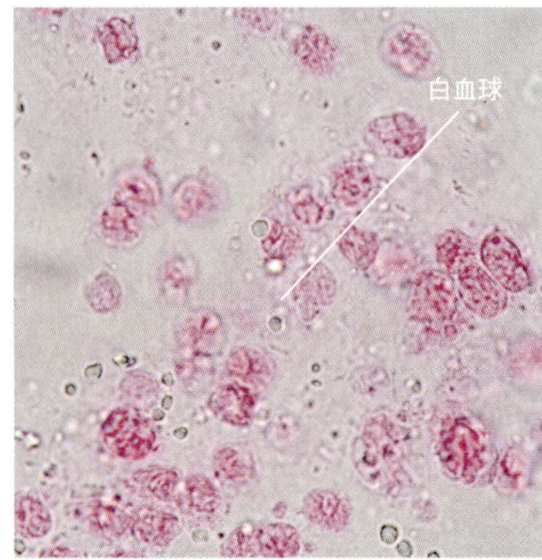

好酸球染色

③赤血球

通常，そ嚢検査時の医原性出血だが，上部気道や上部食道，場合によっては下部気道の出血を示唆していることもある。赤血球の核のみが検出される場合，胃潰瘍から出血した赤血球が消化され，吐物としてそ嚢内に貯留していると解釈することができる。

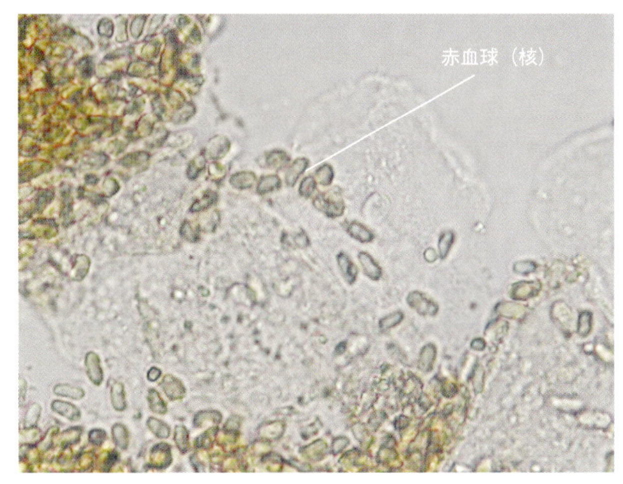

赤血球の核のみ検出された例（胃出血）

④線毛上皮細胞

激しい運動性のある線毛をもつ細胞が検出されることがしばしばある。これを鞭毛虫と間違えないように注意しなければならない。線毛上皮細胞は，上部気道の細胞であり，まれに剥がれ落ちてそ嚢に貯留することがある。臨床的な意義はほとんどないと考えられている。

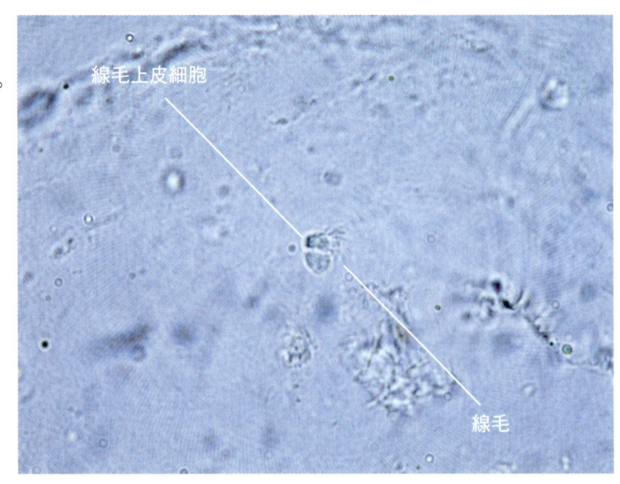

付録3：当院で使用している消毒機器・消毒剤

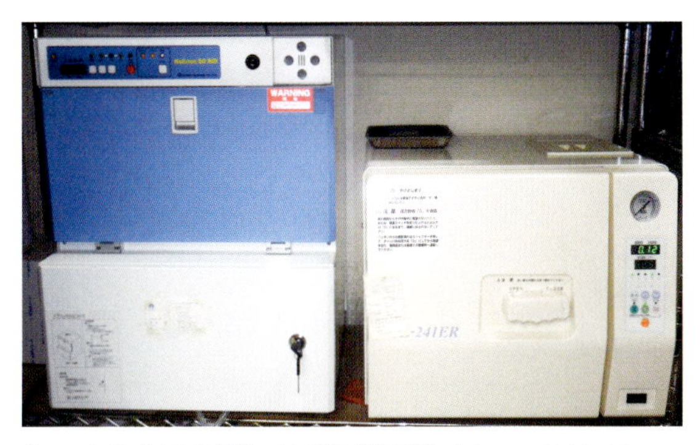

左：ホルムアルデヒドガス消毒器（ホルステリ 20RM，株式会社アスカメディカル）
ホルマリン燻蒸をより安全に簡便に行う機械。二重パックでのチューブ内腔および外筒の消毒が可能（8時間10分）。一般器具の消毒は2時間30分かかる。消毒後のホルムアルデヒドガスは，中和システムで無害無臭にして排気する。ケミカルインジケーターが用意され消毒を確認できる。EOGと異なり免許は不要。消毒剤で錆びる機器や非耐熱機器の消毒，チューブ類の消毒に重宝する。

右：高圧蒸気滅菌器（卓上型全自動オートクレーブ TE-241ER，株式会社東邦製作所）
言わずと知れたオートクレーブ。当院の水は石灰分が多いため，ポット型浄水器（BRITA®）を通した水を使用している。定期的に水を交換しないとカビがはえる。

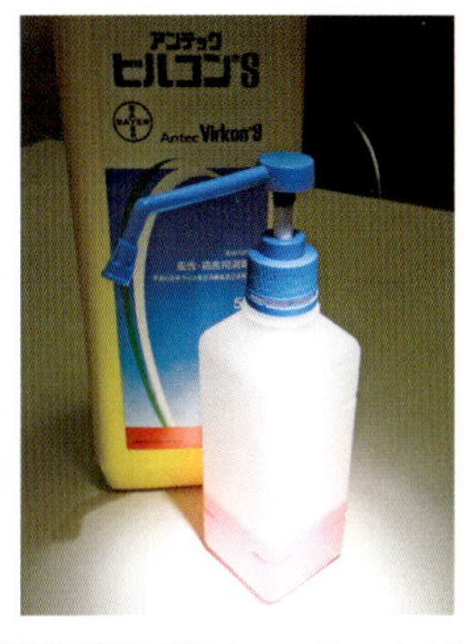

複合次亜塩素酸系消毒剤（アンテックビルコン®S，バイエル薬品株式会社）
高い酸化力をもつペルオキソ一硫酸水素カリウムなどを含む。次亜塩素酸は含まれないが，連鎖化学反応のなかで徐々に発生し作用する。このため，安定性が高い。また，有機物の混在化で効力の低下がほとんど認められないとされる。界面活性剤も含まれるため一次洗浄にも便利。色で効果の減弱を知ることができるのも激しく便利。とにかくよいことだらけで怖い（ホントかどうか疑いたくなる）。塩素ガスは連鎖化学反応に取り込まれるため塩素臭もほとんどせず，皮膚粘膜刺激性も低く安全性もすこぶる高い。筆者はビルコンSを使いすぎて，咳き込み，頭痛を起こすようになってしまったため，現在は使用を制限して用いている（鳥よりも塩素に弱い）。AP水（後述）に比べればやや手も荒れる。

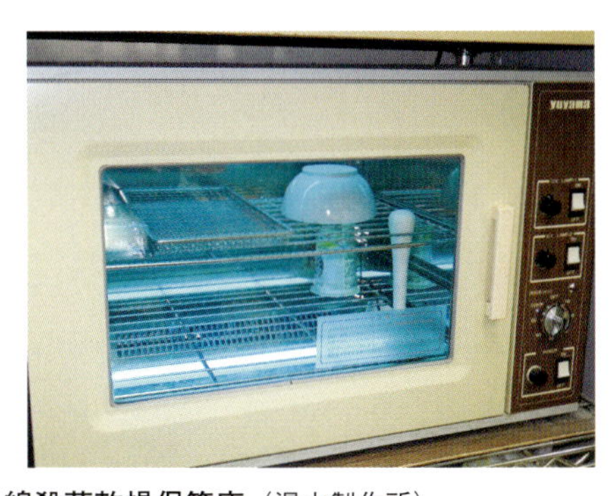

紫外線殺菌乾燥保管庫（湯山製作所）
紫外線による殺菌と，加温乾燥によるLTLTを兼ね合わせている。紫外線が行き届いていないところでは効果がないため，効果を期待しすぎず，消毒後の乾燥と保管に使用。

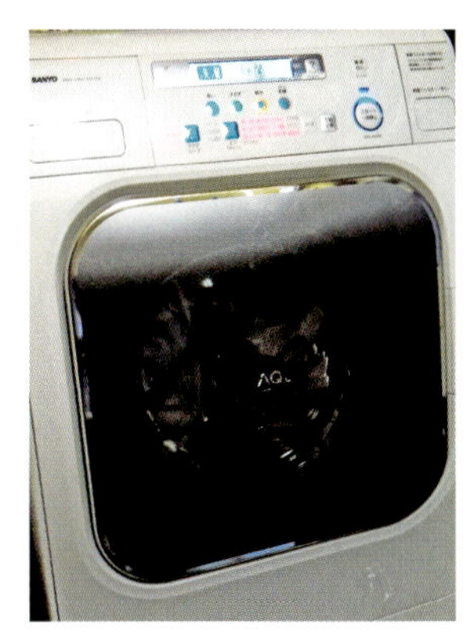

オゾン洗浄洗濯機（アクアAWD AQ2000，SANYO）
洗濯機はオゾン洗浄機能がついているものを使用している。

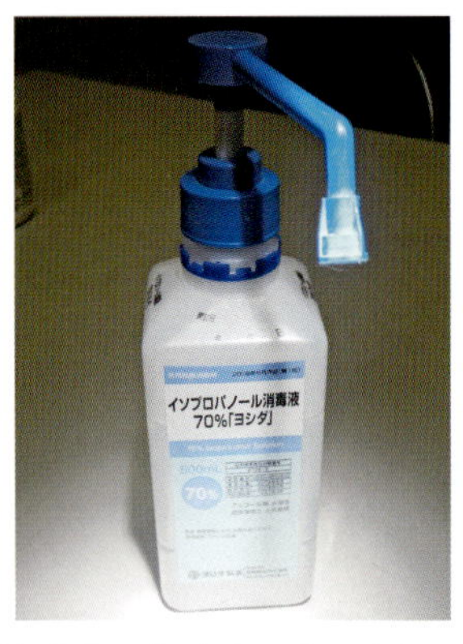

イソプロパノール（イソプロパノール消毒液70%「ヨシダ」，ヨシダ製薬株式会社）
殺菌スペクトルがエタノールより狭く，エンベロープのないウイルスの不活化に長時間要するが，エンベロープウイルスには短時間で作用する。刺激性や毒性も高いが，経済的。

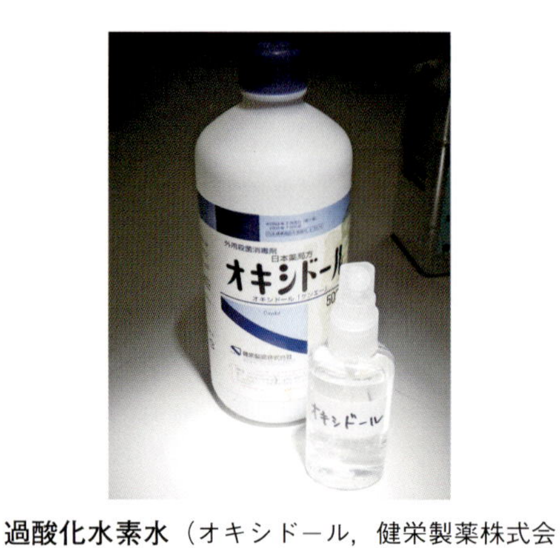

過酸化水素水（オキシドール，健栄製薬株式会社）
毒性が低く，また分解時に酸素の泡を放出して洗浄作用を発揮する。消毒というよりももっぱら血液を落とすために使用。

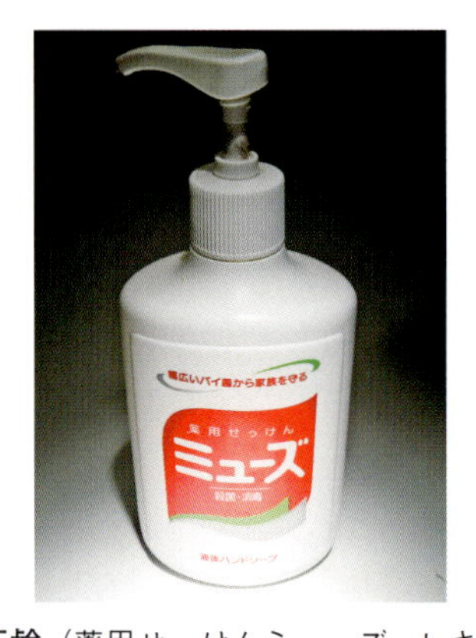

薬用石鹸（薬用せっけんミューズ，レキットベンキーザー・ジャパン株式会社）
主成分のトリクロカルバンとトリクロサンはブドウ球菌などグラム陽性菌に効果的だが，ウイルスや真菌への効果は期待できない。石鹸で有機物を洗い流すついでに除菌も，ぐらいの気持ちで使用。

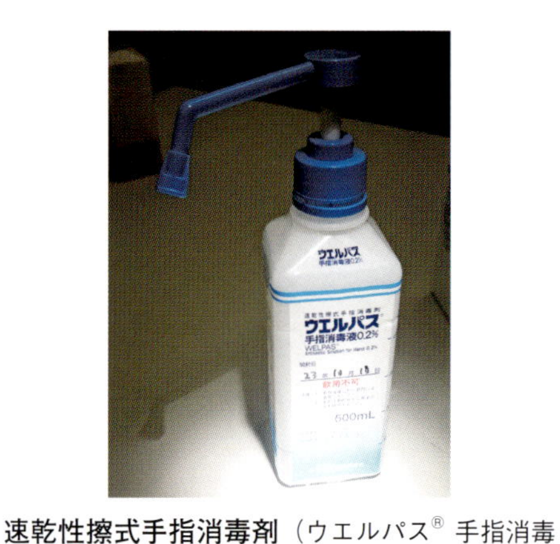

速乾性擦式手指消毒剤（ウエルパス® 手指消毒液0.2%，丸石製薬株式会社）
100 mL 中にベンザルコニウム塩化物 0.2g，日本薬局方エタノール 83 mL を含有。診察時，目立った汚れがなければこれだけで済ます。

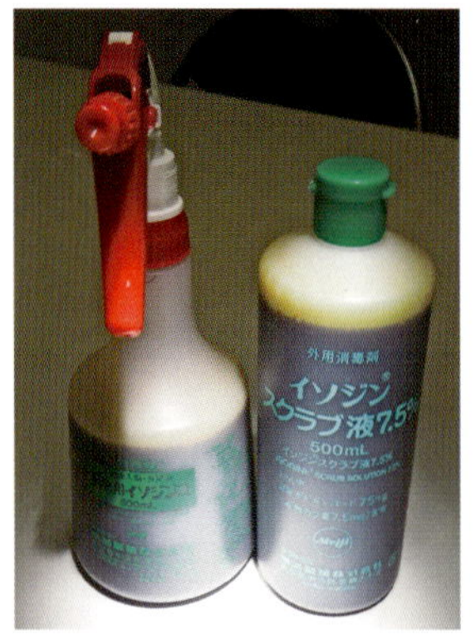

左：動物用イソジン液，（ムンディファーマ株式会社）外用消毒に使用。

右：イソジンスクラブ液7.5%（ムンディファーマ株式会社）
手術前の手指消毒や，汚れた外皮を洗浄するのに使用。

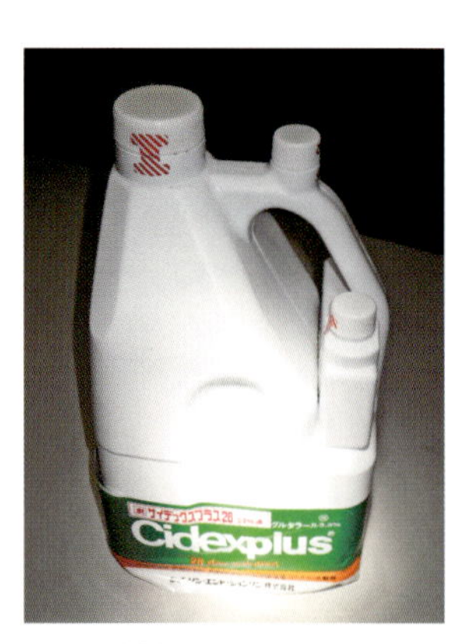

グルタラール製剤（サイデックスプラス®28 3.5%液，ジョンソン・エンド・ジョンソン株式会社）
内視鏡用に購入したが，内視鏡を使用することがほとんどないため活躍していない……。

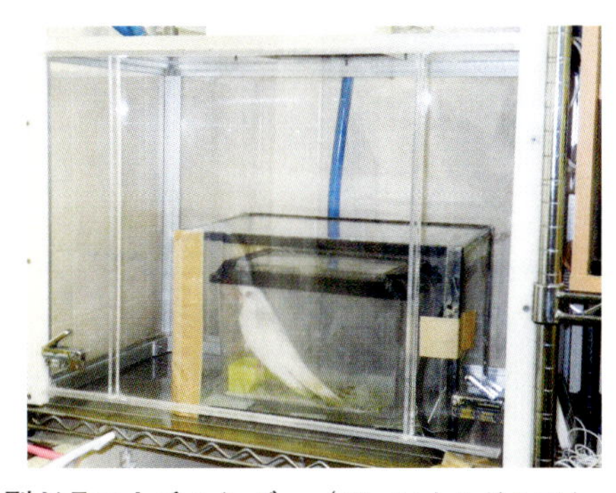

卓上型ドラフトチャンバー（パーソナルドラフト DFH-700, 株式会社日計製作所）
上部に設置された吸引装置とギロチン式の扉により汚染された空気が室内に流出するのを防いでいる。換気扇の下，流しの上に設置することで，さらに安全性を確保している。中の保温水槽や器具は消毒が可能なものを使用。ガムテープは見栄えが悪いが使用後は捨てることができるので便利。

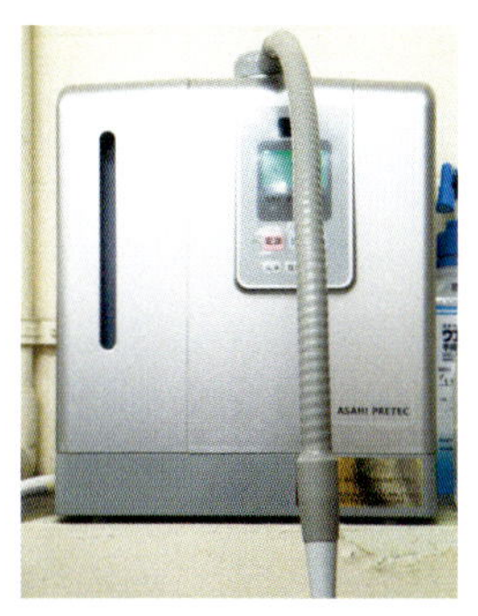

中性電解水生成器（APアクアNeoEx, アサヒプリテック）
中性の電解水（AP水）を生成する。有効成分は次亜塩素酸。電解水は強力な殺菌作用と即効性を有するが，生体組織に対してほぼ害がなく，ランニングコストが安い，環境を汚染しないなどのメリットがある。一方で，時間とともに殺菌力が低下する，有機物との接触により効果が落ちる，金属を腐食させるなどのデメリットがある。AP水はほかの電解水と同等の効果をもちながら腐食性が低く保存性も高い（3カ月）。また生体への侵襲も著しく低い（筆者はうがいに用いている）。さらにボスミン液と同等の止血作用をもつといわれる。手指の消毒や，器具，床，テーブルの消毒（PBFD，抗酸菌を除く）のみならず，傷の洗浄にも用いている。若干の塩素臭がするが頭痛を招くほどではないためビルコンS よりも使いやすいが，色で効果を判定できないのでたまに不安になる。当院は水圧が低いので改造して用いている（それでも濃いらしい）。

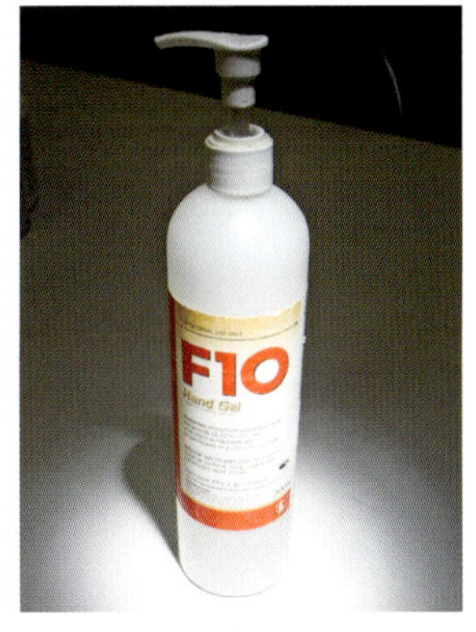

四級アンモニウム塩・ビグアニド系消毒剤（F10, Health and Hygiene）
南アフリカ製の消毒剤。低水準消毒薬の合剤であるため効果は決して高いとはいえないが，刺激性が非常に少なくネブライザーにも使用可能ということで鳥の世界では有名(筆者はネブライザーでは使用していないが)。手術前にHANDGEL タイプのものを手に塗ってグローブを装着していたこともある。

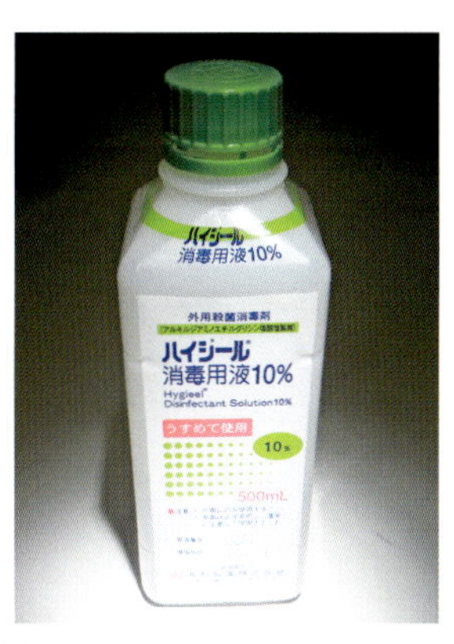

両性界面活性剤（ハイジール消毒用液10%，丸石製薬株式会社）
アルキルジアミノエチルグリシン塩酸塩を殺菌成分とする。低水準消毒薬だが一部の真菌や抗酸菌にも効果をもち，臭いもなく，有機物の存在下でも効果が高い。速効性が低い。

付録4：鳥の疾病と治療ガイド

「本邦でどのような疾病に遭遇するか？」それがまず頭に入っていなければ鑑別診断リストをつくることができません。ところが海外の成書に記載される疾病は，飼育される鳥の種類が異なるためか本邦の状況と大きく異なります。そこで本書では付録として「本邦で遭遇することの多い疾病」についてその概要をまとめました。紙面の関係上，写真もなく，ソースとなる文献記載もしておりませんので，『イチ臨床家が成書や経験則を元にまとめた“二次資料”』程度に読んでいただければと思います。

また，この資料では，とくに要望の多い，薬用量についても思い切って記載しました。ここに書かれている薬用量は，筆者が実際に使用している用量で，エビデンスがあるわけではありません。教科書に記載されている量と大幅に異なるものもありますし，いまだ毎年のように用量を変えている薬もあります。あくまでも参考とし，使用の際は自己責任でお願いいたします。

記載の方法としては，そのほとんどが○mg/Lとなっています（一部μg/Lもありますのでお間違えなく！）。これは，筆者が投薬をほとんど自由飲水投与法で行っているからです。セキセイインコであれば，薬剤を溶いた水を25mL置いておき，自由に飲ませて，これを毎日交換してもらいます（詳細は第８章）。この方法で効果判定をして，効果がなければ薬用量を増やし，副作用が出たら減らす……こうして決めた薬用量です。このため，○mg/kgに換算して使用すると薬用量がオーバーする可能性があります。違う方法で投薬される場合は成書をご参照ください。

感染症

1．ウイルスによる感染症

①オウム類嘴－羽病
Psittacine beak and feather disease（PBFD）

［原因］ サーコウイルス科，サーコウイルス属のBeak and feather disease virus（BFDV）が原因。多数の変異株がある。

［発生種］ 主にオウム目に感染するが，鳥種によって感受性が大きく異なる。当院ではセキセイインコの陽性率が最も高く（61%），無症候な幼鳥においても１割近くが陽性となる。ヨウム（11%），バタン（９%），ラブバード（７%），ハネナガインコ（４%），パラキート（３%）が続くが，来院比率を考慮するとヨウム，バタン，ハネナガインコは感受性が高いと推察される。一方，来院率２位であるオカメインコの陽性報告はごくまれであり，また，海外ではキャリアとして重要視されるラブバードの陽性率は低い。一般に南米原産種は感受性が低いことも覚えておきたい。

［感染］ ウイルスは，感染鳥の便，そ嚢洗浄液，羽毛ダストから検出され，感染経路は，親からヒナへの育雛給餌による感染，同居鳥の羽毛・便の摂食・吸引などが主と考えられる。筆者は，成鳥などの免疫が高い個体において水平感染を起こした例を診たことがない。

［潜伏期］ 最短で 21～25日，最長はおそらく数カ月～数年と考えられている。

［発症］ 発症および疾病の重症化は，感染年齢，移行抗体の有無と量，ウイルスの侵入経路と量などに左右される。セキセイインコでは，７日齢未満では致死的だが，10～14日齢以降では死亡率が下がる。

［進行］ 主に初生ヒナにみられる**甚急性型**，主に幼鳥にみられる**急性型**，主に若鳥～成鳥にみられる**慢性型**，無症候の**キャリア型**に分かれる。

［症状］ 甚急性～急性型では，突然死，あるいはわずかな徴候（羽毛障害，消化器症状，再生不良性貧血など）の後に死亡する。慢性型では，換羽ごとに進行する羽毛障害が特徴であり，末期では嘴の障害や免疫不全による諸問題によって死亡する。羽毛障害は，羽軸の異常（くびれ，ねじれ，血斑），羽枝の欠損，羽鞘の脱落不全，脂粉の減少（ヨウムやバタンにおける嘴の黒光り），羽色の異常（脱色，ヨウムでは異所性赤色羽毛），脱羽などによって特徴づけられる。羽毛障害や脱羽は，セキセイインコなどの小型種では外側の風切や尾羽（長羽）から始まり（**長羽脱落型**），ヨウムなどの大型種は体幹正羽（短羽）から始まる（**短羽脱落型**）。パラキートなどの中型種はその中間であることが多い。

［診断］ 感染鳥のほぼ血液中にウイルスが存在するため（ウイルス血

症），血液を材料としてPCR検査を行うことで保有の有無を診ることができる。しかし，偽陰性や擬陽性もあり得るため，解釈は臨床状況も診ながら慎重に行うべきである。

［治療］ エビデンスのある治療法はない。現在のところインターフェロン（IFN）療法が最も有望な治療法であり，副作用をみることもないため，筆者は宿主特異性が低いIFN-α製剤（イントロン®A）の飲水投与（24,000 IU/L）を第一選択としている。IFNは口腔内のIFN受容体と結合し，免疫細胞を体内の炎症部位へ誘導するため経口であっても効果的と考えられている。

［予後］ 当院のBFDV陽性セキセイインコの陰転率は 32.11％であり，複数回検査した個体に限っていえば陰転率は 83.33％に上る。免疫不全による死亡個体もほとんどみない。一方，大型鳥で"発症した個体"の陰転率は０％であり（未発症はしばしば陰転する），予後は悪い。

［予防］ 利用可能なワクチンは存在しない。キャリア鳥を摘発し，隔離する。陰性鳥は未検査鳥との接触を避ける。未発症の陽性鳥では，積極的に発症を防ぐ方策をとる。

［消毒］ BFDVは消毒に対し著しく抵抗性であり，一般的な消毒は無効。ビルコン®S（250倍希釈）が有効と考えられる。一部の中性電解水は効果的といわれるが有機物の存在下では無効かもしれない。

②鳥のポリオーマウイルス感染症
Avian polyomavirus infection（APV infection）

［原因］ ポリオーマウイルス科，ポリオーマウイルス属，Avian polyomavirus（APV）が原因。APVは，Polyomaviridae科のGammapolyomavirusまたはAvipolyomavirus属に指定されている。

［発生種］ かつては「セキセイインコのヒナ病 Budgerigar fledgling disease（BFD）」と呼ばれたが，本邦で問題となるのはセキセイインコよりもラブバードであり，現在PBFDの病原はBFDVと呼ばれ混同しやすいことから，ここでは本疾患をAPV infectionと記載する。

［保有率］ 国内の調査（Ogawa et al., 2003）では約３％の飼鳥が保有していると報告されている。当院調査のPCR陽性率は 1.1％（16/1454）であったが，それとは別に病理組織検査で感染性肝疾患と診断された15例中４例からもAPVがみつかっている。APV infectionは突然死を起こす疾患であり，不顕性鳥での検出率も低いため，潜在的にはもっと保有率が高いと想像する。

［感染］ APVは羽毛，フケ，排泄物から排泄され，おそらく唾液にも排泄される。感染経路は主にAPVを吸入することによって成立するが，摂食による感染や，親から卵を介した感染（介卵感染）もあり得る。APVに接触するとほぼ 100％の鳥が感染すると考えられており，あらゆる年齢の鳥が感染する。

［潜伏］ 感染後 10～14日で発症する。14日経っても発症しなかった個体は，ウイルスを排除したか，あるいはキャリアとなり発症することがほとんどない。

［発症］ 発症と進行は感染年齢に左右され，より幼い時期に感染した鳥はより発症しやすく進行も激しい。成鳥は感染してもその99.9％以上が発症しない。１歳以上の発症例はPBFDなどによる免疫低下の関与が疑われる。当院陽性例においても，16例中，３例がBFDV陽性であった（うち２例は抗酸菌も陽性）。

［臨床症状］ 症状はウイルスの標的となった臓器によってさまざまで，鳥種によって傾向が異なるが，突然死と出血傾向が顕著な甚急性～急性型と羽毛症状を伴う慢性型に大別される。

甚急性～急性型：症状を呈さず突然死するか，一般症状のほかに特徴的な皮下出血，尿酸黄色化，貧血，腹水，神経症状などを呈し数日内に死亡する。

慢性型：長羽の異常，脱落がみられる。長羽脱落型のPBFDと外見上区別がつかない。セキセイインコに多いが他種ではまれ。生き残った鳥は次の換羽で正常な羽が生えてくる。

サバイバー型：急性期を生き残った鳥の一部において，傷害を受けた臓器由来の徴候が継続する（腹水，黄色尿酸，下痢，神経症状など）。この場合，PCR検査でAPVは検出されない。

キャリア型：セキセイインコのヒナ以外では感染した鳥の多くが症状を示さずウイルスを保持し続ける（不顕性感染）。しかし，どのような場合もウイルス排泄は10カ月以内に収まることがほとんどと考えられている。

［診断］ ウイルスの排泄とウイルス血症は一致しない。このためPCR検査は血液だけでなく，口腔とクロアカスワブや便も材料とする。それでも不定期にしか排出されないため検出率はやや低い。発症個体では，病状を呈する臓器由来の材料を使う。抗体価の検査が有効だが現在本邦では利用できない。異常羽毛がある場合は病理検査が有用である。

［治療］ 症状に対応した治療が必要となる。出血傾向と肝不全が主体の疾患であるため，不顕性個体であっても，止血剤（後述），強肝剤（後述）および，インターフェロン（前述）を使用している。

［予防］ ワクチン（Psittimune®）は存在するが本邦では利用できないため，清浄な繁殖場から鳥を直接導入する。１歳以上の成鳥はウイルス排泄をほぼしないため，１年繁殖を休止すれば理論上清浄となる。幼若鳥から幼若鳥への感染症であるため幼若鳥同士の接触を避ける。PCR検査はキャリアを摘発しきれないことに留意する。

［消毒］ フェノール系，次亜塩素系，安定化二酸化塩素系の消毒薬が効果を有する。

③オウム類のヘルペスウイルスと関連疾患
Psittacid herpesviruses and associated diseases

［原因］ ヘルペスウイルス科，αヘルペスウイルス亜科，Iltovirus属のPsittacine herpes viruses（PsHVs）が原因。PsHV 1はパチェコ氏病（Pacheco's disease: PD）および粘膜乳頭腫（Mucosal papillomas: MP）および胆管癌に関連する。PsHV2はヨウムのMPの報告がある。PsHV3は呼吸器疾患に関連する。PsHV 1には４つの遺伝子型，３つの血清型が存在し，鳥種によってそれぞれ感受性が異なり，病型も異なる。

［発生種］ すべてのオウム目に発生すると考えられる。まれにフィン

■ 表　PsHV 1の遺伝子型と血清型，病型

遺伝子型	血清型	パチェコ氏病	粘膜乳頭腫	胆管癌
1	1	アマゾン，オーストラリア種	非一般的	なし
2	2	アマゾン，ヨウム	非一般的	なし
3	3	アマゾン（まれに他種）	非常に一般的	あり
4	1	ほとんどの種	なし	なし

Tomaszewski EK et al., 2004

チ類やオオハシ類。感受性はコニュアの一部，ボウシインコ，ヨウム，セネガル，オキナインコ，セキセイインコ，オカメインコ，コンゴウインコなどで高いとされる。バタンやほかの太平洋種は感受性が低いが，病状は深刻。

［保有率］ 国内調査（2002～2010）では約１％と報告されている（CBL調べ）。かつて，検疫所，ペットショップ，繁殖場で流行したことがあるが，一般家庭で飼育される鳥からの検出はまれ。当院では658例中（複数回検査例含む），５例のみが陽性であった。

［感染］ ウイルスは便，あるいは呼吸器や眼の分泌物に排泄され，それらを摂取あるいは吸入すると感染する。流行が起きることから感染率は高いと考えられる。

［潜伏期間］ 一般的には５～14日の間だが，数週間という例もまれにある。

［発症］ 発症はあらゆる年齢にみられる。発症率は鳥種によって異なる。群れの中で１羽だけのこともあれば数百羽に及ぶこともある。

［臨床症状］

PD：ほとんどの鳥が，なんら症状をみせず突然死亡（甚急性型），あるいは，昏睡，元気食欲低下，黄色尿酸，嘔吐，血便，神経症状などを呈した後に急死する（急性型）。わずかに生き残った鳥はキャリアとなり，生涯ウイルスを保持し続ける。

MP：主に口腔内および総排泄腔の粘膜に乳頭状の腫瘤が形成される。結膜，鼻涙管，ファブリキウス嚢，食道，そ嚢，腺胃および砂嚢に広がることもある。血便や乳頭腫の突出によって気づかれる。

胆管癌：胆管癌あるいは膵管癌を招く。末期まで徴候が診られることが少ないが，体重減少，嘴の過長，貧弱な羽質など肝疾患徴候によって気づかれることもある。

［診断］ 血液と口腔・排泄腔スワブのPCR検査で検出が可能。持続感染の摘発に役立つが，潜伏感染は検出できない。PD発症個体は検査結果が返ってくる前に通常死亡する。胆管癌では，GGTの上昇など，肝酵素の上昇が発見のきっかけとなるかもしれない。

［治療］ 抗ヘルペスウイルス薬の投与：アシクロビル（80 mg/kg, tid，PO）が行われる。筆者の経験では，注射（10 mg/kg，bid，SC）のほうが有効。乳頭腫は切除するか凍結あるいは焼灼する。

［予防］ 在来鳥の感染・発症を防ぐためには，新しく導入する鳥の検査を実施する。PDが発生した場合，同施設鳥に対し抗ヘルペス薬を投与することで致死率を低下させることができる。

［消毒］ ヘルペスウイルスはエンベロープをもつ比較的弱いウイルスであり，アルコール系や次亜塩素酸系，ヨード系などの中水準消毒薬で消毒が可能。低水準消毒薬も一部有効。

④トリボルナウイルス感染症
Avian bornavirus infection（ABV infection）

［原因］ ボルナウイルス科，トリボルナウイルス（ABV）による感染症。1978年よりMacaw wasting syndromeとして，その後，オウムの腺胃拡張症Psittacine proventricular dilatation disease（PDD）として知られていたが，2008年に病原が同定された。トリボルナウイルスは，オウム目ボルナウイルス（PaBV-1, -2, -3, -4, -5, -7），水鳥ボルナウイルス（ABBV-1），スズメ目ボルナウイルス（CnBV-1, -2, -3, MuBV-1）など少なくとも15の遺伝子型をもつ。

［発生種］ PaBVはすべてのオウム目に感染すると考えられる。コンゴウインコ，ヨウム，バタン（モモイロ含む），コニュア*での発生が多い。小型種ではオカメインコでしばしばみつかる。本邦ではPaBV-2, -4がよくみつかる。

*コニュア：メキシコインコ類の総称。

［保有率］ 海外では22.8％という高い保有率が報告されている（Heffels-Redmann U. et al., 2011）。一方，本邦におけるPaBVの検出例はこれまで数えるほどであったが，2017年以降急激に増加している。国内の繁殖場における流行も報告されており（小森園ら，2018），今後報告はさらに増える可能性がある。現在もっとも注視すべきウイルス性感染症である。

［感染］ ABVは便，そ嚢液，卵から検出されており，水平・垂直感染双方が起こり得る。便の経口摂取が最も有力な感染ルートと考えられているが，ウイルス排泄は間歇的であり，尿路が実際のABV汚染源と考える研究者もいる。伝搬力に関する報告は一定せず，同居鳥に感染しなかったとの報告がある一方で，空気感染が疑われるoutbreakも報告されている。筆者も同居鳥への未感染例と蔓延例，双方を経験しており，感染には一定の条件が必要と考えられる。

［潜伏期］ PDDの発症年齢の平均は３～４歳だが，10週齢～17歳まで分布する。感染鳥に接触させた場合，発症までの期間は20日～数年までとバラツキがある。少なくとも２年隔離された鳥が発症しており，神経向性のウイルスらしく，長く潜伏する。発症にはおそらく免疫が関与する。

［症状］ ABVは中枢神経，全身の末梢神経組織より検出され，T細胞応答による炎症が諸症状をもたらすと考えられている。腸管神経節炎・麻痺，腺胃平滑筋の弛緩から生じる腺胃拡張症（PDD）が有名だが，PDD以外の中枢・末梢神経症状のみ生じる例も多い。また，双方生じる例も存在する。幼若鳥は急性経過で死亡することもあるが，成鳥における病状の進行は一般に緩徐である。遺伝子型による病状の違いははっきりしない。

消化器症状：そ嚢・食道・腺胃・筋胃・十二指腸の運動機能の低下・拡張が起きる。食欲不振，吐出，嘔吐，粒便，黒色便などによって気づかれるが，触診すると胸筋はすでに痩せ衰えていることが多い。腹部に下垂した筋胃が触知できることもある。そ嚢拡張やそ嚢穿孔がみられることもある。胃腸のうっ滞は消化管内での悪玉菌（グラム陰性菌，酵母）の増殖を促し，下痢を招く。

そのほかの神経症状：抑うつ，止まり木に止まれない，歩様の異常などの運動失調，平衡感覚喪失，頭部の揺れ，前庭徴候，失明，脚を気にする，脚の振戦，タッピング，不全麻痺（完全麻痺へ進行），自咬（精神性のものより激しい），間歇的な排泄腔脱，てんかん性の痙攣，後弓反張などがみられる。毛引きとの関連も疑われているが，筆者はABVが関与するのはごく一部と考えている（むしろ自咬との相関のほうが高い）。

［診断］ X線検査によって腺胃が拡張している場合，疑いがもたれる。しかしほかの腺胃拡張（幼鳥，AGY，抗酸菌，鉛中毒，異物，腫瘍，慢性胃炎など）との鑑別が必要。食道への造影剤の残留や，透視による胃腸運動の低下などは診断の助けとなる。診断を確定させるためには胃生検が必要だが，侵襲性が高く実施は推奨されない。該当する症状と，RT-PCR検査法によるABV検出はABV infectionの治

療を始める根拠となる。一方でPCR陽性の未発症鳥に対する治療は意見が分かれる。また，検査会社によって異なった結果が報告されることもあり，検査結果の解釈には注意を要する。ABVは尿や便へ排泄されるが間歇的であるため，検査材料は排泄物を少量ずつ1週間ほど採取し提出することが推奨されている。病理解剖を行う際，筆者は当該臓器と脳脊髄穿刺吸引物を材料としたPCR検査も実施している。

［治療］ 現在のところ，定まった治療法はないが，発症後は進行性・致死性の疾患であるため，可能性のある治療法を提案していくことになる。原因療法としては，リバビリンなどの抗ウイルス薬が期待されている。しかし，貧血などの副作用が生じやすく，十分注意すべきである。一方，インターフェロン（上述）は副作用をみることがなく使用しやすい。対症療法としては，T細胞応答が症状発現・増悪化の機序であるため，選択的にT細胞活性を抑制するシクロスポリンや，メロキシカムやセレコキシブなどのCOX-2選択阻害薬などが使用されている。しかし，T細胞応答の抑制はウイルスの増殖を許すことにもなり得るため，病態を考慮して使用すべきである。筆者は，神経痛に対してはガバペンチン（400 mg/L），発作に対してはバルプロ酸ナトリウム（200～800 mg/L）などを用いており，メロキシカム（0.1～0.2 mg/kg，bid，SC，10 mg/L）は無効例や増悪化例も報告されているが，炎症や疼痛が重度の場合にはあえて使うこともある。非消化管型のABV infectionではプレドニゾロン（1～5 mg/L）も選択肢の一つとしている。

［予防］ ワクチンは開発段階である。ABV感染の条件は不明だが，幼鳥など低免疫の鳥は，未検査鳥や陽性鳥との濃厚な接触を避けるよう注意する。

［消毒］ エンベロープウイルスであり消毒に対する抵抗性は低い。インフルエンザなどのエンベロープウイルスに準じた消毒を行う。熱水消毒（80℃，10分間），200～1,000 ppm次亜塩素酸ナトリウム，消毒用エタノール，70 vol%イソプロパノールなど。

2. 細菌による感染症

一般飼鳥の腸内細菌

オウム類，フィンチ類は機能的な盲腸を保有せず，大腸も細く短い。通過時間も早く，腸内に保有する細菌数は極端に少ない。とくに，グラム陰性菌の保有率は低く，大腸菌は多くの種類で常在菌ではない。健康なセキセイインコの便培養検査調査では，グラム陰性菌がまったく検出されなかった個体は65.6%に上る。検出された個体においても，一種類（28.0%）か，2種類（6.4%）にすぎない。この調査では，グラム陰性菌のうち，最も多かったのが非病原性大腸菌であり（15.2%），*Enterobacter*属（11.2%），*Pseudomonas*属（4.8%），*Klebsiella*属（4.8%），*Acinetobacter*属（4.0%）が続く。グラム陽性菌は79.2%（1種52.8%，2種19.2%，3種7.2%）の個体で検出されており，*Bacillus*属（49.6%），*Enterococcus*属（20.8%），*Lactobacillus*属（16.8%），*Streptococcus*属（12.8%），*Staphylococcus*属（8.8%）*Micrococcus*属（0.8），*Enterobacter*属（0.8%）が検出されている。セレウス菌が5.6%検出されているがおそらく非毒素産生タイプなのであろう。また，*Lactobacillus*属菌は，加齢とともに検出率が下がる傾向にあった（鳥類臨床研究会，2018）。

①グラム陰性菌感染症
Gram-negative bacteria infection

グラム陰性菌は一般飼鳥において非常在菌であり，常に病原となり得る。しかし，健康でも保有する個体は少なからずおり，駆除すべきかどうかは病状との兼ね合いで決めることになる。

大腸菌：*Escherichia coli*はグラム陰性，通性嫌気性，運動性桿菌。盲腸の存在しない穀食鳥では腸内に常在する率は低いが，肉食鳥や盲腸を有する種類ではほぼ常在する。常在する大腸菌のほとんどの株が非病原性。病原性をもつ大腸菌は，腸管病原性大腸菌（EPEC），腸管組織侵入性大腸菌（EIEC），腸管毒素原性大腸菌（ETEC），腸管出血性大腸菌（EHEC），腸管凝集接着性大腸菌（EAEC）の5種に大別される。ニワトリでは，O1，O2，O9，O26，O78型の病原性が強いとされる。限局性腸炎や肉芽腫，呼吸器疾患，生殖器疾患，関節や骨髄感染，敗血症などをもたらす。ヒトの生活環境に生息する大腸菌は薬剤耐性率が高いため，薬剤感受性試験を行ったうえで抗菌薬を選択するのが理想的だが，グラム陰性菌に効果が高く，耐性が少ない抗菌薬を選択する。 筆者は外用ではゲンタマイシンGM，吸入ではアミカシンAMKを使用し，注射薬としてはエンロフロキサシンERFX（10 mg/kg，bid，SC）やレボフロキサシンLVFX（15 mg/kg，bid，SC），内服ではホスホマイシンFOM（800 mg/L），ST合剤（トリメトプリムとして160 mg/L），ミノサイクリンMINO（400 mg/L）などを使用することが多い。βラクタム系を使用する際にはFOMを併用している。

パスツレラ菌：鳥に主に病害をもたらす種類は*Pasteurella multocida*である。家禽において群の70%以上が本菌による急性敗血症によって死亡した場合，家禽コレラとして法定伝染病の対象になる。猫で100%近く，犬で15～75%の保有率とされる。ウサギの保有率も高い。これらの同居鳥では危険性が高い。飼鳥のパスツレラ症のほとんどが，猫あるいは犬による咬傷が原因である。受傷直後は一見正常だが，急速に元気消失し，12～24時間後に死亡する。ペニシリン系が第一選択とされるが，耐性菌であった場合は猶予なく死亡するため，ファロペネムFRPM（400 mg/L）＋FOM（800 mg/L）およびERFX（10 mg/kg，bid，SC）を併用している。

サルモネラ菌：*Salmonella enterica* subsp. *enterica*が最も重要であり，鶏におけるひな白痢（*S. enterica* subsp. *enterica* serovar Gallinarum biovar Pullorum），家禽チフス（*S. enterica* subsp. *enterica* serovar Gallinarum biovar Gallinarum）が法定伝染病に指定されている。これら以外の*S. enterica*による家禽のサルモネラ症は，鶏パラチフスと呼ばれ，そのうち，*S.* Typhimuriumおよび*S.* Enteritidisは届出伝染病に指定されている。*S. enterica* subsp. *arizonae*は，爬虫類と接触した鳥で報告される。本邦の20年以上前の調査では，斃死したオウム類の1.6%，フィンチ類の3.7%からサルモネラ菌（うち86%が*S.* Typhimurium）が検出されているが，筆者はオウム類，フィンチ類においてサルモネラ菌をみたことがない。一方，下痢を呈するフクロウからしばしばみつかる。治療が行われる場合，薬剤感受性試験に従った抗菌薬を選択する。試験の結果が出るまではニューキノロン系が推奨されるが近年耐性菌が問題となっている。広域抗菌薬の使用により盲腸内に細菌叢バランスを崩しやすいフクロウ類に対してはERFX（10 mg/kg，bid，SC）やLVFX（15 mg/kg，bid，SC）の非経口投与を主体に，内服を使用する場合はクロラムフェニコールCP（500 mg/L）やST合剤（トリメトプリムとして160 mg/L）を使用している。

シュードモナス菌：グラム陰性好気性の桿菌であり，鳥の病原体としては*Pseudomonas aeruginosa*が一般的である。自然環境中の常在菌であり，とくに水生環境を好み，冷水（20℃以下）中でも増殖できる。流しや台所など水回りの常在菌であり，鳥の飼育環境では飲水容器，菜刺し，水浴び容器，スプレーボトル，発芽種子，ホース，塩ビ管，給餌器具の表面などから検出される。湿度の高い環境では，床材として用いられるチップ（コーン穂軸，胡桃殻など）や，長時間放置された野菜・果物，湿ったペレットでも増殖する。加湿器で繁殖することもある。粘液物質（ムコイド）を分泌し，物体表面でバイオフィルムを形成するため，消毒や洗浄を行う場合は徹底して実施する必要があるが，乾燥に弱いため乾燥させることで十分死滅させることができる。飼鳥では，上部気道から検出されることが多く，鼻炎，副鼻腔炎，咽頭炎，喉頭炎を引き起こす。そのほかにも皮膚炎や下痢の原因，そして鳥における敗血症の主要な原因の一つといわれている。薬剤耐性をもちやすく，ニューキノロン系が第一選択薬となっているが，これに対しても耐性株が増えている。このため，感受性試験を実施するか，治療を急ぐ場合は複数の抗菌薬を併用する。局所ではGM，AMKを使用し，内服ではバイオフィルムを通過しやすいERFX（10 mg/kg，bid，SC），LVFX（15 mg/kg，bid，SC）やFOM（800 mg/L），ST合剤（トリメトプリムとして160 mg/L）などを使用している。

また，クラリスロマイシンCAM（800 mg/L）はバイオフィルム破壊やマクロファージ活性化を介した緑膿菌殺菌能を有すると考えられており，筆者は感受性試験の結果にかかわらず併用することが多い。

②グラム陽性菌感染症 Gram-positive bacteria infection

ブドウ球菌：グラム陽性通性嫌気性，ブドウ球菌科，ブドウ球菌（*Staphylococcus*）属の球菌である。*S. aureus*は強い病原性株を含み，ブドウ球菌感染症の主な原因となる。そのほか，鳥からよく検出されるブドウ球菌としては，*S. xylosis*（ほぼ非病原性），*S. sciuri*，*S. lentus*（一部の病原性）などが報告されている。鶏では浮腫性皮膚炎を起こす「バタリー病」，化膿性骨髄炎を起こす「へたり病」などの「鶏ブドウ球菌症」がしばしば発生する。飼鳥からは自咬症，趾瘤症（バンブルフット）などの化膿性皮膚病変からよくみつかる。また，食中毒や，血栓症（趾端壊死症），敗血症，中枢性神経障害に関与する。βラクタム系が本来著効を示すが，代謝の高い鳥では血中濃度の維持が難しく忌避される傾向にある。しかし，筆者の経験ではセファレキシンCEX（1,000 mg/L）が著効を示すため，これを第一選択薬としている。MRSAなど耐性菌も多く報告されており，効果が低い場合には薬剤感受性試験を検討する。

ウェルシュ菌*Clostridium perfringens*：グラム陽性，偏性嫌気性菌の桿菌であり，酸素が存在する環境では耐久性の著しく高い芽胞を形成し休眠状態となる。キジ類や水禽類，あるいはフクロウなど盲腸が発達した鳥では常在細菌である。一方，オウム類，フィンチなどから分離されることはほとんどない。前者では異常増殖，後者では新たな進入が問題となる。本菌は産生する主要毒素（α，β，ε，ι）の種類によって，５つに分類される。食中毒やガス壊疽の原因になるウェルシュ菌は，ほとんどがA型菌であり，下痢原性因子であるエンテロトキシンを産生する。オウム類やフィンチ類では，便臭に異常がみられる個体に*C. perfringens*がしばしば検出される。病状の軽いものでは便臭のみにとどまり，やや重いものでは軟便や水溶性下痢を引き起こす。潰瘍性や壊死性の腸炎が生じると血便がみられる。慢性の個体では徐々にやせ衰えるが，急性例では急死することもある。毒素による肝障害や腎障害が生じることもある。フクロウ類など盲腸内に常在する種では，病状から判断するかエンテロトキシン検査（PET-RPLA，デンカ生研）を実施する。あるいは，上記病状に伴って芽胞が多量に認められた場合（芽胞形成時に毒素を出す），嫌気性菌に効果的な治療を行い治療的診断とする。筆者は，軽症例では食餌改善とプロバイオティクスを，中症例以上ではメトロニダゾールMTZ（250 mg/L）を使用している。

セレウス菌*Bacillus cereus*：*B. cereus*は，グラム陽性の好気性菌であり，芽胞を形成する。芽胞は土壌中などに広く分布している健康なセキセイインコの便からはセレウス菌が5.8％みつかっており，これら個体では常在している可能性もあるが，野菜や穀物などの食品の汚染率は10％前後と報告されており（新井ら，2012），餌由来の通過菌の可能性もある。また，嘔吐毒や下痢毒を産生する株が問題となるため，検出されたセレウス菌に病原性がない場合もある。ただし，セレウス菌は飼鳥の腸内で優位な菌ではないので，大量に本菌の芽胞を認める場合は，毒素の有無はともかく細菌叢の異常ととらえ，対応が必要と考えられる。また，消化管以外の部位（たとえば外傷）から検出された場合には汚染か感染を考える必要がある。β-lactamase産生であるため，筆者は，CAM（800 mg/L）を第1選択薬としている。

3．特殊細菌による感染症

①鳥の抗酸菌症【共通感染症】 Avian mycobacteriosis（AM）

［原因］抗酸菌は，マイコバクテリウム科（Mycobacteriaceae），マイコバクテリウム属（*Mycobacterium*）のグラム陽性，好気性の細長い桿菌であり，酸アルコールに脱色されがたい性質（抗酸性）を有する。抗酸菌属は結核菌群４種（*M. tuberculosis*，*M. bovis*，*M. canettii*，*M. microti*，*M. africanum*）と，非結核性抗酸菌（nontuberculous mycobacteria：NTM）約170種，そして分離培養

が困難な“らい菌”（*M. leprae*）によって構成される 。

M. avium complex（MAC）：生化学的性状が似通る *M. avium* と *M. intracellulare* は合わせてMAC（マック）と呼ばれる。鳥の抗酸菌症（AM）として問題となるのは主に *M. avium* だが，現在 *M. avium* subsp. *avium*（MAA），*M. avium* subsp. *hominissuis*（MAH），*M. avium* subsp. *silvaticum*（MAS）および *M. avium* subsp. *paratuberculosis*（MAP）の４つの亜種 に分類されており，MAAは挿入遺伝子IS901とIS1245を保有し鳥に強い病原性を有す。MASもIS901を有し鳥へ病原性を有するが，MAHはIS1245のみであり鳥への病原性は弱い。MAPは IS900を有し反芻獣に重度の腸炎を起こす（ヨーネ病）。なお，*M. intracellulare* は鳥への病原性をもたない（森田ら, 2006）。

M. genavense：以前からAMの原因として存在していたと考えられるが，培養が困難であることから長く見逃されてきた。1992年以降，多くの症例が報告されるようになり，現在では，*M. genavense* が最も優勢なAMとする疫学報告も多い。

M. tuberculosis：ヒトの結核の起因菌種であり，ヒトの結核患者宅で飼育されていた鳥において検出されたことがある（Shmidtら，2008）。

そのほか：*M. fortuitum*，*M. gordonae*，*M. nonchromogenicum*，*M. bovis*，*M. columba* などが報告されている。

［発生］ すべての鳥類に感染すると考えられるが，その感受性はさまざまである。一般飼育種において高感受性種とされるのは，ボウシインコ，セキセイインコ，ピオナス，ホンセイ，ワタボウシインコ，カナリア，トーカンなどである。当院例では，オカメインコが最も多く，セキセイインコ，ヨウム，コニュア，ハネナガインコ，ピオナス，バタンが続く。抗酸菌症は世界各地で発生しており，その発生率は非常に高く，動物園における年間死亡数の14%あるいは0.5〜9.2%と報告される。本邦は，例外的に抗酸菌症が発生しない清浄地と長年信じられてきたが，少なからず症例が存在することがわかってきた。2002〜2017の当院PCR検査（1,238検体，複数検査例数含む）では，31羽の陽性鳥がみつかっている。また，病理組織検査のみによる診断も加わるため，実数はさらに増える。

［感染］ 抗酸菌は乾燥に強く，環境中に何年も生息することが可能であり，自然界に一般的に存在し，沼，湖，川などの水域や，湿地，酸性土壌に多く存在するとされる。本邦の土壌や海水・河川水 からは MAC，*M. scrofulaceum*，*M. nonchromogenicum*，*M. terrae* などが，野鳥の便からは MAC，*M. kansasii*，*M. gordonae*，*M. flavescens*，*M. chelonae* などが分離されている（森田ら, 2006）。環境からよくみつかるのは鳥への病原性の弱いMAHであるが，野鳥の便に汚染された環境ではMAAも存在すると考えられる。消化器型がほとんどであることから，経口感染が主な伝搬ルートと考えられる。また，鳥では皮膚型も多くみられることから，汚染された爪による掻き傷からの感染も一般的と考えられる。本邦の展示施設において呼吸器感染の集団発生がみられており，これは，ダブリング（水上での羽ばたき）時にエアロゾルを吸入することが感染拡大の原因と推察される。

［発症と進行］ 感染が成立すると，一般的に抗酸菌は緩やかに増殖しながら広がっていく傾向にある。このため，感染は免疫の低い幼少期と考えられるが，発症は３〜10歳となることが多い。感染部位では肉芽腫を形成するか，臓器自体の腫脹を招く。

［症状］

消化器型：抗酸菌は腸感染が一般的であるため，その侵入経路である腸管および腸から血行性に転移した肝臓に病変が形成されることが多い。症状は非常にわかりづらいが，筆者は，「食欲があるにもかかわらず痩せていく鳥」では本症を鑑別リストの上位にあげている。また，慢性あるいは断続性の抗菌薬への反応が乏しい下痢がみられることもある。重篤になると肝肥大や腹水による腹部膨大が明瞭となる。

皮膚型：皮膚に肉芽腫性の腫瘤が形成される。*M. genavense* や，*M. tuberculosis* ではこの型がしばしば報告される。

呼吸器型：副鼻腔に感染が起きることがあり，この場合，肉芽腫により顔〜頭部が盛り上がる。下部呼吸器に病変が形成された場合，重度となるまで症状がみられないことも多い。

骨関節型：腸管感染では血行性に，呼吸器感染では含気骨を通じて，抗酸菌が骨髄や，骨，関接へ広がることがまれにある。跛行や脚の挙上，関節表面の潰瘍によって気づかれる。

そのほか：血行性に抗酸菌が全身へと移行する可能性があり，移行先で肉芽を形成し，それぞれの臓器の障害に由来する症状を呈する。

［診断］ 慢性的な消耗・下痢，一般治療に対する低い反応，肝臓・脾臓・腸管の肥大や骨病変などの画像診断所見，肝酵素や白血球数の増加（とくに単球増加）などがみられた場合は，抗酸菌症を疑い特異的検査を実施している。*M. genavense* の培養が著しく困難であることからPCR検査が最も有用な検査である。抗酸菌は環境常在菌であることから，PCR検査は種および亜種の特定まで行い，病原性の有無を知る必要がある。筆者が依頼しているラボでは鳥とヒトに対し病原性のある抗酸菌のみが報告され，その後，亜種まで特定してもらっている。腫瘤が存在する場合，生検を実施することが推奨される。組織検査の結果，肉芽腫であった場合には，必ず特殊染色（抗酸菌染色）を依頼する。陽性であった場合にはPCR検査を実施し，菌種を確かめる。このため，組織を別途冷凍保存しておく必要がある。より診断を迅速にするためには，院内で細胞診を行い，肉芽腫を疑った場合，引き続き抗酸菌染色を行う。健康診断でPCR検査を実施する場合，血液，後鼻孔・総排泄腔スワブ，便など複数の材料を混合してPCR検査を行うようにしている。当院の調査では，排泄が間欠的であることが示されているため，少なくとも１週間分の便を材料とすべきである。抗酸菌は潜伏感染している可能性が否定できないため定期的な検査が推奨される。

［治療］ 筆者は，CAM（800 mg/L），エタンブトールEB（330 mg/L），リファンピシンRFP（396 mg/L）の３剤併用療法で良好な成績を納めている。抗酸菌は，排菌停止したとしても再発する可能性が高いとされ，ヒトでは陰転後少なくとも１年は投薬を続けることが推奨されている。筆者の経験でも，１年間の投薬後，数年して再発した例に遭遇している。

［ヒトへの感染］ 鳥で問題となる *M. avium* subsp. *avium* はヒトへの感受性が低く，ヒトに感受性の高い *M. avium* subsp. *hominissuis* は鳥への感受性が低いとされる。このため，実質ヒトへの感染の可能性はかなり低いと考えられる。*M. genavense* は，本邦におけるヒト

への感染報告が，2015年までに10例あり（１例は再発），１例が低γグロブリン血症，８例がHIV陽性と免疫低下者であったが，１例（15歳）は基礎疾患が存在せず，健常者における感染が示唆されており，確率は低いと思われるが注意を要する。とくに，外傷など局所防御が低下した部位からは比較的容易に感染すると考えられ，抗酸菌を排泄している個体を保定する際は手袋をはめるなど，爪による外傷を防ぐ手立てを講じる必要がある。なお，*M. tuberculosis*が検出された場合，鳥はヒトから感染した可能性が高く，接触のあったヒトの結核検査を薦めるべきである。

［予防］鳥に対するワクチンは開発されていない。定期的なPCR検査による摘発が有用と考えられる。また，野鳥や未検査鳥が排泄した可能性のある土壌などとの接触を極力避ける。屋外飼育の場合，禽舎内は消毒を定期的に行い，かつ日光が当たるよう工夫する。

［消毒］抗酸菌は熱・日光・紫外線により死滅するが，細胞壁に多量の脂質を含有するため，消毒薬には強い抵抗性を示す。２～3.5％グルタラール，0.55％フタラール，0.3％過酢酸，アルコール，0.5～１％クレゾール石ケン液，0.2～0.5％塩酸アルキルジアミノエチルグリシン，1,000 ppm以上の次亜塩素酸ナトリウムなどが抗酸菌に有効な消毒薬とされるが，十分な接触が必要である。一般家庭で行う飼育器具の消毒には，アルコール消毒，あるいは煮沸消毒（80℃で10分間）が推奨される。ビルコン®Sは効果があまり期待できないと考えられる。野外禽舎の場合，日陰となる場所を極力なくし，汚染された土壌は生石灰で消毒する。

②マイコプラズマ感染
【届出伝染病（鶏・シチメンチョウ）】
Mycoplasma infection

［原因］マイコプラズマ目（Mycoplasmatales），マイコプラズマ科（Mycoplasmataceae），マイコプラズマ属（*Mycoplasma*）に属する微生物は，細菌（真正細菌）に分類されるが，ほかの細菌と異なり細胞壁をもたず不定形である。また自己増殖可能な最小の微生物でもある。マイコプラズマ属にはさまざまな種が含まれ，鳥に病原性をもつ種類は20種近く確認されている。家禽では，*Mycoplasma gallisepticum*（MG）および*M. synoviae*（MS）による「鶏マイコプラズマ病」が重大な被害をもたらし，届出伝染病となっている。これらはフィンチやオウム目にも感染する可能性があるが，一般飼鳥（オウム類，フィンチ類）によくみられるマイコプラズマは未分類である。なお，キビタイボウシインコに流行し，20％（200/1100羽）の致死率をもたらした上部気道疾患からは，*M. gallisepticum*, *M. iowae*, 未同定のマイコプラズマが検出されている。ハトからは主に，*M. columbinum*，*M. columborale*が分離される。

［発生］すべての鳥類に発生する可能性がある。国内のPCR法によるマイコプラズマ属の調査（平野ら，2009）では，オカメインコ68.4％，ラブバード64.3％，ブンチョウ63.6％，セキセイインコ52.9％の陽性率が報告されている。３カ月齢以下では76.5％の高い陽性率を示している。検出されたマイコプラズマの種類は同定されておらず，病原性を有するかどうか不明だが，症状別陽性率は，呼吸器症状67.0％，呼吸器症状以外33.3％，無症候40.0％であり，病原性を有すると推察される。

［感染］マイコプラズマは空気感染による気道路伝播が主体だが，接触感染による生殖路伝播も生じる。マイコプラズマは気道や生殖器粘膜に好んで感染するが，系統株によっては全身感染を引き起こし，脳や関節でもみつかることがある。呼吸器より進入し気嚢を冒したマイコプラズマは直接接触することで卵巣に伝播しうる。卵伝播率は低いとされるが経卵感染は重要と考えられている。また，育雛給餌を介しての伝播もありうる。マイコプラズマの感染力自体は比較的低いとされているが，国内の飼鳥で著しく高い保有率が報告されており，幼少期の密飼いや親の高感染率などが原因として疑われる。

［潜伏］*M. gallisepticum*の潜伏期間は，ニワトリで６～21日，シチメンチョウで７～10日である。

［発病］空気質悪化やストレス増大，ほかの呼吸器感染症が複合することで発症すると考えられる。

［臨床症状］飼鳥から高確率にみつかる種の大半は単独で強い問題を起こすことがないと筆者は考えている。一過性，軽度の上部気道症状（結膜発赤，浮腫，流涙，くしゃみ，鼻水，鼻孔発赤など）が主体であり，二次感染を起こした際に下部呼吸器症状，および全身症状を呈すると考えられる。むしろ，マイコプラズマの最大の問題は，罹患部位においてほかの感染を起こしやすくする易感染性であり，その後生じる二次感染が問題となる。一方，MGやMSは飼鳥においても単独で病原になり得る。MGをセキセイインコに実験的に感染させた場合，くしゃみ，湿性ラ音，努力性呼吸などが認められている。

［診断］咽頭・気管スワブ，鼻汁のPCR検査によりマイコプラズマの存在は証明される。しかし，病原性のあるマイコプラズマか否かは不明であり，筆者はマイコプラズマの検査は日常的には行っていない。

［治療］飼鳥，とくに幼鳥は多くの個体が保有し，易感染性を有することから，筆者は呼吸器疾患を疑ったならば，検査を実施するまでもなく，常にマイコプラズマを想定した治療を行うようにしている。マイコプラズマは細胞壁をもたないため，壁合成を阻害する抗菌薬は効果がない。マイコプラズマに効果の高い，マクロライド系あるいはテトラサイクリン系の抗菌薬を使用する。副作用を考慮し，第一選択はCAM（800 mg/L）だが，耐性菌が増加しているため，効果がなさそうであれば，耐性が存在しえないMINO（400 mg/L）などに変更する。また，病状の本体は，二次感染にあり，抗マイコプラズマ薬に加えて，ほかの抗菌薬や抗真菌薬も併用することが多い。

［予防］発症前に投薬するのが最も効果的である。適切な栄養（とくにVA），移動や環境変化，低温などのストレスを軽減，換気や排泄物の頻回な排除によって清浄な空気質を保持することで発症を防ぐことができるかもしれない。

［消毒］アルコール消毒あるいは塩素消毒などが効果的であり，中水準消毒が推奨される。

③鳥のオウム病【共通感染症】
Avian chlamydiosis

［原因］クラミジアは細菌（真正）に分類されるが，細胞壁，エネルギー代謝系がなく，細胞内でしか増殖できない特殊な微生物グループであり（偏性細胞内寄生菌），感染型である基本小体が細胞に感染

し，非感染型である網様体へと変化，分裂増殖し，中間体を経て再び基本小体になる増殖環をもつ。オウム病の病原体である*Chlamydia psittaci*は，一時*Chlamydophila*属に移動したが，再び*Chlamydia*属に統合された。混同されがちだが，ヒトの性病であるトラコーマクラミジア*Chlamydia trachomatis*や肺炎クラミジア*Chlamydia pneumoniae*は別種である。*Chlamydia gallinacea*は2014年に分類された鶏において優位な新しいクラミジアである。

［宿主と保有率］ 鳥のオウム病（Avian chlamydiosis：AC）は100種以上の鳥種で報告されているが，最も多く報告されているのはオウム類，ハト類，シチメンチョウである。また，鳥だけでなく，ヒトをはじめとする哺乳類，爬虫類，両生類，昆虫などさまざまな動物種にも感染が確認されている。これまで行われてきた幾つかの疫学調査によれば，国内飼鳥の*C. psittaci*保有率は10%程度と推測される。近年は減少傾向にあり，2002～2017年までの当院の陽性率は3.36%（58/1,724，複数回検査例含む）である。とくに，2013年からは陽性率０%であり，現在，国内でACをみる機会はほとんどない。しかし，2018年初夏，検査した 10例のうち，４例が陽性となり，いまだ決して油断できない感染症であることが再認識された。種によって感受性があり，飼鳥では，とくにオカメインコ，セキセイインコ，ハトで感染率が高いとされる。当院では，オカメインコでの陽性数が最も多く（15例），シロハラインコ類，コニュア，パラキート（５例），バタン，セキセイインコ（４例），ボウシインコ，ハネナガインコ，ヨウム，ラブバード（２例）が続く。

［伝播と感染］ 感染性を有する基本小体は，便や尿，鼻汁，涙液，唾液，呼吸器分泌物などに定期的あるいは断続的に排泄される。なかでも，便や分泌物が乾燥しエアロゾル化したもの，あるいはこれらを付着した羽毛を吸引することで主に伝播が生じるといわれる。また，便や尿に汚染された飲水や飼料の摂取，親からヒナへ育雛給餌による垂直感染も考えられる。若鳥は成鳥よりも感受性が高く感染しやすい。

［発症］ 発症は，感染後３日～数週間とされる。基本小体-網様体の増殖環に 48時間はかかるため，潜伏期間は最短でも２日以上と考えられる。発症せずキャリアとなり，数年後に突然発症することもある。これらの発症には，何らかの免疫低下を起こすエピソード（とくに購入直後などの環境変化や，寒冷，栄養不足，換羽，繁殖など）がかかわっている。

［症状］ 本来，鳥と*C. psittaci*は共生に近い関係にあり，無症状の不顕性型がほとんどである。症状が発現した場合，非特異的なSBS（sick bird syndrome）に加え，呼吸器症状や肝疾患症状を認めやすい。一般に，くしゃみ，鼻汁，あくびや結膜発赤，流涙，閉眼などの上気道に関連した徴候に留まることがほとんどだが，重症例では，下部呼吸器症状（湿性咳や喘鳴，呼吸困難）がみられる。また，肝臓もクラミジアの標的臓器であり，黄～緑色の尿酸など，急性肝障害による症状も比較的よくみられる。ほかにも，泌尿器，循環器，中枢神経などもクラミジアの標的となるため，それぞれの障害に付随した症状を招くことがある。持続感染鳥は基本小体を断続的に排泄し，環境の汚染源となる。潜伏感染で排泄はみられず，汚染源とならないが，摘発は困難である。免疫の低下は潜伏感染を持続感染に，持続感染を発症へと導く。

［診断］ 典型的なACでは，血液検査により肝酵素上昇や単球増多を伴う白血球の著増，X線検査による肝肥大，脾臓の肥大，気嚢壁の肥厚などの所見が確認される。発症している場合，咽頭・排泄腔ぬぐい液と便，血液を材料としたPCR検査が有用である。未発症鳥では排泄が間歇的であるため，上記に加え，１週間分の便を検査材料とする。それでも潜伏感染は否定できないため定期的な検査が推奨される。なお，抗菌薬（効果のないβラクタム系抗菌薬でも）がすでに投与されている個体は，基本小体の排泄が停止しており陰性となる点に注意しなければならない。

［治療］ ヒトではテトラサイクリン系，マクロライド系，ニューキノロン系などの抗菌薬がクラミジアに対して使用されるが，鳥ではニューキノロン系の効果が期待できない。ドキシサイクリンDOXY（15 mg/kg，bid，PO）が推奨されているが，筆者は副作用を鑑み，CAM（800 mg/L）を使用している。ヒトへの感染を考慮し自由飲水投与としている。基本小体が潜むマクロファージなどのターンオーバー期間を考慮し 45日間投与が推奨されている。治療を試みた全例において陰転を確認しており，また副作用もみていない。「ACは治療可能」といえるが，治療後も基本小体が細胞内に潜伏している可能性があり，再検査は入念に実施する必要がある。しかし，再発した例を筆者はみておらず，治療個体よりも未検査鳥のほうが遥かに発症の危険性が高い。また，クラミジア感染による獲得免疫は一時的であるため，容易に再感染する点にも注意する。

［感染鳥の管理］ *C. psittaci*はヒトのオウム病（psittacosis）の起因菌であり，共通感染症である。ヒトあるいはほかの鳥への伝播を防ぐため，隔離室で管理を行う。お風呂場は換気扇が設置され，ほかの空間への汚染空気の流出を防ぐことができ，室内すべてが消毒・洗浄可能であるため隔離室として便利である。ケージの清掃，とくに便の処理は適切に毎日行う。乾燥し，粉塵となった便を吸い込んで感染するケースが多いため，マスクを装着する。また，嘴，爪による外傷から感染する可能性もあるため手袋も装着する。飼育ケースは２つ用意し，新たなものに患鳥を移し変え，汚染されたケースは，消毒薬を噴霧（あるいは塗布，浸漬）し，基本小体の拡散と感染性を落としてから洗浄を実施する。多くの消毒薬は便などの有機物が含まれると効果が低下するため，洗浄後にさらに消毒を行う。感染因子である基本小体は，乾燥した便中で数カ月間感染性を有するが，消毒には抵抗性が低い。一般的な細菌と同様の消毒（低水準消毒薬や熱湯，日光消毒など）で十分感染力を失う。消毒薬としては 70%アルコール，１%次亜塩素酸ナトリウム（30分浸漬）が使用しやすい。基本小体は 0.3 μmと小さいため，空気清浄機や掃除機のフィルタはHEPAフィルター以上のものを使用しなければ，かえって撒き散らすことになる。

［予防］ 共通感染症であることを考慮すると予防投薬が検討されるが，副作用，薬剤耐性菌の出現などさまざまな問題が存在する。それ以外の方法としては，キャリア鳥の摘発と隔離があげられるが，潜伏感染鳥の摘発は困難である。このため，すべての鳥において定期的な検査が推奨されている。

4. 真菌による感染症

①マクロラブダス症 Macrorhabdosis

[原因] 本病はかつて原因不明のGoing light syndromeと呼ばれていたが，1980年代初頭には，グラム陽性の 20～90 × 1～5μmの大型桿状の微生物が原因であることがわかった。当時は細菌の仲間と考えられ，MegabacteriaあるいはMegabacterium（巨大細菌）と呼ばれたが，2000年に真菌であることが確認され Avian gastric yeast（鳥類の胃の酵母）と呼ばれるようになり，2003年に子嚢菌類の真菌として *Macrorhabdus ornithogaster* と命名された。

[発生種] オウム目，スズメ目，キジ目，ダチョウ目，カモ目，コウノトリ目などで感染の報告がある。感染実験によりマウスには感染しないことが確かめられている。一般的な飼鳥で，重篤な障害がみられる種類は，セキセイインコ，マメルリハインコ，カナリア，キンカチョウなどである。幼若鳥あるいは免疫低下個体で障害がみられる種類は，オカメインコ，オーストラリアンパラキートなどである。ブンチョウやラブバードで症状をみることはほぼない。しかし，どの種類でも免疫低下で問題を起こす可能性がある。

[保有率] 海外では，セキセイインコの保有率は 27～64%とされる。本邦の調査では，22.1%（喜代濱，2014）の検出率が報告されている。年齢別に対象数を統一した調査では全体で 20.8%であるが，6カ月未満では 76.9%，6カ月～1歳未満で 19.2%，1歳以上は 1.3%と年齢によって極端に検出率が異なる（小嶋ら，2018)。なお，これら調査は直接鏡検法によるものであるため実際の保有率はこの数字を上回ると考えられる。

[感染と進行] 腺胃由来の本菌をニワトリに投与し，ニワトリに本症が起きることが確認されている。同居鳥間での便，吐物の摂食による平行感染も一般的に発生する可能性があるが，便での感染実験報告はない。介卵感染はないものと考えられる。筆者は，主な伝播経路は親から子へ起こる垂直感染と考えている。セキセイインコなどでは親がヒナへ腺胃から吐き戻し餌を与える際に腺胃分泌物（粘膜）をタンパク源として与えるため，これと一緒に菌体を与えてしまうのが主な伝搬経路ではないかと推測している。成長は検出率が低いが，繁殖ストレスが親鳥の免疫低下を招き，胃内での増殖を許すことで，感染の機会を増大させている可能性がある。

[発症] 本菌は，腺胃粘膜の分泌性上皮細胞の過形成を促し，胃酸による影響を和らげる粘液を過剰分泌させることで，胃に定着するものと思われる。その後，宿主の抵抗力の減弱により，増殖し粘膜内へと侵入し，さまざまな障害をもたらす。胃の障害は前胃，砂嚢双方にみられるが，中間帯で最も顕著である。発症は，宿主の免疫力により左右されるため，一生を通じて発症しない不顕性型，病状が緩徐で持続的な慢性型，急激に症状を呈する急性型や亜急性型などが存在する。

[症状]

胃炎症状：起炎性はそこまで強くないと考えられるが，自己消化も加わり，胃炎から胃潰瘍，胃出血，そして胃穿孔まで生じると考えられる。吐き気，嘔吐，食欲不振などがみられ，胃痛から沈うつ，膨羽，前傾姿勢，腹部を蹴るなどの症状もみられることがある。胃出血が生じた場合は，黒色便がみられ，著しい場合には吐物に鮮血が混ざる。胃出血が慢性的に続いた場合，貧血から嘴や脚が白色・透明化する。急性の胃出血あるいは嘔吐に伴う脱水や誤嚥から突然死することもある。重度の胃炎は不可逆的な慢性胃炎を生じさせ，慢性胃炎は胃がんを誘発する可能性もある。

消化不良：本菌は胃粘液の分泌亢進を起こし，胃のpHは上昇させ定着すると考えられている。これは胃でのタンパク質の消化不良を生じさせる原因となるだろう。また，胃のpH上昇は，砂嚢のコイリン層の低形成を招き，磨り潰されない未消化種子の排泄（粒便）を招くと考えられる。これらの機序により慢性型の個体は，食欲があるにもかかわらず痩せていくと推察される。慢性型はみた目に食欲があるため末期まで病状が見逃される傾向にある。

通過障害：胃炎が慢性化した場合には，前胃あるいは砂嚢の拡張が生じ，これが不可逆的な場合は，たとえ駆除に成功しても食滞による問題は継続する。また，粘液の過剰分泌により生じる粘液層の肥厚は中間体での通過障害を招き，そ嚢での餌水の停留（そ嚢うっ滞），逆流した粘液の貯留，頑固な嘔吐，粘液状の吐物による顔の汚れ，重度の削痩，脱水などが生じる。

[診断] 便を直接塗沫し顕微鏡で観察する。直接鏡検では識別が困難とする記述もあるが，大きく特徴的な形態であるため見慣れていれば容易に識別できる。細く薄い菌体はみつけづらいが，これも慣れれば見逃すことはない。一方で，グラム染色による鏡検法はPCR検査に検出率で劣るとの報告もある（Sullivan PJら，2017)。いずれの検査にせよ，排泄されず潜伏している場合には検出が困難と考えられる。

[治療] 本菌は真菌であるため抗真菌薬が効果を有する。筆者はアムホテリシンB AMPH-B（1,000 ppm，30日間飲水投与）＋ミカファンギンMCFG（5mg～10/kg, SC，1週間ごと3回)，あるいはこれにフルコナゾールFLCZ（500 mg/L）を足した療法を用いている。また，胃炎症状に対しては，胃粘膜保護剤や制酸剤，H_2ブロッカー，プロトンポンプ阻害剤などを使用する。粒便がみられる個体では，粒餌の停止，流動食あるいはペレットへの切り替えが必要となる。

[予防] 介卵感染を起こさないと考えられており，人工孵化によって *Macrorhabdus*フリーの個体をつくることが可能である。また，発症まで猶予がある真菌であるが，1歳を過ぎると排出率が下がる（潜伏化する？）と考えられるため，1歳未満で必ず検査を実施し，駆除しきることが大事と考えられる。

[消毒] カンジダに近い真菌であることから低～中水準消毒が有効と考えられる。

②カンジダ症 Candidosis

[原因] *Candida*属の真菌は子嚢菌類に属し，200種以上を含む。鳥に疾病を起こす*Candida*属菌種としてとくに病原性の強い *C. albicans*が最も有名だが，*C. parasilosis*, *C. krusei*, *C. tropicalis*なども問題を起こす。

[発生種] カンジダは多くの飼鳥の消化管内に常在している。

[感染と発症] *C. albicans*は，酵母形と菌糸形（仮性菌糸）をもつ二

形性真菌であり，消化管内，皮膚，粘膜，場合によっては呼吸器粘膜に酵母形で定着している。この状態では，宿主の防御機構や細菌フローラが酵母の数をコントロールしており，宿主は問題を起すことがなく，保菌（コロナイゼーション）と呼ばれる状態にある。なんらかの原因によってカンジダが異常増殖し，さらに仮性菌糸を形成し組織へ侵入することではじめて感染と呼ばれる状態になる。感染および発症には以下の因子がかかわる。

①**免疫抑制**：捕獲や移動，疾患，衰弱，寒冷，栄養失調，劣悪な環境などさまざまなストレッサーにより免疫が低下した個体，あるいは，幼若個体，免疫抑制性疾患（PBFDなど），ステロイドやある種の抗菌薬など免疫抑制物質，先天的な理由で免疫が低下した個体などではカンジダ症が起きやすい。

②**細菌叢の異常**：広域抗菌薬の長期乱用などによって減少した場合，悪玉菌が増殖しやすくなる（菌交代現象）。また，悪玉菌が増殖するのに都合のよい餌が与えられた場合（単糖類や加熱炭水化物），悪玉菌が優位となり均衡は崩れ，悪玉菌の増殖が抑えられなくなる。

③**粘膜皮膚バリアの異常**：ビタミンA欠乏による角化亢進や，ほかの病原体あるいは物理的な原因により破壊された場合，カンジダの増殖・侵入を許す。

④**宿主感受性**：オカメインコのヒナはとくに感受性が高いとされる。

［病型と症状］

消化管カンジダ症：舌下をはじめとする口腔内や口角（口腔咽頭カンジダ症），あるいはそ嚢，食道（そ嚢食道カンジダ症）に病変がみられることが多い。急性期には，粘液を伴う白い偽膜が形成され苔状に散在するが，徐々に拡大して白苔が粘膜全体を覆うようになる（急性偽膜性カンジダ症）。急性期の白苔は剥がれやすいが，慢性期には肥厚角化した粘膜上皮と固着し，はがれ難くなる（慢性肥厚性カンジダ症）。そ嚢はトルコタオル状に肥厚する。口腔内の病変は疼痛を伴い，食欲が低下する。食道やそ嚢の病変は吐出や食欲廃絶，食滞をもたらす。食滞が生じた場合，そ嚢はカンジダにとって良好な培地となり状況はさらに悪化する。カンジダの病巣は胃腸へと拡がることも多々あり（胃腸カンジダ症），嘔吐，下痢，嗜眠，脱水などの症状がみられ，最終的にはやせ衰え死亡する。また，ケース内あるいは鳥自体が，カンジダによる独特の腐敗臭を呈する。

皮膚カンジダ症：皮膚においてもカンジダが増殖することがあり，病変は肥厚し黄変する。

播種性カンジダ症：免疫が極度に低下した個体では，脈管浸潤したカンジダが血行性に全身へとまき散らされ（播種），髄膜，心臓，肝臓，肺，眼内など全身のさまざまな臓器でカンジダ病変が形成されることになる。

［診断］ 病変材料を顕微鏡観察する。酵母が存在するだけではカンジダ症とはいえず，分芽酵母が大量に存在する，あるいは仮性菌糸がみられた場合にはじめて治療対象となる。皮膚カンジダ症では病変をKOHで融解後，塗抹標本を作成し特徴的な仮性菌糸を顕微鏡で観察する。

［治療］ 酵母の過剰増殖に対してはAMPH-B（1,000 ppm），仮性菌糸が認められる場合にはFLCZ（500 mg/L）を併用する。重度のものではさらにMCFG（5 mg/kg，SC，1週間ごと）も追加する。皮膚カンジダ症ではテルブタリンTERB（300 mg/L）を使用することが多い。患部が口腔内に限られる場合，経口用のポビドンヨードによる消毒も有効である。

［予防］ 適切な環境と食餌，そしてストレスの軽減はカンジダ症を予防する。食餌は加熱炭水化物や単糖類を制限し，ビタミンAが豊富なものとし，免疫が低い個体において抗菌薬やステロイドを使用する場合には予防的に抗真菌薬を投与する。

［消毒］ 生体内の常在菌であるため，環境消毒の必要性は低いが，汚染された器具や食器については消毒を行う必要がある。カンジダに対しては低水準消毒でも十分効果が得られる。

③クリプトコッカス症【共通感染症】
Cryptpcoccosis

［概要］ クリプトコッカス症は，担子菌に属する*Flobasidiella neoformans*の無性世代である*Cryptococcus neoformans*によって起こる人獣共通感染症である（ヒト以外では，とくに猫，コアラ）。*Cr. neoformans* var. *neoformans* と*Cr. neoformans* var. *gatti*の2変種が存在するが，後者はユーカリおよびそれを食するコアラが保菌し，本邦では前者のみが問題となる。*Cr. var. neoformans*は，鳥が媒介する共通感染症として有名だが，鳥はこの病原体に感染することはほとんどない。これは，クリプトコッカスが高い体温（40℃以上）をもつ鳥の体の中では増殖できないためである。このため，鳥においてごくまれに報告されるクリプトコッカス症は，免疫不全個体における呼吸器障害が主である（呼吸器は低温であるため）。クリプトコッカスは鳥の便に汚染された土壌（とくにハト，ニワトリ）からよく検出されるため，鳥が本菌の媒介動物として有名であるが，実際には鳥が保菌する例は少なく，鳥の便によって窒素量が増えた土壌において増殖したクリプトコッカスが吸入されてヒトへの感染が成立すると考えられている。しかし，鳥との接触や便の吸入によって感染を受けたと確認されている事例は少ない。また，通常の免疫をもったヒトで本症がみられることはほとんどなく，逆にエイズ患者における発症率は5％を超えており，本症は不顕性感染が多く存在し，免疫低下により発症するものと考えられる。このようなことから，正常な環境で飼育されている鳥からヒトへ感染し，発症することはほとんどないと考えられる。

［診断］ 顕微鏡観察が可能であるが，材料を墨汁などで染色することで特徴的な莢膜が観察できる。PCR検査も可能である。

［治療］ ポリエンマクロライド系，アゾール系が有効だが，キャンディン系には耐性あり。フルコナゾールFLCZ（500 mg/L）が第一選択薬となる。

［消毒］ 消毒に弱く，低水準消毒でも十分効果が得られる。

④アスペルギルス症【共通感染症】
Aspergillosis

［原因］ *Aspergillus*属の真菌は糸状菌を代表する大きな属であり，コウジカビ*Aspergillus oryzae*など有益な種も含め200以上の菌種が存在する。そのうち，病原菌種として最も重要な種類は，*A. fumigatus*であり，*A. flavus*，*A. niger*なども問題を起こすことがある。これら*Aspergillus*属のカビは，土壌や穀物など自然環境中

に一般的に存在する真菌であるが，時に重大な問題を起こす。

［発生種］オウム類ではヨウム，ピオナスが高感受性種であり，ボウシインコでは鼻腔に限局したアスペルギルス症が観察され，猛禽類の一部はさらに感受性が高く（シロハヤブサなど），ハクチョウや人工飼育下のペンギンなども罹患率が非常に高いとされる。一般に，小型鳥は感受性が低いとされるが，副鼻腔感染は日常的である。

［感染］アスペルギルスは環境中に存在し，ケージ内では，便で汚染された藁，牧草，チップ，穀物，種子の殻，巣材，湿った餌などが，真菌増殖の一般的な媒体となる。高湿度，温かい温度（>25℃）で増殖は促され，換気不足や過密飼育が環境中の胞子密度を増加させる。これら胞子を鳥は日常的に吸引しているが，大量に吸引するか，あるいは免疫が低下している場合に（高感受性鳥では若干の免疫低下でも）感染が成立する。免疫低下の原因としては，ストレス，拘束，悪質な飼育管理，栄養失調，既存の疾病，抗菌薬やステロイドの不適切な使用などがあげられる。

［症状］

急性型：大量の胞子を吸入することで発症する。肺や気嚢に急性の炎症を起こし白色の粘液滲出物やうっ血が著明である。呼吸困難，頻呼吸，チアノーゼや，多飲多尿，嗜眠，食欲不振，嘔吐，腹水による腹部膨満などの徴候を示した後，数日内に死亡するか，なんら徴候を示さず突然死する。

慢性型：肺や気嚢，副鼻腔型に肉芽腫（Aspergillomaアスペルギルス腫，Fungus Ball真菌球）を形成する。長期の栄養失調，ストレス，抗菌薬やステロイドの誤用，慢性疾患などの免疫不全を起こす素因があって発症する。初期症状は非常にわずかか，認められないこともある。また，その症状も運動不耐性や，食欲があるにもかかわらず体重が減少するなど非特異的な症状がみられるにすぎない。呼吸器症状は疾病の後期まで観察されないことが多い。アスペルギルス腫は，全気道にみられるが後胸気嚢および腹気嚢に多く発生し，進行した症例では，安静時にも呼吸困難，頻呼吸，ボビング，開口呼吸，呼吸音などの呼吸器症状が認められる。接触する器官の症状，肝疾患徴候（緑色尿酸，肝肥大），腎疾患徴候（多飲多尿，腎肥大），これらに伴う腹水の貯留，また胃腸障害がみられることもある。アスペルギルス菌糸は血管侵襲性であり，呼吸器出血から突然死を招くことがある。慢性型の予後は悪く，症状の発現から死亡までの期間は，数日～数カ月にわたることがある（筆者は年単位の経過をたどって死亡した例をみている）。

播種型：免疫が極度に低下した個体では，脈管浸潤したアスペルギルスが血行性に全身へとまき散らされ（播種），全身のさまざまな臓器でアスペルギルス病変が形成される。脳や脊髄に血栓を伴う病変が形成されると（脳アスペルギルス症），運動失調，麻痺，強調運動障害，振戦，斜頸などの神経症状がみられることがある。

気管型：気管，鳴管，主気管支に病変が局在した病型。気管に発生した肉芽腫は重篤な閉塞性気道障害をもたらす。とくに，鳴管と気管分岐部に肉芽腫は発生しやすく，発声の変化あるいは無声が特徴的である。また，気道閉塞による呼吸困難から開口呼吸，気管分泌物による喘鳴，咳などが認められることも多い。突発的な気道閉塞による突然死が多い。

副鼻腔型：慢性の鼻炎や副鼻腔炎を起こすことがしばしばある。眼窩下洞や眼窩周囲軟組織の膨隆，漿液性あるいは化膿性の鼻汁，鼻石や口鼻肉芽腫による喘鳴音などがみられる。副鼻腔は眼周囲と接近しているため結膜炎や，眼瞼炎，角膜炎を起こすこともある。

皮膚型：抗菌薬の効果が乏しい皮膚炎からもアスペルギルスが検出されることがある。

［診断］侵襲的検査では内視鏡検査が有用。非侵襲的検査では，いくつかの特徴的な検査所見を総合的にみることで診断する。

内視鏡検査：気管内あるいは気嚢内へ内視鏡を挿入し，プラークや結節，あるいはコロニーを直接観察，病変から材料を採取し病原体検査あるいは細胞学的検査を行うことで確定診断が可能である。しかし，呼吸困難の個体への麻酔はリスクが高く，実施が敬遠される。

CBC検査：重度の白血球増多（左方移動，中毒性変化を伴う偽好酸球の著明な増加）とくに単球の増多がほかの肉芽腫性疾患（抗酸菌症やオウム病）に比べ顕著である。また，慢性炎症による再生不良性貧血もよくみられる。

タンパク分画検査：非常に特徴的なポリクローナルガンモパチーがみられる。

血清アスペルギルス抗体検査：種によって感染鳥の力価上昇率が異なる（ワシタカ類 43%，フクロウ類０%，ペンギン類 80%）。オウム類は有用性が低いと考えられている。

X線検査：気嚢型では軽度で気嚢壁の明瞭化，重度となると索状ラインが認められる。縮小した気嚢域の明瞭化，エアトラップによる気嚢の左右不対称像や過膨張を認めることがある。気管型における気管，鳴管，主気管支内の肉芽は明瞭視されないことが多い。

細胞学的検査：患部（後鼻孔，気嚢，気管など）の拭い液や洗浄液，生検材料の塗沫標本を染色あるいは無染色で直接鏡検し，アスペルギルス属に特徴的な菌糸構造を確認する。

PCR検査：感度が高すぎるため，空気中の胞子のDNAを検出してしまう恐れがある。まったく健康な個体から無菌的に採取した血液を材料としても検出されることがあり，判断は難しい。

培養検査：感度はそこまで高くないが，コンタミとの判断が難しい。むしろ，大量に目視されているのに培養されないこともある。

菌体成分検査：血中のガラクトマンナン，βグルカンを検出する方法。陽性となった場合，播種性や侵襲性のアスペルギルス症が示唆される。

［治療］アスペルギルスは薬剤耐性であることが多く，１種類では効果が乏しい抗真菌薬が多いことから，幾つもの系統の異なる抗真菌剤を併用することが推奨される。また，進行を許した場合は難治性で致命的であることから，できれば最強の組み合わせで治療開始したい。筆者の最強治療は，経口投与でボリコナゾールVRCZ（12.5 mg/kg, bid）＋TERB（15 mg/kg, bid），皮下注射でMCFG（５ mg/kg, sid，毎日～１週間ごと），腎毒性が著しいが吸収されないAMPH-Bは局所で投与（0.25 mg/mL吸入または５mg/mL洗浄）としている。

［予防］適切な環境と食餌，そしてストレスの軽減はアスペルギルス症を予防する。とくに，シード食に伴うビタミンＡ欠乏症は，呼吸器粘膜の異常を来し感染成立を促す。ペレットを与えられている鳥の真菌症の発生率はごくわずかとされる。一般的な住宅に浮遊する

カビのほとんどを*A. fumigatus*が占めており，これを完全に排除することは困難だが，その増殖を防ぐため，環境は低温・低湿度に保ち，換気を十分に行うべきである。また，植物性・吸湿性の物質（巣やおもちゃ，敷材など）から鳥を極力遠ざけ，古い餌は除去し，常にケージを清潔に保つ。さらに，HEPAフィルターを備えカビを除去する機能をもつ空気清浄機を併用すると予防効果は高くなると考えられる。

［消毒］ 0.05～0.1％次亜塩素酸ナトリウム，熱水（80℃，10分），ビルコン®S（1：100）などが効果的である。

5. 寄生虫

①トリコモナス症 Trichomoniasis

［原因］ トリコモナス症は，原虫（原生動物）のなかでも鞭毛を有する，エスカバータの，メタモナーダ，パラバサリア，トリコモナス目，トリコモナス科，トリコモナス属に属するハトトリコモナス*Trichomonas gallinae*によって起きる鳥類の感染症である。トリコモナスは鞭毛のほかに波動膜を有し，縦２分裂で増殖する。ジアルジアと異なり嚢子型をもたない。

［生活環］ 口腔内，食道，そ嚢内に寄生，増殖する。酸に弱く，通常胃で殺滅されるため，胃以下の消化管に寄生することはない。しかし，筆者は極度の免疫低下例で下部消化管寄生をみたことがある。また，副鼻腔や，耳道内，肺や気嚢に迷入し，病巣をつくることもある。

［発生種］ ほとんどの鳥類に感染する。本邦の飼鳥ではブンチョウに最も多くみられオカメインコがこれに続く。セキセイインコでは非常にまれだったが，2017年以降しばしばみられるようになった。逆に，ブンチョウやオカメインコでみる機会は減少している。

［寄生率］ 現在，トリコモナスの寄生率は減少したが，上記のセキセイインコのように再興することがある。これは海外からの輸入状況によるものと考えられる。

［感染］ 主として，親がヒナへ吐き戻し餌を与える際に，そ嚢に生息するトリコモナスを一緒に与えることで伝播し，飲水や発情性の吐き戻し餌を介して伝播することもあると考えられる。不衛生なショップや卸では，挿し餌器具の使い回しによって伝播していると思われる例にしばしば遭遇する。また，トリコモナスを保有するハトを餌として与えた猛禽にも感染が起きる。

［発症］ 発症は，宿主の免疫力により左右される。一生を通じて発症しない不顕性型はキャリアとなりほかの鳥への汚染源となる。一般に，免疫の低いヒナで発症し，成鳥は病害をみせることがほとんどない（筆者は12歳で発症した例をみている）。

［症状］ 無徴候～食欲不振程度しかみられないものもある。口腔内の違和感や口腔内粘液の増多から，しきりに舌を動かす様子や，あくびのような症状，粘液の吐出，首を振る様子などが観察されることがある。二次感染を起こしアブセスが形成されると，食餌の通過阻害や，下顎部や頸部の突出もみられるようになる。副鼻腔へ感染が広がるとくしゃみや鼻汁，結膜炎がみられることもある。ブンチョウでは外耳孔から空胞の突出（鼻道の閉塞に伴うエアトラップ）がみられることがある。

［診断］ 口腔内ぬぐい液，あるいはそ嚢検査を実施し，直接顕微鏡で観察する。便からは検出されない。便から検出されるのは別種である。

［治療］ トリコモナスはMTZ（250 mg/L）を数日ほど投与することによって容易に駆除が可能である。むしろ問題となるのはトリコモナスが消失した後の二次感染の治療である。

［予防］ 繁殖場での親鳥の駆虫が最大の予防策である。購入直後の健康診断で摘発し，発症前に駆虫を行う。

［消毒］ 環境変化に弱く乾燥した環境では短時間しか生存できないが，飲水などの水性環境では長期間生存が可能といわれる。熱湯や塩素消毒，アルコール消毒も有効である。

②ジアルジア症 Giardiasis

［原因］ ジアルジア症は，*Giardia psittaci*によって起きる鳥類の感染症である。多くの哺乳類やヒトで問題となるランブル鞭毛虫*G. intestinalis*とは別種である。*G. duodenalis*もオウム目に感染するが，本邦の調査では検出されていない（Abeら，2003）。ジアルジアは栄養型（トロフォゾイト）と嚢子型（シスト）の２つの形態をもち，栄養型は洋梨型で左右２個の核と４対８本の鞭毛をもち，腹面には大きな吸着円板を備える。この吸着円板で腸粘膜上皮に吸着し，縦２分裂増殖する。木の葉状にヒラヒラと泳ぐ。嚢子型は，栄養型が被嚢したものであり，卵形～楕円形である。なお，海外では後述するヘキサミタと混同している文献が多数存在するため注意を要する。

［生活環］ ジアルジアは，小腸に生息し，上部では栄養を摂取し増殖する栄養型で，下部では嚢子を形成し，便中に排泄される。

［発生種］ *G. psittaci*は一部の小型オウム類に高い感受性があると考えられるが，オオハシ類やカモ目，キジ目でも報告がある。

［寄生率］ 海外ではさまざまな種類において高い寄生率が報告されているが，本邦ではセキセイインコにまれにみられるのみである（幼鳥でも３％以下の寄生率）。

［感染と発症］ 感染は嚢子の経口摂取によって生じる。主に嚢子が付着した餌を摂食することで感染が生じていると考えられる。発症は，宿主の免疫力により左右される。一生を通じて発症しない不顕性型はキャリアとなりほかの鳥への汚染源となる。一般に，免疫の幼鳥で発症し，成鳥は病害をみせることがない。

［症状］ 多くが不顕性のまま経過するが，一部で難治性の下痢を生じる。

［診断］ 栄養型は，新鮮な便を直接塗沫することで顕微鏡での観察が可能である。嚢子型は乾燥した便でも観察できるが，やや熟練を要する。

［治療］ 耐性をもつジアルジアが多く存在し，MTZ（500 mg/L）のみでは駆虫しきれないことが多い。このため筆者はパロモマイシン（2,000 mg/L）を併用している。

［予防］ 繁殖場での親鳥の駆虫が最大の予防策である。また，ショップにいる間，あるいは購入直後の健康診断で摘発し，発症前に駆虫を行う。便を摂取することで感染するため，検便のすんでいない個体との接触は控える。

［消毒］ 嚢子は強い環境抵抗性をもち，ランブル鞭毛虫は水中で３カ

月間生存可能である。薬剤に対する抵抗も高い。低温や乾燥にも強い。熱湯消毒が最も有効であり，フェノールやクレゾール溶液も効果が高いとされる。

③ヘキサミタ症
Hexamitosis

[原因] オウム類に寄生するヘキサミタ症は，近年，*Spironucleus meleagridis* と同定された（Levyら，2015）。ジアルジア同様，栄養型（トロフォゾイト）と嚢子型（シスト）の2つの形態をもち，栄養型は，左右2個の核と4対8本の鞭毛をもつが，楕円形あるいは瓢箪型で吸着円板をもたない。ジアルジアよりやや小さく真っ直ぐに泳ぐ。嚢子型もジアルジアに似るが小判形〜楕円形で集簇する傾向がある。

[発生種] *Spironucleus meleagridis* は，シチメンチョウヘキサミタと呼ばれ，シチメンチョウに寄生する。飼鳥ではオカメインコや草インコ類で主にみられる。ローリーやハトにおいても記載がみられる。

[寄生率] 本邦のオカメインコからは3割以上の寄生率が報告されている（西森ら，2009）。潜在的にはもっと多いと思われる。

[感染] 主に嚢子が付着した餌を摂食することで感染が生じていると考えられる。

[発症] ほとんどの個体が一生を通じて発症しない不顕性型である。著しく免疫の低下した幼若オカメインコにおいて本種の大量寄生を伴って，軟便や下痢がみられることもあるが，本種が原因であるかどうか定かでない。

[診断] 栄養型は，新鮮な便を直接塗沫することで顕微鏡で観察が可能である。嚢子型は乾燥した便でも観察できるが，やや熟練を要する。

[治療] 嚢子型は薬剤に対し強い抵抗性をもち，栄養型が一次的に消失しても嚢子型が駆除しきれず再発することが多い。生後3カ月未満の駆除率は高い（72.3%）と報告されるが（西森ら，2009），病害がほぼないため筆者は積極的な駆除を行っていない。

④コクシジウム症
Coccidiosis

[原因] 鳥のコクシジウム症はさまざま報告されているが，現在本邦の一般飼鳥で問題となるのは，2017年に新種と同定されたブンチョウの *Isospora lunaris* のみである（常盤ら，2017）。フクロウ類をはじめとするエキゾチックバードではしばしば検出される。

[生活環] *Isospora lunaris* は，おそらくコクシジウム症とアトキソプラズマ症を引き起こすと考えられる。すなわち，生活感として消化管感染以外に全身感染の期間が存在する。

[発生種と寄生率] ブンチョウの寄生率は報告されていない。当院の調査では 2003〜2017年までに来院した1歳未満のブンチョウ 586例の寄生率は 18%であった（山田ら，2017）。2018年の1年間，ショップのブンチョウ 88例に対して実施した調査では 21例（23.9%）が陽性だった。

[感染と発症] 感染は，便に排泄されたオーシストを経口摂取することで生じる。発症は，宿主の免疫力により左右されると考えられ，一生を通じて発症しない不顕性型はキャリアとなりほかの鳥への汚染源となると考えられる。一般に，免疫の低いヒナで発症する。

[症状] コクシジウム症ではコクシジウムの増殖に伴って粘液を含む淡褐色〜赤褐色の軟便や腸炎に伴う腹部の膨大がみられることがある。ごくまれだが致死的な急性の血便を起こすこともある。アトキソプラズマ症の病態はよくわかっていないが，幼若ブンチョウの高死亡率に大きく関与しているのではないかと筆者は疑っている。

[診断] オーシストは，便を直接塗沫することで顕微鏡観察が可能である。花粉とやや形態が似ており，見慣れないと間違えることがある。

[治療] ST合剤は1割近い個体で再発しており，トルトラズリル TRZでも再発をみている。そこで筆者はST合剤（96 mg/L）＋TRZ（100〜200 mg/L）の併用療法を実施し，好成績を収めている。

[予防] ヒナでは発症前の摘発と駆虫，未検査個体との接触制限が予防となる。ニワトリでは抗コクシジウム薬の予防投与やワクチネーションが行われている。

[消毒] オーシストは環境や薬剤に対する抵抗性が高い。消毒薬としては，オルソ剤が唯一高い効果をもつが，独特の臭気があり，オーシストの殺滅まで数時間要するため家庭内での使用は現実的でない。熱湯消毒が最も有効かつ簡便である。熱湯消毒できないものは廃棄するか，よく洗浄し天日乾燥する。また，オーシストは感染できる状態になるまで通常半日〜1日以上かかることを利用し，清掃を1日2回行い，再感染を防ぐ。

⑤クリプトスポリジウム症
Cryptosporidiosis

[原因] 鳥類から検出されるクリプトスポリジウム（Cr）は，*Cryptosporidium meleagridis*, *C. baileyi*, *C. galli*, あるいはAvian genotype Ⅰ〜Ⅳなどがある。*C. meleagridis* は小腸，大腸，排泄腔，ファブリキウス嚢に寄生し，*C. baileyi* はこれら以外にも結膜，副鼻腔，気管などの呼吸器に寄生する腸管寄生性であり，*C. galli* は胃のみに寄生する胃寄生性とされる。Avian genotypeは遺伝子系統樹上，Ⅰ，Ⅱ型が腸管寄生性，Ⅲ，Ⅳ型が胃寄生性の分類群に属する。

[生活環] Crのオーシストは排泄時すでに成熟しており，感染性を有している。またCrのオーシストは，脱嚢にコクシジウムのような膵液や胆汁への曝露の必要がなく，温かい液体中で脱嚢が可能である。このため，胃への寄生が可能となっている。脱嚢後，放出したスポロゾイトは胃あるいは腸の粘膜細胞に侵入し，コクシジウムと類似した無性生殖と有性生殖を行い，再び成熟したオーシストを便中に排泄する。一部の壁の薄い成熟オーシストは体内でスポロゾイトを放出するため，感染環が体内で成立することになる（自家感染）。

[発生種と寄生率] 鳥類では，キジ目，ガン・カモ目，オウム目，ダチョウ，フィンチなどで発生が報告されている。飼鳥では，コザクラインコにおいてgenotypeⅢと考えられるCrがよく検出される。オカメインコからはgenotypeⅡ, Ⅲ，*C. meleagridis*, *C. baileyi* などが報告され，臨床現場でもしばしば確認される。フィンチからは主に *C. galli* が報告されているが筆者はみたことがない。飼鳥における胃病変の病理調査報告では，ラブバードで 14%，オカメインコで4%，マメルリハインコで3%，フィンチで 16%の寄生が確認されている。国内の調査では，コザクラインコ 15%（25/167），ボタンインコ類0%（0/26）オカメインコ 8.4%（7/83）の報告がある（牧野，2008）。この調査にはないが，マメルリハインコでもしばしば感染がみられる。

［感染と発症］感染している鳥の便に汚染された土壌，食物，水を経口的に摂取することで感染が生じる。また，自家感染も起きる。同居鳥に感染がみられていない例もあり，宿主の防御能力が感染を左右するものと考えられる。コザクラインコにおけるgenotypeⅢ感染では，しばしば慢性感染例において発症をみる。潜伏期はおそらく3日ほどと考えられるが，実際に病状がみられ始める年齢は2歳以上と遅く，5歳以上でより多くみられる傾向にある（牧野，2008）。上記以外のCr症は，そのほとんどが日和見感染と考えられ，発症は幼若期にほかの疾患に付随してみられるか，PBFDなどによる免疫不全に伴ってみられるのみと考えられる。

［症状］

胃クリプトスポリジウム症：初期は吐き気のみが間欠的にみられる。次第に吐き気は頻繁になり，泡沫状の粘液や餌の吐出あるいは嘔吐がみられ，患鳥は痩せ衰えてゆく。進行は緩徐であり，全身状態が悪化するまで長期間を要することが多い。

腸クリプトスポリジウム症：通常は不顕性であるが，免疫の低下した個体では抗菌薬に反応しない難治性の軟便～下痢を生じることがある。オカメインコのヒナや，PBFDの鳥にまれにみられる。腸管寄生Crは，急性の胆管炎や膵炎の原因となっている可能性がある。

［診断］オーシストは非常に小さくみつけにくいが，熟練すれば直接塗抹鏡検でも発見可能である。簡易迅速ショ糖浮遊法，あるいはキニオン染色などを用いれば発見が容易となる。胃症状がみられる個体ではX線検査により腺胃拡張や腺胃内の腫瘤が観察される。

［治療］現在のところCrを確実に駆除できる薬剤はみつかっていない。CAM（800 mg/L），ニタゾキサニド（60 mg/kg，bid），パロモマイシン（100 mg/kg，bid）などを併用し，増殖を抑える。

［予防］完全な駆虫が困難であるため，繁殖状でのCr保有鳥の摘発と隔離が重要となる。同居鳥への感染を防ぐためには，Crの検査が可能な病院で検査を受ける。

［消毒］コクシジウムのオーシストと同様と考えてよい。

⑥鳥の回虫症
Ascaridia

［原因］飼鳥の回虫症は*Ascaridia hermaphrodita*，*A. platyceri*が主に報告され，*A. sergiomeirai*, *A. ornata*, *A. nicobarensis*, *A. galli*および*A. columbae*もオウム目から報告されている。オカメインコに寄生する回虫は*A. nymphii*として新種報告された（Yangら，2018）。

［発生種］オカメインコ，コニュア，ハネナガインコ，パラキート，モモイロインコなどの中型オウム類でしばしば検出される。宿主特異性は比較的低く，さまざまな種から検出される。これまで寄生率は減少する傾向にあったが，近年，再興してきている。

［生活環］回虫の虫卵は外界で2～3週間を成熟に要し，成熟卵は直接経口摂取され，小腸で幼虫となり小腸粘膜に感染する。

［症状］下痢，血便，消化吸収不良，体重減少，成長不良などがみられる。大量寄生では虫体栓塞を生じ，死を招くことがある。

［診断］虫卵は大型（70×50 μm）の楕円形で，分厚い壁をもち，便検査で容易に診断できる。駆虫に先立ち，X線検査を行い大量寄生がないか確認する。

［治療］パモ酸ピランテル（20 mg/kg，PO）を1週間ごと，2回の投薬で駆除が可能である。ただし，大量寄生の場合，駆虫薬の投与により死虫の栓塞を招く可能性が高いことから，開腹手術による外科的な摘出が検討される。

［予防］親鳥の駆虫。繁殖場の環境消毒。虫卵の成熟には日数がかかるため，1週間に1回の消毒で十分効果が得られる。

［消毒］回虫卵はさまざまな消毒薬に強い抵抗性をもち，土壌中では数年間感染性を有する。便に汚染された土壌との接触は避け，熱湯，スチーム，火炎による消毒を実施する。

⑦疥癬
Scaly leg and face

［原因］主に*Knemidokoptes mutans*はキジ目から，*K. pilae*はオウム目およびフィンチから，*K. laevis*はハト目から，*K. jamaicensis*は北アメリカのスズメ目から報告されている。トリヒゼンダニは，円形，短足のダニで，0.4×0.3 mmと小さく肉眼では観察できない。

［発生種と寄生率］一般的な飼鳥では，セキセイインコに高頻度にみられる。感染していても増殖を許すことが少ないため，実際の寄生率はかなり高いと考えられる。そのほかの飼鳥ではブンチョウ，チャボにしばしばみられる。

［生活環］トリヒゼンダニは皮膚に空けた穴で生活している。交尾は皮膚表面で行われ，受精した雌はすぐに穿孔し皮膚に潜り込み産卵する。卵は孵化し，幼ダニは皮膚表面で脱皮を繰り返して成ダニとなる。ヒゼンダニの仲間は鳥の身体を離れると長くは生きておられず，鳥同士が接触することで伝播すると考えられる。

［症状］免疫異常に伴いトリヒゼンダニが増殖し，角化亢進が起きることで独特な軽石様の皮膚病変が形成される。セキセイインコでは，口角や脚の鱗が最初に冒されやすく，しだいに嘴，ロウ膜，顎下，顔，脚全体に広がる。嘴や爪は次第に変形し過長する。重度の場合，排泄孔や全身の皮膚が冒され，衰弱死することもある。チャボやフィンチでは脚に独特なハバキが形成される。

［診断］病変部を掻爬およびテープスタンプし，特殊な薬剤で角質を溶解して顕微鏡検査する。ダニやダニ卵が検出されない場合も，特徴的な病変から暫定的に診断し治療が行われることもある。

［治療］筆者はモキシデクチン（SCATT）をセキセイインコであれば数滴，1～2週間ごとに複数回塗布する治療法を選択している。イベルメクチン（100 μg/kg）を経口投与，あるいは経皮投与，セラメクチン（6～18 mg/kg）での治療も可能である。

［予防］潜伏鳥の摘発が困難であるため予防は困難であるが，予防的投与を行う方法もある。

［消毒］鳥の身体で生活するダニであるため環境消毒は重要でない。

⑧吸血ダニ症
Blood-sucking tick disease

［原因］ワクモ（*Dermanyssus gallinae*），同属のスズメサシダニ（*D. hirundinis*），あるいはトリサシダニ（*Ornithonyssus sylviarum*）による吸血ダニがしばしば問題を起こす。

［発生種］ワクモの仲間は宿主特異性が低く，さまざまな鳥の種類から報告されている。トリサシダニは鳥類のみならず，げっ歯類，ヒ

トにも好んで寄生する。スズメサシダニはスズメなど野鳥に主に寄生する。

[寄生率] 現在，家庭内で飼育される飼鳥においてワクモの仲間が検出されることはほとんどないが，ヒトの家屋でツバメやスズメなどの野鳥が繁殖した場合，巣からダニが家屋内へ移動し飼鳥へ寄生することがある。

[生活環] ワクモは昼間，ケージや巣箱の隙間などの隠れ家で生活，繁殖し，夜になると鳥を襲い吸血する（近年は鳥の体で生活するワクモも現れた）。一般に夏季に多い。トリサシダニは一生を鳥の体表で生活，繁殖し，第一若ダニと成ダニが吸血する。一般に夏季に少ない。

[症状] 著しく吸血された場合は，貧血が生じ，元気食欲が低下する。ワクモは夜間に吸血するため，鳥は夜間に暴れることがある。

[診断] 鳥の体表あるいは環境に生息するダニを捕獲し鏡検する。ワクモはケージや巣箱の隙間で多くみつかる。

[治療] 筆者は，吸血ダニに対しては，イベルメクチン（100 μg/kg）を経口投与，あるいは経皮投与している。

[予防] 繁殖場での駆除。野鳥の巣の撤去。環境の消毒。

[消毒] ワクモは環境消毒が重要となる。卵や親ダニは熱湯消毒が有効で安全性が高い。トリサシダニは環境に生息しないため消毒は重要でない。

⑨キノウダニ（コトリハナダニ）
Air sac mite

[原因] 一般飼鳥にみられるキノウダニは*Sternostoma tracheacolum*であり，和名はコトリハナダニが与えられている。

[発生種] 飼鳥ではカナリア，コキンチョウで問題となる。

[寄生率] 駆除の行われていない繁殖場由来のカナリアやコキンチョウでは寄生率が高い。これらの種が来院した場合，気嚢ダニの存在を忘れてはならない。

[生活環] 卵から成ダニまですべての生活環を鳥の呼吸器内で過ごす。Air sac mite（気嚢ダニ）と呼ばれるが，主に鼻腔や副鼻腔，気管，肺に寄生する。伝播は直接的な接触によるもので，主に親から子への感染が重要と考えられている。

[症状] 寄生部位に炎症と粘液分泌亢進を起こし，開口呼吸，呼吸音，呼吸困難，咳，変声・無声，くしゃみ，鼻汁などの症状がみられる。重度の寄生で呼吸困難から死に至ることも多い。

[診断] 気管を下方からライトで透化させることで虫体を観察する。特徴的な症状から暫定診断し治療が行われることもある。

[治療] 筆者はSCATTを１滴，１～２週間ごとに複数回塗布する治療法を選択している。ただし，大量寄生では死亡虫体の栓塞による症状の重篤化がみられることもあり，これに対する予防的な対応を十分に行ったうえで治療を行う必要がある。

[予防] 繁殖場での駆除が推奨される。

[消毒] 環境に生息しないため消毒は重要でない。

栄養・中毒

1. 中毒・過剰症

①急性鉛中毒症
Acute lead poisoning

[原因] 通常，固形の鉛を摂取することで発症するが，なかには散弾の埋没，鉛煙の吸引，鉛塗料の舐めとりなどで発症することもある。一般家庭内の鉛源として最も多いのはカーテンウェイトであり，そのほかにハンダ，つり錘，パワーアンクルなどの錘，ワインの蓋，鏡の裏，古いペンキなどがある。また，台所（とくにガスレンジの周り）でうろうろしていたとの情報が聴取されることも多い。しかし，小型鳥では極々微量の鉛片で発症し，飼育者が鉛源を発見できる例はまれである。

[発生] 鳥種によっても感受性は大きく異なり，オカメインコではPbBが 23 μg/dLで胃腸症状を示すが，ニワトリでは 400 μg/dLを超える量であっても臨床症状を示さないと報告される。飼鳥では高頻度に発生する疾患であり，急性の消化器症状の鑑別診断に必ず加えるべきである。当院では入院鳥の３割超が重金属中毒疑いとなることもあるほどである。種別ではとくにオウム目の鳥に発生するが，これは好奇心旺盛で，嘴も鋭く顎の力が強く，グリットを蓄える性質や，野生下で鉱物を定期的に摂取する性質をもつためと考えられる。

[病態生理] 鉛の毒性は全細胞に対するものであり，その障害は汎組織的なものである。すべての組織が影響を受けるが，とくに血液・造血器系，神経系，消化器系，腎臓への影響が強く，鳥では肝臓に対しても強い影響が認められている。鉛が実験的に投与されたオカメインコでは，４日目まで症状が認められず，６～12日の間に重篤な症状を示したと報告されている。しかし，いったん発症すると，その進行は急速で48時間以内に死に至ることもある。重症度は，摂取した鉛の質や量，期間，粒子の大きさ，筋胃内の研磨物質の量と質に左右される。また，多数の小さな鉛片は表面積が大きく，急性毒性を増加させる。大きな破片は小さな破片よりも排泄し難く慢性重篤化する。

[症状]

溶血症状：鉛による急性溶血反応から，種々の溶血症状が認められる。本来白色であるはずの尿酸が，重篤な順に，赤（ヘモグロビン色），緑（ビリベルジン色），黄色（ビリルビン色）へと変色する。便は溶血により生じたビリベルジンとポルフィリンによりビリジアン色になる（溶血便）。水溶性のビリベルジンは尿へも染み出し，便の周りに緑色の輪染みをもたらす。

末梢神経症状：迷走神経障害では，消化器の弛緩性麻痺が顕著で，腺胃の拡張をはじめ，そ嚢，筋胃，腸管など各消化管のアトニーが生じ，いわゆる食滞や便秘が発現する。これらに付随して，食欲減退，廃絶，吐出，嘔吐がみられることも多い。鉛仙痛による，活動低下，膨羽，前かがみ姿勢，腹部のついばみ，腹部を蹴る動作などの腹痛症状がみられることもある。上肢の末梢神経障害により，翼の下垂が起き，初列風切がクロスしなくなり，翼の振戦や頻繁な「のび」などがみられることもある。下肢の末梢神経障害からは，片側あるいは両側性の脚麻痺がみられ，跛行，脚の挙上，握力の低下，ナックリング，開脚姿勢，犬座姿勢，止まり木からの落下などの症状が起こる。そのほかにも，頭部下垂，頭部振戦，胸筋の萎縮などが末梢神経障害によってみられる。これら神経症状は重篤な場合，後遺症として残ることがある。

中枢神経症状：軽症例では，興奮，パニック，沈うつ，凶暴化など，情緒不安定が認められる。重篤な例では間代性痙攣，強直性痙攣を起こし，死に至ることもある。また，これら中枢神経障害も後遺症として残ることがある。

消化器症状：鉛による直接的な胃障害や腸障害による症状がみられることもある。また，鳥では肝障害も起こりうる。胆汁うっ滞から尿酸の黄～緑色化が生じる。

腎不全症状：近位尿細管上皮細胞の障害により，腎不全を生じる。その結果，多尿や脚麻痺がみられることがある。多尿はオウム目で一般的である。

[診断] 突発的な病鳥徴候，溶血症状（とくに濃緑色便，尿酸の色彩変化），神経症状など鉛中毒の特徴的な症状がみられた場合，鉛中毒症が疑われる。X線検査では鉛片が明瞭視されることが多いが，一部の個体は金属陰影が認められない。このため症状やほかの検査所見から総合して，暫定診断を行うことが多い。血液中の鉛濃度を測定することで鉛中毒症の確定診断を得ることができるが（40 μg/dL以上で適切な症状が伴う場合鉛中毒と診断），かなりの血液量が必要となるため小型鳥では実際的ではない（海外では少量で計測できる機器があり，本邦でも近々利用可能である）。鉛中毒であればキレート療法にすばやく反応することから，治療的診断を行うことも多い。

[治療] D-ペニシラミン（55 mg/kg, bid, POあるいは，400 mg/L）とCaEDTA（30 mg/kg, tid～sid, IM）の併用療法を筆者は実施している。グリチルリチン酸（100 mg/L），ウルソデオキシコール酸（400 mg/kg/日），グルタチオン（200 mg/L），チオプロニン（200 mg/L），ラクツロース（4,000 mg/L），モサプリド（40 mg/L），キレート剤と競合しない胃薬としてテプレノン（100 mg/L）なども用いている。鉛仙痛に対してはグルコン酸カルシウム（50～100 mg/kg, IM）が効果的である。そ嚢内に鉛が存在する場合は，そ嚢洗浄による物理的な排除を試すが，体力次第である。また，鉛中毒症は全身を冒す疾患であり，原因療法・対症療法だけでなく支持療法により全身状態の改善に努める必要がある。

[予防] ながら放鳥を行わない。放鳥を行う部屋は鉛源を排除する。餌内に混入した鉛を除去する。

②亜鉛中毒症
Zinc poisoning

[原因] 亜鉛は，金属の防錆加工である「メッキ」に一般的に用いられており，亜鉛メッキは家庭内にも多く存在する。鳥用ケージや，鳥用として販売されている器具や食器，おもちゃなどの防錆加工も多くが亜鉛メッキである。また合金として用いられることも多く，5円，500円硬貨にも亜鉛が数割含有される。鳥は，亜鉛そのもの，あるいは亜鉛メッキ加工された小さな金属片，亜鉛メッキに付着した白錆（とくに毒性が高い），はがれたまたは，はがされた亜鉛メッキなどを，摂食あるいは舐めとり発症する。亜鉛メッキには鉛も含有することから，鉛中毒も同時に発生することがある。

[発生] 飼鳥では鉛中毒同様，オウム目の鳥に発生する傾向がある。

[症状] 鉛中毒よりも神経症状が強い。急性例は，膨羽，床に下りる，嗜眠，食欲廃絶，体重減少，食滞，緑がかった下痢，運動失調，横臥位，死亡などがみられ，慢性例では，断続性の嗜眠，燕下困難，抑うつなどの症状がみられる。

[診断] 消化管内に亜鉛片が存在する場合，X線写真に明瞭に描写されるが，すでに吸収されている場合，金属陰影が認められない。血液中の亜鉛濃度を測定することで亜鉛中毒症の確定診断を得ることができる（200 μg/dL以上で適切な症状が伴う場合亜鉛中毒と診断）。ただし，血液量がかなり必要となる。亜鉛中毒は鉛中毒と同様の治療にすばやく反応するため，小型鳥では治療的診断とすることが多い。

[治療] 鉛中毒と同様である。

[予防] 亜鉛メッキ製品を除去する。亜鉛メッキケージは錆びる前に交換するか，ステンレスあるいはアルミ製のケージにする。とくに粗悪な亜鉛メッキケージは，より亜鉛中毒症が発生しやすいとされる。亜鉛メッキは，ブラシと弱酸性溶剤（酢）で磨くことにより減少しうる。

③銅中毒症
Copper poisoning

[原因] 飼鳥において最も一般的なのは電気コードに含まれる銅線の摂食である。それ以外にも，銅製の食器やおもちゃ，インテリアなどが銅中毒症の原因となる。

[発生] 鳥は哺乳類に比較して銅に耐性があると考えられており，頻度は少ない。

[症状] 鳥において，精巣の萎縮，口腔の潰瘍形成，貧血，壊疽性皮膚炎，腺胃拡張，腺胃と筋胃の壊死の原因として認められている。

[診断] 消化管内に銅片が存在する場合，X線写真に明瞭に描写される。血液中の銅濃度を測定することで銅中毒症の確定診断を得ることができる。

[治療] 鉛中毒と同様である。

[予防] 銅製品を除去する。

④鉄貯蔵病（ヘモクロマトーシス・鉄過剰症）
Iron storage disease・Hemochromatosis・Iron overload

[原因] 鉄貯蔵病では，何らかの原因によって体組織に鉄分が過剰に蓄積し，鉄の毒性により肝臓を中心とした蓄積臓器において障害が発生する。通常，鉄分は経口的に過剰摂取しても，十二指腸粘膜からの吸収は防御機構によって制限される。ところが一部の鳥種（鉄貯蔵病感受性種）では，鉄分が過剰に吸収されることがある。おそらくこれら感受性種では鉄吸収規制に必要な十二指腸粘膜防御機構が遺伝的に欠損していると考えられている。しかし，これら感受性種に高用量の鉄分を給与しても鉄過剰症の割合が増加しないことから，発症には個体差あるいはほかのストレス因子が関与していると考えられている。また，ヒインコ科の鳥では，鉄分の吸収を促すビタミンC（VC）の過剰摂取が鉄過剰症の発生に関与していると考えられている。これら鉄貯蔵病を起こす種類の鳥は熱帯雨林で主に果実を食べる種類であり，その食性と鉄吸収システムに何らかの関係があると推測される。

[発生] 発生には種差があり，果実食性，食虫性，および雑食性の鳥は，肝臓に鉄をより蓄積する傾向にある。飼鳥では，とくにキュウカンチョウ，オオハシの仲間での報告が多く，感受性種と呼ばれる。オウム目での報告は少ないが，ヒインコ科は例外でしばしば報告される。

[症状] オオハシ科は，前兆なしに突然死する，あるいは腹部膨満や呼吸困難，羽質低下，一般症状が死の直前にみられることもある。キュウカンチョウにおける症状の進行は緩徐である。典型的な例では，肝肥大と，それに伴う腹水が相まって顕著な腹部膨満がみられる。また，一般症状に加え，呼吸器への腹水流入や，肝肥大・腹水貯留による気嚢スペースの縮小により，呼吸困難，咳，くしゃみ，鼻汁（実際には喀水），喘鳴，変声～無声などの呼吸器症状を招く。ヒインコ科では，肝肥大や突然死に加え，呼吸器症状，神経症状なども報告されている。そのほかの種類でもしばしば原因不明，慢性の肝不全例の病理検査（生検あるいは死後）でヘモクロマトーシスに遭遇する。

[診断] X線検査では，肝肥大が確認されるが，血液検査では肝機能検査が正常であることもあり，肝障害を見逃すおそれがある。ヒトでは血清鉄濃度などさまざまな特殊検査が行われるが，鳥では信頼性が低いとされる。現在のところ，肝生検が生前の鳥の鉄貯蔵病を確実に診断し，監視するための唯一の方法とされている。鉄分およびVCの制限が行われていない感受性種において，非感染性の肝不全が認められた場合，通常は本症である。

[治療] 毎週，あるいは月に1～2回の瀉血が推奨される。鉄キレート療法は賛否が分かれる。筆者は，肝不全に対してはグリチルリチン酸（100 mg/L），ウルソデオキシコール酸（400 mg/kg/日），グルタチオン（200 mg/L），チオプロニン（200 mg/L），ラクツロース（4,000 mg/L）などを用いている。食餌療法，対症療法も重要である。

[予防] 鉄貯蔵病を予防するために 100 ppm以下の餌中鉄濃度が推奨される。また，吸収されやすい鉄分を含む動物性タンパク質や比較的多くの鉄分を含む果物（ブドウ，レーズン，プルーンなど），また吸収を促すVCの多い果物は制限すべきと考えられている。

⑤アボカド中毒症
Avocado toxicosis

[原因] 飼鳥が好み，家庭内に普通に存在し，かつ致死的という点で，家庭内における最も危険な物質はアボカドである。アボカドの果実を含むすべての部分に含まれるペルシンが鳥に対して毒性をもつと

考えられている。ウサギの研究ではガテマラおよびナバル品種の毒性が強く，メキシコ品種は無毒とする結果が出ている。セキセイインコとカナリアの研究では，ガテマラ，フェルテ品種で毒性が証明されている。

［発生］ 家庭内で一般的に食される果物であり，鳥も好むことからしばしばみられる。

［発症］ アボカド摂取後9～15時間，少なくとも24時間以内に発症することが多く，発症後はかなり短時間で死亡する。

［症状］ 少量摂取の場合，床に下りる，食欲不振，膨羽，呼吸数増加，呼吸困難，開翼，沈うつなどの後に回復することもあるが，大量摂取の場合，急激重度の呼吸困難を起こし死亡する。

［診断］ 飼育者からの稟告聴取による。X線検査で肺全域の高陰影像が確認できる。

［治療］ ペルシンの毒性は，肺や心臓に対するものであり，筆者はフロセミド（4 mg/kg，bid，SC）やエナラプリル（10～50 mg/L）を使用している。また，呼吸困難に対して酸素吸入を行う。食べた直後の個体に対しては，そ嚢洗浄や活性炭による毒素の吸着を試みている。

［予防］ 放鳥中は目を離さない。食事中に放鳥しない。ダイニングやキッチンでの放鳥を行わない。アボカドを調理した包丁やまな板はよく洗ってから使用する。

⑥チョコレート中毒症
Chocolate toxicosis

［原因］ チョコレートはすべての鳥に有害であり，含有するテオブロミンとカフェインが問題を起こす。テオブロミンはホスホジエステラーゼの阻害から，cAMPの増加，カテコラミンの放出をもたらし，カフェインは直接的，およびいくつかの機序により循環器および中枢神経に障害をもたらす。

［発生］ チョコレートは家庭内に一般的に存在し，鳥は甘いものを好むことから，しばしば遭遇する中毒症である。

［発症］ 循環器障害および中枢神経障害は，摂取より数時間以内に発症する。

［症状］ 循環器障害（不整脈，徐脈あるいは頻脈，高血圧，全身のうっ血など），中枢神経症状（振戦，痙攣，興奮，開翼開口，呼吸促迫，昏睡など），および死を引き起こす。胃腸障害から，嘔吐，下痢，胃出血による黒色便などがみられることもある。

［診断］ 飼育者からの稟告聴取による。

［治療］ 直後であれば活性炭の投与，そ嚢洗浄，胃洗浄が有効である。特異的な解毒剤はなく，その後現れた症状に対する対症療法，支持療法が基本となる。

［予防］ チョコレートあるいはチョコレートを含有する食品・飲料品を与えない。食事中に放鳥しない。食べこぼしに注意する。

⑦塩化ナトリウム（塩）中毒
Sodium chloride（salt）toxicosis

［原因］ 通常，自由飲水下であれば過剰症はまず発生しない（キジでは7.5%まで発症しない）。しかし，発情期にCaを摂取しようと塩土を過食したり，高塩分のヒト用食品を与えられたり，誤食したりすることで発生する可能性がある。

［症状］ 塩化ナトリウムの過剰摂取は多飲多尿を招き，また脳浮腫と出血から中枢神経症状（抑うつ，興奮，振戦，後弓反張，運動失調，痙攣），死亡を引き起こしうる。

［診断］ 飼育者からの稟告聴取，血液検査による高ナトリウム値による。

［治療］ 適切な輸液剤による体液平衡の改善などを行う。

［予防］ 塩土を常にケージの中に入れておかない（とくに発情期）。塩分の濃い食品を与えない。

⑧水中毒
Water intoxication

［原因］ 親鳥は幼鳥の発育段階に応じて挿し餌の水分量を徐々に減らすが，人工飼育の際，飼育者が未熟であると水分過剰症が発生する。希釈された低栄養の餌が与えられ続けると血液は希釈され，低Na血症，そして水中毒を発症し幼鳥は衰弱する。

［発生］ 人工飼料で挿し餌中のヒナに発生する。挿し餌中の幼鳥に起こる最も大きな問題は水分の過剰とする栄養学者もいる（Roudybushら，1986）。また，成鳥でも一部の多飲症によって生じることがある。

［症状］ オカメインコにおいて，餌の催促の増加あるいは過剰，そ嚢停滞と感染症，徐々に濃くなる便の色，衰弱，嗜眠，死亡が観察されている。深刻な電解質異常は，脳障害，消化器障害，腎不全などを起こし死を招く。

［診断］ 育雛飼料の水分量の聴取や，そ嚢に溜まった水っぽい餌，多尿などで疑われる。血液検査による電解質バランスの異常，PCVの低下で診断される。

［治療］ 通常は育雛飼料の水分量の適正化により改善するが，重篤な場合，電解質バランスを整えるための補液を行う必要がある。多飲症の個体では慎重に飲水量を減量させる。

［予防］ 人工育雛では，幼鳥が食べられる限界の固さでまず給餌し，食べなければ軟らかくすることで防ぐことができる。

⑨吸入中毒症
Inhalation poisoning

［原因］ ポリテトラフルオロエチレン（PTFE）が有名であるが，揮発し，刺激性のあるすべての物質（塩素，アスファルトフェーム，スプレー，香料，煙など）が，鳥の呼吸器（とくに気管と肺）に充うっ血をもたらし，呼吸困難から死を招く。ポリテトラフルオロエチレン（PTFE）は，テフロン®などさまざまな焦げ付き防止表面に使用されるフッ化炭素樹脂であり，調理器具に限らず，さまざまな加熱製品に使用されている。これらの表面がおよそ280℃以上（200℃以上ともいわれる）に加熱されるとPTFEは分解し，毒性ガスを排出しはじめる。毒性ガスは肺組織の出血や水腫を起こし，呼吸不全や死を招く。

［発生］ 海外では，PTFEガス中毒は，鳥の突然死の最も主要な原因であり，毎年数百羽死亡しているとする臨床家もいる。本邦ではそこまでの発生報告はない。新しい加熱製品を使用した後に発症することが多いが，製品にPTFEが含まれない例もあり，PTFEのみならずさまざまな揮発物質が鳥の肺に障害を与えると考えられる。

[発症] 吸入後，数分で発症し，多くの場合，1日と持たずに死亡する。

[症状] 開口呼吸，呼吸促迫，喘鳴，スターゲイジング，乾性の咳，ふらつき，虚脱などがみられ，突然死する。死の直前に喀血することもある。

[診断] 飼育者からの稟告聴取による。X線検査で肺全域の高陰影像が確認できるが，通常は撮影可能な状況ではない。CTでは肺の充うっ血像が確認できる。

[治療] 通常，治療を待たずに死亡する。軽度例では酸素化，デキサメタゾン（0.5 mg/10mL）やテルブタリン（0.02 mg/kg/10mL）の吸入療法（5～15分）に反応することがある。フロセミド（80 mg/L）の投与が功を奏することがある。

[予防] 加熱調理器具が多く存在するキッチンでは鳥を飼育しない。調理中は十分な換気を行う。保温器具をはじめ加熱される製品は，しばらく鳥のいないところで使用して揮発成分を飛ばす。また，鳥のいる空間ではたとえ安全といわれていても，臭気が出るもの，揮発性のもの，スプレー状のものを使わない。

⑩ビタミンD_3過剰症
Hypervitaminosis D_3

[原因] ビタミンD（VD）にはD_2とD_3が存在するが，鳥はD_2をほとんど利用できない。このためD_3が必要となる。VD_3は動物の体内でコレステロールが代謝を受けてプロビタミンD_3となった後紫外線（UVB）を受けて生成される。このため，動物体内に存在し，動物を丸ごと捕食する肉食鳥では外部からの摂取が可能である。しかし，穀食鳥などでは体内で生成するのみとなるが，飼鳥は日光浴が不十分となりがちでありVD_3が含有されるビタミン剤，あるいはペレットを使用することになる。これらに含まれるVD_3は少量であり，また体内で生成されるVD_3は必要以上に生成されないため過剰症は通常発生しない。過剰症はサプリメントの過剰投与など，外部より過剰なVD_3を摂取したときに発生する。飼鳥の維持期におけるVD_3の推奨量は 1,000 IU/kgとされ，中毒量はその4～10倍と考えられる。VD_3の過剰は，Caの吸収および再吸収の増加から，高Ca血症を引き起こす。その結果，体内でのCa沈着（石灰化）を引き起こす。

[発生] VD_3は欠乏しやすく必要性も高いビタミンだが，許容量が狭いことから過量投与になりがちである。とくに，マコウ（コンゴウインコ類）やヨウムは感受性が高いと考えられている。

[症状] 軟部組織の石灰化（とくに腎臓）により，多尿，元気・食欲低下，下痢，跛行などの症状がみられる。高Ca血症から，心不全，痙攣，ショックを起こすこともありえる。また，成長期では骨格の形成異常を引き起こす。

[診断] 飼育者からの稟告聴取，およびX線検査による腎臓の石灰化，血液検査による高Ca血症などによる。

[治療] VD_3およびCaの投与を中止する。適切な輸液により電解質バランスを補整する。診断が確定できている場合プレドニゾロン5 mg/Lを使用する。腎不全治療は後述。

[予防] ビタミン剤を投与する際，適切な容量を用いる。ペレットを使用している場合，ビタミン剤の追加投与は慎重に行う。必要量が増す繁殖期においても，VD_3の投与は推奨量以内とし，日光浴による生合成で補わせるよう努める。

2. 栄養失調

①ビタミンB_1（チアミン）欠乏症
Thiamine deficiency

[原因] ビタミンB_1（VB_1）は糖代謝に重要な補酵素として働き，欠乏により神経の糖代謝阻害が生じて多発性神経炎を起こす。VB_1は飼料に豊富に含まれており，通常欠乏することがない。しかし，VB_1は水溶性ビタミンであり体に貯蔵されることが一切ないため，VB_1が少ない飼料やVB_1が溶出した飼料（アワ玉）を与えられていたり，VB_1の吸収を阻害する物質であるアンプロリウム（抗コクシジウム薬）や，チアミナーゼ（ある種の生魚に含まれる），ある種の酸（コーヒー酸，クロロゲン酸，タンニン酸）が与えられていたり，VB_1を破壊することがある亜硫酸塩（防腐剤）が与えられたりしていると容易に欠乏を起こす。

[発生] かつてはアワ玉飼育されている巣立ち後の幼若鳥に非常に多くみられたが，パウダーフードが適切に与えられている昨今はみる機会がほとんどない。

[症状] 神経炎は末梢の屈筋より始まり，握力の低下が生じるため，典型的な例では趾の屈曲不全を生じる（脚気）。神経炎は脚から始まるため脚気と呼ばれる。症状から事故の存在を訴える飼育者も多いがきっかけに過ぎない。麻痺は脚全体，そして対足に広がり，進行すると翼の振戦・下垂を起こす。最終的には中枢神経が障害を受け，後弓反張，強直性・間代性の痙攣を生じ死亡する（ウェルニケ脳症）。また，食欲低下や開口呼吸を起こすことも多い。

[診断] VB_1欠乏症はVB_1の注射により，短い場合には数分，遅くとも翌日には何らかの回復傾向が認められる。

[治療] VB_1（10 mg/kg，SCあるいは 200 mg/L）の投与。

[予防] VB_1が含まれた飼料を適切に与える。とくに育雛期は適切な栄養価を含むパウダーフードの使用が薦められる。

②ビタミンA欠乏症
Hypovitaminosis A

[原因] ビタミンA（VA）は，穀食鳥や果実食鳥ではβカロチンより肝臓で形成される。VAはさまざまな生理作用を有するが，すべての外界と接する体表，体腔の上皮細胞の維持に重要な役割をもち，欠乏により上皮の角化亢進を起こす。

[発生] 穀類にはβカロチンが含まれないため，青菜やビタミン剤，ペレットを給与されていない個体で生じる。

[症状]

眼疾患：上皮の障害による角膜乾燥症，結膜炎，涙管閉鎖による流涙など。また，VAからつくられるロドプシンの欠乏により夜間視力が衰える夜盲症が生じる。

呼吸器疾患：呼吸器粘膜を過角化させ粘膜バリアが破壊することで病原体の進入を容易とし，呼吸器疾患の潜在的な要因となる。

消化器疾患：口腔，口角あるいはそ嚢粘膜の角化亢進，粘液腺の化生による塞栓は患部でのカンジダやグラム陰性菌の増殖を招く。腸ではVA欠乏により杯状細胞が減少し腸炎を引き起こす。炎症を起こした腸はVAの合成や吸収を阻害して悪循環を招く。

腎臓疾患：腎臓では尿細管上皮の角化亢進により，尿細管の塞栓が起き，尿酸が蓄積して腎機能を障害し，腎不全や痛風を起こす。

易感染性：オカメインコでは二次抗体価の減少による免疫低下が確認されている。

成長不良：さまざまな要因により成長を阻害するが，とくにVDとともに骨の成長に関与する。

［診断］上部呼吸器症状，後鼻孔乳頭の鈍化・消失，そして鼻汁，そ嚢液，便検査で検出される角化細胞数の増加などから推察される。

［治療］ヒナでは適切なパウダーフードへの変更，成鳥では良質なペレットへの変更，種餌の場合はネクトンSを併用する。

［予防］穀食鳥は植物から摂取したβカロチンを腸で変換しVA源として利用している。幼鳥はβカロチンの変換が不十分であるため，幼少期は緑黄色野菜を与えるよりもVAを飼料に添加するほうが有利と考えられる。成鳥では，セキセイインコで1日40 IUが必要とされ，これはコマツナで2枚近くに相当し，ペレットを食べない個体ではビタミン剤の常時使用が推奨される。育雛期は適切なパウダーフードが使用されることで予防が可能である。

③ビタミンD欠乏症
Hypovitaminosis D

［原因］活性型のビタミンD_3（VD_3）は，腸管，骨，腎臓に作用して血中のCa，P濃度の増加をもたらす。とくに腸管でのCa吸収はVD_3に依存しており，VD_3欠乏は代謝性骨障害をもたらす。鳥類はVD_2利用率が低く（VD_3の約 1/30）VD_3のみを利用する。VD_3は植物には一切含まれないため，穀食鳥や果実食鳥は体内で合成する必要がある。VD_3はコレステロールが体表でUV-B（280～320 nmの中波紫外線）の照射を受けてつくられる。このため，ビタミン剤やペレットを与えられていない個体では，日光浴の不足がVD_3欠乏症の原因となる。また，UV-Bはガラスを通過し難いため，ガラス越しの日光浴をしている個体での発生も多い。

［発生］幼鳥および産卵鳥で発生することが多い。骨軟症はオカメインコでの発生が多い。とくに日光浴をさせなくなる冬場での発生率が高い。

［症状］Caの吸収不良により，幼鳥ではくる病，成長不良が生じ，成鳥では骨軟症，骨粗鬆症，骨折，卵塞が生じやすくなり，低Ca血症から痙攣などを招くこともある。

［診断］血液検査による血中Ca濃度，X線検査による骨密度などを指標とする。

［治療］VD_3は中毒を起こしやすいため，投薬は行わず，適切な食餌指導と日光浴指示を行うことが多い。

［予防］1日に最低 15分の日光浴が推奨される。直射日光でなくてもかまわないとされるが，ガラス越しは効果が著しく低いため，窓は開ける必要がある。また，十分な日光浴ができない家庭や，VD_3の必要量が増加する時期は，ペレットを食べない個体ではビタミン剤でのベースアップが必要となる。ただしVD_3は毒性が高いためあくまでも必要量以内とする。ヨウムはCa代謝に先天的な異常がある個体が存在するとされ，そのような個体では適切なCa-VD_3供給を行う必要がある。幼鳥では，VD_3の経口投与は効果がない可能性があり，親鳥へのCa-VD_3投与が最大の予防との意見がある。

④その他ビタミンの欠乏症

ビタミンC（アスコルビン酸）：アスコルビン酸は，いくつかの種を除けば鳥類では体内で完全に合成できるため厳密にいえばビタミンではない。それどころか鳥類では鉄分の過剰吸収を促し，鉄貯蔵病を招く可能性があるため制限することが推奨される。しかし，合成が困難であったり要求量が多くなったりする状況もあり，常時投与が必要と考える臨床家もいる。

ビタミンB群：幼少期の指曲がりやペローシス，羽毛障害，皮膚粘膜障害，神経障害などはビタミンB群の欠乏と関係があると推測され，積極的な投与が推奨される。

ビタミンE：ビタミンE（VE）は種子に十分含まれるため，通常欠乏しないが，VE欠乏症はニワトリの大脳壊死症でよく知られており，オカメインコにおいても神経症状が多発すると報告されている。フクロウ類においてVE欠乏を疑う症例にしばしば遭遇する。

ビタミンK：ビタミンK（VK）は止血に重要な役割をもつため，欠乏により出血傾向が生じる。緑黄色野菜に含まれ，また腸内細菌も産生している。緑黄色野菜を食べない，抗菌薬の長期投与により腸内細菌数が減少している，胆管閉塞によりVKの吸収に必要な胆汁の分泌が少ないなどの状況ではVKを積極的に投与する必要がある。鳥類専用のVKを重視したサプリメント（ネクトン®Q）も販売されている。

⑤甲状腺腫
Goiter

［原因］ヨウ素は甲状腺ホルモンを合成するうえで核となる重要な物質であり，ヨウ素欠乏食を長期に与え続けると貯蔵量が枯渇し甲状腺ホルモン（thyroid hormone：TH）の産生・分泌量が低下する。循環THの減少は，負のフィードバック制御により下垂体甲状腺刺激ホルモン分泌細胞から甲状腺刺激ホルモン（thyroid stimulating hormone：TSH）の産生と分泌を促す。TSHは甲状腺に対しTHの合成と放出を促すとともに，甲状腺の発達と成長を促す。しかし，ヨウ素欠乏により甲状腺はTHを合成することができずTSHは恒常的に分泌され続け，慢性的なTSHの刺激を受けた甲状腺は過形成を起こし，ひいては異形成を起こし腫大する。穀類にはヨウ素が含まれていないため，ほかの副食あるいはサプリメントからヨウ素を摂取しなければならない。しかし，多くの飼育者がこれを怠っており，また，甲状腺誘発物質であるゴイトロゲンを多く含む物質（アブラナ科植物，マメ科植物など）が多給されているため，甲状腺腫の発生頻度は非常に高い。

［発生］セキセイインコに著しく多い。古い報告だが，セキセイインコの死亡原因のうち甲状腺腫が2番目に多く，23.8％が甲状腺腫によって死亡したとする報告もある。近年においてもブロッコリーの給与による大量死が報告されている（Loukopoulosら，2015）。セキセイインコ以外ではハト，カナリア，コンゴウインコで多いとされるが，いずれの鳥種でも発生する。オカメインコなどの胸の深い種類ではなかなか気づかれない。報告は少ないが，ブンチョウにも著しく多く，その発生頻度はセキセイインコを上回る可能性がある。

中高齢での発生がほとんどである。

[症状] 鳥類の甲状腺は，胸郭入り口の狭い区域に存在し，腫脹することで呼吸器（気管，鳴管，頸気嚢・鎖骨間気嚢，肺），消化器（後部食道），循環器（総頸動脈などの大血管，心臓）などを圧迫しさまざまな症状を引き起こす。圧迫症状は，夜あるいは暗くした際に悪化してみられる傾向がある。これはTSHの概日周期と関係があると考えられている。

呼吸器障害：甲状腺腫の最も頻度の高い症状は，気管および鳴管の圧迫による開口呼吸，呼吸音（ヒューヒュー，キューキュー，ギューギューなど）である。呼吸音は「勝手に声が出ている」と表現される。進行すると乾性の咳（ケッケッ）がみられる。とくにシードを食している最中あるいは食直後にみられることが多い。気管の圧迫が慢性重度になると，呼吸困難（スターゲイジング，チアノーゼなど）が認められるようになる。

消化器障害：食道の圧迫によりシードを食べている最中あるいは直後に，「むせたように」少量吐き出されたと聴取されることがある。重度となると，餌の通過は遅延し，そ嚢内に餌が滞留する。

循環器障害：心臓あるいは頸動脈の直接的な圧迫，慢性的な呼吸困難，甲状腺機能低下症は循環器障害を引き起こす。

甲状腺機能低下症：THの減少により，膨羽，嗜眠，肥満，脂肪腫，顔の皮膚の腫脹した様子（粘液水腫），不規則な換羽，換羽不全および異常な羽毛の発育（綿羽症）などの甲状腺機能低下症の症状が観察される可能性がある。

[診断] 特徴的な症状と飼育環境から診断される。X線検査で甲状腺の腫大が観察可能だが，呼吸困難のある個体ではリスクがあるため実施することはない。CT検査は保定せずに甲状腺の大きさを確認できる最も有用な検査である。

[治療] 筆者は軽度であっても，レボチロキシン（チラージンS錠 50μg/L）の投与を行う。呼吸困難のある個体では酸素の投与などが行われる。重篤な症例ではプレドニゾロン5mg/Lを使用することもある。飛翔時に喀血して死亡することが多く，絶対安静が推奨される。

[予防] ヨウ素の適切な投与により予防が可能。ボレー粉など海産物にヨウ素は含まれるが，摂取量が安定しないため，ヨウ素の含有されたネクトン®Sのようなビタミン剤の使用，あるいはペレット食への移行が推奨される。ヨウ素は過剰投与でも甲状腺腫を起こすため単剤での追加投与は注意を要する。甲状腺腫が起きやすい個体や種では，甲状腺腫誘発物質を多く含むアブラナ科（キャベツ，コマツナ，ブロッコリーなど）やマメ科（トウミョウなど）などは避け，ほかのVAが豊富なキク科（サラダナ，リーフレタス，春菊）やセリ科（パセリ，ニンジン），シソ科（オオバ）などを与えるようにする。

⑥カルシウム欠乏症
Calcium (Ca) deficiency

[原因] カルシウム（Ca）の給与不足や吸収不良（VD_3不足，吸収阻害物質の多給，胆汁分泌障害），過産卵に伴う必要量の増大，あるいは先天的な要因によって生じる。

[発生] 産卵している場合，Ca源を追加で与えないかぎり必ずCa欠乏症となる。Ca源を与えていたとしても摂取しない個体も多く，摂取していてもVD_3不足からCaの吸収不良による欠乏症が生じる。また穀食鳥では過産卵の個体も多くこれらの鳥ではCa，VD_3を与えていてもCa欠乏症が必発する。このため，本邦の飼鳥ではCa欠乏症が一般的である。大型鳥では，幼少期のヨウムが低Ca血症を起こしやすい。これは骨格からのCa動員が先天的に困難なためと説明されている。

[症状] 成長期ではくる病，成鳥では神経症状（振戦，痙攣，麻痺など），骨折，産卵前であれば卵塞，産卵後であれば産褥麻痺などの原因となる。

[診断] 血液検査による低Ca血症の証明，X線検査による骨の異常像の描出などによる。

[治療] 神経症状を呈している鳥に対しては，グルコン酸カルシウム（50～100 mg/kg, IM）を投与する。それ以外では適切な栄養への是正と日光浴指示にとどまることが多いが，産中・産後などではネクトン®MSAなどのサプリメントを使用してもらうこともある。

[予防] ボレー粉など適切なCa源の投与。VD_3に関しては，サプリメントでベースラインを確保し，日光浴で必要量の増大に対応する方法を推奨している。

⑦くる病
Rickets

[原因] CaやPが欠乏すると骨の石灰化障害が生じ，類骨組織が増加する。これが成長期に起きた場合くる病と呼ばれる（成長期以降では骨軟化症）。くる病は，CaやPの欠乏，あるいはVD_3の欠乏によって主に生じる。鳥類の幼若個体（ヒナ）は哺乳類の約5倍の速度で成長し，とくに成長の速い晩成鳥のヒナは5倍多くのCaを沈着させる必要があり，くる病を生じやすい。親鳥へのCa·P源の給与不足や，人工育雛の場合，適切なパウダーフードが与えられず，アワ玉などの不十分な飼料で育雛が行われた場合の発生率が高い。また，Caの吸収に必要なVD_3の欠乏（日光浴不足あるいはVD_3添加不足）によっても生じる。さらに，脂質，フィチン酸，シュウ酸，食物繊維，テトラサイクリン系，ニューキノロン系抗菌薬など，Caと結合し吸収を阻害する物質の多給もくる病を起こしうる。ステロイド，タンパク質の欠乏あるいは過剰，そしてアスコルビン酸の合成不全などでもCa欠乏が起きる可能性がある。

[発生] 不適切な飼育管理下の親鳥や，過産卵の親鳥から生まれたヒナ，Ca源が添加されていないアワ玉で育てられたヒナに多発する。

[症状] 典型的なくる病では，跛行，成鳥遅延，矮躯化，小さく屈曲した上嘴，O脚，そして波打った竜骨がみられる。若木骨折の発生も多い。

[診断] 特徴的な外見およびX線検査。X線写真では，骨密度の明らかな低下と骨端線の拡大と長骨の透化亢進がみられる。

[治療] 初期であれば適切な栄養管理により石灰化は正常に行われるようになるが，すでに大きく変化してしまった骨の歪みは戻らない。矮小化した嘴は正常に成長する。

[予防] 親鳥へ適切にCa，P，VD_3（あるいは日光浴）を給与する。人工育雛する場合には，ミネラルが適切に添加された育雛餌を使用する。本邦では伝統的に育雛餌を手作りするが，CaおよびPを適切に添加するのは難しい。Caは 0.9%が推奨量だが，1.2%以上で有害

となり安全域が狭い。また，Ca：P比も重要であり，２：１が推奨されるが，2.5：１の比率でさえ逆にくる病を招くおそれがある。鳥類の栄養学に基づき研究開発されたパウダーフードはくる病を起こす可能性が低い。

⑧塩分欠乏症
Salt deficiency

穀類は塩分をほとんど含まず塩分欠乏症が起きやすい。欠乏による多飲多尿，慢性的な体調不良，成長の低下を起こし，重大な場合はショック死するとされる。しかし，飼鳥に対し塩分を与えていないケースは多々あり，それらにおいて実害をみることはない。むしろ塩土の過剰摂取による問題が目立つ。筆者は適切に塩分が配合されたペレット食を推奨している。

⑨タンパク質欠乏症・アミノ酸欠乏症
Protein deficiency・Amino acid deficiency

［原因］ 成鳥で飼料中に 10％前後，幼鳥で 20％前後のタンパク質を必要とする。繁殖鳥や換羽中の鳥も必要量が増大する。タンパク質欠乏症は，飼料中のタンパク質量の欠乏や，タンパク質の消化不良（AGY症やPDD，胃癌などの胃障害や膵外分泌不全），吸収不良（腸障害）などで生じる。また，タンパク総量が足りていてもアミノ酸の不均衡により障害が生じることも多い。鳥類の幼若鳥は 10種の必須アミノ酸に加え，グリシンおよびプロリンを要求する（グルタミンも半必須）。1種類のみのアミノ酸欠乏によってもタンパク質欠乏症と同様の症状がみられる。

［発生］ 通常の穀食鳥用飼料はタンパク質量が 10％前後と固定されており，必要量の増大期（換羽中，繁殖中，病後など）には，これを過食し余剰のエネルギーは燃焼することで必要なタンパク質量を確保している。しかし，何らかの問題により過食が制限された場合には必要なタンパク質量が確保できず，これらの時期に欠乏症が生じることが多い。また，タンパク含有量の少ない市販のアワ玉（10％前後）などの飼料で育雛された幼鳥での発生率は高い。また胃障害を起こしやすいセキセイインコでの発生率は高い。アミノ酸欠乏症は穀食鳥で穀類にリジンやメチオニンの含有率が低いためこれらの欠乏症が生じやすい。

［症状］ 成長期にタンパク質が欠乏した場合，成長不良が生じる。ニワトリでは体重の約６～７％が損失する。オカメインコでは死亡するまで体重が維持されるが，晩成鳥における体重の停滞は早成鳥の体重減少に匹敵する。また，欠乏分を過食で補おうとして水分過剰症が発生し，最終的には食欲不振を起こし体重が減少する。また羽毛の発育不全も顕著である。成鳥では過食分のエネルギーが消費しきれなかった場合の肥満が顕著である。アミノ酸欠乏症では，成長不良と繁殖成績の低下，異常羽毛などが生じる可能性がある。とくに，羽毛・嘴・爪などの原材料であるメチオニンやシスチンや，羽毛の正常化に重要であるリジンやアルギニンなどの欠乏により，ストレスラインなどの羽毛の形成異常や爪・嘴の軟化や変形がみられる可能性がある。

［診断］ 飼料の聴取，および羽毛症状などから疑う。

［治療］ 正常な飼料への変更を行う。高濃度のタンパク質に対する肝臓のタンパク代謝酵素の適応は最低３日必要と考えられ，急速な変更は高尿酸血症，高窒素血症，高アンモニア血症を起こす危険性があるため徐々に変更する必要がある。アミノ酸欠乏に関してはネクトン®BIO（ネクトン社）などの鳥用のアミノ酸サプリメントを使用する。

［予防］ 通常，必要量の増大がないかぎり一般的な配合の穀類（アワ，ヒエ，キビ，カナリーシード）でタンパク質はまかなうことが可能である。穀類の配合を変更する場合は注意が必要。増大期には適切な飼料を使用するかサプリメントで補う。種子でタンパク質量の増大を行う際は，タンパク質の多い種子は脂質も多い点に注意する。カナリーシードは高タンパクで脂質はさほど高くないため適している。ペレット食であれば増大期用のフードへ変更する。幼少期は適切なパウダーフードを使用することが推奨される。換羽期に状態を崩しやすい個体はネクトン®BIOなどをあらかじめ使用するとよい。胃障害をもつ個体に対しては胃障害の治療とともに，APD（Rudybush社）などの胃障害専用フードへの切り替えが予防となる。

繁殖関連疾患

①腹部ヘルニア症
Abdominal hernia

[概要] 何らかの原因により腹筋が裂け，その裂孔（ヘルニア輪）から腹腔内容物が皮下に脱出し，袋状のヘルニア嚢を形成した状態をいう。主に，腹部の中央に形成されるが，排泄孔尾部，側腹部にも形成される。脱出臓器は腹膜，脂肪，腸管，総排泄腔，卵管などが主であり，時折，卵巣，気嚢，肝臓なども含まれる。

[原因] ヘルニアの形成は，事故や，先天的な原因によって生じることもあるが，そのほとんどが発情に関連したものである。鳥類の卵は体の大きさに比較して著しく大きく，卵作成期の雌は，作成された卵による内臓圧迫を防ぐための腹筋を伸展させる必要がある。おそらく女性ホルモンがこの現象をコントロールしていると考えられるが，過発情・持続発情により女性ホルモンの異常が生じると，腹筋の過剰伸展や脆弱化が起き，ヘルニアが生じると考えられる。さらに，産卵によるイキミや，腹腔内腫瘤による腹圧の上昇がヘルニア形成にかかわっていると考えられる。

[発生] 小型鳥，とくに雌のセキセイインコに頻繁に発生し，ラブバードがこれに続く。オカメインコやブンチョウにもしばしばみられる。また，雄のセキセイインコにおいても精巣腫瘍による女性ホルモンの過剰でみられることがある。ニワトリ，ウズラ，アヒル，ハトなどでもよくみられる。かつてヘルニアは鳥の手術理由の半数以上を占めたが，現在は，ヘルニアを主な理由とした手術の機会はほとんどない。

[症状]

腹部膨隆： 腹部の一部あるいは全体が膨隆する。発情の強さ，脱出臓器，内容物の増減によって大きさは変化する。通常，皮膚は黄色に肥厚し黄色腫を形成する。擦過や自咬により出血や穿孔が生じることもある。

便秘： 排泄腔がヘルニア嚢に脱出した場合，便の停滞（便秘）が生じることがある。便は巨大になり，細菌の異常増殖により便臭を放つようになる。重度の場合，自力排泄が困難となり，全身状態が悪化する。

腸閉塞： 脱出した腸などがヘルニア輪の狭窄によって絞扼されたり（嵌頓ヘルニア），ヘルニア嚢内で捩れたり（捻転）することによって壊死を起こすことがある。また，ヘルニア嚢内での癒着によって腸閉塞が起きることもある。これらの場合，排便は完全に停止し，食欲廃絶，嘔吐，膨羽，嗜眠などがみられ，多くの場合，急死する。

[診断] 触診，視診，あるいはX線検査（単純あるいは造影）によって診断される。

[治療] 発情抑制剤によってヘルニア嚢やヘルニア輪が縮小することがある。しかし脱出臓器が腹腔内に戻る前にヘルニア輪が縮小した場合，嵌頓が生じるため，発情抑制剤の投与はヘルニア輪が大きく，脱出臓器が容易に腹腔内に戻る場合に限られる。筆者は，指で軽く押して，ヘルニア輪から脱出物が還納するようであれば，タモキシフェン（80 mg/L）＋食餌制限のみの治療で好成績を収めている。ヘルニア嚢内で癒着し，還納できないものは手術を勧めている。また，ヘルニア嚢内に腫瘤が触る場合も，腫瘍の可能性が否定できないため手術を推奨している。

[予防] 食餌制限による発情抑制で完全に発生を防ぐことができる。

②腹部黄色腫
Abdominal xanthoma

[概要と原因] 黄色腫は血管外に漏出したリポタンパクを異物として貪食したマクロファージが集簇したものであり，その形成には高脂血症と患部皮膚の血管損傷が関与する。罹患した皮膚は黄白色に肥厚する。黄色腫は発情に関連して腹部に認められることが多い。繁殖に関連した黄色腫は，腹部に発生する傾向があり，これはエストロゲン過剰による高脂血症と過剰な抱卵斑形成やヘルニアによる皮膚の過剰進展が大きく関与するものと考えられる。このため発情の消退とともに黄色腫は消失することが多い。

[発生] 長期の持続および過剰発情のセキセイインコの雌に頻発する。とくにヘルニアが生じた場合，ヘルニア嚢の皮膚は黄色腫化することが多い。ブンチョウなどフィンチではまれである。アヒルやニワトリでもよくみられる。

[症状] 皮膚は黄白色，肥厚し，伸展性を失う。掻痒が生じる例が一部あり，自咬や出血がみられることもある。

[診断] 正確な診断は病理組織検査によるが，特徴的な外観から暫定診断される。

[治療] 翼部などの繁殖関連でない黄色腫と異なり，腹部黄色腫は発情抑制によって完全に消失する。軽度であれば黄色腫が問題を起こすことがないので積極的な治療は行っていない。自咬など問題を伴う場合は，カラーを設置し，タモキシフェン（80 mg/L）の投与，食餌制限を実施する。ヘルニア手術などの際は，黄色腫を切開すると大量出血を招くことがあるため，避けて切開し，結果として黄色腫部分の完全摘出を行っている。

[予防] 食餌制限による発情抑制で完全に発生を防ぐことができる。

③卵塞（卵秘，卵づまり，卵停滞，難産）
Egg binding

[概要] 卵が腟部あるいは子宮部から，一定時間以上産出されない状態をいう。卵塞のなかでも，正常に卵を産出させる機構の失調（機能的卵塞）を“卵停滞”，物理的な卵の通過障害（機械的卵塞）を“難産”と呼び分ける。一般的な鳥種では，排卵後 24時間以内に産卵が行われるため（ニワトリで漏斗部 15分，膨大部 30分，峡部 75分，子宮部 20時間，腟２～３秒），腹部に卵の形が触知されてから 24時間以内に産卵されない場合，卵塞と考えられる。しかし，個体の状態によっては停滞期間が延長する場合もあり，病的であるかどうか

の判断は難しい。一般に，卵塞は1個の卵によって生じるが，なかには次の排卵が生じて2個以上卵塞することもある。

［原因］ さまざまな原因により卵塞は発生するが，主な原因は①低Ca血症による子宮収縮不全，②卵形成異常，③環境ストレスによる産卵機構の急停止，④何らかの原因による卵管口の閉鎖である。これらの原因により卵は卵管子宮部，あるいは膣部に停滞する。産卵の機構上，卵は排泄腔内を通過しないため排泄腔内で卵が停滞することは通常ない。

［発生］ 初産，過産卵の個体で頻発する。穀類が主体で，ビタミン剤，ミネラル剤が与えられておらず日光浴が十分でない個体で発生率が高い。また，低温であり，日光浴不足になりがちな冬季に発生しやすい。セキセイインコ，ブンチョウ，ラブバード，オカメインコなどの小型鳥で多発する。また，ニワトリ，ウズラ，アヒルなど家禽での発生も多い。

［発症］ 卵塞が生じていても無症状のことがある。発症には，卵による臓器や坐骨神経の圧迫，持続的な卵管収縮やイキミによる疼痛，低Ca血症などが関与する。それまで無症状であった個体が，突如発症し，死に至ることもある。卵による圧迫は発情終了によって腹囲が縮小することで生じる。

［症状］ 典型的には，床でうずくまる，沈うつ，膨羽，食欲不振，呼吸促迫，イキミによる声漏れなどの症状がみられる。疼痛によりショック症状を起こしている例も多い。低Ca血症あるいは卵による坐骨神経の圧迫によって脚麻痺が生じることもある。排泄腔脱を招くことも多い。

［診断］ 腹部に卵が触知されてから24時間以上経過している場合，あるいはイキミなど卵塞症状がみられる場合，卵塞と診断される。熟練すれば触診のみで診断が可能だが，場合によってはX線検査や超音波検査が行われることもある。

［治療］ 低Ca血症が原因の場合，グルコン酸カルシウム（50～100 mg/kg）を筋注することで卵管子宮部の収縮が正常に生じて産卵される可能性がある。24時間過ぎても卵が排泄されない場合や，卵塞症状を伴う際はすぐに卵排出を考慮する必要がある。用手にて腹部を圧迫し卵排出を行うが，卵管口の開口が十分でない，あるいは卵殻が卵管に付着し引き出せない場合，卵殻に穴を開け，中身を吸引後，卵殻を圧砕・縮小し，牽引摘出することもある。圧砕後の卵殻が癒着によって牽引できない場合，卵殻を放置して自然排泄を数日待つこともある。卵排出後，腫れた卵管・排泄腔が脱出することが多いためメロキシカム（10 mg/Lあるいは 0.1～0.2 mg/kg，IM，IV，12時間ごと）を使用している。また，抗菌薬も必須である。筆者はERFX（10 mg/kg，SC）に，CEX（1,000 mg/L）＋FOM（800 mg/L）を使用することが多い。圧迫による卵排出が困難な場合は開腹手術により摘出する。通常，卵管も同時に摘出している。

［予防］ 食餌制限による発情抑制で完全に予防できる。産卵しはじめている鳥に対しては適切な栄養飼育管理（Ca，ビタミンD，日光浴）を指導する。

④繁殖関連性排泄腔脱・卵管脱
Prolapsed cloaca and oviduct

［概要］ 排泄腔脱とは，さまざまな原因により排泄腔が外転し排泄孔から脱出した状態をいう。ここでは繁殖性疾患としての排泄腔脱に限定して解説する。産卵後，卵内包性，その他繁殖関連性に分かれる。卵管脱は，卵管が外転し排泄口孔から脱出した状態。排泄腔，卵管双方が脱出する排泄腔・卵管脱も存在する。脱出した臓器は，外気刺激あるいは自咬によって腫脹することで排泄口孔による絞扼を受け，嵌頓状態となることでさらに浮腫が起き，この悪循環により自然整復が不可能となる。

［原因］ 産卵後（自然産卵後あるいは圧迫排出後），卵管あるいは排泄腔に炎症，腫脹が残存するとイキミが持続し反転・脱出が起きる。卵内包性では，産卵時，卵管口が開口せずイキミが強い場合に，膣部に卵を内包したまま排泄腔が外転し脱出する。生殖器腫瘤による物理的圧迫，全身状態の悪化などから排泄腔脱を起こすこともある。卵管脱は，卵管の蠕動異常によって卵管の途中あるいは排泄腔との接続部から卵管が反転し，脱出する。卵管は間膜によって牽引されているが，間膜は断裂あるいは過伸展し脱出する。産卵後以外では卵管炎や卵管腫瘍に続発することがある。

［発生］ 卵塞後，とくに卵質異常による卵塞時に発生しやすく，初産，過産卵個体で発生率が高い。また，繰り返し発生することも多い。セキセイインコ，ブンチョウ，ラブバード，オカメインコなどの小型鳥および家禽で多発する。

［症状］ お尻から赤いものがみえていることに気づいて来院することが多い。通常，疼痛から食欲不振，膨羽，沈うつなどの症状がみられる。患部の自咬や出血がみられることも多い。卵内包性排泄腔脱では，排泄腔が虚血や乾燥から壊死していることも多い。左側尿管口が壊死した場合には，尿閉から腎不全が生じ予後不良となる。排泄腔や卵管の損傷が重度の場合，疼痛によるショックや感染などから死に至ることも多い。とくにブンチョウでは予後が悪い。

［診断］ 排泄腔脱，卵管脱，脱腸は混同されることがあるが，排泄腔は糞洞，卵管口，尿管口が存在し表面がスムーズで赤黒い粘膜であり，卵管は孔を1つしかもたない螺旋状の溝をもつ鮮やかな赤色の粘膜として観察される。脱腸はめったに起きない。

［治療］ 脱出した臓器は早急に体腔内に戻す必要がある。筆者は4倍に希釈したベルベゾロンを患部に垂らし，イソジン®で湿らせた綿棒で中に押し込んでいる。再脱出する場合には，糞尿排泄の隙間を残し，5-0のナイロン糸で排泄口孔を閉じるように一糸縫合し，臓器の脱出を物理的に防止している。この際，排泄腔口唇を傷つけないよう避けて針を入れる。内科的にはタモキシフェン（80 mg/L），メロキシカム（10 mg/L），ERFX（10 mg/kg，SC）にCEX（1,000 mg/L）＋FOM（800 mg/L）などの抗菌薬を使用し，腫脹した臓器が退縮したら抜糸する。卵管脱では卵管摘出を推奨している。

［予防］ 発情抑制，繰り返す場合は卵管摘出を行う。

⑤異所性卵材症
Ectpic egg material-related disease

［概要］ 卵あるいは卵材が卵管内ではなく体腔内に存在することがある。筆者は卵あるいは卵材を異所性卵材と呼び，これによって生じる疾患を異所性卵材症と呼ぶ。さらに，卵巣から排卵された卵黄が卵管に取り込まれず体腔内に落ちる現象を異所性排卵（卵墜）と呼び，これによって生じた卵材を①卵墜性異所性卵材と呼んでいる。また，

卵管采から逆行性に体腔内に落ちた卵材を②逆行性異所性卵材，卵管破裂により体腔内に落ちた卵材を③破裂性異所性卵材としている。これら異所性卵材により生じた腹膜炎を④卵材性腹膜炎（卵墜性腹膜炎）としている。さらに，卵墜物が気嚢を経て，肺に入った状態を，⑤卵材性肺炎（卵墜性肺炎）と呼んでいる。

［原因］

①**卵墜性異所性卵材：**卵管采での卵黄の取り込み失敗は，過発情に基づく過剰排卵および卵黄取り込み機構の失調が原因と考えられる。卵管摘出が行われた鳥では，卵墜が発生しやすいように思われるが，卵巣と卵管の間にはフィードバック機構が存在し，卵管摘出後は通常排卵が起きない。しかし，過発情個体ではこのフィードバック機構を無視して排卵が行われ，卵墜が生じることもある。

②**逆行性異所性卵材：**卵管蓄卵材症や卵塞などの際，卵管の機能的，物理的障害により逆蠕動が生じ，卵管采側から卵材あるいは未成熟卵が卵管内を逆行して体腔内に漏れ出すことがある。

③**破裂性異所性卵材：**卵管炎，外傷，腫瘍などによって卵管破裂が生じ卵あるいは卵材が体腔内に漏れ出すことがある。

④**卵材性腹膜炎：**体腔内は卵や卵材が存在できるようにできておらず，付着部位で炎症が生じる。

⑤**卵材性肺炎：**腹膜炎から気嚢炎を生じ，気嚢穿孔から卵材が肺炎に流入する。

［発生］過発情の個体で発生率が高く，卵管蓄卵材症，卵塞，過剰産卵に続発あるいは併発して発生することが多い。小型鳥で多発する。ニワトリ，アヒルではある程度の産卵歴のある個体であれば普通にみられる。

［症状］異所性卵材が生じた場合，多くは結合織に取り囲まれ結節様の病変となり，無症状に経過する。しかし，一部の個体では急激な腹膜炎が生じ，ショック状態から突然死することもある。また，卵材が腸へ癒着し腸閉塞が生じたり，肝臓へ癒着して肝炎を生じたり，膵臓へ癒着し，膵炎・糖尿病へと発展することもある。卵材性肺炎では産卵していた鳥が急激な呼吸困難から死亡する。

［診断］過発情個体での急性経過，血液検査所見，画像診断所見などにより予測されるが，開腹以外での確定診断は難しい。卵材性肺炎はCT検査で気嚢から肺尾側下部にかけての充填像で推測される。

［治療］急性症状に対してはデキサメタゾン（0.1 mg/kg）の単回投与，その後の消炎はメロキシカム（10 mg/L）を使用している。排泄腔から上行した細菌が腹膜炎を起こすことがあり，抗菌薬も使用する。さらなる卵墜を防ぐためタモキシフェン（80 mg/L）も使用する。肺炎ではデキサメタゾン（0.5 mg/10mL）やテルブタリン（0.02 mg/kg/10mL）の吸入療法（5～15分）を実施することもある。異所性卵材の外科的摘出や腹腔洗浄はほかの理由で開腹手術が行われた際に併せて行っているが，本疾患単独で開腹することはない。無症状個体では発情抑制をしながら経過観察としている。

［予防］食餌制限による発情抑制で完全に予防できる。

⑥卵管蓄卵材症（卵蓄）
Oviduct impaction

［概要］異常分泌された卵材が卵管内に蓄積した状態。卵材は，卵黄，卵白，卵殻膜，卵殻などを原材料として，ゼリー状，液状，粘土状，消しゴム状，砂状，結石状のものから，完成形に近い卵状までさまざまな形態で卵管内に存在する。広い意味では卵塞も卵管蓄卵材症に含まれる。液体が卵管に蓄積し嚢胞状となったものを，とくに嚢胞性卵管と呼ぶことがある。

［原因］エストロゲン過剰，分泌腺の過形成，卵管内異物の存在などによって無秩序に分泌された卵材が，卵塞や嚢胞性卵管，卵管腫瘍，卵管炎などの物理的な原因，あるいは卵管の蠕動異常などの機能的な原因によって排泄が障害され生じると考えられる。

［発生］3～7歳，平均5歳前後で多い。過剰産卵の個体で，異常卵を産卵後，あるいは卵塞後に産卵が停止し腹部が膨隆しはじめた個体では，卵管蓄卵材症になっている可能性が高い。セキセイインコに多発し，ラブバード，オカメインコなど小型鳥や家禽にも多発する。近年，発情抑制指導の徹底により当院での遭遇率は著しく減少している。

［症状］腹部膨大によって気づかれる。卵材の蓄積量が少量の初期に気づかれることはまれである。ヘルニア手術の際に気づかれることも多い。異所性卵や卵管炎が併発した場合，食欲不振，膨羽，傾眠，多尿，下痢などの臨床症状がみられることもある。卵材が一部排泄される例もまれにある。

［診断］卵材を満たした卵管が触知できることがある。単純X線検査では，卵管結石あるいは卵管砂の確認が可能である。超音波検査では，液体状の卵材が明らかになる場合がある。しかし，卵管蓄卵材症の確定診断は開腹後となる。

［治療］卵管蓄卵材症はかつて当院の手術件数の大半を占めたが，いまでは実施される機会はほとんどない。食餌制限による発情抑制効果が明らかになり，タモキシフェン（80 mg/L）との併用によって卵材は徐々に縮退し排泄される，あるいは問題を起こさなくなる。発情抑制によって縮退しきらない巨大な卵材は摘出の適応となる。

［予防］食餌制限による発情抑制で完全に予防できる。

⑦卵管腫瘍
Oviduct tumor

［概要］鳥の卵管腫瘍としては卵管の腺腫（良性）あるいは腺癌（悪性）がほとんどであり，平滑筋腫，平滑筋肉腫，リンパ腫などの発生もまれに報告される。

［原因］原因は明らかではないが，慢性発情を起こす鳥種に著しく多く発生することから，慢性発情との関連が強く疑われる。ほかの因子（たとえば卵管蓄卵材症や卵管炎との関係，遺伝，ウイルス感染など）の関与も疑われる。

［発生］セキセイインコは卵管腫瘍の発生率が著しく高く，悪性である確率も高い。セキセイインコの卵管膨大症の約1/4に腫瘍が存在していたとする報告もある。オカメインコ，ラブバードなどの小型鳥や家禽でもしばしば遭遇する。 近年，発生率は激減しており，発情抑制指導の徹底により過産卵が抑制されているためと考えられる。

［症状］腫瘍が増大してくると腹部に腫瘤が触知される。不正出血によって気づかれることもある。

［診断］X線検査および超音波検査によって疑うことは可能だが，確定診断は卵管摘出後の病理組織検査による。

［治療］良性であれば卵管摘出により完治する。悪性であったとして

も初期であれば卵管腔内に腫瘍が限局していることが多いため完全な摘出が可能である。末期では，腫瘍が漿膜面に浸潤，あるいは卵管破裂により腹膜播種を起こしている，あるいは遠隔転移していることもあり予後不良となる。内科療法としてはタモキシフェン（80～120 mg/L）を使用している。筆者は一定の効果があるのではないかと考えている。

［予防］ 発情抑制によって予防できるかもしれない。

⑧嚢胞性卵巣疾患
Cystic ovarian disease

［概要］ 卵巣に単数あるいは複数の嚢胞が形成された状態。卵巣嚢腫とも呼ばれる。非腫瘍性の“卵巣嚢胞”と“嚢胞性卵巣腫瘍”に分かれる。嚢胞性卵巣腫瘍には，卵巣腺腫，卵巣腺癌，顆粒膜細胞腫などが含まれる。

［原因］

卵巣嚢胞： 抗エストロゲン療法が奏効することから，エストロゲン過剰症が関与していると考えられる。

嚢胞性卵巣腫瘍： 多産系の鳥種に多発することから，過発情との関連が疑われる。しかし，ニワトリの研究では卵巣腺癌の発生に産卵数は関係がなく，性ホルモン濃度も非産卵鶏と同等と報告されている。

［発生］ セキセイインコに好発し，ほかの小型鳥でも頻発する。当院では7割方がセキセイインコで，残りをラブバードとオカメインコが占める。ニワトリでは高い卵巣腫瘍の発生率が報告されている。ほかの発情関連疾患と異なり，嚢胞性卵巣疾患，とくに卵巣腫瘍は増加している（おそらく相対的に）。

［症状］ 嚢胞の拡大に伴い腹部が膨大する。ヘルニアと異なり，腹部全体が膨大する。坐骨神経の圧迫が生じた場合，脚の不全麻痺（とくに左側）が生じる。また，消化管圧迫による食欲不振，食滞，嘔吐（吐出），排便困難などの消化器症状もみられることが多い。気嚢の拡張を妨げた場合は，開口呼吸，呼吸促迫，スターゲイジング（星見様姿勢），ボビング（尾の上下）などの呼吸困難の症状がみられる。嚢胞水が気嚢壁に浸透あるいは流入した場合，湿性の咳やラ音が聴取され，呼吸困難症状が認められる。鼻からの液体の噴出（鼻汁のようにみえる）や喀水がみられることもある。セキセイインコの顆粒膜細胞腫においてロウ膜の雄化（青色）が報告されている。実際，ロウ膜が白～青色化する個体がしばしばいる。

［診断］ ライトを当て，液体が貯留しているか否か見分けることができる。液体が貯留していた場合，超音波検査によって腹水か腹腔内嚢胞性疾患か鑑別可能である。腹腔内嚢胞性疾患は，嚢胞性卵巣疾患，嚢胞性卵管疾患，その他臓器の嚢胞性疾患に分けられるが，9割方が嚢胞性卵巣疾患である。嚢胞性卵巣疾患は，卵巣嚢胞と卵巣腫瘍に分かれ，卵巣腫瘍は良性と悪性に分かれる。当院において内科療法の効果が乏しかった症例において，摘出された卵巣の病理組織検査結果は，卵巣嚢胞が約3割，卵巣腫瘍が約 7割であり，卵巣腫瘍の6割強が悪性であった。とくに，超音波検査で実質性の腫瘤が確認された症例の腫瘍率は 100%であり，悪性度は80%と高かった。

［治療］ 卵巣嚢胞の多くはタモキシフェン（80 mg/L）と食餌制限によって縮小する。同様の治療で卵巣腫瘍もいったん縮小することが多いが，通常再発し，次第に効果は乏しくなる。その場合，卵巣摘出術が検討される。ただし，術中死することが多い危険な手術であり，再発例も存在することから，1年生存率は5割に満たない。もっとも，内科療法の1年生存率がほぼ0％であることから，手術を提案することになる。手術リスクが高い個体では，嚢胞による物理的圧迫や呼吸器への浸水を防ぐため穿刺，抜水を実施し，延命治療を行うことがある。ただし，抜水時や抜水後に状態を崩し死亡する例もあることを念頭に置かなければならない。

［予防］ ほかの繁殖関連疾患ほど，劇的な効果は期待できないが，完全な発情抑制が腫瘍化を防ぐと考えられる。

⑨産褥テタニー・麻痺
Puerperal tetany・paralysis

［概要］ 産卵後，急激な低Ca血症による起立困難を起こすことがある。

［原因］ これら個体にCa剤を投与すると，急速に快復することがあることから，低Ca血症が原因に大きく関与しているものと考えられる。低Ca血症の原因は，産卵過多，Ca供給不足，Ca吸収阻害物質（脂質，シュウ酸など）の多給，ビタミンD不足（ビタミン剤投与不足，日光浴不足など）などが主である。

［発生］ 過産卵の個体に頻発する。とくにオカメインコでみる機会が多い。日光浴不足，適切なビタミン剤およびミネラル剤が与えられていない個体で高率に発生する。

［症状］ 脚の不全麻痺から跛行が起き，起立困難となり床に座り込む。それ以外にも，呼吸促迫や協調不全，精神異常，痙攣などが生じ，急死することもある。

［診断］ 血液検査により診断されるが，状態が悪い個体での採血リスクは高く，鳥は高Caに耐えるためCa剤の投与による治療的診断が行われる。

［治療］ 筆者はグルコン酸カルシウム（50～100 mg/kg，IM）を使用している。

［予防］ 適切な栄養給与と日光浴，および発情抑制で防ぐことが可能である。

⑩精巣腫瘍
Testicular tumor

［概要］ 精巣に生じる腫瘍。セルトリ細胞腫をはじめとして，精上皮腫，間細胞腫，リンパ肉腫，あるいはこれらが混合した腫瘍などがみられる。ほとんどが良性であり，転移はごくまれである。

［原因］ 正確な機序はわかっていない。精巣は本来気嚢に包まれ冷やされているが，発情期は著しく肥大し，周囲臓器に接触するため熱曝露が生じる。これが持続発情傾向にある飼育されるセキセイインコの精巣腫瘍多発の原因として疑われる。そのほかに，性腺刺激ホルモンの高曝露や高頻度に繰り返す精巣の増大と縮小，遺伝的要因，感染性因子なども精巣腫瘍の高発生率にかかわっている可能性がある。

［発生］ セキセイインコに際立って多く発生する。3歳ごろより発生がみられ，5～8歳の罹患率は非常に高い。

［症状と病期］

Ⅰ期（初期，雌化期）： エストロゲンを分泌する細胞（セルトリ細胞腫など）が腫瘍化，増殖した場合，雌化が起きる（精巣腫瘍の何割かは雌化しないタイプであり，これらでは雌化症状は認められない）。セキセイインコの雄のロウ膜は青色（ロウ膜のメラニン色素が欠損している品種では桃色）だが，雌化によってロウ膜は白色へと変化し，次いで下部が暗色となる。さらにロウ膜の角化亢進が生じ，発情期の雌と同様，茶褐色のロウ膜となる。また，交尾受け入れ姿勢，巣作り行動，抱卵行動などの雌性行動が起きる。さらに，エストロゲンの働きによって生じた骨髄内骨化がX線検査で確認できる。これはオカメインコなど外的に形を示さない鳥種での発見に役立つ。雌化が進むと，黄色腫，肥満，多発性骨化過剰症，腹壁の弛緩，ヘルニアなど雌にみられるエストロゲン過剰性の疾患が生じることがある。初期はエストロゲン分泌が間欠的であり，徐々に恒常化する。この期は数年に及ぶことが多い。この時期の精巣が腫瘍化しているか否かは意見が分かれる。

Ⅱ期（中期，精巣肥大期1）：精巣の肥大が認められるが症状は認められない時期。非雌化タイプではX線検査によって偶然発見される。

Ⅲ期（後期，精巣肥大期2）：精巣の肥大が進行し，他臓器を圧迫することによって症状が認められる時期。非雌化タイプではこの時点ではじめて精巣腫瘍に気づくことになる。症状の進行は急速で，急激な状態悪化から死亡する個体もあるが，治療によりいったん改善することもある。脚麻痺や通過障害，腹部膨大，呼吸器の圧迫による呼吸器症状を認める。

Ⅳ期（末期，腹水貯留期）：腹水が貯留する。多くの場合，1カ月以内に状態が悪化し死亡するが，なかには数カ月コントロールできる例もある。腫瘍の増大が重度となると腫瘍による門脈圧亢進から腹水が生じる。腹水が生じた場合，呼吸器へ流入し，湿性の呼吸音や咳などがみられ，重度の場合呼吸困難により死亡する。末期のものでは腫瘍の血管破綻から腹水に血液が混じるようになる。出血が重度となると失血死することもある。

[診断] 雌化が認められた場合，精巣腫瘍である可能性が非常に高い。セキセイインコ以外の種類ではX線検査による骨髄骨の証明がエストロゲン分泌の証拠となる。エストロゲンを分泌しない精巣腫瘍では，X線検査による精巣肥大の確認が必要となる。腹水が貯留したものでは超音波検査が有用である。精巣腫瘍の確定診断は精巣摘出後の病理組織検査が必要である。

[治療] 初期〜中期であれば，精巣摘出術によって完治する可能性があり，手術の成功率も高い。しかし，この期は３年生存率が非常に高く，手術で死亡する確率は０％でないため，強く推奨することができない。後期〜末期では３年生存率がほぼ０％となることから，手術が推奨されるが，この期の手術は死亡率が著しく高い。初期では，食餌制限によって雌化が消失する。発情が停止することでFSH分泌が低下し，セルトリ細胞の活動が低下するためと考えられる。同時に精巣も著しく縮小することから，精巣は活動を停止していると思われ，この状態を長く保ち続けることが，延命に大きくつながるものと筆者は考えている。また，筆者はエストロゲンの精巣への悪影響（フィードバック）を考慮し，タモキシフェン（80 mg/L）も使用している。末期となり腹水が溜まった場合は，利尿薬あるいは穿刺による腹水の除去が行われる。ステロイドはわずかであるが末期の精巣腫瘍の鳥を延命させる。

[予防] 食餌制限による発情抑制が本疾患を予防すると筆者は考えている。

消化器

1. 嘴

①嘴の色の異常
Abnomality of the color of the beak

青色化：チアノーゼや，副鼻腔炎（とくにロックジョー）による血行障害，打撲・感染などによる嘴内副鼻腔の内出血によってみられる。

不透化：肝障害，栄養不良，PBFDなど，嘴のタンパク形成異常による。

黒色斑点（血斑）：血液凝固障害あるいは嘴の軟化による血管の易損傷化による出血斑である。肝不全やビタミンK不足を疑う。一過性のものは打撲による内出血を疑う。

黒色化：ヨウム，バタンなど粉綿羽の付着によって灰色化する嘴をもつ種では，PBFDによる粉綿羽の消失によって黒光りする。

②嘴の形の異常
Abnomality in the beak shape

先天性奇形：先天的な奇形がしばしば生じる。

過長（合成異常）：肝不全・アミノ酸欠乏や，PBFD・疥癬などによる成長板細胞の異常により，嘴のタンパク形成異常が生じ，上嘴が過伸張する。トリミングするとともに原因治療が必須である。

過長（咬合異常）：顎関節障害（事故，ロックジョーなど），成長板障害（副鼻腔炎，PBFD，疥癬，事故など）による咬合不全から咬耗が正常に行われなくなり過伸張する。副鼻腔炎は主に細菌が原因となるが，真菌（カンジダ，クリプトコッカス，アスペルギルスなど）によっても生じる。

過長（咬合不足）：オウム類の嘴は，咬み合わせ，摩り合わせることで嘴を短くしている（咬耗）。固いものを噛って短くしているというのは迷信である。ただし，人工飼育下の猛禽類で咬合不足から過長が生じる。

嘴の軽石様変化：疥癬が原因である。

嘴の脱落・折損：事故（鳥同士の喧嘩），中～大型鳥のPBFDなど。上嘴欠損は自力採食が可能となるが，下嘴欠損では生涯にわたる強制給餌が必要となることが多い。

短小化：卵内あるいは巣内雛期の栄養不全（とくにCaとビタミンD_3）による成長不良。通常，成熟とともに正常化する。

2. 口角・口腔・食道・そ嚢

①口角炎
Angular cheilitis

口角の汚れによって気づかれる。食欲を落とすこともある。単独あるいは口内炎と併発して生じる。比較的よく目にする疾患である。原因は，細菌性，真菌性（とくにカンジダ）が多い。高齢になるとステロイド反応性の非感染性口角炎が増加する（とくにブンチョウ）。そ嚢検査や強制給餌の際には，医原性の口角炎が生じやすいため注意が必要である。

②口内炎
Stomatitis

[原因と発生] ビタミンAの欠乏は，口腔粘膜上皮の扁平化生を起こし，口内炎の素因となる。後鼻孔乳頭の消失やそ嚢検査で角化亢進像により気づかれる。多くが細菌性（とくにグラム陰性菌）か，真菌性（ほとんどがカンジダ），あるいは寄生虫性（トリコモナス）であるが，大型のオウム類ではポックスウイルスやヘルペスウイルス，サーコウイルスなどによるウイルス性口内炎も存在する。非感染性の原因としては，外傷，異物，熱傷，刺激性物質の誤食（サトイモ科植物など）が含まれる。

[症状] 口腔粘膜の発赤・腫脹，粘液の増多に始まり，潰瘍形成，プラーク形成へと進行する。場合によっては膿瘍（アブセス）形成や肉芽形成による膨隆がみられることもある。口内炎を生じた鳥は，口腔内の違和感から，しきりに口や舌を動かす様子や，頭を振る仕草，食べたいのに食べられない様子，食欲不振，吐出，嚥下困難，流涎，口臭，口角の汚れなどの症状がみられることがある。口臭によって気づかれることもある。咽頭炎ではあくび様症状がよくみられる。

[診断] 口腔内のプラークあるいは分泌物の直接塗抹鏡検で白血球が観察される。原因については顕微鏡検査に加え，培養検査，PCR検査により特定される。

[治療] 原因治療が根本であるが，いずれの原因であっても二次感染を予防するため抗菌薬や抗真菌薬を使用する。難治性のものではプレドニゾロン（5mg～/L）を併用すると効果的だが，副作用を考慮し慎重に選択する。口腔用のポビドンヨード塗布をあわせて実施することもある。

[予防] 口内炎は多くの場合，ビタミンA欠乏が基礎疾患となって生じるとされ，適切な栄養給与（ネクトン®S添加かペレット食）が予防となる。また，危険なおもちゃや木片，コード，観葉植物などを鳥の届く範囲から除去する。

③口腔内腫瘍
Oral tumor

口腔内にしばしば腫瘍が発生することがある。扁平上皮癌，線維肉腫など悪性度の高い腫瘍が多いが，良性のエプーリスなどもみられる。新世界オウム類ではヘルペスウイルによる乳頭腫症がしばしばみられる。

④食道炎・そ嚢炎
Esophagitis・Inflamation of the crop

[原因] 多くが口内炎に続発したものである（トリコモナス症も，口腔内が主病巣）。原発性の食道炎やそ嚢炎の原因としては，火傷とフィーディングチューブによる創傷があげられる。そ嚢の裂傷あるいは破裂，それに伴う瘻孔は，衝突や咬傷によっても生じる。サルモネラ菌は一部のフィンチに壊死性のそ嚢炎をもたらすが，一般飼鳥でみたことはない。カンジダ症は加熱炭水化物の多給やビタミンA欠乏，菌交代症が素因となり，幼鳥に発生する。

[発生] 挿し餌時期の幼鳥でしばしば発生するが，成鳥でみることはほとんどない。本邦では従来，鳥の病気といえば「そ嚢炎」といわれてきたが，近年ではみることがほとんどない。トリコモナス症の減少や，ヒナ餌の改善がその理由としてあげられるが，医療技術や知識の向上によって，これまでそ嚢炎と信じられていた病気の原因がほかにあることがわかってきたことが大きい。

[診断] そ嚢の発赤，腫脹，肥厚などの炎症の徴候を視診，あるいは触診で検知する必要がある。病原体の検出にはそ嚢検査材料の直接鏡検や培養検査が有用である。

[症状] 食欲不振・廃絶，吐き気，吐出がみられることが多い。鳥の吐出は1カ所に吐き出す傾向がある。重度のそ嚢炎・食道炎では疼痛から首を伸ばした姿勢がみられる。頸部の無羽域からそ嚢や食道の発赤，腫脹，肥厚が観察できる。胸部食道が炎症により閉塞した場合，通過障害からそ嚢への餌・水の滞留，口渇，脱水，絶食便が生じる。そ嚢炎が悪化すると，穿孔を起こす。この場合，餌や飲水がそ嚢から漏れ出し羽毛を汚す。

[治療] 抗菌薬や抗真菌薬など原因となっている病原に対する治療を行うとともに，適切な飼料への変更，ビタミンの供給などを行う。そ嚢穿孔が生じている場合，壊死組織を十分トリミングした後，2重連続縫合で閉鎖すると再発しない。

[予防] トリコモナスなどの病原の駆除を行い，適切な食餌を給与する。

⑤そ嚢結石・そ嚢内異物
Crop calculus・Foreign body in the crop

[原因] そ嚢結石は，主に尿酸から構成され，何らかの異物（種の殻やほかの結石）を核として，排泄物の摂食によって供給された尿酸が沈着し形成されると考えられている。また，繊維物（フリース，毛布，ぬいぐるみのなかの綿，絨毯，服など）を長期間摂食し，そ嚢内に蓄積し結石様となることもある。

[診断] そ嚢の触診，あるいはX線検査による。健康診断時に偶然発見されることも多い。

[症状] 吐き気や吐出，食欲不振がみられることもあるが，症状を呈さないことも多い。繊維物による異物の場合，繊維内で食物残渣が腐敗し，口臭や下痢，嘔吐などの消化器症状を呈することもある。

[治療] 通常はそ嚢切開による外科的摘出が必要となる。異物が小さい場合には，圧迫によって口腔内から排泄することも可能である。

[予防] 尿酸結石の予防としては，糞切り網を使用するなど，排泄物の摂食を防ぐ。繊維物の誤食は，自由放鳥を停止し，鳥の届く所に繊維物を置かないことで防ぐことが可能である。とくにフェルトは決して触れる場所に置いてはならない。

⑥そ嚢停滞
Crop stasis

[原因と発生] そ嚢停滞（あるいはうっ滞，食滞）は，そ嚢内に餌または飲水が異常に長時間滞留した状態をいう。そ嚢蠕動が機能的（神経的）に低下した場合と，そ嚢内の餌が機械的（物理的）に通過不全に陥った場合に分けられる。すべてのストレッサーが消化管の蠕動低下をもたらす。とくに，幼少期は体温の低下により腸の蠕動が低下する。成鳥では，鉛中毒やPDDなどの迷走神経障害によって生じることが多い。機械的なそ嚢停滞は，胸部食道閉塞や胃閉塞，結石を含む異物など，物理的な通過障害によって生じる。

[症状] そ嚢は餌や水で満たされ，膨らむ。食欲は廃絶し，吐出や嘔吐がみられることも多い。脱水が生じることも多い。そ嚢内容物は腐敗により酸臭を呈する（sour crop）。機能的低下の場合，全身状態の低下が関与することがほとんどであるため，通常，沈うつや膨羽なども併せてみられるが，機械的閉塞の場合，初期であれば元気や食欲を失わない。

[治療] 機能的低下の場合，適切な看護（とくに保温）を行い全身状態を整えるとともに，輸液を行う。筆者は，メトクロプラミドはその副作用（興奮）を考慮し近年は使用していない。モサプリド（40 mg/L）を使用している。滞留した餌内での悪玉菌の繁殖を抑えるため，抗菌薬や抗真菌薬も投与する必要がある。とくにそ嚢停滞では嫌気性菌への対応としてMTZ（500 mg/L）を併用することが多い。そ嚢内で腐敗した餌は排除（吸引）する必要がある。そ嚢内で餌が固まってしまった場合，温湯を飲ませ，そ嚢を優しくマッサージする。機械的閉塞は，外科的な閉塞の解除が必要となる。

[予防] 適切な飼養管理を行う。

⑦そ嚢アトニー
Crop atony

[原因] 多くの場合不明だが，原因が明らかになったものとしてボルナウイルス，先天性奇形，過食・過飲水があげられる。

[発生] セキセイインコに多く発生する。

[症状] そ嚢が異常に収縮しなくなり，貯留した餌や飲水の重みで次第に拡張してゆく。重度となると，そ嚢は胸部，場合によっては腹部まで広がる。そ嚢内の餌や水は，大量に貯留することではじめて後部食道へと流れ込むため，飲水制限や食餌制限は危険である。症状が出ないことも多いが，そ嚢内での悪玉菌が繁殖しやすく，また誤嚥も生じやすいため注意が必要である。

[治療] 過食・過飲水が原因の場合は，これらの制限が効果的である。拡張してしまったそ嚢に対してはそ嚢圧迫帯が功を奏することがある。胸部皮下に侵入したそ嚢は剥離して頸部に戻し，皮膚と胸筋頭側縁を縫合して再侵入を防ぐ。

⑧胸部食道閉塞
Thoracic esophagus obstruction

[原因] 肺炎からの炎症の波及，食道の異物による穿孔，リンパ腫，

扁平上皮癌，異物による閉塞などを確認している。

[発生] 肺炎性胸部食道閉塞は，幼弱なオカメインコで多くみられる。

[症状] 初期では元気・食欲はあるが，通過しないため，そ嚢内に餌と水が滞留する。次第に脱水，飢餓が生じ，さらに食欲・飲水欲は増して，そ嚢は餌と水で充満する。餌は通過しないため絶食便が排泄される。肺炎性では，閉塞に先だって呼吸器症状がみられる。

[診断] 特徴的な症状と，造影X線検査によるそ嚢の造影剤滞留により疑われ，造影CT検査で狭窄した食道を確認する。その後，胸部食道の生検による原因究明が必要となるが，実施は困難なことが多い。

[治療] 原因に対する治療が必要であるが，不明の場合は診断的治療となる。生き延びさせるため，そ嚢を切開し胃チューブを設置する必要があるが，予後不良のことが多い。

[予防] 肺炎症状がみられたら早期に強い治療を行い，早期の治癒を目指す。

3. 胃

①胃炎
Gastritis

[原因] 胃炎は感染性胃炎と非感染性胃炎に分けることができる。

感染性胃炎：真菌（AGY，カンジダ），寄生虫（クリプトスポリジウム，胃虫），細菌などが原因となる。

非感染性胃炎：重金属や中毒性植物，ある種の薬物，鋭利な異物などによって胃炎が生じることがある。腹腔内の炎症（卵黄性腹膜炎など）や気嚢の炎症（アスペルギルス性気嚢炎など）が，胃の外側から波及することもある。筆者はストレス性胃炎が最も頻度が高いと考えている。一般飼鳥はNSAIDsや副腎皮質ステロイド剤に弱く，低容量でも消化性潰瘍を招くことが多い。

[発生] 感染性，非感染性ともに換羽時に発生しやすい。セキセイインコはとりわけ胃炎を生じやすい。

[進行と症状] 軽度の胃炎では症状がみられないことが多い。進行すると，食欲不振，膨羽，沈うつ，吐き気などの一般症状がみられるようになる。胃潰瘍へと進行すると，胃出血による黒色便がみられる。重度となると貧血を起こし，急死する。胃穿孔では腹腔内へ胃液や餌が流出し，腹膜炎や気嚢炎，敗血症を起こし死に至る。慢性化すると，胃炎症状は間欠的にみられるようになる。このような場合，気圧の低下や換羽などが誘因となる。

[治療] 筆者は軽度の場合，テプレノン（100 mg/L）またはスクラルファート（25 mg/kg，tid，PO）を使用している。胃出血例では，シメチジン（150 mg/L），オメプラゾール（0.1〜0.2 mg/kg，sid〜qid，SC），ビタミンK_1（0.2〜2.5 mg/kg，IM，20 mg/L），カルバゾクロムスルホン酸ナトリウム（5 mg/kg，IM，30 mg/L），トラネキサム酸（500 mg/L）を使用する。また，ストレス性ではジアゼパム（16 mg/L）を使用する。粒便が存在する場合，粒餌は停止し，流動食やペレット，あるいはエンバクのように粉にして食べられる餌のみを与えるようにする。

[予防] AGYを未発症の段階で駆除する。ストレス性胃炎を防ぐためには，ストレス耐性を高めるため普段から適度なストレスを加えるよう心がける。病中や換羽，低気圧時などストレスがかかる時期は，保温に努め安静にする。

②腺胃拡張
Proventricular dilatation（PD）

[原因] 腺胃拡張は，すべての腺胃が拡張した状態を指し示す。AGYやカンジダなどの真菌症や，抗酸菌症，鉛中毒，胃癌，胃閉塞など，さまざまな疾患によって生じうる。幼鳥の腺胃が拡張しているのは正常である。一方，腺胃拡張症（proventricular dilatation disease：PDD）と呼称される疾患は，ボルナウイルスによる胃拡張のみを指す用語である。

[症状] 慢性例では，胃の機能が極端に低下しタンパク質の消化が損なわれた結果，いくら食べても胸筋が痩せていってしまう消耗性疾患を呈する。急性例では，食滞，嘔吐，食欲不振，絶食便などの一般症状がみられる。原因にもよるが筋胃も併せて拡張することが多く，この場合，粒便が認められる。

[診断] X線検査による腺胃拡張像により診断される。重金属中毒では金属片がこの時点で明らかとなる。腺胃拡張が単純X線検査でわかりにくい場合には，造影X線検査を行うことがある。PDDでは造影剤が胸部食道に残りやすい傾向がある。また，検便による真菌（AGYやカンジダ）の検査，PCRによる抗酸菌やボルナウイルスの検査などが行われることもある。

[治療] 原因治療とともに，モサプリド（40 mg/L）を使用している。胃炎や胃潰瘍が存在しない場合にはパンクレアチン（4〜8 g/L）を使用し，消化を促す。食餌は物理的消化および化学的消化が少なくて済むペレットがよい。PDD用に設計されたペレットや流動食が存在し，これはPDD以外の腺胃拡張疾患にも効果的である。

③胃癌
Proventricular adenocarcinoma

[原因] セキセイインコは多種に比べて著しく胃癌の報告が多いことから，マクロラブダス症が素因となっている可能性がある（Powersら，2019）。それ以外にも，セキセイインコは育雛期のタンパク源として胃分泌物を与えるため，過発情がかかわっているのではないかと筆者は考えている。

[発生] セキセイインコとミドリインコに著しく多く発生する。本邦では，胃障害で死亡するセキセイインコのうち，胃癌が最大の死亡原因である。

[進行] 胃癌で死亡した鳥が，最初に示した症状から死亡までの日数は，最短で数日，最長で1年以上とばらつきがある。

[症状] 胃炎症状，消化性潰瘍症状，胃拡張症状を起こす。とくに嘔吐と黒色便が間欠的にみられる場合は強く疑われる。

[診断] X線検査で中間体の著しい拡張がある場合に強く疑うが，確定診断は胃生検が必要であり，実際的でない。

[治療] セキセイインコの胃癌における外科的治療や抗癌治療は現在のところ確立されていない。胃炎や消化性潰瘍，胃拡張の治療を行い延命に努めることになる。

[予防] AGYの早期駆除や食餌制限による発情抑制が効果的かもしれない。

④胃閉塞
Proventriculus (Ventriculus) impaction

[原因] 一般飼鳥の胃閉塞の最も一般的な原因はグリット（消化用に摂食・貯留する砂）を大量に食べ過ぎて砂嚢に充満してしまうグリットインパクション（GI）である。塩土やボレー粉，砂を過食して生じる。猛禽類では布，紐などの誤食が著しく多い。

[発生] GIは小型オウム類でしばしば発生する。異物の誤食は家禽類や猛禽類で頻繁にみられる。

[症状] 突然の嘔吐と食欲廃絶，それに伴う絶食便，膨羽，傾眠などがみられる。

[診断] 鉱物の閉塞では単純X線検査により診断が可能。それ以外では造影X線検査により，異物の陰影を確認する。フクロウ類では胃の陰性造影が有用である。

[治療] GIでは粒餌を停止する。流動食を給与するか，自力採食するものはペレットやエンバクを使用する。体力を維持しながら自然にグリットが摩耗されるのを待つ。通過や摩耗・溶解が期待できない異物の場合は胃切開による外科的な摘出が必要となる。

[予防] 塩土やボレー粉を与える場合は砕いて少量のみ与える。放鳥中はよく観察し，異物を誤食させない。

4. 腸

①腸炎
Enteritis

[原因] 多くは細菌性。また，一般飼鳥で問題となる幼少期の感染症（PBFD，BFD，CHLなど）のほとんどが急性症状として腸炎を起こす。幼少期は寄生虫性も多く，回虫，コクシジウム，ジアルジアなどが問題を起こす。真菌性の原因としてはカンジダが高頻度である。卵黄性腹膜炎やアスペルギルス性気嚢炎など，体腔内のほかの炎症が腸へ波及して生じることもある。一般飼鳥では成鳥になると腸炎を起こすことがまれであり，哺乳類でよく問題となる菌交代症やアレルギー性の腸炎もみることがない。一方，猛禽類は生食であることから細菌性腸炎が日常的。盲腸の発達するフクロウ類は広域抗菌薬による菌交代症も起きやすい。

[症状] 下痢が最も一般的な症状であるが，セキセイインコ，ラブバード，オカメインコなどの砂漠種の下痢はわかりにくい。便形がやや崩れ，粘性を帯びる程度である。重度では粘血便となる。下痢以外の症状としては，便臭，食欲不振や膨羽，嘔吐，腹痛から腹部や地面を蹴る仕草などがみられることがある。盲腸が発達する種では異臭のある下痢状の盲腸便の排泄回数が増加する。

[診断] 症状と，便の直接顕微鏡検査で白血球や赤血球の存在により診断される。一般飼鳥で芽胞菌が検出された場合，起因菌であることが多い。小型飼鳥の場合，培養結果を待っている間に治るか死亡するため，試験的治療となることが多い。慢性難治性の腸炎では抗酸菌症を疑ってPCR検査を実施することがある。猛禽類は生食であるため細菌性の下痢が多く，かつ安全に利用可能な抗菌薬が少ないため培養検査を実施することが多い。

[治療] 原因治療，支持療法が基本となる。止瀉薬などの対症療法は使用していない。プレバイオティクスとしてはラクツロース（4,000 mg/L），プロバイオティクスとしてはビオフェルミン®（耐性乳酸菌として24 mg/L）などを使用している。一般飼鳥はカンジダ症以外の菌交代症が生じないため抗菌薬が使用しやすい。FOM（800 mg/L）＋MTZ（250 mg/L）などを使用することが多い。免疫の低い個体ではカンジダ症の予防のため，あらかじめAMPH-B（400 mg/L）を併用することがある。猛禽類では，抗菌薬は原則注射とし，内服では菌交代症を起こしにくいERFX（200 mg/L），ST合剤（トリメトプリムとして160 mg/L），CP（500 mg/L），MTZ（500 mg/L）などを使用している。アスペルギルス症の予防のためITCZ（2.5 mg/kg，bid，50 mg/L）を併用することが多い。

②腸閉塞（イレウス）
Ileus

[原因] 一般飼鳥では機能性イレウスとしては，鉛中毒が最も多い。機械性イレウスとしては腸結石によるものが最も多い。大量の寄生虫（回虫や盲腸虫など）や，異物（紙や布，綿，フリースなど），腹壁ヘルニアによる嵌頓，腸重積，腸捻転，異所性卵材や卵塞，腫瘍（主に精巣腫瘍，卵巣腫瘍，卵管腫瘍）などによる圧迫や癒着によって生じた機械性イレウスもみたことがある。

[症状] 哺乳類と異なり，鳥は絶食時も胆汁が排泄されるため，尿や尿酸のみしか排泄せず，便が出ていない時点でイレウスの疑いがもたれる。わずかに排泄された粘液性の消化器からの排泄物は，赤血球や白血球を含むことが多い。食欲の廃絶，嘔吐もみられることがある。イレウスが改善されないと，脱水やエンドトキシンショックによって24時間以内に死亡する。

[診断] 尿・尿酸のみの排泄物を認めた場合強く疑う。単純X線検査，造影X線検査によって診断を行う。

[治療] 機械性イレウスの場合，開腹手術を実施する。結石に関しては小さく形状が複雑でなければ内科療法で通過することもある。その場合，補液と流動パラフィン（ラキサトーン）を使用する。機能性イレウスの場合，原因療法を実施する。原因が不明の場合は，抗菌薬とともにキレート剤（鉛中毒症参照）を使用することも多い。対症療法としては，モサプリド（40 mg/L）を使用し，それでも通過が改善されない場合は副作用を覚悟してメトクロプラミド（20 mg/L）を使用している。

5. 排泄腔

①排泄腔炎
Cloacal inflammation

[原因] 鳥では大腸に便が滞留する時間は短く，排泄腔に長く貯留される。とくに，発情やメガクロアカによって便の排泄腔内滞留時間が延長すると排泄腔炎が起きやすくなる。また，自慰行為，排泄腔脱，卵塞，尿石，糞石などによって排泄腔が物理的に損傷を受けることも少なくない。ヘルペスウイルスによる乳頭腫が炎症を起こすこともある。ブンチョウでは原因不明の有茎状の肉芽腫が形成される。

[症状] 排泄時にイキミ，発声がみられることがある。血液の付着した便や腫脹した排泄腔の脱出によって気づかれる。

[診断] 腹部を圧迫し，排泄腔を反転させて目視する。それが不可能であれば内視鏡での観察が必要となる。症状から暫定診断し試験的治療が行われることも多い。

[治療] 便が付着する場所であるため抗菌薬としてFOM（800 mg/L）＋MTZ（250 mg/L）などを使用する。肉芽は切除する。排泄腔脱を起こしたものは，整復後，排泄口を一針縫合して再脱出を防ぐ。

②排泄腔脱
Cloacal prolapse

[原因と発生] 最も一般的なのは繁殖関連疾患に伴う排泄腔脱である。卵塞時や産卵後に多く発生し，卵管脱や卵管炎，卵管腫瘍によって起きた卵管脱に続発することもある。繁殖関連性以外では，排泄腔炎や排泄腔腫瘍，乳頭腫症などによって生じることもある。また，筆者はボルナウイルスによる習慣性の排泄腔脱をみたことがある。ブンチョウでは原因不明に排泄腔脱が起きることがある。症状～治療に関しては，「繁殖関連性排泄腔脱・卵管脱」の項を参照のこと。

③メガクロアカ（巨大排泄腔症）
Mega cloaca

[原因] 営巣中（発情期）の雌は排便回数を減少させるため，便を総排泄腔に貯留するため排泄腔の生理的拡大が起こる。ケージの中で排便を嫌がる個体は，排便回数が極端に減り排泄腔の拡大が起こることがある。また，自咬による鎖肛や，下痢便の付着による排泄口孔の栓塞，排泄腔内の異物による閉塞などによっても排泄腔の拡大が起こる。ヘルニア嚢内に排泄腔が落ち込んだ場合，便が滞留し重みを増し排泄腔の拡大が生じる。排泄腔を支配する神経に障害（脊椎損傷，ボルナウイルス感染など）が生じた場合，排泄腔の弛緩によって拡大が起こる。

[症状] 便および尿酸が排泄腔内に大量に貯留し，排泄腔が拡大し腹部が膨大する。排便・排尿が排泄腔に満積されると押し出されるように出る，あるいは隙間を縫って排泄される。完全に閉塞すると排便・排尿が停止する。物理的な閉塞の場合は，排便時にイキム様子がみられるが，神経的な閉塞の場合はイキム様子がみられない。排泄物は一度に排泄されると大量となり，細菌（とくに嫌気性菌）が増加し異臭を放つ。排泄腔炎から血便が生じることも多い。貯留時間が長いと腸毒血症や敗血症，尿閉による腎不全などで死亡する。

[診断] 排泄物が大量に貯留していることで診断される。排便量は当てにならないことがあり，腹部を常に触診しなければならない。逆行性の二重造影により拡大した排泄腔が明瞭視される。神経性を疑う場合，ボルナウイルスを目的としたPCR検査を実施する。

[治療] 腸毒血症や排泄腔炎を防ぐため，貯留した便は少なくとも日に２回は圧迫排泄を実施する。また，排泄腔内での細菌や真菌の増殖予防に抗菌薬FOM（800 mg/L）+MTZ（250 mg/L）などを使用している。モサプリドなどはあまり効果がない。糞石や尿石がある場合，排泄腔の中で破砕して小さくしてから摘出する。腹壁ヘルニアが原因の場合は開腹手術が推奨される。

6. 肝臓

①肝臓の疾患
Liver disease

[原因] 感染性の原因としては，細菌（グラム陰性菌，グラム陽性菌，抗酸菌，クラミジア），ウイルス，寄生虫，真菌などがあげられる。非感染性の原因としては，血腫，肝リピドーシス（脂肪肝），肝鉄貯蔵病，アミロイドーシス，循環障害，肝毒素，肝腫瘍，痛風などがあげられる。

[発生] 海外のオウム目における死後剖検後の病理調査では，細菌性23%，クラミジア性 13%，ウイルス性６%，原虫性２%，肝細胞空胞化 17%，肝線維症 14%，肝リピドーシス 13%，腫瘍５%，ヘモクロマトーシス／ヘモジデローシス４%，胆管増殖３%と報告されている（Fudge, 1997）。当院における病理調査（死後剖検・生検含む）では，脂質代謝障害 24%，ウイルス性９%，細菌性６%，抗酸菌性６%，真菌性１%，慢性炎症 14%，腫瘍 14%（リンパ腫が多い），循環障害 13%，肝被膜炎７%，ヘモクロマトーシス６%となっている。実際の臨床現場では死に至らず軽快する肝障害が大半であり，幼鳥では感染性，成鳥では脂肪肝，慢性活動性肝炎，肝リピドーシスがその大半を占めると考えられる。

[症状]

嘴・爪の過長・軟化： 一般飼鳥の慢性肝不全で最も典型的な症状。タンパク質の合成不良が原因と考えられている。

血斑： 上記症状に併せて嘴や爪に出血斑が生じることが多い。角質の軟化や出血傾向，血管障害が機序として考えられる。

尿酸の変色（黄～緑色化）： 肝性あるいは肝後性のビリベルジン排泄阻害による。緑色は急性重度である。

羽毛の変色： オカメインコ（とくにルチノウ）の黄色化，セキセイインコの色の変化（緑→黄，青→白）や頭部の黒色化，コザクラインコの赤色化などが肝疾患と関与している可能性がある。また，羽毛の形成不全に起因する部分的な黒色化（ストレスマーク）も肝不全が関与する。

腹部膨大と腹水： 末期では肝肥大と腹水貯留によって腹部が膨大する。腹壁の薄いヒナやフィンチでは肥大した肝臓や腹水が腹壁を透化して観察できる。呼吸スペースが圧迫されると呼吸困難が生じる。

中枢神経症状： 高アンモニア血症により，痙攣，昏睡などがみられるとされるが，200 μg/dL以上でも何ら症状をみないことがある。

一般症状： 慢性では軽度の沈うつや多尿，膨羽，体重減少程度にとどまることが多い。急性では食欲不振，吐き気，嘔吐，嗜眠などがみられることもある。

[診断] 慢性例では典型的な徴候から診断される（むしろ血液検査では異常が出ないことがある）。急性例では血液検査によって診断される。AST-CPK値（AST値からCPK値を引いた値）の著増は肝損傷を示し，TBAの上昇は肝機能の低下を示す。GGTやTBILの上昇は胆管系の障害を示唆する。CBC検査で白血球が高値の場合，PCR検査を提案している。難治性で進行性の場合，肝生検を提案することもある。X線検査による肝臓の肥大所見は，それ単独で肝疾患と診

断することはできない。超音波検査は腹水の診断に有用である。

[治療] 慢性活動性肝炎は，肝硬変に至っていなければ強肝剤：グリチルリチン酸（100 mg/L），ウルソデオキシコール酸（400 mg/L）などへの反応がよく，数カ月の投与で何らかの反応が認められる。脂肪肝は肥満が改善しないかぎりよくならない。急性の肝リピドーシスに対しては，強肝剤に加え補液や強制給餌などの支持療法が重要となる。細菌性やクラミジア性を疑った際には検査結果が出るまでCAM（800 mg/L）+ MTZ（500 mg/L）（+ERFX）などを使用している。ブンチョウではアトキソプラズマ症を考慮してST合剤（トリメトプリムとして160 mg/L）+トルトラズリル（200 mg/L）を使用することもある。またブンチョウの肝肥大は，ステロイドに反応のよいリンパ腫や血管肉腫のことがあるため，一般に治療には反応せず生検も不可能な場合はプレドニゾロン（5 mg/L）の試用を検討する。

[予防] 最も多い脂肪肝を予防するためには，食餌制限が必要である。

7. 膵臓

①膵臓の疾患 Pancreas disease

[原因] 臨床現場で明かになる例はほとんどない。感染性では一部のウイルス（PMV，PHsV，APV，ADV，POXVなど）や細菌（とくにグラム陰性菌），クラミジアなどが原因としてあげられる。接触する十二指腸から感染が進行する可能性もある。非感染性では，肥満や高脂食，肝リピドーシス，高脂血症，動脈硬化に関連して急性膵炎や膵壊死が突然生じる。また，何らかの原因による膵管の閉鎖が自己消化を招く。膵臓は腹壁の最も腹側に位置するため，卵材性腹膜炎に続発した膵炎が有名である。落下による打撲や外傷，ヘルニアによる絞扼など物理的な障害も起こりうる。中毒としては，亜鉛中毒が膵臓をターゲットとする。膵腫瘍もしばしばみられるとされている。

[発生] 当院の調査では，オカメインコ，ラブバード，マメルリハインコに多かった。

[症状] 当院における膵酵素上昇群の臨床所見は，頻度の高いほうから活動量の低下，食欲廃絶，意識の低下，尿酸の黄緑色化，嘔吐，多飲多尿，疼痛反応，肥満，腸閉塞，食欲あるが削痩，EPI（exocrine pancreatic insufficiency）である。

急性症状： 膵臓の破壊から膵液が漏出することで周囲の組織が消化され，酵素は血行性に全身へとめぐり，全身の炎症から多臓器不全を起こす。鳥はショック状態となり，膨羽，嗜眠，食欲廃絶が生じる。嘔吐が起こることもある。糖尿や膵外分泌不全がみられることもある。

慢性症状： 膵外分泌不全によって消化不良が生じ，未消化脂肪，でんぷんを多量に含む白色巨大便を排泄する。次第にやせ衰える。幼少期（とくにオカメインコ）のEPIは成長とともに回復する。膵内分泌不全では糖尿病が生じる。

[診断] 膵炎は総合的に診断する必要がある。当てはまる症状があり，アミラーゼおよびリパーゼ双方の高値あるいは単独の著しい高値がみられれば診断的である。EPIの診断は，継続的な便中への大量のでんぷんや脂肪排出が証明になる。

[治療] 筆者は，膵炎に対し，輸液とNSAIDs：メロキシカム（10 mg/L），強肝剤，抗菌薬：FRPM（400 mg/L）+，オメプラゾール®（0.2 mg/kg，qid，SC），テプレノン（100 mg/L）などの投与を行っている。タンパク分解酵素阻害薬：カモタット®（10 mg/kg，bid，PO）も試用しているが効果は定まっていない。EPIに対しては，パンクレアチン®，ウルソデオキシコール酸を使用している。

腎臓

①腎疾患
Kidney disease

[原因] 腎疾患の原因が臨床の現場で明らかになることはほとんどない。感染性としては，ウイルス（AdV，APV，HPsVなど），細菌（排泄腔からの上行，敗血症から二次的に），真菌（気嚢アスペルギルス症から浸潤）などが原因としてあげられる。非感染性としては，VA欠乏が鳥に腎障害を招くと古くからいわれている。また，CaやVD_3の給与過剰による腎石灰化がよく知られている（腎不全の結果として石灰化が生じることもある）。医原性の腎不全としてはアミカシンやST合剤の長期過剰投与による腎不全をみたことがある。NSAIDsにも注意が必要である。また，キレート剤は腎障害をもたらすことが知られている。腫瘍はセキセイインコで一般的とされてきたが，近年あまりみることがない。卵塞や排泄腔脱，排泄腔腫瘍などで生じた尿管閉塞によって腎後性腎不全もままみる。高齢のセキセイインコなどにみられる一般的な慢性腎不全は，おそらく動脈硬化が関与していると筆者は考えている。

[進行] 腎疾患は進行すると腎不全を招く。鳥の腎不全では高尿酸血症が生じる。高尿酸血症は痛風を招く。腎痛風は腎疾患をさらに悪化させ，病状の進行を急速に悪化させる。末期になると高P血症が生じ，石灰化が始まる。腎の石灰化は腎疾患を悪化させる悪循環となる。最終的に高K血症となって死亡する。

[症状] 当院の調査では，高尿酸血症を呈したオウム・インコ類の腎不全徴候としては，PUPD 41%，脚の異常 21%，慢性消耗 14%，脱水 10%，痛風 3.4%，腎不全徴候なし 6.9%という結果であった（河原ら，2018）。これら以外にも尿酸の著しい白色化をみることも多い。一般症状としては元気食欲低下が8割近くの鳥で認められている。削痩，嘔吐，膨羽，意識低下などは1～3割にしかみられていない。尿酸は無毒であるため尿毒症とならないが，脱水が顕著となることで諸症状がもたらされると考えられる。また，石灰化は胃に生じやすく（とくにオカメインコ），これも胃障害をもたらす原因となりうる。

[診断] PUPDがあり，脱水や削痩を認める個体は血液検査を実施する。最低でもUA，P，Ca値をモニターする。

[治療] 筆者はアロプリノールを 800 mg/Lの高用量で開始し，UA値をみながら増量している。食餌を腎疾患用の療法食（AK，Rudybush社）のみとする。療法食を自力で食べない鳥は療法食を強制給餌し，療法食を食べはじめるのを待つ。食餌量は基礎代謝量ぎりぎりとし，腎排泄物を極力減らすよう努める。脱水がある場合は，改善されるまで補液（生理食塩水）を行う。小型鳥では皮下補液（0.2～0.4 mL，bid～qid）のみとし，骨髄留置などは行っていない。大型鳥では静脈あるいは骨髄留置を行うこともある。高P血症に対しては炭酸ランタン（15 mg/kg，tid，PO）を使用している

[予防] 適切な栄養とすること，腎毒性をもたらすようなものを摂取させないこと。薬剤を使用する際には腎毒性に留意すること。やむをえず使用する場合，筆者は腎保護効果を有するFOM（800 mg/L）を併用している。慢性腎疾患に関しては，動脈硬化の予防，すなわち食餌制限が有効ではないかと筆者は考えている。

②痛風
Gout

[原因] 痛風は，体液中で飽和し鋭い針状の結晶となった尿酸（尿酸-ナトリウム結晶）が組織に析出して物理的な刺激を起こす疾患であり，この刺激は非常に強い痛みを伴う。析出する場所によって内臓痛風と関節痛風に分かれる。鳥では，タンパク質の最終代謝産物が尿酸であり，腎不全が主な痛風の原因である。

[発生] 関節痛風は，セキセイインコで頻繁にみられ，オカメインコやラブバードでも少数みられる。ほかの種で関節痛風は非常にまれであり，内臓痛風が主に起こる。痛風はとくに冬場の発生率が高い。これは尿酸が低温によって析出しやすいことが関与している。

[症状]

関節痛風： 尿酸が趾の関節や軟骨，腱，靭帯などの組織に析出する。初期では脚の挙上や跛行，趾の屈曲不全，握力低下，運動量および活力の減退，止まり木から落ちる様子などがみられる。趾関節の裏側では，発赤や皮下の白色結節がわずかにみられる。進行すると，白からクリーム色をした尿酸の塊（通風結節）が明らかになる。脚の挙上や跛行が強くみられる。関節の可動域は減少し，脱水も加わり，趾は固い枯れ枝様となる。さらに重度となると痛風結節は真珠様の結節となり，結節を覆う皮膚は薄く引き延ばされ，破裂して尿酸が漏れ出す。あるいは出血する。末期になると，膝や肘，翼端部関節，頸部をはじめとする脊柱関節にも尿酸塩の沈着物がみられる。

内臓痛風： 内臓痛風は主に肝臓漿膜や心膜，心外膜でみられるが，体腔内のいかなる漿膜面にもみられる。腎臓内にみられた場合，これを“腎臓痛風”と分けて呼ぶ。内臓痛風の最も一般的な症状は突然死だが，そのほかの腎不全徴候（脱水，多尿，暗色・枯れ枝様の脚，つま先立ち，坐骨神経圧迫による脚挙上など）が死に先立って現れることがある。

[診断] 関節痛風を証明するためには，白色結節を針生検し，顕微鏡で特徴的な尿酸結晶を確認するか，ムレキシド反応と呼ばれる試験をする必要がある。内臓通風の発見は内視鏡検査による。

[治療] 腎不全の治療を実施する。

上部気道

①上部気道炎
Upper respiratory (Tract) inflammation

[原因と診断] 鳥の上気道は，鼻孔に始まり，鼻腔，副鼻腔，後鼻孔，咽頭，喉頭と続く。上気道炎はこれらのうちどこか，あるいはいくつかに炎症が起きたものをいう。典型的な症状に加え，鼻洗浄液の白血球を発見することで診断される。

●感染性

ウイルス： AdVやPMV，HPsV，Ful，Poxなどが一般飼鳥に上気道炎を起すと報告されているが，実際はまれと考えられる。ラブバードの幼鳥にみられる伝染性の鼻眼結膜炎（LOVE bird eye disease）はおそらくウイルス性であると考えられている。

細菌： 一般飼鳥における上気道炎の最大の原因はグラム陰性菌と考えられる。病原細菌の種類を確定するためには，鼻汁や鼻洗浄液，咽頭ぬぐい液などの培養検査が必要となる。

クラミジア，マイコプラズマ，抗酸菌： これらも一般飼鳥の上気道炎の原因として重要である。これら病原体はPCRによる検査が可能である。オウム病は共通感染症でもあるため，検査が推奨されるが，マイコプラズマはほとんどの個体が保有しており，筆者は検査を実施していない。

真菌： 上気道炎を起こす真菌としては，さまざまであるがアスペルギルスが頻繁に検出される（副鼻腔アスペルギルス症）。鼻汁や鼻垢，鼻洗浄液の鏡検によって発見され，培養検査によって菌種が明らかになる。

●非感染性

VA欠乏による角化亢進が素因となる。有毒あるいは刺激性ガス（PTFE，ホルムアルデヒド，アンモニア，一酸化炭素，たばこ，ナフタリン，殺虫剤，接着剤，アスファルト，塗料など）や異物（種や粉状の餌，ほこりなど）の吸入，薬剤の流入などが上気道炎の原因となる。アレルギー性炎はコンゴウインコ類において報告がある。

[症状] 鼻炎症状（くしゃみ，鼻汁，鼻孔の発赤など），副鼻腔炎症状（首振り，顔をこする様子，顔の腫れなど），咽頭炎症状（咽頭の発赤，後鼻孔乳頭の融解，あくび，吐き気など），喉頭炎症状（喉頭の発赤，ムせるような咳など）などがみられた場合には，上気道炎が疑われる。また，鳥の上気道は結膜に接触しており，結膜炎症状（結膜発赤や腫脹，閉眼，眼脂，鼻涙管炎による流涙など）がみられた場合，上気道炎が根本にあると考えたほうがよい。

[治療] 軽度，初期であれば感受性試験を実施せず，マイコプラズマとクラミジアを考慮し，かつ副作用の少ないCAM（800 mg/L）を使用している。膿が多くみられ二次感染が疑われる場合，これにほかの抗菌薬を重ねている。鼻垢や鼻石となっている場合は摘出後，洗浄する。重度であったり，反応が少ない場合には感受性試験を実施している。副鼻腔炎では，副鼻腔の洗浄を行う。薬剤としてはGM + AMPH-B（ゲンタマイシン点眼薬 0.3%を 0.05 mL + ファンギゾン注射薬 5 mg/mLを 0.01 mL + 生理食塩水 1 mL）を使用しているが，これも感受性次第である。膿の貯留が著しい場合は切開排膿が必要となる。上気道炎で吸入療法を使うことはまずない（鼻塞によって吸入薬が浸透しないため）。点眼も使うことはほとんどない（保定の負担を減らすため）。アスペルギルスを認めた場合には，上記に加えアスペルギルス症の治療を行う（アスペルギルス症の項を参照）。

[予防] 栄養や環境を整える。症状がなく，鼻洗浄液に白血球が観察される段階で治療を行うと予後がよい。

②オカメインコの開口不全症候群
Cockatiel lock jaw syndrome（CLJS）

[原因] オカメインコの開口不全症候群（cockatiel lock jaw syndrome：CLJS）は上気道炎に続発する。何らかの病原体が上気道に侵入し，免疫低下により上気道炎が発生，重篤化に伴い副鼻腔の炎症が顎～頬部の組織に波及し，顎の不動化（Lockjaw）が生じるとされる。*Bordetella avium*がCLJSの最も重要な原因菌とされているが（*B. avium*は，飼育されているオカメインコの80%が感染しているとの報告がある），上気道炎を起こすすべての病原体がCLJSを起こしうる。

[発生] 例外はあるが，オカメインコのヒナにのみ発生する。

[症状] 上気道炎の症状に続いて，無表情，どんよりと濁った眼，半開きの眼などがみられる。嘴の血行不良から嘴や顔の青色化がみられることもある。次第に顎の可動性が悪くなり，最終的に顎は可動性を失い，硬化し，口は閉じたままとなる。食餌ができなくなり，痩せ衰える。末期では，嚥下困難による誤嚥や，下部呼吸器への病原体の波及による肺炎，敗血症による心内膜炎などを起こして突然死する。

[診断] 特徴的な症状から診断される。*B. avium*やマイコプラズマ，クラミジアはPCR検査で検出可能である。

[治療] 抗菌薬による治療が中心となる。かつては著しい死亡率であったが，抗菌薬のコンビネーションや，NSAIDsの使用，適切な栄養支持により助かる鳥が増えてきた。筆者は，CAM（800 mg/L）+ FRPM（400 mg/L），メロキシカム（10 mg/L）などを使用している。

[予防] 早期の上気道炎の治療が最大の予防策となる。

③気管炎・鳴管炎
Inflammation of the trachea・Inflammation of the syrinx

[原因と発生] 上気道炎に続発，あるいは単独で生じるが，多くの場合，肺炎を合併する。気管炎の主な原因は，上気道炎と同様で細菌，マイコプラズマ，クラミジアが主体である。幼鳥，とくにオカメインコで日常的にみられる。ブンチョウは細菌性が多いが，コキンチョウやカナリアでは気嚢ダニが頻繁であり注意したい。真菌性（気管アスペルギルス症）は大型オウム（とくにアスペルギルス感受性種）に比較的よくみられる。気管炎を起こすウイルスとしては，ボウシ

インコ気管炎ウイルス症，パラキートヘルペスウイルス，フィンチのサイトメガウイルスなどが報告されるが実際にみることはほとんどない。非感染性の原因としては，シードの誤嚥（とくにオカメインコ）や刺激性ガスの吸入などが一般的である。

［症状］

一般症状：初期の気管炎では，多くの場合，全身状態が悪化せず，食欲不振，元気消失，膨羽などの一般症状はみられない。このため軽視されがちだが，気管炎はすぐに肺炎や気管閉塞へと移行し，突然死をもたらす。

気管症状：軽度の炎症では，単発（キャン）あるいは，連発（ケッケッケ）の乾性咳がみられる。分泌物が出始めると，湿性咳（ゲチャッゲチャッ）がみられるようになる。また，気管内の粘稠物質により湿性ラ音（プチプチ）が聞こえることもよくある（とくにブンチョウ）。塞栓物あるいは気管粘膜の腫脹により気管内腔の狭窄が起こると，乾性ラ音（ヒューヒュー，スースー）が聞こえることもある。

鳴管症状：鳥の発声器官である鳴管は，気管の最奥，肺の直上にあるため，声の異常（声枯れ，高い声が擦れて出ない，声の質が変わった，呼吸と同時に声が出る発声呼吸など）が生じた場合，鳴管炎や名管周囲の疾患を考えなければならない。

呼吸困難症状：閉塞が重度となると，開口呼吸，スターゲイジング，頻呼吸，チアノーゼなどの呼吸困難症状がみられる。痰や閉塞物が気管内を完全閉塞，あるいは肺に落ちて気管支内を閉塞すると急死する。

［診断］特徴的な症状により診断される。甲状腺腫などのほかの鳴管周囲の疾患との鑑別はCT検査によって行われる。感染性を疑った場合，大型鳥では，気管の拭い液や洗浄液の鏡検や培養，PCR検査を実施することもある。小型鳥では診断的治療となることが多い。気嚢ダニは，気管の下からライトを当て，動いているダニをみつける。

［治療］気管炎・鳴管炎の治療は，上気道炎の治療に準じるが，内服薬の到達しにくい部位であるため，これに吸入療法が加えられる。筆者は，抗菌薬としてAMK（5 mg/mL，5～15分，sid～bid），抗真菌薬としてAMPH-B（1 mg/mL，5～15分，sid～bid）を使用している（アスペルギルス症についてはアスペルギルスの項を参照）。気管閉塞による著しい呼吸困難が生じた場合には，気嚢チューブの設置が推奨されているが，肺炎など肺機能が低下している個体では禁忌であり，適応はかなり限られる。

④肺炎
Pneumonia

［原因］

感染性：細菌性肺炎が最も一般的であり，グラム陰性菌感染が中心となる。一部のグラム陽性菌や，ノカルジア，抗酸菌など特殊な細菌によっても生じる。マイコプラズマやクラミジアが関与する肺炎もしばしばみられる。大型鳥では真菌性肺炎（肺アスペルギルス症）が一般的である。

非感染性：PTFEなどの刺激性ガスの吸入によって生じることが多い。また，挿し餌や強制給餌時，嘔吐時に生じる誤嚥性肺炎も一般的である。同居鳥（とくに白色系バタン）の脂粉などに対してアレルギー反応を起こし，過敏性肺炎が生じることがルリコンゴウインコで報告されている。また，発情過多の雌では，卵材性肺炎がしばしば起こる。ごくごくまれに，類脂質性肺炎や肺タンパク症に遭遇する。

［症状］軽度の場合は症状がみられない。肺機能が半分程度となると，運動不耐性（フライト後の呼吸促迫など）がみられはじめる。安静時にも呼吸促迫がみられる場合には，肺機能が残り1/3以下であろう。安静時のスターゲイジング，チアノーゼ，起立困難，意識低下は，肺機能が1/4以下であり，死が間近に迫っている。呼吸困難症状とともに，呼吸音や咳，喘鳴がみられることもある。重度例では喀血することもある。

［診断］当院では，呼吸困難がある個体に対しては，保定による危険性を考慮しX線検査は実施しておらず，すべてCT検査か，許可が得られない場合には治療的診断を行っている。原因物質の特定は，肺から直接材料を採取するのが難しいため，気管や気嚢からの材料から判断するしかないが，これもまた実際には困難である。

［治療］肺炎の治療は気管炎の治療に準ずる。吸入療法も効果的とされるが，重度の肺炎では吸入中に死亡することがある。このため，短時間かつ低霧量からスタートするか，呼吸機能がある程度改善するまで実施しない。薬剤の選択は原因によるため，それぞれの項を参照頂きたい。

⑤気嚢炎
Inflammation of the air sac

［原因］病原は肺炎とほぼ同様であるが，クラミジアやアスペルギルスの比率が高まる。とくにアスペルギルス症は腹部気嚢群に好発する。気嚢は異物の排泄機構が乏しく，盲端となっているため，格好の培地となってしまう。誤嚥した物質も肺を通過して気嚢に溜まって炎症を起こす。卵材性腹膜炎は常に気嚢炎を起こす。穿孔した場合，気嚢内に卵材が貯留することになる。

［症状］気嚢炎が単独で発生した場合，非常にわかりにくい。初期は何ら症状を示さない。重度となると，運動不耐性が生じるが，これも相当末期にならないと認められない。咳などは出ず，湿性ラ音などを認めることがあるがこれも発生頻度は高くない。炎症を起こした気嚢に接触する臓器症状（胃腸炎や肝炎，腎炎など）ではじめて病状に気づかれることもある。

［診断］X線検査で，気嚢炎による気嚢壁の肥厚や，気嚢域の明瞭化，エアトラップなどが確認できる。確定診断は，硬性内視鏡による気嚢内の観察であり，病原の特定も，内視鏡下での気嚢拭い液の直接観察あるいは培養検査，PCR検査となる。

［治療］気嚢は血管がほとんど分布しないため，抗菌薬や抗真菌薬が高い濃度で分布しない。また，膿瘍や真菌球が形成されると血行性の薬の分布は期待できない。治療は肺炎に準ずるが，より吸入療法が重要となる。肺を通過して気嚢へ十分到達させるためには，超音波式で粒子が5 μm以下となる吸入器を用いる必要がある。気嚢への治療薬の直接注入や，限局する膿瘍の外科的切除も検討される。

循環器

①心疾患
Heart disease

[原因]

心嚢の疾患：心嚢膜炎は細菌（抗酸菌を含む），クラミジア，真菌，ウイルス（BFDなど）の全身感染症に伴って生じることがある。また，心嚢膜は内臓痛風が起きやすい部位でもある。心嚢に過剰に液体が貯留して心臓の拍動を阻害した場合，心タンポナーデと呼ばれる状態となる。

感染性心疾患：主な原因は細菌であり，敗血症時に血行性に運ばれ，心内膜炎や心筋炎を起こす。また，気嚢炎から接触する心臓に病原体が浸潤して心外膜炎を起すこともある。ウイルス（BFD，PDDなど）や真菌（アスペルギルスやカンジダなど）もしばしば報告されている。寄生虫（住肉胞子虫，フィラリアなど）による心疾患も報告されている。

非感染性心疾患：心臓の石灰沈着症（Ca：P比の異常，腎疾患，VD_3中毒などによる），リポフスチン沈着症（慢性疾患，慢性栄養不良，VE欠乏などによる），ヘモクロマトーシス，脂肪心（肥満などによる），心筋変性（VE-セレン欠乏，血管障害，毒素などによる），心内膜症，心筋症（拡張型，肥大型のみ），心腫瘍，先天性疾患などが知られている。

不整脈：ニワトリの研究では，VB_1欠乏，VE欠乏，低K血症，インフルエンザウイルス感染，拡張型心筋症などで認められている。これら以外の心疾患や，ある種の毒物や薬剤，甲状腺障害，過大な精神的・肉体的なストレスなども不整脈をもたらすと考えられている。

[発生] 感染性心疾患は若い鳥に多いが，心不全は加齢とともに増加する。高齢のブンチョウやラブバードに多い傾向にある。

[症状]

突然死：死の直前もまったく症状がみられなかった場合は，急性心不全が最も疑われる。

運動不耐性：運動後（とくに飛翔後）に呼吸促迫や疲れた様子，虚脱などの症状がみられ，呼吸器に問題がない場合，心疾患が疑われる。

呼吸困難：循環不全による肺のうっ血，肺水腫（とくに左心不全）によって呼吸困難が生じると考えられる。開口呼吸，呼吸促迫，肩呼吸，チアノーゼなどがみられ，改善されない場合は低酸素から虚脱や失神，痙攣，突然死などが生じる。

腹水：心不全によって腹水がみられることがあるとされる。

咳：哺乳類では肥大した左心と左大動脈に左気管支が挟まれて生じるが，鳥類では大動脈が右に曲がっているためこの理由での咳は生じない。

頸静脈怒張：右心不全による循環不全から，頸静脈の拍動がみられることもある。

[診断]

聴診：心雑音や不整脈，徐脈がしばしば聴取されるが，意義は不明である。心音が聞き取りづらい場合，心嚢水の貯留が疑われる。

X線検査：心陰影の拡大は，心肥大や拡張，心嚢水貯留を示しているかもしれない。また，動脈硬化も重度となると確認可能である。

超音波検査：心嚢水と心肥大・拡張の鑑別が可能となる。

心電図：心電図は生前の鳥の心疾患を詳細に鑑別するための唯一の方法と考えられているが，麻酔が必要であり，筆者は診断に用いてない。

治療的診断：心雑音があり，運動不耐性がある個体に対し何らかの心臓薬を使用し，治療的診断を行うことが多い。

[治療] 筆者はカプトプリル（16.5 mg～/L），エナラプリル（10 mg～/L）を使用することが多い。これに加えジピリダモール（100 mg/L）を使用することもある。反応が不十分になってきた場合には，ピモベンダン（5 mg～/L）を使用している。

②アテローム性動脈硬化症
Atherosclerosis syndrom（AtS）

[原因] アテローム（粥状）動脈硬化症は，動脈の内壁にコレステロールや炎症細胞，カルシウムなどが蓄積してプラーク（アテローム）が形成され，動脈が肥厚して弾力を失ったものをいう。脂質異常症が成因に大きくかかわっている。鳥の脂質異常症は，肥満，高脂肪食，持続発情，肝不全が主な原因である。

[発生] 通常，腕頭動脈と腹大動脈でみつかるが，全身の動脈において発生しうる。中高齢に多くみられ，とくにシードをふんだんに与えられた5歳以上のボウシインコでは高発生率となる。近年の大規模な調査では，ヨウム，ボウシインコ，オカメインコが高度にAtSと関連し，調査された飼鳥全体（7,683羽）の有病率は6.8％であった（Beaufrère ら，2013）。

[症状] 当院で病理解剖を行い，AtSを認めた症例では，突然死，呼吸困難，脳神経症状，麻痺，運動失調，体表腫瘤，出血傾向，通過障害，肝疾患，心疾患，腎疾患などと関連していた。教科書的には，「多くの場合，突然死を引き起こし，突然発症の失明，運動失調，麻痺や発作を引き起こす可能性がある。臨床徴候は，脳血管障害かもしれない」と記載され，「突然死，うっ血性心不全，呼吸困難，神経症状，呼吸器症状，運動不耐性と関連する」とも記載される。臨床現場でよく遭遇する高齢鳥の脳障害は，その多くが動脈硬化に起因すると筆者は考えている。

[診断] CT検査で明らかとなる。X線検査で認める場合は，著しい石灰化が生じているときである。AtSの要因となる脂質異常症を発見するためには，血液検査でTG，TCHL，HDL値を計測し，総合的に判断する必要がある。また，AtSは肝酵素値の上昇とも関連する。

[治療] すでにAtSとなってしまった状態からの改善は困難と考えられるが，食餌制限により脂質異常症の改善を図る。スタチンの効果は定かでないが，メバロチン（3.3 mg/L）を使用することもある。

[予防] 日頃からの体重管理，食餌制限が重要である。

内分泌

①甲状腺機能低下症
Hypothyroidism

[原因] 飼鳥の甲状腺機能低下症の原因はよくわかっていない。ニワトリでは遺伝性の自己免疫性疾患や吸収不良症候群の結果として報告されている。

[発生と症状] セキセイインコやオカメインコにおいて綿羽が過長する綿羽症が本疾患の症状といわれる。また，オカメインコのyellow featherやコザクラインコのred featerなどの羽毛の色彩異常や，併せてみられる細長い正羽や，肥満，活動量の低下，高脂血症，脂肪腫なども関与している疑いがある。肝不全や糖尿も併発することが多い。

[診断] 甲状腺ホルモン濃度の測定は実際的でない。通常，特徴的な症状から試験的な投薬を行い，改善がみられれば甲状腺機能低下症と診断する。

[治療] チラーヂン®S（50 μg/L）を使用している。

②糖尿病
Diabetes mellitus

[原因] 飼鳥の糖尿病の原因はよくわかっていない。鳥の血糖調節はインスリンよりもグルカゴンが優性であり，その時点で哺乳類と異なる。臨床現場でよく遭遇するタイプは肝不全に続発する糖尿病であり，次いで，ステイロイド誘発性（医原性クッシング症候群）である。また，膵炎や膵癌に起因することもある。なかにはインスリン値低下を示す例もいる。

[発生] オカメインコに多く，セキセイインコやほかのオウム類にもしばしばみられる。

[症状] 多飲多尿によって気づかれる。尿中に漏れ出した糖を補うため過食が生じるが，次第に痩せていく。高血糖から脳障害が生じ，神経症状や突然死がみられることもある。

[診断] 多尿に気づき，尿検査で糖が検出されると糖尿病が疑われる。ただし腎疾患による腎性糖尿の可能性もあるため血液検査が必要となる。強肝剤に反応しないタイプではインスリン濃度を計測し，インスリン治療を検討する。

[治療] 肥満の改善を行い，強肝剤を使用する。それでも改善しない場合は，インスリン療法あるいは経口血糖調節薬：グリコラン（5 mg～/kg，PO）が試用される。

[予防] 一部の糖尿病に対し，肝疾患や膵疾患を予防するための肥満や過発情の予防は効果的と考えられる。

神経の病気と問題行動

1. 脳

①脳障害
Encephalopathy

［原因］ 現在，最も高頻度に診断される脳障害の原因はボルナウイルスである。高齢では動脈硬化症に関連した脳障害が頻発する。頭部打撲や熱中症などによる物理的な損傷，低血糖や高血糖，低酸素，鉛や亜鉛による脳障害もしばしばみる。小型フクロウにおいて脳障害が多くみられるが，原因はわかっていない。一部，栄養改善で改善することから栄養性が疑われている。脳腫瘍あるいは頭蓋骨の腫瘍による物理的な圧迫から生じる脳障害にもまれであるが遭遇する。原因が明らかでない特発性てんかんも非常に多く，日常診療の一角を占める。

［発生と原因］ 高齢個体に多く発生し，加齢とともに悪化する傾向にある。高齢のコザクラインコに極めて多く発生する。オカメインコ，ボウシインコにもやや多い。近年はボルナウイルス性が多く，高感受性種において幼若鳥の中枢神経障害が増加している。過緊張発作はすべての種で起きるが，ブンチョウで著しく多い。

［症状］

痙攣：強直性，間代性に痙攣が生じる。重度となると後弓反張を起こし死亡する。

麻痺：重大な痙攣後，片麻痺，単麻痺，四肢麻痺などが残ることがある。

てんかん発作：意識を失い全身が痙攣する全般発作，一部の痙攣や麻痺から始まる部分発作に分けられる。どちらも数分内に収まる。痙攣が 30分以上に及ぶ場合，痙攣重積と呼ばれる。痙攣する筋肉による過剰な酸素消費に加え，呼吸筋も痙攣して呼吸が抑制され，低酸素脳症を起こし死亡する。

前庭徴候：斜頸，旋回がみられる。眼振はほとんど起きない。

過緊張性発作：緊張により過呼吸となり部分的な痙攣から全身の痙攣へと進行し，失神する。暗く安静にすることで数分以内に収まる。

［診断］ 典型的な症状から疑う。ボルナウイルスの検査はRT-PCR検査によって可能である。CT検査を実施することもある。

［治療］

痙攣：数分内に収まらない痙攣の場合はジアゼパム（2mg/kg）の筋注，それでも収まらない場合はフェノバルビタール（2mg/kg，PO）を使用している。脳圧が亢進しているものでは，イソバイド（3mg/kg，PO）を使用する。

てんかん：全般発作ではバルプロ酸ナトリウム（800 mg/L），部分発作ではカルバマゼピン（100 mg/L）と使い分けるが，両方を投薬して後に減薬する方法をとることも多い。発作の頻度を月に2回以内に収めることをまず目標とする。ジアゼパム（16 mg/L）を併用することも多い。これら薬剤の増量によってもコントロールがつかない場合は，フェノバルビタール（2mg～/kg，bid，PO）を使用する。

前庭徴候：中枢性前提徴候では原因療法を行うことになる。脳梗塞が疑われる場合，ジピリダモールを使用している。

2. 問題行動

①自咬症
Self - injurious behaviour

［症状］ 自らの身体（とくに皮膚）を傷つける。通常，嘴によって傷はつくられるが，爪によることもある。自咬部は出血し，二次感染により化膿する。脇や翼下，脚，趾などが好発部位であるが，頭部以外の全身にみられる。ラブバードでは尾部の自咬が排泄孔に及んで鎖肛を起こすこともある。ヘルニア部の自咬では，内臓が飛び出すこともある。自咬は非常に危険な問題行動で，しばしば，重大な出血によって死亡する。皮膚感染から敗血症が生じて死亡する個体もいる。

［原因］ 主に毛引きと同様の原因で生じるが，毛引きを伴わないこともある。また，疼痛（外傷，黄色腫，腫瘍，その他皮膚疾患，脱出した総排泄腔や卵管など）や，掻痒（外傷後，ある種の皮膚病や腫瘍，アレルギー，肝疾患，PDDなど），麻痺（腎不全，内臓腫瘍による末梢神経障害，中枢神経障害など），あるいは付着物（ギプス，包帯，カラー，足環，外用薬，消毒薬，刺激物，汚染物，縫合糸，外科用，接着剤，腫瘍など），体腔内の炎症（気嚢炎や腹膜炎，その他臓器の炎症など）などによる刺激を物理的に除去しようとして自咬が生じることもよくある。これらの自咬は刺激に敏感な神経質な個体によくみられる。自咬による疼痛はさらに自咬を起こす悪循環を生じさせる。また，自己刺激行動となり，刺激を取り除いた後も永続することがある。

［診断］ 自咬をしている場合，皮膚が損傷し，嘴に血が付着していることが多い。疼痛により鳴きながら咬む個体もいる。自咬している証拠が得られない場合も，カラーなどの自咬対策により傷が消失すれば自咬と考えられる。

［治療］ まずはカラーを装着する。カラーはリスクを伴うが，自咬により死亡するリスクよりも通常低い。カラーを許容せず，著しく暴れる，あるいは意気消沈する例では，向精神薬が試される。こちらもリスクがあることを念頭に置かねばならない。また，包帯などの傷を覆う処置は通常，推奨されない。自咬を行うほどナーバスな個体であれば，包帯を取ろうとさらに激しく周囲を自咬する，あるいは絞扼が生じるなど，重大な事故を招く可能性が高いからである。ただし，創傷保護剤の使用により疼痛が改善され，自咬どころか，創傷保護剤をいじりもしない個体もいる。傷に対しては抗菌薬，消炎剤，鎮痒剤などが使用されている。

［予防］疼痛などによる自咬は早期に発見治療することで，自己刺激行動化を防ぐことができると考えられる。いったん，自己刺激行動化してしまった個体では，カラーを外さないことが何よりの予防となる。

3. その他の問題行動

①心因性多飲症
Psychogenic polydipsia

［症状］著しく多量の飲水を行い，多量に尿を排泄する。通常，飼鳥の飲水量は体重の10～15％であり，20％未満が正常であるが，それを大きく逸脱し，体重の何倍もの飲水を行う個体もいる。また，多飲により水中毒（低ナトリウム血症）となり，元気・食欲低下，嘔吐などがみられ，重度の場合，痙攣・昏睡を起こして死亡することもある。

［原因］詳しい原因はわかっていないが，精神疾患の一つと考えられる。

［診断］体重の 20％以上の飲水がみられる場合，多飲多尿症の疑いがある。飲水制限により脱水が起きない場合，多飲症が疑われる。しかし，飲水制限は多尿症では著しく危険なため，獣医師の監督下で行うべきである。まずはスクリーニング検査として血液検査を実施し，全身状態を確認してから飲水制限を行うことが推奨される。

［治療］とくに必要はないが，飲水制限により体調がよくなる個体では，飲水制限が継続的に実施される。多飲によって水中毒となった場合，飲水制限とともに電解質の補整のための輸液を行う必要がある。

②パニック
Panic

［症状］突然，激しく暴れ回る（暴発行動）。通常，突然の物音や明滅，出現，地震など，驚くような刺激によって生じる。とくに大きな地震があった翌日は，外傷を負った鳥が大量に来院する。なかには睡眠中に突如暴れ回ることがあり，悪夢をみたと表現されることもある。一羽が暴れるとその音にほかの鳥も驚き，集団恐慌を起こす。

［発生］神経質な鳥に多くみられる。鳥種ではオカメインコ（とくにルチノウ）に著しく多く発生することから，オカメパニックとも呼ばれる。夜間に多く発生することから海外ではnight frights（夜間驚愕）と呼ばれる。

［原因］オカメインコで発生が多く，集団恐慌を起こす理由としては，集団で生活すること，砂漠種であること，夜間に視力が低いことなどが関与すると推察される。夜間に外敵が出現したと思われる物音が聞こえた場合，周りにさえぎるものがない砂漠では飛び立つのが最も安全な方法と考えられる。また，1羽が飛び立った物音によって，恐慌的に飛び立つのも生存率を高める行動と考えられる。そもそもパニックという言葉自体が，動物が突然騒ぎ出し集団で逃げ出す現症からきている。ルチノウに多発する理由としては，何らかの遺伝的な素因が存在すると考えられる。

［治療］暴発行動により外傷が生じた場合，その治療を行う。

［予防］暗闇で発生率が高まることから，常時点灯を行う。ホルモンバランスの異常を起こさないようにするため，昼と夜とでは明度に差をつける必要がある。また，外傷を減らすため，夜間（重度の場合は 1 日中）は，骨折が生じやすいカゴはやめてプラスチック水槽に入れ，その中にはなるべく物を置かないようにする。また，助走がつかないよう狭いケースにするのも有効である。それでも頻繁な場合は，向精神薬が試される。

③ブンチョウの過緊張性発作
Hyetonic seizure of java sparrow

［症状］ブンチョウでは過緊張によって発作が生じることがよくある。一般的に“失神”と呼ばれるが，突然意識が低下あるいは消失するわけではないのでヒトでいうところの失神とは異なる。典型的な例では，キャリーを袋から診察台に出してしばらくすると，挙動不審（キョロキョロする，ソワソワする，眼をしばたかせる）がはじまり，左右不対称な強直間代性痙攣（足や翼をバタバタする）へと進行し，閉眼，開口，舌なめずり，呼吸促迫，発声呼吸，そして起立困難，虚脱へと続く。保定中の発作では，挙動不審や痙攣に気づきにくく，保定を解除すると鳥はいきなり虚脱するので，失神したかのようにみえる。通常は数分も経たず，すくっと立ち上がる。しばらくは半眼で開口呼吸しているがじきに収まる。その後に後遺症が残ることはまれである。しかし，発作が重度の場合には，脳神経へのダメージが生じて脳障害症状が残ることや，死に至る可能性がある。また，高齢鳥では心臓への負担も問題となる。

［発生］とくにブンチョウで発生が多く，ほかの種でもしばしばみる。ブンチョウでは，白ブンチョウに多く，次に桜，シルバーが続く。シナモンでみることは滅多にない。神経質な雄に多く，雌に少ないのも特徴である。高齢になると頻度が増す傾向にある。

［原因］原因や分類はよくわかっていない。精神性疾患（心因性発作）と考えられ，中枢性神経疾患（てんかん）とは異なる。品種で偏りがみられることから遺伝的な要素が関与していると考えられる。

［誘発因子］過緊張によって誘発される。過緊張の状況としては，保定が最も一般的で，知らない環境にきた，いきなり明るくなった，みつめられたなどでも生じることがある。パニック発作のように予期不安が関与しているようにもみえる。また，ほかの疾患（高NH_3血症，心疾患など）が関与している例もあると考えられる。

［予防］過緊張を起こすような状況を忌避することで発作は予防できる。また，逆に小さな刺激を加えて慣らしていくことも有効かもしれない。軽度であれば内科治療は必要ないが，重度あるいは高頻度に発作が起きる個体では，抗不安薬などが試される。

鳥類医学に関する書籍・雑誌（本書を記載するにあたり，大いに参考とした書籍や雑誌）

主な教科書　さまざまな鳥の大家がこぞって教科書を書いている。どれから読んだらよいか迷うところ。手当たり次第読むのが一番だが，ここではまず「成書」と呼ぶべき主な教科書をあげる。そして，新しいからよいってわけでもない。古い教科書のほうが参考になることも多い。

	タイトル	著者・訳者
40 年前の教科書	Diseases of Cage and Aviary Birds	Petrak M.L.
	【訳本】飼鳥の医学 病気の診断とその治療	加藤元，岩村博夫
30 年前の教科書	Diseases of Cage and Aviary Birds　Second edition	Petrak M.L.
	Clinical Avian Medicine and Surgery	Harrison G.J., Harrison L.R.
	【訳本】鳥類の内科および外科臨床：鳥類の飼育を含む	伊東登 訳，松原哲舟 監訳
20 年前の教科書（いわゆる 3 大成書）	Avian Medicine：Principles and Application	Ritchie B.W., Harrison G.J., Harrison L.R.
	Diseases of Cage and Aviary Third edition	Rosskopf W.J.Jr., Woerpel R.W.
	Avian Medicine and Surgery	Altman R.B., Clubb S.L., Dorrestein G.M., Quesenberry K.
	【訳本】鳥類の内科学と外科学	松原哲舟
10 年前の教科書	Clinical Avian Medicine	Harrison G.J., Lightfoot T.
現在の教科書	Current Therapy in Avian Medicine and Surgery	Speer B.

その他教科書　鳥類医学者によっていってることが違うことがあり，極めるならば網羅したいところ。お国柄が出てたりして面白い。

タイトル	著者・訳者
Handbook of Avian Medicine Second edition	Tully T.N.
Avian Medicine	
Avian Medicine Third edition	Samour J.
【訳本】エイビアンメディスン－鳥類臨床のすべて	梶ヶ谷博
Essentials of Avian Medicine and Surgery Third editon	Coles B.H.
【訳本】バード･クリニック･プラクティス―鳥類の治療と看護（Second Edition の翻訳）	桜井富士朗，岡ノ谷一夫
BSAVA Manual of Avian Practice: A Foundation Manual	Chitty J.，Monks D.
BSAVA Manual of Psittacine Birds	Beynon P.H., Forbes N., Lawton M.C.
【訳本】オウムインコ類マニュアル	福士秀人
Avian Medicine and Surgery in Practice: Companion and Aviary Birds Second Edition (English Edition)	Doneley B.
Pet Bird Diseases and Care	Samanta I.

ほかにもRupleyの『Manual of Avian Practice』（Mosby, 2000），Olsenの『Manual of Avian Medicine』（Mosby, 2000），Glenn & Susanの『Manual of Avian Medicine』（Saunders, 1997），Zantopの『Avian Medicine:Principles and Application』(Zoological Education Network, 1997), Striner & Davis の『Caged Bird Medicine』（Iowa State University Press,1981,「飼鳥の臨床」として興仁社より1982年出版 ）などなど鳥の教科書と呼ばれる物は多数ある。

専門書　教科書にも記載はあるが，やはり専門書には劣る。とくに基礎分野に関しては専門書を紐解いたほうがよい。

	タイトル	著者・訳者
鳥類学	鳥類学	著：Gill F.B., 訳：山岸哲
解剖生理学	カラーアトラス獣医解剖学　下巻	著：Konig H.E., 監訳：カラーアトラス獣医解剖学編集委員会
	明解 哺乳類と鳥類の生理学　第 3 版	著：Reece W.O., 監修：鈴木勝士，徳力幹彦
	家禽解剖カラーアトラス	著：McLelland J., 監訳：牧田登之
	新編 家畜比較解剖図説	加藤嘉太郎，山内昭二
	家鶏・野鶏解剖学図説	保田幹男
	Sturkie's Avian Physiology Sixth edition	Scanes C.G.
	獣医解剖・組織・発生学用語	日本獣医解剖学会 編
ウイルス学	Avian Viruses: Function and Control	Ritchie B.W.

出版社	発行年	コメント
Lea & Febiger	1969	Petrak による DCAB の 1st。筆者の基礎となっている書籍。臨床 1 年目，貪り読んだ。他書が大型鳥中心なのに対し，本書はセキセイインコが中心。いまだに紐解くことの多い逸品（翻訳されてるし）。秀逸なのが解剖学。なんと「セキセイインコの解剖学」。
文永堂	1974	
Lea & Febiger	1982	DCAB の 2nd だが，1st にも 3rd にも載っていない情報がまれに記載してあり侮れない。
Saunders	1986	今やフードで有名な Harrison による教科書。自分で初めて買った鳥の医学書（訳本）。やや古くなった感はあるが，解剖学など，現役で使える情報満載。
LLL	1997	
Wingers Publishing	1994	Harrison の新版。これまで最も引用した，教科書の中の教科書。圧巻の 1,351 ページ !! 美麗解剖図譜（透明になっていてめくると中がみえる）もついている。文字だけの廉価版もある。
William&Wilkins	1996	DCAB シリーズ第三弾。Petrak に代わって Rosskopf & Woerpel が編纂した名著。AM と DCAB のダブルチェックが常だった。
Saunders	1997	Altman による教科書。3 大成書で唯一翻訳（鳥類の内科学と外科学）されているのでまずは本書から読むのもよい。
New LLL Publisher	2008	
Spix Publishing	2006	Harrison の Avian Medicine をより臨床向きにした教科書。写真が豊富。成書と呼ぶには省略された項目が多数あり，何か調べるときは AM も同時に検索する必要がある。
Saunders	2015	久しぶりに出た鳥類医学の成書。抗癌治療まで網羅。今はとりあえずこの教科書から調べる。Speer は 2007 年に日本でも講演。口ひげがダンディ。

出版社	発行年	コメント
Saunders	2009	ルイジアナ大の Tully による教科書。網羅的。
Butterworth-Heinemann	2000	
Mosby	2016	Samour はエルサルバドル出身。さまざまな国で働き中東へ。猛禽類やバスタードなどワイルドな鳥についての記載が多い。整形外科についてもかなりページを割いているのが特徴。訳本は 1st を翻訳した物。
インターズー	2003	
Blackwell publishing	2007	Coles はほかにも「Avian Medicine and Surgery Library Vet Practice」(1986) や「Self-Assessment Picture Tests in Veterinary Medicine: Avian Medicine」(1999) などを出している。本書は解剖生理，検査，治療など総論的な内容に力を入れた教科書。各病気に関しては後ろで付表扱い。
インターズー	2002	
BSAVA	2018	イギリスの BSAVA シリーズ。「Manual of Psittacine Birds」は，「The manual of parrots, budgerigars and other psittacine birds」の新版。かなり臨床家向けの内容で，訳本が出ているので読みやすい。2018 年，「BSAVA Manual of Avian Practice」として新版が出ている。
BSAVA	1996	
学窓社	1999	
CRC Press	2018	オーストラリアのひげのおじさん。クイーンズランド最初の鳥医学専門家。元は開業獣医師なので内容はプラクティス寄り。1st と 2nd がある。
	2010	
Springer	2018	インドの獣医微生物学者による鳥の医学書。

出版社	発行年	コメント
新樹社	2009	鳥類学の決定版。「鳥類医学」を学ぶ前に，まず「鳥類学」を学ばなければならないことを失念している獣医師が多い。
チクサン出版社	2010	筆者は解剖学を調べるときはこれらすべてと，上記の教科書の Harrison（1986）と Petrack（1969）を参考にする。
学窓社	2006	
学窓社	1998	
養賢堂	2003	
東京大学出版会	2002	
Academic Press	2014	生理学の決定版。腰が抜けるくらい重い（Kindle で買えばよかった）。
学窓社	2000	学問は用語が基本。辞典によって用語が異なっていたりするが，獣医解剖学用語に関しては本書が鉄板。
Wingers Publishing	1995	少し古いが飼鳥のウイルス学決定版。新しいのを出して欲しい……。

	タイトル	著者・訳者
臨床病理学	Laboratory Medicine: Avian and Exotic Pets	Fudge A.M.
	Avian and Exotic Animal Hematology and Cytology Third edition	Campbell T.W.
	【訳本】鳥類とエキゾチックアニマルの血液学・細胞診	斑目広郎
	Atlas of Clinical Avian Hematology	Clark P.
栄養学	コンパニオンアニマルの栄養学	著：Burger I.H., 監訳：長谷川篤彦
	家禽栄養学	著：Scott M.L., Nesheim M.C., Young R.J., 監訳：田先威和夫
家禽学	Backyard Poultry Medicine and Surgery: A Guide for Veterinary Practitioners	Greenacre C.B., Morishita T.Y.
	家禽学	奥村純市, 藤原昇
	家禽疾病学	鶏病研究会
病理学	Pathology of Pet and Aviary Birds Second edition	Schmidt R.E., Reavill D.R., Phalen D.N.
薬用量	Exotic Animal Formulary Fifth edition	Carpenter J.W.
	エキゾチックアニマルの治療薬ガイド	著：Carpenter J.W., 監訳：金田剛治
	エキゾチックアニマルの薬用量マニュアル	著：Carpenter J.W., 監訳：成島悦雄
X 線検査	Radiology of Birds	Silverman S.
	鳥の X 線解剖アトラス（Atlas of Avian Radiographic Anatomy, Saunders, 1992 の訳本）	著：Smith S.A. 監訳：浅利昌男, 菅沼常徳
	Diagnostic Imaging of Exotic Pets: Birds, Small Mammals, Reptiles	Krautwald-Junghanns

本邦の書籍

拙著	コンパニオンバード疾病ガイドブック	眞田靖幸 , 小嶋篤史
	コンパニオンバードの病気百科	小嶋篤史
師匠の本	エキゾチック臨床シリーズ	海老沢和荘（Vol.1, 4, 7, 10), 水上昌也（Vol.13, 16）

ムック

Veterinary Clinics of North America (Exotic Animal Practice シリーズ)	Veterinary Clinics of North America: Exotic Animal Practice	
	【訳本】エキゾチックアニマル臨床シリーズ	
Veterinary Clinics of North America (Small animal practice シリーズ)	Vol.14（2）symposium on CAGED BIRD MEDICINE	Harrison G.J.
	【訳本】獣医臨床シリーズ：飼い鳥の疾病と診療に関するシンポジウム	田代和治
	Vol.21（6）Pet Avian Medicine	Rosskopf W.J.Jr., Woerpel R.W.
	【訳本】獣医臨床シリーズ：愛玩鳥の医療	平井克哉

雑誌

日本の商業誌	VEC：Veterinary Medicine in Exotic Companions	
	エキゾチック診療	
海外の商業誌	Exotic DVM	
	Journal of Exotic Pet Medicine	
日本の学会報	鳥類臨床研究会 会報	
	鶏病研究会報	
海外の学会報	Journal of avian medicine and surgery	

出版社	発行年	コメント
Saunders	2000	カリフォルニアで長く飼鳥のラボをやっていたFudge。NAHAセミナーで日本に鳥の臨床病理を持ち込んだ。衝撃で震えた。
Wiley-Blackwell	2007	細胞診といったらCampbell。鳥の血液・細胞診検査マニュアル（著：Campbell T.W.，訳：梶ヶ谷博，インターズー，1990）もかつてよく読んだ。
文永堂出版	2010	
Wiley-Blackwell	2009	豊富な塗抹写真（むしろそれ以外ない）。塗抹を勉強したいならコレ。
インターズー （現エデュワードプレス）	1997	これら以外だとHarrisonのAMが詳しい。
養賢堂	1983	
Wiley-Blackwell	2014	Backyard Poultryとは庭先養鶏や愛玩用の鶏のこと。
朝倉書店	2000	
鶏病研究会	2015	
Wiley-Blackwell	2015	「飼鳥にどんな病気があるか？」それは病理本にすべて書いてある。筆者の鑑別リストの種本。1stはサイン本。
Saunders	2017	Carpenter編纂の薬用量マニュアル第5版。エキゾチックアニマルを診るならこれを持ってないとマズイ本。ほかにもHarrisonのCAMやSpeerのCTAMSなどの教科書に記載されている量も参考にする。訳本は1st（インターズー）と4th（緑書房）が出ている。
緑書房	2016	
インターズー	2003	
Saunders	2010	X線検査のアトラスをついつい買ってしまうのだが，筆者には必要がなかったりする。読影を教えてくれる人がいない場合は必須。
文永堂出版	2006	
Schluetersche	2010	

出版社	発行年	コメント
インターズー	2010	鳥の疾病を一個一個掘り下げた名著（笑）。VECで連載されていたが，惜しまれつつ打ち切り。書くべき疾病はまだまだあるので，いつか機会があれば……。
誠文堂新光社	2010	出会う可能性のある疾患をすべて網羅しようと試みた，国内の鳥類疾病学書の決定版。一般向けなので薬用量などは記載されていない。
学窓社		鳥類臨床研究会の元会長，現会長によるムック。本書と比較して読むと面白いかも。お二人は筆者の代診先の院長なのだが，けっこう違うことが書いてあったりする。どこがスタンダードでどこが各々のオリジナルなのかがわかる。

出版社	発行年	コメント
Sanders		毎年3冊の定期刊行の書籍。何か一つの題材を設けて（たとえば腫瘍学とか）各エキゾキックアニマルについての総論を集めた物。鳥の項もある。その項についての最先端を網羅しているのでとても便利。インターズーから10冊ほど訳本が出ている。
インターズー		
Sanders	1984	HarrisonやRosskopf & Woerpelが書いた，やや臨床病理に特化したトピック的な本。診療でよくみられる健康状態と症候群など，臨床現場で鳥種別にどんな疾患に遭遇しやすいか記載されている。昨今の教科書にはあまりみられなくなった臨床家の肉声に富んだ内容。
学窓社	1985	
Sanders	1991	
学窓社	1993	

出版社	発行年	コメント
インターズー		日本ではじめてのエキゾチックアニマル臨床専門誌。途中から世界唯一の商業誌となった。国内のエキゾチック診療の第一線を走る臨床獣医師による猛烈に熱い記事が満載。VECからエキゾチック診療に名を変えて，通巻64号発刊されたが，2018年休刊。本書はエキゾチック診療に連載された連載の一部を編纂した物。書籍になっていない記事も多く，本気でエキゾをやるならバックナンバーを全部揃えよう！
インターズー （現エデュワードプレス）		
Zoological Education Network		エキゾチック獣医師のための雑誌。短い項目がたくさん羅列され，臨床のアイデアや情報がカラー写真で紹介され，とても魅力的だった。残念ながら廃刊……。
Saunders		筆者が若い頃最も愛読した雑誌。Exotic DVMに比べ，総論的に掘り下げられアカデミック。かつては誌名がSeminars in Avian and Exotic Pet Medicineであったが，現在は，Journal of Exotic Pet Medicineとなり，鳥の記事は縮小された。
鳥類臨床研究会		鳥類臨床研究会は，国内最大の鳥類臨床獣医師の団体。2019年現在，会員数は300人ほど。筆者はここ15年ほど副会長と編集長をやっている。審査制を導入しており，アカデミックな学術誌となっている。今後はセミナーの抄録なども掲載し，年4回発行を目指している。読んでないと本邦の状況から取り残されるよ。
鶏病研究会		鶏に関する日本の最新論文を読みたいならこちら。
Association of Avian Veterinarians		世界で最も権威ある鳥類獣医師の学会，Association of Avian Veterinariansが定期刊行する学術誌。鳥医者なら必ずアブストラクトぐらいは読まなければならない。Avian PathologyやAvian Diseaseは主に家禽の雑誌だが，飼鳥に有用な論文が載ることがあるのでチェック!!

索引

【欧文】

【あ】

【さ】

【た】

【な】

【は】

【ま】

【や】

【ら】

【わ】

小嶋篤史（こじま あつし）
獣医師，鳥と小動物の病院リトルバード 院長

1998年　北里大学獣医畜産学部獣医学科 卒業　獣医師免許取得
2002年　世田谷区豪徳寺にて,「鳥と小動物の病院 リトルバード」を開業
2022年　東京農工大学にて博士号（獣医学）取得
2022年　大田区田園調布にて,「鳥の病院 リトル・バード 田園調布院」を開業

著書
コンパニオンバード百科（2007）共著，誠文堂新光社
コンパニオンバード疾病ガイドブック（2010）共著，インターズー（現エデュワードプレス）
コンパニオンバードの病気百科（2010），誠文堂新光社
大型インコ完全飼育（2018），誠文堂新光社
できる‼ 小鳥の臨床 －Complete Misson－（2019），インターズー（現エデュワードプレス）

併任
鳥類臨床研究会　副会長兼編集長（2007 ～）
日本獣医エキゾチック動物学会　理事（2011 ～）
ヤマザキ動物専門学校，看護短期大学，看護大学，専門職短期大学 客員准教授（2001 ～，2004 ～ 2014，2015 ～ 2019 ～）
東京農工大農学部附属感染症未来疫学研究センター 参与研究員（2023 ～）

できる!! 小鳥の臨床
—Complete Mission—

2019年6月10日　第1版第1刷発行
2020年4月30日　第1版第2刷発行
2023年6月15日　第1版第3刷発行

著　者　小嶋篤史
発行者　太田宗雪
発行所　株式会社　EDUWARD Press（エデュワードプレス）
〒194-0022　東京都町田市森野1-24-13　ギャランフォトビル3F
編集部 Tel.042-707-6138 ／ Fax.042-707-6139
販売管理課（受注専用）Tel.0120-80-1906 ／ Fax.0120-80-1872
E-mail：info@eduward.jp
Web Site：https://eduward.jp（コーポレートサイト）
https://eduward.online（オンラインショップ）

表紙・本文デザイン　飯岡えみこ
組版　Creative Works KSt
印刷・製本　瞬報社写真印刷株式会社

ISBN978-4-86671-056-3　C3047